Pediatric Orthopedic Trauma Case Atlas

儿童骨科创伤病例图谱

原著 ［美］Christopher A. Iobst

　　　［美］Steven L. Frick

主译 孙　军

中国科学技术出版社

·北 京·

图书在版编目（CIP）数据

儿童骨科创伤病例图谱 /（美）克里斯托弗·A. 伊布斯特 (Christopher A. Iobst)，（美）史蒂文·L. 弗里克 (Steven L. Frick) 原著 ; 孙军主译 . — 北京 : 中国科学技术出版社，2022.1

书名原文 : Pediatric Orthopedic Trauma Case Atlas

ISBN 978-7-5046-8653-4

Ⅰ .①儿… Ⅱ .①克… ②史… ③孙… Ⅲ .①小儿疾病—骨损伤—图谱 Ⅳ .① R726.8

中国版本图书馆 CIP 数据核字 (2021) 第 167750 号

著作权合同登记号：01-2021-5218

策划编辑	焦健姿　丁亚红
责任编辑	丁亚红
装帧设计	佳木水轩
责任印制	李晓霖

出　　版	中国科学技术出版社
发　　行	中国科学技术出版社有限公司发行部
地　　址	北京市海淀区中关村南大街 16 号
邮　　编	100081
发行电话	010-62173865
传　　真	010-62179148
网　　址	http://www.cspbooks.com.cn

开　　本	889mm×1194mm　1/16
字　　数	950 千字
印　　张	44
版　　次	2022 年 1 月第 1 版
印　　次	2022 年 1 月第 1 次印刷
印　　刷	天津翔远印刷有限公司
书　　号	ISBN 978-7-5046-8653-4 / R·2758
定　　价	498.00 元

（凡购买本社图书，如有缺页、倒页、脱页者，本社发行部负责调换）

译者名单

主　译　孙　军

副主译　李　阳　金　斌　宁　波　袁　毅

译　者　(以姓氏笔画为序)

马海龙　车　伟　白传卿　宁　波　刘　永

孙　军　李　阳　吴春星　宋　君　张亚鹏

张志强　张思成　陈文建　林昱东　金　斌

金　瑞　周志林　郑一鸣　孟俊融　胡子文

姚　杰　袁　亮　袁　悦　袁　毅　贾国强

顾　然　倪晓燕　董　琛　蒋健一　储　涛

谢　康　褚祥军　管之也

内容提要

本书引进自世界知名的 Springer 出版社，是一部儿童骨科创伤领域的实用病例图谱。全书按照人体解剖部位分布，对上肢、脊柱、骨盆、髋关节和下肢等 143 个骨科创伤病例进行了具体分析，在总结不同病例治疗经验的基础上，聚焦儿童骨科创伤的诊断、治疗及预后等内容，帮助读者全面了解儿童骨科创伤病例的全程管理。本书内容系统、图文并茂，对儿童骨科创伤的诊疗策略及临床实践有很强的指导作用，适合广大骨科及儿童创伤相关学科临床医师阅读参考。

补充说明：书中参考文献条目众多，为方便读者查阅，已将本书参考文献更新至网络，读者可扫描右侧二维码，关注出版社医学官方微信"焦点医学"，后台回复"儿童骨科创伤病例图谱"，即可获取。

译者前言

　　非常荣幸受邀主持 *Pediatric Orthopedic Trauma Case Atlas* 一书的翻译工作，同时也深感责任重大。此次翻译工作由安徽省儿童医院骨科全体医生联合上海复旦大学附属儿科医院骨科部分医生共同完成，经过全体人员大半年的辛勤工作和不懈努力，终于要与广大医务工作者尤其是儿童骨科医生见面了。本书收录了 143 例儿童骨科创伤领域的实用病例，按照不同的人体解剖部位分类，以图谱形式进行了非常有特色的展示。书中病例均由欧美多家著名儿童医院和小儿骨科知名教授提供，在延续儿童骨科传统治疗观念的基础上，结合最新儿童骨科创伤治疗理念，配以大量翔实且可靠的图片，对每个病例的治疗管理过程都进行了详细描述。每种创伤均选择典型病例，同时结合实际问题，具体分析病情特点，阐释治疗方案选择的利弊，展示随访治疗后的效果，不仅令从事儿童骨科专业的相关人员大开眼界、拍案叫绝，更是心生敬佩、回味无穷。

　　近年来，我国经济发展迅速，社会化分工进一步深入，人们深刻认识到儿童骨科疾病需要专业儿童骨科医生诊治，但由于地域经济发展不平衡，医疗资源分布不均，加之传统观念影响，国内不少地区儿童骨科创伤类疾病仍由成人骨科医生按照成人骨科的理论方法进行诊治，不合理的诊疗增加了患儿及家属的痛苦，甚至给患儿留下终身遗憾。希望本书中文版的出版，能够帮助广大国内读者尤其是骨科专业人士更新理念、掌握知识、合理操作，在临床工作中遇到类似儿童创伤时，可以按图索骥，避免漏诊误诊，进而合理选择治疗方案，造福患儿。

　　我们相信，本书必将成为儿童骨科专业医生的重要工具书，亦是从事小儿骨科教学及科研人员不可或缺的参考书，更有助于我们为更多儿童骨科患者提供优质的临床技术服务。希望本书能够更好地发挥引领作用，在帮助广大青年儿童骨科医生扎实学习理论知识和手术技术的同时，拓展中高年资儿童骨科医生的视野、推陈出新，为促进我国儿童骨科事业发展起到积极的推动作用。

安徽省儿童医院

原书前言

很荣幸向大家介绍这部 *Pediatric Orthopedic Trauma Case Atlas*。翻阅本书的目录，你会发现许多章节都是由现任或前任 Nemours 儿童医院骨科医生撰写的。本书最初是作为整个 Nemours 儿童医院骨科的集体项目而开始的。然而，随着项目范围的扩大，我们发现需要更多的编者来共同完成。最终，许多不同专业的外科专家为本书的编写做出了贡献，我们非常感谢他们付出的时间及努力。我们要特别感谢我们在斯坦福 Lucile Packard 儿童医院和 Nationwide 儿童医院的同事，他们对本书做出了杰出的贡献。

本书的章节设计非常独特，基于病例的同时，以不同的人体解剖部位作为主题分别阐述，这是一种十分理想的教学形式。书中的每个主题都是将最简洁实用的信息呈现给读者的，以期为常见的四肢、骨盆和脊柱等儿童骨科创伤提供最先进的管理技巧和解决方案。我们希望本书能够成为年轻医生及经验丰富外科医生的有效参考。

Christopher A. Iobst, M.D.

Steven L. Frick, M.D.

致 谢

我要感谢 Frick 博士给我机会共同编写本书。多年来，他对我的支持和指导是无价的。我和他在 Nemours 儿童医院一起工作时，我亲身感受到他无与伦比的职业道德、专业精神和语言表达。我很荣幸能与他共同承担这个项目。

我也要感谢我的家人 Nina、Simon、Lana，感谢他们的关爱、支持和理解，特别是在我无法维持工作与家庭之间的平衡时。

我希望读者能够将本书作为学习使用当前最先进技术来管理儿童骨科创伤的有效参考。

Christopher A. Iobst

我要感谢 Iobst 博士与我一起参与这个项目，感谢他的友谊、智慧和完成学术项目的动力，正是这些让我们能够更好地照顾患儿。在合作的几年里，我愈发知道，他是一位出色的外科医生，也是一位优秀的人。我还要感谢我在 Carolinas 医疗中心、Nemours 儿童医院骨科和斯坦福大学的同事，感谢他们帮助我提高对小儿肌肉骨骼创伤的认识。我希望读者在照顾受伤儿童和青少年时能够发现本书的实用性与可靠性。

Steven L. Frick

目　录

第一篇　上肢：肩、肘

第二篇　上肢：前臂、手腕和手

第三篇　脊　柱

第四篇　骨盆与髋关节

第五篇　下肢：大腿、膝、小腿

第六篇　下肢：足、踝

第一篇

上肢：肩、肘

Upper Extremity: Shoulder and Elbow

锁骨近端骨骺分离

Medial Clavicular Physeal Separation

Stephen E. Berling　Julie Balch Samora　著

车　伟　译

概　要

锁骨近端骨骺分离断端向后移位是一种罕见的具有潜在破坏性后果的损伤。患者紧靠胸锁关节的纵隔结构受压，可表现为呼吸困难或吞咽困难。这些损伤可能与胸锁关节后脱位混淆，通常患者的年龄决定了病理生理学变化。若高度怀疑此诊断，需要通过 CT 扫描确诊。可以尝试闭合复位，但大多数患者需要切开复位和缝合固定。最好在有心胸外科医生协助的情况下完成。我们报道了一名 13 岁男孩，在踢足球受伤后出现胸骨痛和吞咽困难，经切开复位和固定锁骨近端骨骺分离后术后效果良好。

【病史简述】

一名 13 岁的男孩在踢足球时右肩受伤。右肩着地，随后其他队员压倒在他身上。在一家医院给予了简单的吊带固定，并被告知需外科手术。第二天到儿童骨科就诊。自前一天摔倒后，右肩疼痛，颈部转动困难，吞咽困难。体检时，他感到不适，无痛苦貌，无呼吸困难。右胸锁关节肿胀并伴有压痛。上肢神经血管检查正常，桡动脉搏动良好。高度怀疑锁骨近端骨骺分离断端向后移位，入院后行 CT 扫描，明确了诊断。立即住院接受手术治疗。

【术前影像】

见图 1-1 和图 1-2。

【术前评估】

1. 右胸锁关节骨折伴后脱位 / 锁骨内侧骨骺分离。

2. 创伤后吞咽困难。

【治疗策略】

诊断近端锁骨骨骺分离向后移位或胸锁关节后脱位且有症状（吞咽困难、发音困难、呼吸困难），建议急诊闭合复位或切开复位内固定。CT 扫描对确诊很重要，这个病例表现为锁骨近端骨折后脱位。已经联系了心胸外科医生，虽然在骨折复位过程中发生血管损伤可能性不大。初次尝试应做闭合复位。胸骨后垫高。我们有一个可操作的 O 形臂，但是简单的 C 形臂透视就可满足

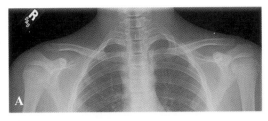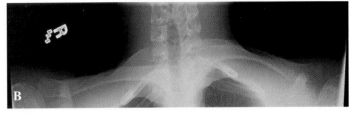

▲ 图 1-1 受伤后拍双侧锁骨的前后位 X 线片不能明确损伤类型（A）。其他体位偶尔发现锁骨内侧损伤或胸锁关节损伤（B）

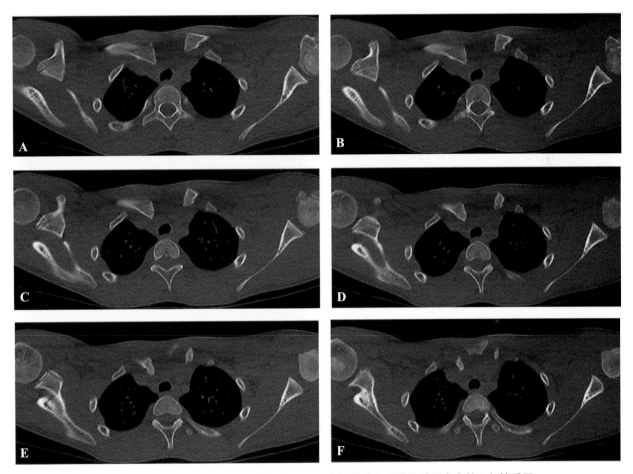

▲ 图 1-2 连续横断面 CT 扫描图像。显示右侧锁骨向后移位并伴有食管和气管受压

要求。术前胸骨部位需广泛消毒准备，包括对侧胸壁的一部分，以备心胸外科手术介入。术中我们通常也会准备整个患侧的上肢，以调整手臂来协助闭合复位。我们将首先牵拉上肢尝试复位骨折。外展位牵拉患者手臂，骨折远端对近端。如果此操作不成功，将巾钳或点状复位钳位于胸骨关节的外侧夹持锁骨。用巾钳夹持锁骨，并施加向上的力量，小心不要夹持过多的组织（如重要

的血管）。术中透视评估闭合复位的质量。在这个病例中，术中 O 形臂确认骨折移位明显，闭合复位尝试不成功。决定切开复位和固定。采用直接前入路显露锁骨近端和胸锁关节。术中评估损伤并确认是骨骺分离。复位成功后，并以复合编织线 8 字缝合固定。修复缝合筋膜和骨膜有助于骨折稳定。术后锁骨带固定。因术前有吞咽困难，术后留观一夜。

【基本原则】

锁骨近端骨骺分离向后移位很少见。最常见的机制包括直接的肩膀撞击损伤。临床医生必须高度重视锁骨近端疼痛或肿胀，特别是有吞咽困难或呼吸困难症状的患者。锁骨的 X 线片在诊断上往往不可靠。鉴于平面 X 线片的易漏诊，CT 扫描已成为放射诊断的金标准（Bae，2010）。诊断向后移位后，可采取闭合或开放复位两种治疗方法。尽管尝试闭合复位的失败率为 64%～100%（Waters 等，2003；Laffosse 等，2010；Tepolt 等，2014；Lee 等，2014），它仍然应该被尝试。如果损伤是胸锁关节脱位而不是骨骺骨折损伤（Waters 等，2003；Laffosse 等，2010；Tepolt 等，2014；Lee 等，2014），受伤后 24～48h 内治疗的（Bae 2010），则闭合复位成功的可能性更大。术中 C 形臂或 O 形臂可确认复位。切开复位效果良好，并可恢复以前的运动水平（Laffosse 等，2010）。较粗的不可吸收缝合线（编织复合材料或聚酯缝合线）或同种异体 / 自体肌腱组织可用于从锁骨到骨骺或胸骨的固定。纵隔结构包括头臂静脉、气管和食管非常接近，因此入路时必须仔细解剖。Hohmann 拉钩是有用的保护工具。我们通常修复软组织来增强固定的力量。在这种情况下，最好有一位心胸外科医生做"备用"。术后患者用吊带或锁骨带固定 4～6 周。需要约 3 个月的物理治疗来逐步恢复活动。

【术中影像】

见图 1-3 至图 1-5。

【技术要点】

患者仰卧位，患肩靠近床边。在肩胛骨之间垫高可以帮助复位。

外展位牵引患肢尝试闭合复位。进行外侧牵引，同时对肩部施加向后压力。巾钳向前方牵引

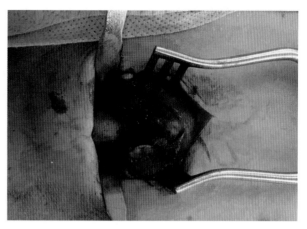

▲ 图 1-3 术中显露的图片
关节囊损伤、锁骨断端远端（左）移位至骨骺位置（右）

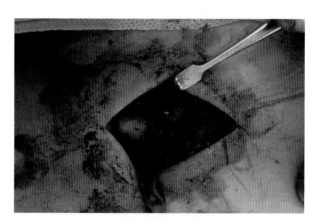

▲ 图 1-4 锁骨近端骨骺分离 8 字缝合固定

协助复位。

手术入路，以锁骨近端骨骺为中心做一横向切口。保护皮神经。切开皮肤，钝性分离颈阔肌。先识别锁骨并显露锁骨近端骨骺。

用巾钳或持骨钳向上提拉甚至 Hohmann 牵开器向上加压复位骨折。清除锁骨远端骨碎片。这样让锁骨远端对近端骨折块。

固定骨折最好采用不可吸收粗线缝合。选择包括编织复合材料或聚酯缝合线（1 号或 2 号）。肌腱（同种异体或自体移植）固定是另一种选择。用克氏针或钻头在远端锁骨上钻 2 个孔，在近侧骨骺或胸骨上钻 2 个孔。注意保护周围的软组织结构很重要。8 字缝合维持复位。

用可吸收缝合线缝合骨膜加强固定。术中应

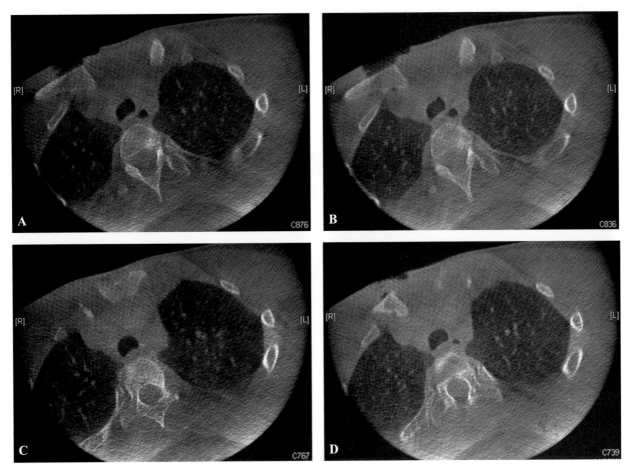

▲ 图 1-5 锁骨近端骨骺分离复位后术中 O 形臂连续图像

轻轻按压锁骨前后方评估骨折端稳定性。

术中 C 形臂或 O 形臂透视，或术后 CT 扫描可用于评估和确认骨折复位。

【术后影像】

见图 1-6。

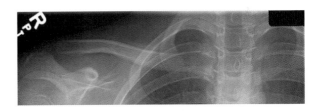

▲ 图 1-6 术后 4 周右侧锁骨前后位 X 线片

【风险规避】

通知一名心胸外科医生术中随时待命，以防血管损伤发生。术前需消毒铺巾整个胸壁，以备手术野扩大。

显露损伤部位时，沿锁骨从远端到近端游离显露，由已知到未知。

术中注意保护后方骨膜套；这有助于维持骨折稳定，避免骨折向后方移位，同时也保护了后方神经血管。

避免使用克氏针、针和螺钉，防止因内植物再移位引起并发症。

锁骨远端骨骺分离

Lateral Clavicular Physeal Separation

Richard Reynolds　著

车　伟　译

概　要

锁骨远端损伤是非常罕见的，对损伤程度的认识是获得良好结果的第一步。这个病例损伤的机制是对锁骨前面的直接撞击，引起锁骨远端骨骺分离，然后以胸锁关节为中心，锁骨远端向后做弧形运动，最后嵌入在肩胛冈上方的冈上肌。确诊前，2名骨科医生未能认识到损伤的严重程度。患儿手术是成功的，术中情况阐明了损伤的机制和程度。这个病例阐明了对疾病发病机制认识和复位修复基本原则的重要性。

【病史简述】

一名 9 岁的男孩，在踢球时被头盔从正面直接击中。立即感到疼痛、肿胀、不能活动。这是闭合性损伤，无其他合并伤。左臂和左肩膀活动时疼痛，家属注意到在孩子背部肩胛骨上方一突出物。送往急救室，确诊为锁骨骨折。2 名骨科医生阅片后，建议观察无须其他治疗。患者家属不满意，2 周后，患者因锁骨远端明显移位而再次就诊。在冈上肌的后方有一个明显的突起。神经血管检查正常。

【术前影像】

见图 2-1 至图 2-3。

【术前评估】

X 线片和体格检查显示锁骨移位非常明显，锁骨远端围绕着胸锁关节旋转并向肩膀后方移位。

1. 受伤时间 2 周。

2. 锁骨末端明显的移位。

3. 左侧胸锁关节和肩锁关节距离变短。

4. 神经血管检查正常（桡神经、正中神经、尺神经、腋神经、肌皮神经、桡动脉搏动）。

【治疗策略】

锁骨骨折大多非手术治疗，近年来锁骨骨折的发生率有增加的趋势，更多的儿童骨折需要接受手术治疗（Bae，2016）。锁骨骨折的一般治疗原则保持不变，手术指征为开放性、骨折端位于皮下、多节段的、严重移位和合并神经血管损伤。这例病例是不可复位性骨折且严重后突移位。

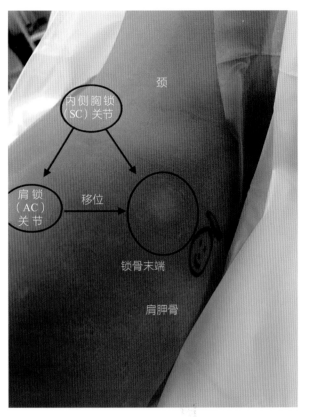

▲ 图 2-1 术前照片显示锁骨远端在肩峰后上方突起

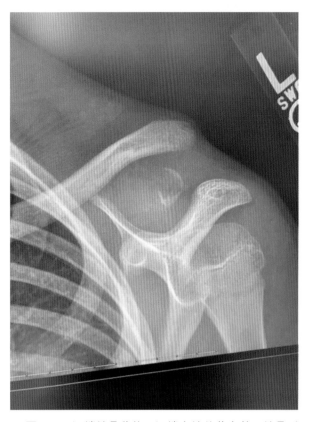

▲ 图 2-2 远端锁骨移位，远端肩锁关节完整，锁骨近折端向后上方移位

1. 患者半坐位（30°），垫高肩胛部。

2. 在肩膀上铺无菌巾，但让手臂自由活动。

3. 沿锁骨走向的锁骨前入路（胸锁关节至肩锁关节 – 锁骨远端移位不位于此连线上）。

4. 切开颈阔肌，显露锁骨骨折近端。

5. 在骨膜套里从内到外显露锁骨，寻找骨折断端，在损伤平面显露向后旋转 45° 的锁骨。

6. 显露骨骺分离的锁骨远端和完整的肩锁关节。

7. 将锁骨远侧从后方肌肉中分离出，向前旋转锁骨以复位。

8. 使用 1 号纤维线修复骨骺分离。

9. 修复骨膜套。

10. 修复肌肉层和颈阔肌。

11. 用 3-0 线缝合皮下组织和皮肤。

12. 术后用肩外展支具固定肩膀 3 周。

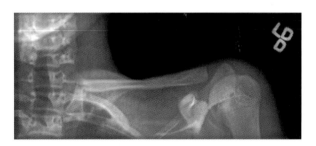

▲ 图 2-3 这是一个标准切线位 X 线片，但并没有显示骨折端的真实移位

13. 3 周后肩关节开始主动做钟摆运动。

【基本原则】

认识这种损伤的机制什么，以及它在发病机制上与常见锁骨中段骨折有何不同。锁骨远端骨折是非常罕见的骨折类型，与其他骨折是不同的（Nenopoulos 等，2011）。骨折两端之间的移位距离很重要，这个病例移位至少 6cm。骨膜套袖明显撕裂，骨折处穿通骨膜。这例骨折不能闭合复位。复位的关键是显露骨折端移位的损伤平面。复位使锁骨回到同一平面。骨折远端和肩锁关节保持完整，软骨缝合修复是唯一合理的固定方法。为了防止缝线撕脱，早期在支具保护下进行患肢功能锻炼。

【术中影像】

见图 2-4。

【技术要点】

定位是显露的关键，从前方根据移位平面显露锁骨。骨折嵌在冈上肌里，用复位钳把骨折端从肌肉中拉出，以胸锁关节为支点，轻轻地拉出锁骨的末端。用克氏针在锁骨远端钻孔，为了减少骨折端移位，用缝线缝合是很有帮助的。Salter 2 型骨折相对容易复位。仔细修复骨膜套袖是提高修复强度的关键。人工补片有助于减少瘢痕的形成，并在难以缝合固定的区域修复缺口。

【术后影像】

见图 2-5。

【风险规避】

对于这种骨折，规避问题的第一步是对受伤要重视。这是一种非常与众不同类型的锁骨骨折，需要不同的治疗方法。手术显露的切口可大可小，所以定位和画体表标志是非常重要的，这样切口比较准确。寻找骨折的末端是一件棘手的事情，所以学会从正常解剖到异常解剖的技术是减少软组织过多剥离的一种好方法。损伤平面的概念有助于损伤机制的逆向思维，复位骨折，同时尽量减少软组织损伤。由于远端软骨的骨量少，复位固定是困难的，所以螺钉和接骨板是不实用的。缝合软骨不能使人对骨折的稳定性产生信心，因此对骨膜套的辅助修复是提高修复强度的关键。皮肤缝合很容易，但该区域容易出现切

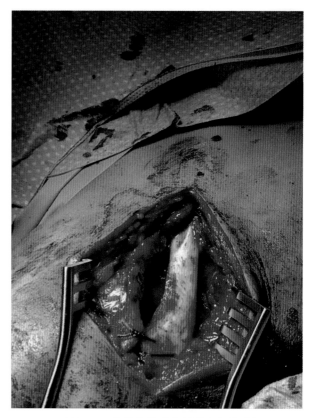

▲ 图 2-4　在缝合骨膜套袖前先复位锁骨

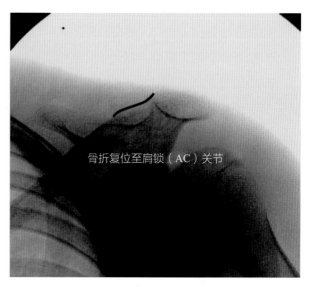

骨折复位至肩锁（AC）关节

▲ 图 2-5　锁骨远端（Salter Ⅱ型骨折）复位至肩锁关节的术中 X 线片，患者拒绝再来随访

口裂开，难以保持清洁和干燥，因此人工补片是解决这一问题的好方法。

儿童骨性关节盂唇骨折

Pediatric Bony Bankart Fracture

Ryan Neeley　著

车　伟　译

概　要

骨性关节盂唇损伤是关节盂边缘撕脱性骨折，发生创伤后盂肱关节脱位。肩胛盂前缘骨折占肱骨头前脱位的发生率为 5.4%～44%。肩关节脱位的初步治疗是闭合复位和固定。由于保守治疗有复发肩关节不稳的风险，骨性关节盂唇损伤患者应行手术治疗，术后为了稳定应遵守医嘱。当 X 线检查涉及骨性关节盂唇损伤时，拍摄高清晰图像以评估复位后骨损伤范围的大小和严重程度。骨损伤范围的大小及骨质量将决定治疗方案。大骨块（＞25%）需要切开或关节镜下复位空心针固定。较小的骨块（＜25%）可以使用带线锚钉进行切开或关节镜下 Bankart 修复。许多这些病变是在保守治疗失败后复发不稳定的情况下发现的。不稳定反复发作，会增加骨丢失，影响治疗方案的选择。当发生 20% 的骨丢失时，采用骨块阻挡手术（如 Latarjet 术式）。如果在一次不稳定发生后早期进行手术治疗，复发率低于那些经多次不稳定发生后治疗的患者。关节镜治疗与开放治疗同等效果。

【病史简述】

一名 15 岁的男孩在一场足球比赛中右肩受伤。当他把手举过头顶的时，对方球员撞向他的右臂。他感觉肩膀好像脱臼了。当时感觉自我恢复了，没有去看医生。从那时起，肩关节多次发生半脱位和脱位。但每次都能自行复位。由于肩膀疼痛和身体不稳定，他很难踢完整个足球赛季。进行 X 线和 MRI 检查。X 线片显示盂肱关节复位良好，有一个大的 Hill-Sachs 病变和可能的前下方有骨性关节盂唇损伤病变（图 3-1）。

MRI 证实骨性关节盂唇损伤病变约占肩胛盂表面的 25%。MRI 未见明显骨丢失。MRI 也显示前下盂唇撕裂，向上延伸至二头肌止点，表现为肩关节上盂唇（SLAP）撕裂（图 3-1C 和图 3-2）。患者仰卧位体检，上肢外展 90° 旋转一周，感觉肩关节不稳定（恐惧试验）。当手臂在相同的位置，从肱骨头上后方施加压力，未感觉不稳定（复位试验）。

【术前影像】

见图 3-1 和图 3-2。

【术前评估】

1. 复发性左肩脱位。

2. 左肩骨性 Bankart 损伤。

3. 左肩前盂唇撕裂。

4. 左肩 SLAP 撕裂。

5. 左肩不稳定。

【治疗策略】

保守治疗骨性 Bankart 损伤疗效不佳。骨性 Bankart 损伤的最佳治疗取决于病变部位的大小和骨量丢失的多少。因此，必须获得足够多的成像。大多数患者应检查 MRI 以评估肩部的软组织结构。伴发前唇撕裂，必须手术治疗。急诊在关节镜下或切开复位内固定。大骨块（>25%）可进行开放性或关节镜下复位和空心针固定（图 3-3）。较小的骨块（<25%）可以使用带线锚钉进行开放性或关节镜下 Bankart 修复。骨性 Bankart 损伤易复发且不稳定，增加肩胛盂骨量的丢失。CT 扫描能确定病灶大小和丢失的骨量。三维重建图像也有帮助。如果发生骨丢失，且骨丢失的范围小于关节盂表面的 20%，Bankart 修复可以获得可接受的结果，并且复发极小。如果骨量丢失>20%，需行骨性手术（如 Latarjet 术式）。这里不讨论。这个病例中，患者有 25% 的

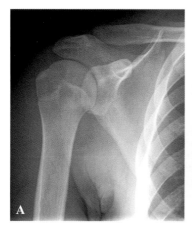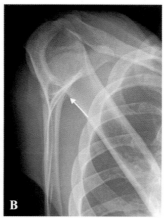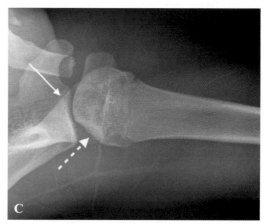

▲ 图 3-1　前后位（A）、肩关节 Y 形位（B）和腋位（C）

第一次到我们诊所时就拍 X 线片。B 中实箭所指的是肩胛盂前方的骨性损伤，与骨性 Bankart 损伤一致。C 中实箭显示肩关节 Y 形位所见的骨碎片，虚箭表示 Hill-Sachs 病变

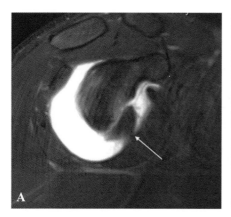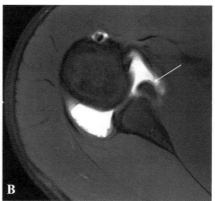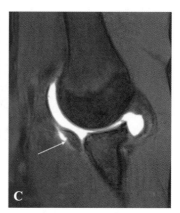

▲ 图 3-2　同一患者的 MRI 矢状位（A）、轴位（B）和外展外旋（C）视图

图示近 25% 肩胛盂表面的骨性 Bankart 损伤及前唇撕裂。外展外旋（ABER）切面是一种专门的切面，用于准确评估前下盂唇撕裂

肩胛盂表面的骨性 Bankart 病变，没有骨量丢失。前盂唇撕裂向近端延伸到二头肌止点。我们的术前计划包括关节镜下复位并用带线锚钉固定骨性 Bankart 病变，同时带线锚钉固定盂唇和 SLAP 撕裂。如果骨性 Bankart 病变部位可以用螺钉固定的话，术中用 1 枚 3.5mm 的空心针固定。

【基本原则】

1. 关节镜和通过三角肌入路切开手术对防止肩关节不稳定再脱位疗效相同。关节镜手术疼痛小并有利于术后早期活动。

2. 通过关节镜检查明确诊断并了解所有相关病理变化。

3. 骨折片解剖复位。

4. 处理其他相关软组织病理变化。

5. 手术前要注意肩胛盂骨量丢失。

【术中影像】

见图 3-3 至图 3-5。

【技术要点】

1. 沙滩椅位和侧位都可以。沙滩椅提供的优势在于更容易过渡到手术切开的方式，如果需要，无须重新摆体位。当要求 6 点钟进入时侧位可以使患者更容易到达肩胛盂的下半部。我们使用侧卧位。

2. 建立传统的后入路。确定前下入路在肩胛下肌上缘之上，技术上采用外置法。采用外侧技术建立高位前上入路。检查诊断后，将镜头移至上前方入路，以观察骨性 Bankart 损伤部位。

3. 用电动刨刀从前下方入路清除碎屑。观察到肩胛下肌的内侧纤维收缩活动。下一步使用锉刀和关节镜刨刀造成关节盂表面出血和清除碎屑。

4. 从最下端开始并向近端移动固定病灶。通常，经皮插入对最下端锚定是有帮助的。我们开始在 6 点钟位置通过皮下放置双锚。它位于肩胛盂的表面。第一个锚点的作用是使关节囊复合体紧密附着在肩胛盂。这并没有拍摄到骨头碎片。

5. 下一个锚点放置在更近的位置，稍微靠近内侧，以复位骨碎片。垂直于骨折处放置。缝合套索与关节盂成 45°，通过关节囊组织和围绕骨碎片，这样我们的缝线就会环绕在骨碎片周围。

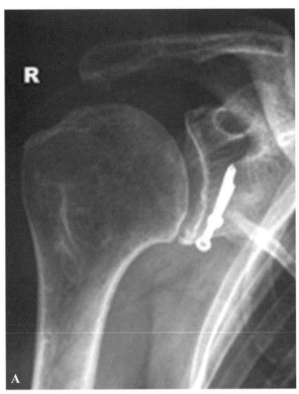

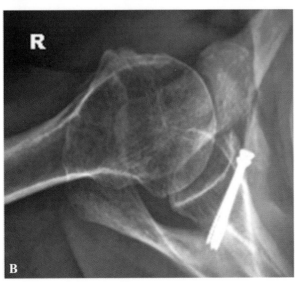

▲ 图 3-3　前后位和腋位 X 线片显示了空心针固定骨性 Bankart 骨折的病例（Raiss 等，2009）

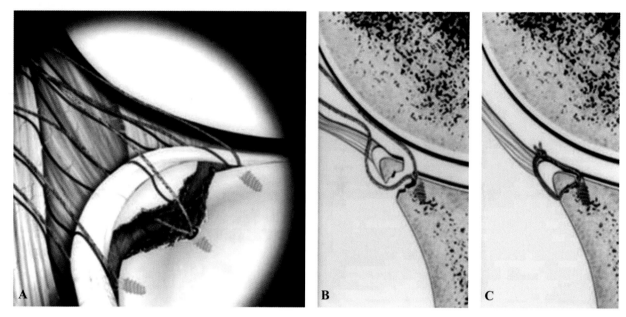

▲ 图 3-4 我们的患者使用的技术说明插图（**Giuseppe** 等，**2002**）

B 和 C 是 A 中锚的特写图片。这很好地说明了缝线是如何绕过骨碎片并穿过整个关节囊复合体，从而使骨碎片及其相关软组织复位的

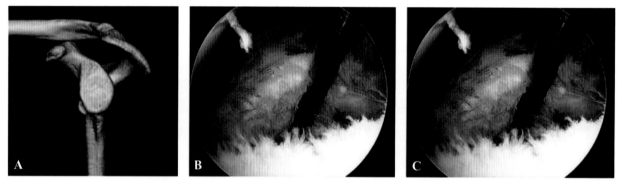

▲ 图 3-5 **A**. 术前 CT 三维重建显示骨性 **Bankart** 损伤（**Kim** 等，**2014**）；**B** 和 **C**. 通过标准后入路观察到的同一肩部的术中关节镜图像，展示了骨性 **Bankart** 损伤的修复

放置锚点并拉紧缝合，通过后入路的探针有助于维持复位（图 3-4）。

6. 继续向近端放置锚钉，直到剩余的关节囊复合体缝合到肩胛盂。这些锚点将放置在关节盂表面（图 3-5）。本病例，我们在最靠近的地方放置了 2 个无结节锚以确保 Bankart 修复的安全。我们也对他的 SLAP 损伤进行了修复，这里将不再讨论。

【风险规避】

如前所述，在开始手术前，要确保有足够的影像学检查来了解骨性病变的大小和质量。你还必须了解是否发生了肩胛盂骨量丢失及其程度。当在骨量丢失＞20% 的情况下进行 Bankart 修复时，复发不稳定的风险大大增加。在初始损伤后的 3 个月内对这些患者进行治疗可以减少复发。

青少年锁骨骨折

Adolescent Clavicle Fractures

Joseph A. Janicki 著

车 伟 译

概 要

青少年锁骨骨折的治疗是有争议的。最近由于成人文献报道手术治疗锁骨骨折的疗效改进，手术治疗青少年锁骨骨折的研究越来越多。我们展示了手术和保守治疗一名女性青少年运动员锁骨骨折的优缺点。最终决定进行手术治疗，效果良好，并恢复日常活动。

【病史简述】

一名 16 岁少女摔跤时摔倒，2 天后发现右锁骨骨折伴有畸形。自诉右锁骨疼痛，无右上肢麻木。有哮喘病史，病情控制良好。她目前是当地一所精英高中的啦啦队队长和兼职模特。

【术前影像】

见图 4-1。

【术前评估】

1. 移位，粉碎性锁骨骨折。

2. 锁骨短缩。

3. 渴望很快恢复运动。

4. 患者身材消瘦，兼职模特，所以骨折导致畸形影响外观而不能被患者接受。

【治疗策略】

与患儿家长解释手术和非手术治疗的优缺点，患者及家属决定进行锁骨骨折切开复位内固定。在手术室接受了切开复位和内固定，采用了接骨板和螺钉固定。

手术方法：沿着 S 形锁骨从锁骨的前下侧切开，以防止瘢痕跨越锁骨，形成较厚的皮下组织瓣。这种手术的危险在于锁骨下静脉、动脉和臂丛损伤。它们通常在锁骨中内 1/3 交界下面穿过。锁骨下肌保护着锁骨下神经血管组织，但是在这个区域必须小心使用锋利的工具（使用牵开器是能起到很好保护作用）。在锁骨末端的内侧，存在肩胛上神经的内侧分支，如果损伤可导致术后麻木（告知患者）。在外侧保护三角肌附着点完整性。不要过多剥离粉碎的骨折块，因为这将造成延迟愈合。将骨膜与皮下组织一道缝合，可增加强度，减少撕裂。细致缝合颈阔肌，以防止皮肤轮廓的变形（考虑这一层用非吸收性线缝合）。

术后对切口行美容缝合。术后患肢吊带固

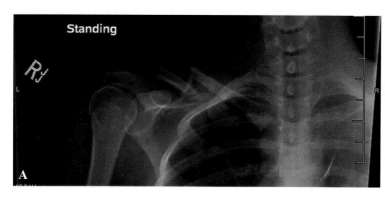
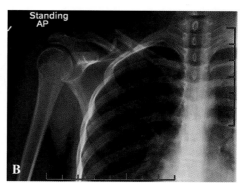

▲ 图 4-1　右锁骨中段粉碎性骨折时受伤 X 线片，注意短缩和垂直的骨折碎片

定。术后 1 周开始进行功能锻炼，并在术后 6 周开始接受康复治疗。术后 12 周恢复活动，患者感到非常满意。术后虽然有明显的瘢痕，但能够用化妆品掩盖它，从而获得令人满意的外观。

【基本原则】

儿童和青少年锁骨骨折的传统治疗方法是使用吊带或 8 字形锁骨带进行非手术治疗。一般非手术治疗效果良好，有关于疼痛、较差的功能评分和对外观不满意的报道（Bae 等，2013；Randsborg 等，2014）。与此同时，在成人中进行的前瞻性随机研究发现，在手术治疗锁骨骨折中，影像学显示愈合更快，骨不连少，畸形愈合少，功能评分提高（Canadian Orthopaedic，2007）。虽然在青少年中没有文献报道，但是手术治疗有增加的趋势（Carry 等，2011）。

在青少年中，目前手术治疗锁骨骨折的绝对适应证包括开放性骨折，移位型骨折可能戳出皮肤、漂浮肩伴锁骨移位和合并神经血管损伤，而对于短缩大于 2cm 的骨折和骨折端位于皮下，强烈建议手术治疗。也有人认为，垂直碎骨折片和粉碎骨折是手术的相对适应证。

非手术治疗的优点包括避免麻醉，避免应用金属内固定物，事实上患儿对吊带固定一般是有很好的耐受性。非手术治疗的缺点包括对位不良，外观不满意，由于骨折愈合慢而需长期静养，以及有骨不连的风险。手术治疗的优点包括能达解剖复位、提高功能评分、降低骨不连的发生率、避免保守治疗长期应用吊带带来不适、增加了舒适度，更快地恢复运动。手术缺点包括全身麻醉、术后有感染的风险、需二次手术取出内固定物。

【术中影像】

见图 4-2。

【技术要点】

在锁骨骨折的手术治疗中，手术医生应避免将切口直接置于锁骨之上。作者更喜欢在锁骨下方设置切口，术后皮肤和皮下软组织逐层缝合。为了避免术后胸壁轻微麻木，术中应避免神经损伤。很多家公司生产锁骨解剖接骨板，解剖接骨板能有助于手术复位和固定。

【术后影像】

见图 4-3。

【风险规避】

正位 X 线片有助于确定骨折的实际移位和短缩，再决定是否手术。应与家属进行坦诚的讨论，包括手术和非手术治疗的优缺点，包括传统的治疗仍有良好的效果，而手术治疗可以提高功能评分，但有麻醉风险和内固定突起。应该告诉患者，手术有可能导致胸壁麻木。也应该告诉患者不要过早地恢复运动，以避免再次骨折。

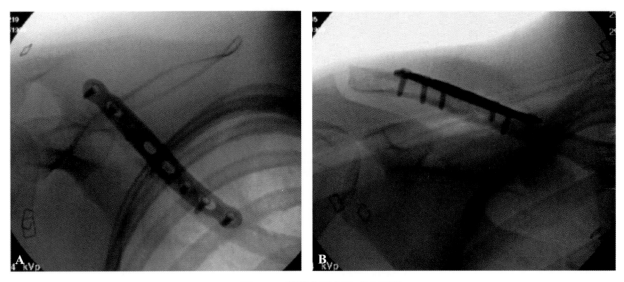

▲ 图 4-2 锁骨切开复位术中图像

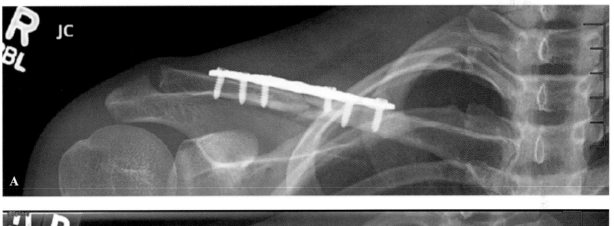

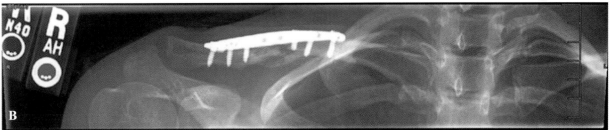

▲ 图 4-3 锁骨接骨板固定术后图像

15 岁青少年肱骨近端移位骨折

Displaced Proximal Humerus Fracture in 15-Year-Old

Emily Dodwell　Richard Reynolds　著

车 伟　译

概　要

儿童肱骨近端骨折占儿童骨折不到 5%。5 岁以下儿童最常发生 Salter-Harris I 型骨折，5—11 岁的儿童最常发生干骺端骨折，而大于 11 岁的儿童最常发生 Salter-Harris II 型骨折。受伤机制通常是上肢伸直位摔倒，但也有可能间接创伤的原因，如少年棒球联盟运动员，肱骨近端骨骺滑脱。通常，骨折近端外旋移位与肌肉止点牵拉有关。骨折远端由于胸肌和三角肌的牵拉向前内收和缩短移位。肱骨近端生长板闭合时间：女孩在 14—17 岁，男孩在 16—18 岁。肱骨近端骨骺占肱骨生长潜力的 80%，因此，有 1～2 年或以上生长潜力的儿童有广泛的重塑能力。即使没有完全重塑，由于肩关节活动范围大，也可以接受明显的畸形。肱骨近端骨折可按 Neer-Horowitz 进行分型或者按 AO 小儿长骨骨折的综合分类系统分型。

【病史简述】

一名 15 岁男孩跑步时上肢伸直位摔倒。感到疼痛，手臂活动受限，无感觉障碍，肌力正常。被送到急诊室，行初步的 X 线检查（图 5-1 至图 5-3）。体格检查显示肩膀有中度肿胀，因疼痛而活动受限。运动和神经感觉功能正常。肱骨近端以外无压痛。肢体血运良好，桡动脉搏动正常。

【术前影像】

见图 5-1 至图 5-3。

【术前评估】

青少年 Salter-Harris II 型骨折，100% 移位，成角 80°，几乎不能重塑。

【治疗策略】

治疗取决于移位的程度和成角的度数，15 岁骨骺接近成熟的患儿剩余生长潜力很小，想通过后期塑形很难达到满意效果。闭合复位失败。切开复位时将卡压在骨折端的肱二头肌腱和骨膜取出。从肱骨侧面三角肌止点水平逆行钻入 2 枚克氏针。手臂处于中立位时钻入克氏针并通过骨折

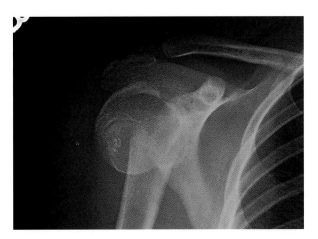

▲ 图 5-1　肩关节前后位片显示有约 **50%** 移位，短缩不明显

端。手臂外展和外旋，克氏针穿过骨折近端。由于骨折不稳定，增加 2 枚克氏针，从肩峰外侧水平顺行钻入固定骨折（图 5-4 至图 5-6）。2 周后随访，4 周后拔针，分别在 6 周和 2.5 个月进行随访，每次随访复查 X 线片。患者上肢功能完全恢复，并在受伤后 2.5 个月重返赛场（图 5-7 和图 5-8）。由于他的骨骼接近成熟，骨骺早闭风险较低，不建议长期随访。

【基本原则】

应该获得完整的病史，以确定损伤的机制，以及是否存在其他组织部位的损伤，有无神经和血管的损伤，术前有疼痛或其他全身症状提示可能有病理性骨折。

1. 体格检查

(1) 定位受伤的部位。

(2) 检查皮肤是否有凹陷症、瘀斑和创口。

(3) 评估锁骨、肋骨、胸锁关节和肩锁关节，以及上肢其他合并伤。

(4) 进行完整的神经血管检查。

影像学应包括肩部前后位、肩关节 Y 形位片、腋位或改良腋位片。腋位片是必须拍的，因为它排除了盂肱关节脱位，并显示了在其他体位 X 线片上不能显示的骨折移位和成角度数。如

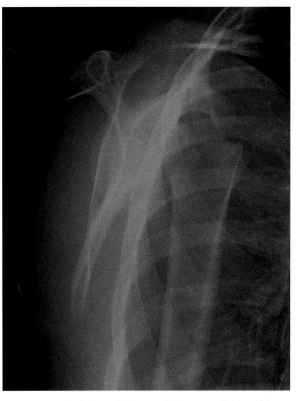

▲ 图 5-2　穿胸位 X 线片显示有约 **100%** 移位，缩短和成角不明显

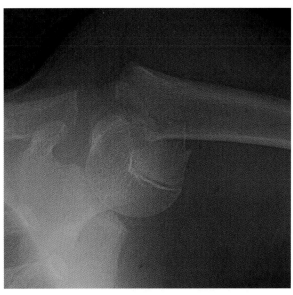

▲ 图 5-3　肩关节腋位 X 线片显示有约 **80%** 移位，成角约 **80°**，**Salter-Harris Ⅱ** 型骨折

果无法拍标准的腋位片，可以拍改良的腋位片（Geusens 等，2006）。必须确定骨折是新鲜的、陈旧的（少年棒球联盟运动员），还是病理性的。

超声可用于诊断婴儿骨折。骨折很少做 CT 扫描和磁共振检查，但如果详细了解骨折端情况或在病理性骨折的情况下可以做 CT 扫描和磁共振检查。

剩余生长潜力大于两年的肱骨近端骨折的儿童可以非手术治疗。对于小于 10 岁的孩子，可以接受完全移位和任何角度的成角。对于 10—13 岁的孩子，可以接受完全移位和 60° 成角，而对于大于 13 岁的孩子，可以接受 50% 移位和 45° 成角（Popkin 等，2015；Pahlavan 等，2011）。

固定有多种选择，包括吊带、绷带、肩部支具、夹板或悬挂石膏固定。可以尝试闭合复位，但如果骨折对位在可接受的范围内则不需要手术，如果骨折不稳定则可能导致保守治疗失败。如果进行闭合复位，应该向患者家属解释骨折闭合复位失败或复位后丢失。通常在骨折后 7～10 天，随着肢体肿胀消退、夹板松动，骨折远端会下降 / 放松，骨折再复位到一个更容易接受的位置。

手术治疗指征包括五个方面：①开放性骨折；②不可接受的移位骨折；③血管损伤；④神经损伤；⑤纽孔样嵌顿 / 软组织嵌入。

2. 手术治疗

患者采取沙滩椅位或仰卧位。术中使用大型的 C 形臂并从对侧透视。

必要时全身麻醉放松肌肉有利于骨折复位。由于考虑到牵引对神经血管结构的潜在损伤，以及方便在手术后进行神经学检查，通常不使用神经阻滞。

复位包括牵引、外展和外旋骨折远端，使其与外旋和外展的骨折近端保持一致。如不能闭合复位，可通过三角肌入路切开复位。骨折端嵌入肱二头肌腱是最常见阻碍复位的原因。筋膜、三角肌和骨膜也可能嵌入骨折端。

无论切开复位还是闭合复位，通常经皮克氏针固定。置入了 2 枚克氏针，理想情况下克氏针是发散的。根据术中情况，可以置入第三和第四枚克氏针以增加骨折稳定性。交叉克氏针应避免从骨折断端穿出。克氏针的直径应该根据孩子的大小选择，但通常为 1.6～3mm。克氏针可以从一个侧面的起始点顺行或逆行置入。应避开前方肌皮神经。成人的腋神经从离肩峰 7cm 处穿过。在儿童中，这个距离可能更短。三角肌区域是克氏针置入的安全范围。光滑的克氏针优于带螺纹的，因为容易取出。克氏针应留置 3～4 周，超过 4 周可能更容易感染。

如果存在大的干骺端骨折片或斜行骨折，最好选择 1 枚或多枚小的空心或实心螺钉。也可以使用预弯髓内针逆行穿入。两根预弯髓内针从两个独立的起始点沿外髁嵴或直接在鹰嘴窝的后方近端插入。针穿过骨骺，将近端肱骨碎片固定到骨干上（Kelly，2016；Hutchinson 等，2011）。

无论手术治疗还是非手术治疗，骨折需要 5～6 周才能痊愈，愈合时间取决于骨折类型和孩子的年龄。最初 1～2 周患肢体应制动，随后肩关节做钟摆练习、肘及腕功能锻炼。肢体固定时间可延长，以防止针尾造成不舒适。此时不应进行过头顶练习或举重练习。5～6 周出现大量骨痂时，可以增加肩部的活动范围，逐步加强锻炼。通常，孩子在骨折后 2～4 个月可恢复运动。因为肩膀活动范围非常大，很少需要正规的物理治疗，但个病例外。对于有显著剩余生长潜力的生长板骨折，应至少随访 1 年，以排除生长停滞的可能性。

【术中影像】

见图 5-4 至图 5-6。

【技术要点】

1. 在置针之前，确认复位是否满意。

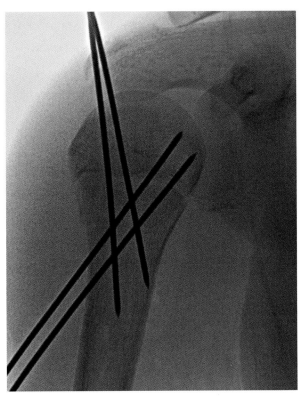

▲ 图 5-4 术中 X 线肩关节前后位片显示，解剖复位和 4 枚克氏针在位

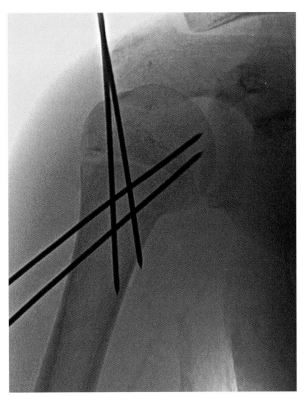

▲ 图 5-5 术中 X 线肩关节 Y 形位片（肩关冈上肌出口位片）显示，解剖复位和 4 枚克氏针在位

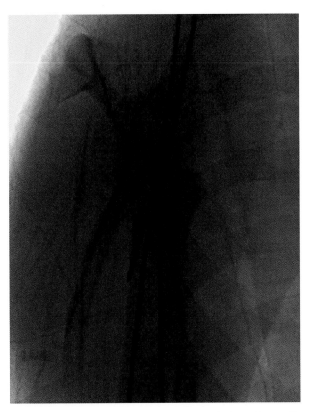

▲ 图 5-6 术中 X 线肩部斜位片显示，解剖复位和 4 枚克氏针在位

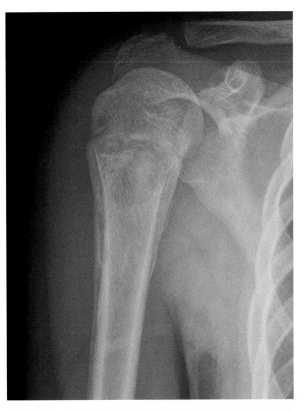

▲ 图 5-7 术后 2.5 个月肩关节前后位片显示，解剖对位和大量骨痂形成

2. 避免前、内、后侧作为克氏针进针点。

3. 逆行克氏针进针点应在三角肌区域。

4. 患肢处于中立位置时开始置入克氏针，向前到达骨折处，然后随着外展和外旋复位，克氏针穿过对侧皮质。

5. 克氏针从近端顺行置入。

6. 2 枚克氏针通常是足够的，必要时第三和第四枚可以增加骨折稳定性。

【术后影像】

见图 5-7 至图 5-9。

【风险规避】

1. 为了避免感染，克氏针固定时间最好不要超过 4 周。

2. 顺行克氏针可以打在关节内，应避免多次穿针，减少感染性关节炎的风险。

3. 针尾留在皮外、光滑克氏针更容易取出。

4. 选择适合儿童大小的克氏针。

5. 固定骨折的克氏针越多，就有更多的潜在感染或刺激肌腱的风险；术中使用 2 枚克氏针，为了增加骨折稳定性，必要时可以额外增加克氏针数量。

6. 对于干骺端骨折，克氏针难以置入，逆行预弹性髓内针固定是一种首选技术。

【病例参考】

病例 6 8 岁儿童肱骨近端移位骨折。

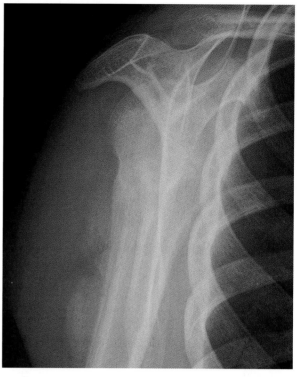

▲ 图 5-8 术后 2.5 个月肩关节 Y 形位片显示，解剖对位和大量骨痂形成

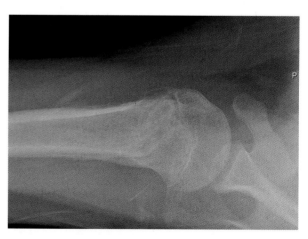

▲ 图 5-9 术后 2.5 个月肩关节腋位片显示，解剖对位和大量骨痂形成

8岁儿童肱骨近端移位骨折

Displaced Proximal Humerus Fracture in 8-Year-Old

Emily Dodwell　著

车　伟　译

概　要

儿童肱骨近端骨折占儿童骨折不到5%。5岁以下儿童最常发生Salter-Harris Ⅰ型骨折，5—11岁的儿童最常发生干骺端骨折，而大于11岁的儿童最常发生Salter-Harris Ⅱ型骨折。受伤机制通常是上肢伸直位摔倒，但也有可能间接创伤的原因，如少年棒球联盟运动员，肱骨近端骨骺滑脱。通常，骨折近端外旋移位，与肌肉止点牵拉有关。骨折远端由于胸大肌和三角肌的牵拉向前内收和缩短移位。肱骨近端生长板闭合时间：女孩在14—17岁，男孩在16—18岁。肱骨近端骨骺占肱骨生长潜力的80%，因此，有1～2年或以上生长潜力的儿童有广泛的重塑能力。即使没有完全重塑，由于肩关节活动范围大，也可以接受明显的畸形。肱骨近端骨折可按Neer-Horowitz进行分型或者按AO小儿长骨骨折的综合分类系统分型 [Slongo et al. (2007) Suppl J Orthop Trauma 21(10):135-160]。

【病史简述】

一名8岁的小女孩骑自行车遭遇车祸。她被撞后摔倒在约10英尺（约3m）远地上。确切的损伤机制尚不清楚。她立即感到疼痛，手臂不能活动，无麻木，肌力正常。没有头部受伤或其他部位损伤。被送到急诊室，在那里进行了初步的X线片检查（图6-1至图6-3）。查体显示肩膀中度肿胀，由于疼痛肩膀不能活动。运动和感觉检查正常。除了肱骨近端其他部位无压痛。肘部和手腕活动范围正常。四肢末梢血运良好，桡动脉脉搏正常。

【术前影像】

见图6-1至图6-3。

【术前评估】

1. 高能创伤，肋骨骨折，排除其他损伤。
2. 干骺端骨折完全移位，中等程度成角。

【治疗策略】

尽管骨折完全移位和45°的成角，对于一个8岁孩子，生长潜力巨大，目前的对位被认为是可以接受的。患者给予合适夹板固定，两周后拆除夹板，分别于1周后、2周后、5周后、2个月后随访。

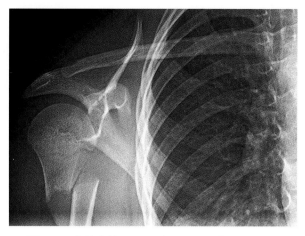

▲ 图 6-1　肩关节前后 X 线片显示干骺端骨折完全移位

受伤 2.5 个月后，患儿手臂功能全部恢复，并恢复了运动。由于骨折未涉及生长板，因此不建议对该患者骨折进行长期随访。

【基本原则】

应该获得完整的病史，以确定损伤的机制，以及是否存在其他组织部位的损伤，有无神经和血管的损伤，术前有疼痛或其他全身症状提示可能有病理性骨折。

1. 体格检查

(1) 定位受伤的部位。

(2) 检查皮肤是否有凹陷征、瘀斑和创口。

(3) 评估锁骨、肋骨、胸锁关节和肩锁关节，以及上肢其他合并伤。

(4) 进行完整的神经血管检查。

影像学应包括肩部前后位、肩关节 Y 形位片、腋位或改良腋位片。腋位片是必须拍的，因为它排除了盂肱关节脱位，并显示了在其他体位 X 线片上不能显示的骨折移位和成角度数。如果无法拍标准的腋位片，可以拍改良的腋位片（Geusens 等，2006）。必须确定骨折是新鲜的、陈旧的（少年棒球联盟运动员），还是病理性的。超声可用于诊断婴儿骨折。骨折很少做 CT 扫描和磁共振检查，但如果需详细了解骨折端情况或在病理性骨

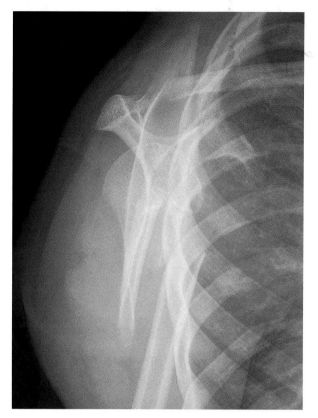

▲ 图 6-2　肩关节 Y 形位显示骨折完全移位

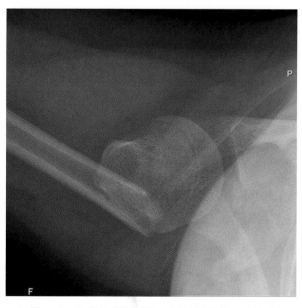

▲ 图 6-3　改良的肩部腋位 X 线片显示约 45° 的成角

折的情况下可以做 CT 扫描和磁共振检查。

剩余生长潜力大于两年的肱骨近端骨折的儿童可以非手术治疗。对于小于 10 岁的孩子，

可以接受完全移位和几乎任何角度的成角。对于 10—13 岁的孩子来说，可以接受完全移位和 60° 的成角，而对于大于 13 岁的孩子，可以接受 50% 移位和 45° 成角（Popkin 等，2015；Pahlavan 等，2011）。

固定有多种选择，包括吊带、绷带、肩部支具、夹板或悬垂石膏固定。可以尝试闭合复位，但如果骨折对位在可接受的范围内则不需要手术，如果骨折不稳定则保守治疗可能导致失败。如果进行闭合复位，应该向患者家属解释骨折闭合复位失败或复位后位置丢失。通常在骨折后前 7～10 天，随着肢体肿胀消退、肌肉放松，骨折远端会放松下降到一个更容易接受的位置。

2. 手术治疗指征

(1) 开放性骨折。

(2) 不可接受的移位骨折。

(3) 血管损伤。

(4) 神经损伤。

(5) 软组织嵌入。

无论手术治疗还是非手术治疗，骨折需要 5～6 周才能痊愈，愈合时间取决于骨折类型和孩子的年龄。最初 1～2 周患肢应制动，随后肩关节做钟摆练习、肘及腕功能锻炼。此时不应进行过头顶练习或举重练习。5～6 周出现大量骨痂时，可以增加肩部的活动范围，逐步加强锻炼（图 6-4 至图 6-6）。通常，孩子在骨折后 2～4 个月内可以恢复运动。骨折进一步骨化和塑形（图 6-7 至图 6-9）。因为肩膀活动范围非常大，很少需要正规的康复治疗，但个病例外。对于有显著剩余生长潜力的生长板骨折，应至少随访 1 年，以排除生长停滞的可能性。

【术中影像】

见图 6-4 至图 6-6。

【技术要点】

1. 通过肩关节腋位或改良的腋位 X 线片，确

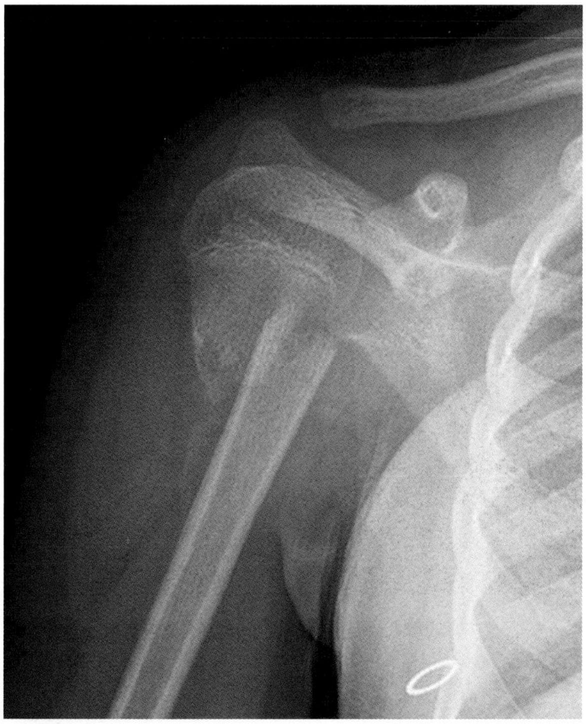

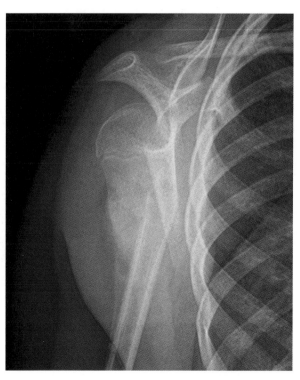

▲ **图 6-4**　肩关节前后位 X 线片显示骨折未再移位，伤后 5 周骨折端骨痂形成

▲ **图 6-5**　肩关节 Y 形位片显示骨折未再移位，伤后 5 周骨折端骨痂形成

认无肩关节脱位，并记录最大移位。

2.完善检查以排除其他部位损伤。

【术后影像】

见图 6-7 至图 6-9。

【风险规避】

1.提供足够的镇痛（通常对乙酰氨基酚＋布

洛芬就足够了，但也可以考虑短时麻醉）。

2.建议让孩子在最初 1～2 周坐在椅子上睡会更舒服。

【病例参考】

病例 5　15 岁青少年肱骨近端移位骨折。

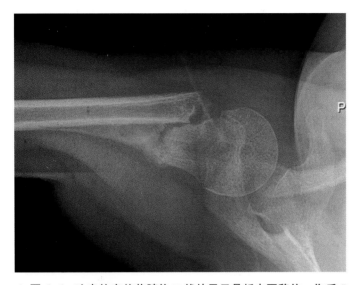

▲ 图 6-6　改良的肩关节腋位 X 线片显示骨折未再移位，伤后 5 周骨折端骨痂形成

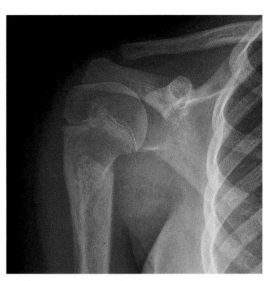

▲ 图 6-7　肩关节前后位 X 线片显示骨折未再移位，在伤后 2 个月骨折端已经重新塑形

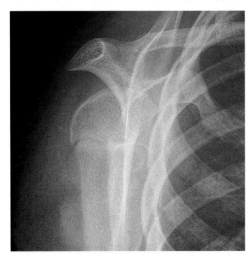

▲ 图 6-8　肩关节 Y 形位片显示骨折未再移位，在伤后 2 个月骨折端已经重新塑形

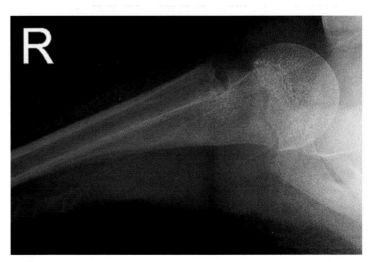

▲ 图 6-9　改良的肩关节腋位 X 线片显示骨折未再移位，在伤后 2 个月骨折端已经重新塑形

肱骨近端病理性骨折

Pathological Fracture of the Proximal Humerus

Nicolas Lutz 著

车 伟 译

概　要

超过 90% 的肱骨骨囊肿是在病理性骨折后发现的。一旦发现骨骼异常，就需要进一步影像学检查，以明确诊断和选择适当的治疗方式。单纯性骨囊肿（UBC）和动脉瘤性骨囊肿（ABC）是迄今为止最常见的肱骨近端良性病变。

对于青春期的孩子来说，肱骨近端 UBC 可以保守治疗或手术治疗，这取决于囊肿的大小、位置，以及重塑的潜力。有多种治疗策略，是否用弹性髓内针（ESIN），是否囊肿刮除和填充。没有证据证明一种治疗方法比另一种更好。关于儿童骨囊肿治疗的随机对照试验尚未发表。

全麻下 UBC 手术治疗的优点是可以进行最终的组织病理学诊断，可以进行囊肿治疗，如刮除术、骨替代物填充，也可以进行（弹性髓内针）内固定，可进行持续的囊内减压，并可早期活动。持续的囊内减压，无论是螺钉还是髓内针，似乎在愈合过程中起着重要的作用。在 UBC 的愈合过程中 ESIN 是否起到加速作用尚不清楚。

用于囊肿填充的材料有很多，从硫酸钙颗粒到组织工程骨。结果从完全愈合到持续性囊肿、反复病理性骨折和慢性疼痛各有不同。

大量的研究结果已经发表，使用微创方法治疗非骨折的 UBC 和 ABC。囊内注射类固醇、苯酚或抗生素的成功率为 50%～90%。

综上所述，对于 UBC 继发的小儿肱骨近端病理性骨折，一般公认的治疗原则如下。

1. 确认病变是良性的。

2. 探讨囊肿刮除、填充和持续减压的可能性。

3. 用保守或外科方法固定骨骼。

4. 手术按照 ESIN 的基本原则进行内固定。

5. 随访患儿直到囊肿完全消失。

【病史简述】

一名健康的男孩，在 12.3 岁和 13.5 岁时受到过很小的创伤，之后右肱骨近端发生过 2 次病理性骨折（图 7-1 至图 7-4）。这两例轻微移位骨折均在外院接受保守治疗。第一次骨折后不久进行了 MRI 检查，显示为良性单纯性骨囊肿（UBC）。随访 X 线片显示骨折愈合良好，但囊肿未消失。建议患者持续摄片随访观察。

在 15.3 岁时，孩子在体育馆里受了一次小的创伤，出现第三次右侧肱骨近端轻微移位病理性骨折（图 7-5 和图 7-6）。没有神经损伤，经患者家长同意，在 X 线引导下进行囊肿的抽吸和刮除，随后使用 ESIN。使用 2 枚 3 号预弯弹性针（图 7-7 至图 7-16）。

组织病理学分析无恶性迹象，确认其性质为良性骨囊肿。

术后吊带制动 10 天后，允许右臂主动活动。

术后第 10 天和第 45 天行 X 线片检查。

计划囊肿愈合后取出 ESIN，通常术后 2 年取出 ESIN。

【术前影像】

见图 7-1 至图 7-6。

【术前评估】

肱骨近端在 2 年内出现第三次病理性骨折。

处于生长期巨大的囊肿 10cm×4cm，第一次位于干骺端，现在位于骨干。

良性囊肿（落叶征），还没有组织病理学的证实。

剩余生长潜力不足 2 年的儿童，几乎没有重塑能力。

【治疗策略】

取出囊肿内容物，病理证明是良性病变。

彻底刮除囊肿内壁，减少复发率（Kadhim等，2016）。

用弹性针贯通髓腔行囊肿持续减压。

为术后早期运动提供骨折解剖复位后的稳定性。

【基本原则】

治疗儿童肱骨近端病理性骨折。

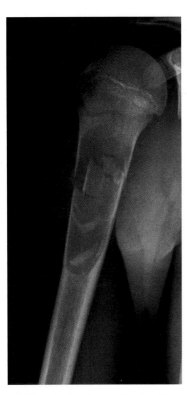
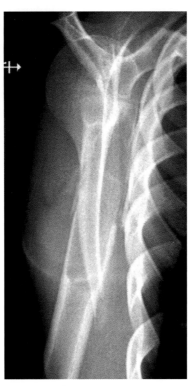
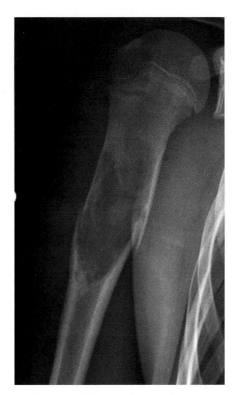

▲ 图 7-1　男孩 12.3 岁时，第一次病理性骨折的前后位 X 线片

▲ 图 7-2　男孩 12.3 岁时，第一次病理性骨折的侧位 X 线片

▲ 图 7-3　男孩 13.5 岁时，第二次病理性骨折的正位 X 线片

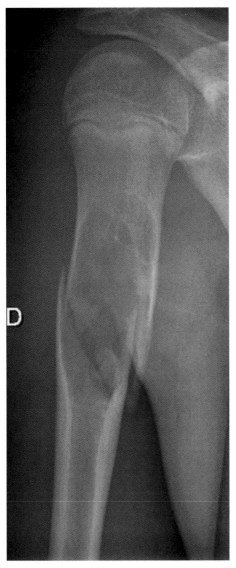 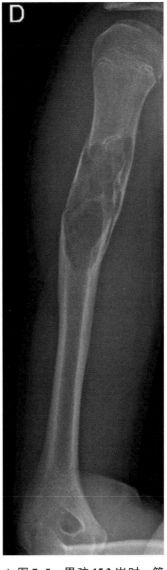 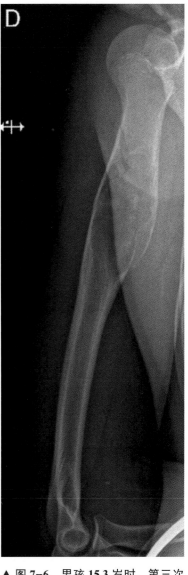

▲ 图 7-4　男孩 13.5 岁时，第二次病理性骨折的侧位 X 线片

▲ 图 7-5　男孩 15.3 岁时，第三次病理性骨折的前后位 X 线片

▲ 图 7-6　男孩 15.3 岁时，第三次病理性骨折的侧位 X 线片

如果怀疑有恶性肿瘤或侵袭性良性病变，应在手术前进行影像学检查 [CT 和（或）MRI] 及活检。儿童肱骨处组织细胞增多症或骨肉瘤很少发生病理骨折。这些疾病应被及时发现，通过活检确诊，并得到相应的治疗。类似地，良性 ABC 具有侵蚀性和骨破坏。在这种情况下，开放手术包括切除瘤体和重建移植带血管蒂腓骨或诱导肱骨膜重建技术。

一些由良性囊肿病变引起的病理性骨折可以用吊带固定 3～4 周保守治疗。这种囊肿创伤后有可能自发性消失。

如果囊腔是完整的，囊内可以注射苯酚或类固醇。

通过 ESIN 进行囊内持续减压，是这种治疗方法成功的主要原因（Guida 等，2016；Li 等，2016）。

骨替代物填充骨囊肿（Erol 等，2017；Traub 等，2016）。

关于骨折端成角和旋转处理的基本原则应适用于所有儿童，即避免旋转移位。如果儿童还有

2 年的生长期，允许最多 30° 的成角移位。

【术中影像】

见图 7-7 至图 7-15。

【技术要点】

将患肢包扎好，放在 C 形臂上，评估肩膀到肘部范围。

手术切口避免在外髁近端 3～4cm 以上（桡神经）。

在肱骨远端设置 2 个独立的入针孔，尽可能使锥子方向与骨干平行，以方便入针。

轻度预弯髓内针，多次穿透囊肿，提高髓内减压效果。

如果使用骨替代物，应注入 ESIN 末端囊腔内。

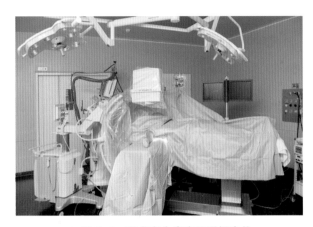

▲ 图 7-7 手术室内患者及透视定位

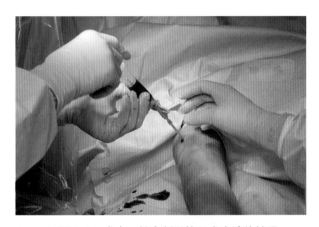

▲ 图 7-8 术中，针穿刺活检及囊内液体抽吸

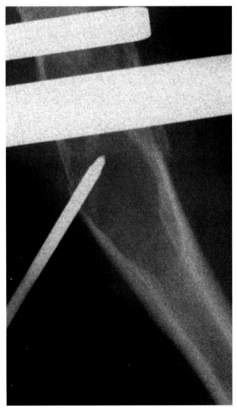

▲ 图 7-9 术中针吸活检 C 形臂图像

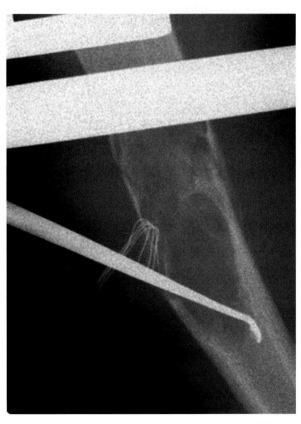

▲ 图 7-10 术中囊肿刮除及疏通髓腔 C 形臂图像

透视检查近端弹性针的位置，避免通过生长板。

【术后影像】

见图 7-16。

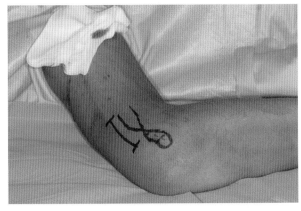

▲ 图 7-11　切口位于肱骨远端外髁以上的侧后方

【风险规避】

对于靠近骺板的囊肿，针可能必须穿过生长板至近端的骨骺。放置弹性针的近端时，不要太频繁地穿过生长板。

仅用弹性针治疗多房囊肿可能会失败。尽量简单直接的方法，进行广泛刮除。

肱骨近端较大缺损需要植骨的可选择常规的三角肌内侧缘前入路。

【病例参考】

病例 5　15 岁青少年肱骨近端移位骨折。

病例 6　8 岁儿童肱骨近端移位骨折。

病例 90　股骨近端病理骨折。

病例 75　骶骨动脉瘤性骨囊肿。

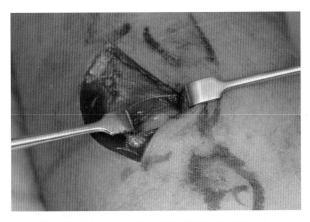

▲ 图 7-12　肱三头肌远端前外侧显露

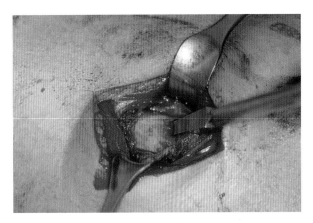

▲ 图 7-13　用锥子做第一枚针的入口处

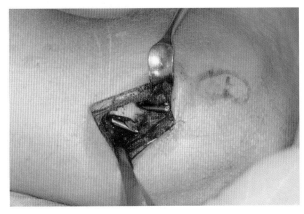

▲ 图 7-14　2 枚弹性针，针尾保留适当的位置和长度

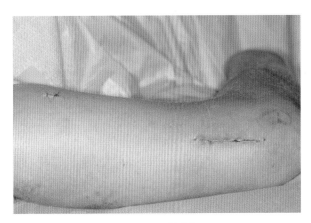

▲ 图 7-15　缝合切口

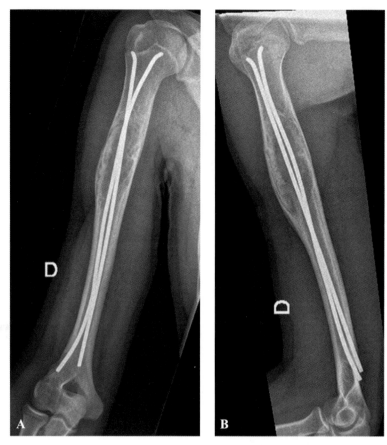

▲ 图 7–16　术后 4 个月正位（A）和侧位（B）X 线片

肱骨中段骨折
Midshaft Humerus Fracture

Benjamin A. Schnee　Christopher A. Iobst　著

车 伟 译

病 例 8

概 要

一名 10 岁的女孩在从床上摔下后左肱骨中段骨折。急诊予以夹板固定。患者在受伤 1 周后改用带外展抱枕的支具固定骨折。每周进行摄片随访，直到骨折端出现大量骨痂达到临床愈合。

【病史简述】

一名 10 岁的女孩从床上摔下来，左臂着地，被送进了急诊室。她在体检期间清醒和配合，无其他合并伤。左上肢神经血管正常。急诊摄左肱骨 X 线片，显示肱骨中段横行骨折，内翻 36°，移位 7mm（图 8-1A 和 B）。急诊在清醒镇静下使用接骨夹板，纠正成角（图 8-1C 和 D）。患者出院后 1 周接受门诊随访。

【术前影像】

左肱骨中段骨折，成角 / 移位。

【治疗策略】

与家属讨论治疗方案。家属决定对骨折进行非手术治疗。伤后 1 周使用外固定支架，同时使用外展抱枕帮助矫正残余内翻畸形。外固定支架改善了骨折端的对位（图 8-2A 和 B）。然后每周对骨折患者进行随访，以确保上肢力线（图 8-2C

至 E）。

【基本原则】

1. 大多数儿童肱骨中段骨干骨折采用非手术治疗。

2. 非手术治疗选择包括外固定支架，悬臂石膏，或吊带和绷带（幼儿）。

3. 外固定支架提供支撑力来保持骨折对位和固定。

4. 儿童肱骨骨干骨折非手术治疗可接受的参数包括 2cm 的重叠和 15°～25° 的成角（Caviglia 等，2005）。

5. 手术干预的指征包括开放性骨折、多发创伤、头部损伤、漂浮肘，以及骨折闭合治疗后无法接受的对位。

6. 治疗过程通常是每周摄片，直到形成足够的骨痂组织以确保骨折断端稳定，在 6～8 周拆除外固定支架。

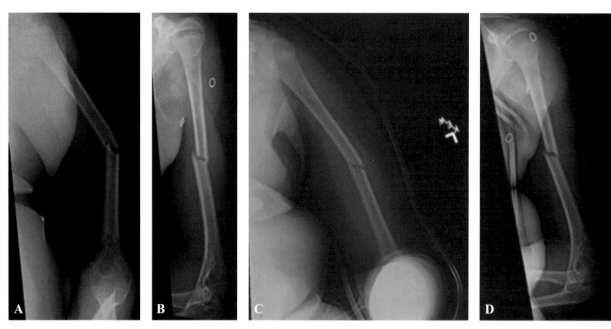

▲ 图 8-1　伤后左侧肱骨正位片（A）和侧位片（B），应用夹板后的正位片（C）和侧位片（D）

【术中影像】

见图 8-2。

【技术要点】

1. 完成体格和 X 线检查，检查是否合并伤或神经血管损伤。

2. 接骨夹板的初始固定和放置外翻支具将有助于纠正内翻成角。

3. 确定用外固定支架和悬臂石膏固定治疗。

4. 2～3 周后或疼痛得到控制时开始缓慢的功能锻炼。

5. 每周摄 X 线片以确保骨折无移位。

6. 外展抱枕有助于矫正外固定架固定后残余内翻。

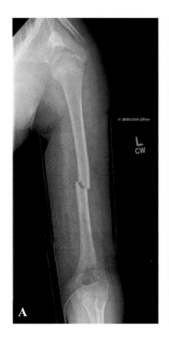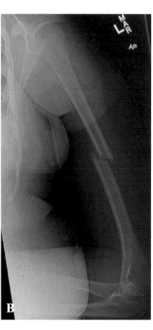

◀ 图 8-2　夹板固定 1 周后的 X 线正位片（A）和侧位片（B）

【术后影像】

见图 8-3。

【风险规避】

1. 告知家属需要将夹板固定在合适的位置，随着肿胀消退每周收紧夹板。

2. 骨折后每周随访，直到影像学显示骨折稳定。

3. 横断型骨折避免使用悬垂石膏以避免骨折断端分离。

【病例参考】

病例 9　肱骨干骨折（弹性髓内针内固定）。

病例 10　肱骨干骨折（切开复位内固定）。

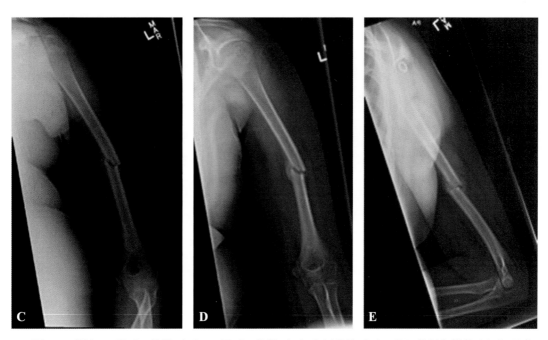

▲ 图 8-2（续）　2 周后正位片（C），4 周后正位片（D）和侧位片（E），显示骨折断端骨痂组织形成

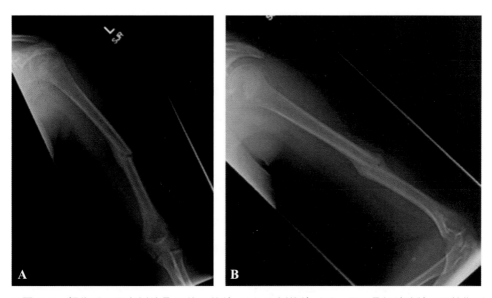

▲ 图 8-3　损伤后 7 周左侧肱骨 X 线正位片（A）和侧位片（B），显示骨折端连接，开始塑形

肱骨干骨折（弹性髓内针内固定）

Humeral Shaft Fracture: Flexible Intramedullary Fixation

Jennifer M. Bauer　William G. Mackenzie　著

车 伟 译

概 要

一名多处受伤的 13 岁女孩，包括右闭合性肱骨横断型骨折。在这类人群中，这种骨折通常非手术治疗。然而，出于稳定和运动员的需要，她接受了内外侧逆行穿弹性髓内针固定技术治疗。弹性髓内针入针点可有多种选择，治疗的关键包括治疗稳定骨折的长度，获得 80% 的髓内填充并且弹性髓内针在骨折部位充分撑开。在肱骨远端入针点应注意保护神经血管。她的病情继续好转，术后 6 周允许负重活动。

【病史简述】

一名 13 岁女孩因骑踏板车被高速汽车撞伤造成一级创伤后送急诊室插管抢救。创伤检查显示右侧闭合性横断型肱骨干骨折伴气胸、闭合性头部损伤、颅骨骨折、多发骨盆骨折和股骨髁远端骨折。右上肢多处擦伤，肢体远端神经肌肉检查正常。

【术前影像】

见图 9-1。

【术前评估】

1. 多创伤患者，插管和镇静状态。

2. 需输血的急性失血性贫血，入院时血红蛋白 5.1g/dl。

3. 右侧广泛移位的长度稳定的肱骨干横断型骨折。

【治疗策略】

由于多发性创伤和头部损伤，决定对患者行手术治疗，以便稳定和早期运动。由于皮肤擦伤和稳定的骨折模式，选择弹性髓内针。该患者由于双侧骨盆和四肢骨折，她的双侧下肢将免负重，也不考虑拐杖负重。

患者血流动力学稳定并清创后，入院后第 1 天送至手术室。以肱骨远端内外侧起点，将弹性髓内针预弯成 C 形逆行穿入髓腔。另外，双外侧入路也可用于治疗像这样的骨干骨折，将弹性针预弯成 C 形和 S 形，这种内外侧入路技术也应适用于骨干远端骨折（Kelly，2016）。切口游离至骨皮质，透视下距离骨骺线上方 2～3cm 的起始开髓器进入，以并避免医源性神经损伤。或者，可以使用钻头钻开骨皮质。从肱骨内侧和外侧远端插入轻轻预弯好的弹性髓内针，使其一起穿过闭合复位后的骨折部位，针头嵌入骨折近端，然后剪短针尾，要求方便以二次取出同时但避免针尾激惹。注意纠正旋转畸形。

软敷料和吊带固定 2 周，6 周后随访允许完全承重。

【基本原则】

1. 虽然大多数肱骨骨干骨折可以非手术治疗，骨折手术固定指针包括开放性骨折，多发性创伤，头颅外伤，漂浮肘，闭合复位后不可接受的骨折。

2. 弹性髓内针内固定最适合于稳定型骨折，但也已成功用于长斜行骨折和粉碎性骨折

（Lascombes 等，2012）。

3. 短期固定 1～2 周会使得患者舒适且利于软组织愈合，之后鼓励肘部活动。术后随访 2～3 周，检查伤口复查 X 线片力线，预计 6 周愈合恢复到完全负重状态。

【术中影像】

见图 9-2。

【技术要点】

1. 当进针点靠近神经血管（如肱骨远端）时，

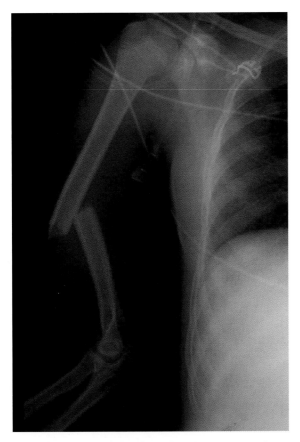

▲ 图 9-1 右肱骨干横断型骨折的初始 X 线片

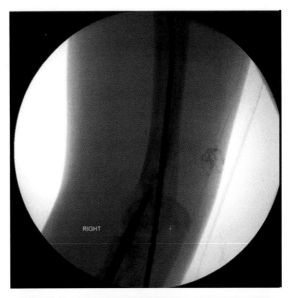

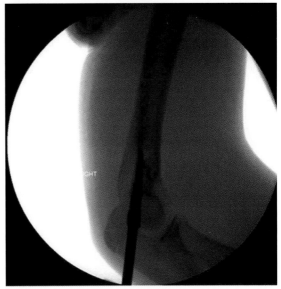

▲ 图 9-2 术中透视图显示了使用开髓器确定逆行穿针的起点

开髓器开髓是安全的方法，可替代钻头钻入开髓。

2. 对于植入弹性髓内针，直径均应选择各占肱骨中段髓管宽度的 40%，以实现髓内的 80% 填充，并且交叉针之间的最宽距离分布最好位于骨折断端。

【术后影像】

见图 9-3 至图 9-6。

【风险规避】

1. 双侧入路远端起始点可避免对尺神经的危险，但在此入路近端延伸处仍需注意桡神经。

2. 高达 25% 的病例报道了畸形愈合成角＞10° 的情况，但与 DASH 结果评分差无关（Marengo 等，2016）。

3. 据报道，最常见的并发症是肱骨弹性针

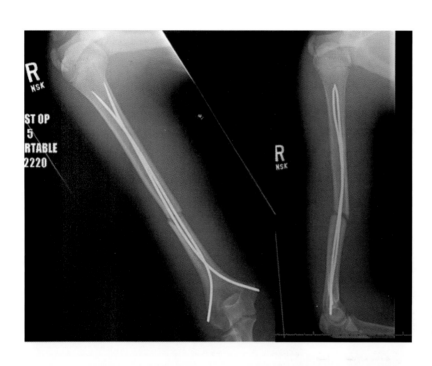

◀ 图 9-3 手术后右侧肱骨骨折的正侧位 X 线片

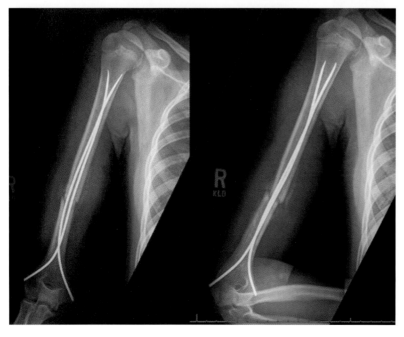

◀ 图 9-4 术后 3 周的 X 线片显示牢固的早期骨痂形成和持续的力线

移位率为 15%（Garg 等，2009），软组织刺激率为 12%，骨髓炎的发生率为 2%（Lascombes 等，2006）。肘部有症状的内固定物可以去除，

推荐在术后 6～12 个月（Kelly，2016），但在移除无症状植入物方面尚无共识。

由于外侧入针点软组织受到刺激，此时将外侧弹性髓内针拔除。内侧入针点无针尾激惹症状，因此未去除。

【病例参考】

病例 97　股骨干骨折（弹性髓内针固定）。

病例 43　前臂中 1/3 双骨折（髓内针固定）。

病例 118　胫骨干骨折（弹性髓内针固定）。

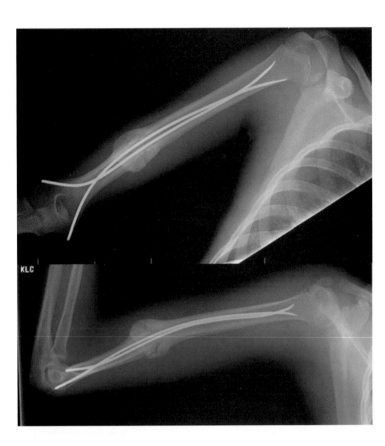

◀ 图 9-5　术后 3 个月的 X 线片显示连续性骨痂

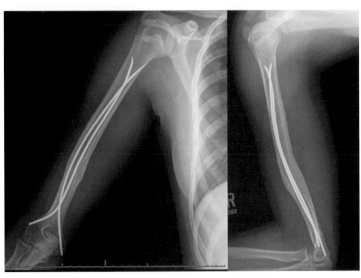

◀ 图 9-6　术后 2 年的 X 线片显示骨痂重塑

肱骨干骨折（切开复位内固定）

Humeral Shaft Fracture: Open Reduction Internal Fixation

Jennifer M. Bauer　William G. Mackenzie　著

车伟 李阳 译

概 要

一名 15 岁的男孩遭遇车祸，导致肱骨闭合性骨折，全身多处损伤，包括对侧胫骨远端和腓骨开放骨折，肱骨骨折接受切开复位内固定，手术后可以早期进行功能锻炼活动。关键的治疗策略包括三角肌前侧入路，选择足够坚固的接骨板，将其弯曲并加压固定骨折端。骨折愈合后，骨折端周围出现大量骨痂，取出植入物。

【病史简述】

一名 15 岁的男孩被直接转到儿童急诊科给予镇静插管，车祸 1 级创伤警报，多人伤亡，成人医院急诊已行脾切除术。由于病情危急，无法对他进行运动或感觉检查，诊断为右肱骨干粉碎性骨折。其他损伤包括左胫腓骨远端开放性骨折、无移位的双侧耻骨支骨折、多发颈椎和腰椎压缩性骨折，颅内出血，肺挫伤和急诊处理后腹部开放状态。

【术前影像】

见图 10-1。

【术前评估】

1. 多发性创伤患者，全麻下气管插管。

2. 右侧肱骨干闭合性粉碎性骨折。

3. 生命体征不稳定，腹部开放伤。

4. 预期需要长时间的恢复，包括左下肢免负重。

【治疗策略】

这个患者的肱骨骨折的初步处理，与所有骨折一样，用一个良好衬垫的夹板固定四肢以获得舒适性和稳定性。其他固定方法包括前臂吊带、夹板、功能位支具或手臂悬垂石膏。患者预计需要多次手术，对于仰卧、频繁换床和腹腔开放的患者，夹板是最好的选择。虽然绝大多数肱骨干骨折可以单独使用非手术治疗，但对多发创伤患者的治疗目标是早期固定以减少并发症。肱骨骨折切开复位内固定可以早期功能锻炼。

由于生命体征不稳定，直到入院后第 4 天，关闭腹部伤口后，才接受骨科手术。在此期间，手臂夹板固定，并行皮肤检查。

考虑到手术相对安全性和桡神经解剖位置，选择三角肌前方间隙延伸入路。粉碎骨折尝试解剖复位，并固定大骨折块。术后，敷料包扎切口，允许患者立即负重行走。清醒时神经血管检查正常。术后 2 周行 X 线片检查，3 个月和 9 个月行临床检查。

【基本原则】

1. 多发创伤患者骨折的手术时间取决于生命体征稳定，需要团队合作并制订手术方案。手术前骨折应夹板固定。

2. 儿童肱骨干骨折非手术治疗可接受的侧方移位最高可达 2cm 以上和 15°～25° 成角。年龄越小和越接近肱骨近端可接受的移位程度更大（Beaty，1992；Caviglia 等，2005）。

3. 肱骨的前入路在三角肌和胸大肌之间，在二头肌和三角肌之间延伸，然后分离肱肌，肱肌由内侧的肌皮神经和外侧的桡神经支配。

【术中影像】

见图 10-2。

【技术要点】

1. 通过识别头静脉周围的薄脂肪条纹，可以显露近端三角肌间区。在骨膜的深处，肱旋前血管就在肱二头肌腱长头的外侧，如果植入物要向近端延伸，就必须进行凝闭。

2. 骨折的两端共 6 枚螺丝钉固定骨皮质已被证明对所有儿童及成人术后持拐负重都是安全的（Tingstag 等，2000）。对于这名患者，稳定复位要求良好的对位和至少 4 枚螺钉穿皮质固定。

3. 肱骨骨折解剖复位后用预弯的接骨板内固定，确保骨折两端加压。严重粉碎性骨折如没有良好的接骨板贴骨壁固定，最好采用髓内、外或锁定固定。

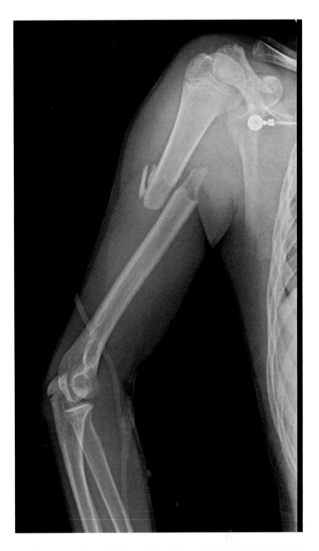

▲ 图 10-1　初始损伤 X 线片显示右侧闭合性粉碎性肱骨干骨折

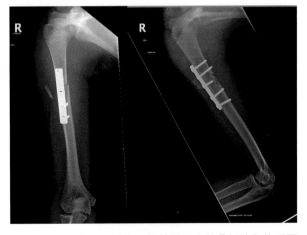

▲ 图 10-2　术后正侧位 X 线片显示大的骨折块复位后固定，软组织内可见一些粉碎性骨碎片

【术后影像】

见图 10-3 和图 10-4。

【风险规避】

1. 肱骨的前方入路，通过延伸的三角肌间

隙，可安全避开后入路遇到的桡神经。从肱二头肌外侧的这个间隙进入可以保护肌皮神经。

2. 肱骨干骨折的神经血管检查是至关重要的，尤其要注意桡神经的功能。如果在治疗前有神经损伤症状，不建议进行探查，预计 8～12 周后恢复。如果治疗前神经功能完好，但术后出现神经损伤症状，建议紧急探查（Beaty，1992）。

3. 闭合复位治疗的成人肱骨干骨折的报道率为 5.5%，而切开复位加压接骨板植骨治疗成功率超过 90%（Cadet 等，2013）。目前还没有发表过一系列的小儿肱骨干骨不连的报道，骨不连被认为是非常罕见的。

4. 如果有明显的骨质形成或接骨板突出的症状，可以移除植入物，如该病例所示。

【病例参考】

病例 96　股骨干骨折（接骨板固定）。

病例 119　胫骨干骨折（接骨板内固定）。

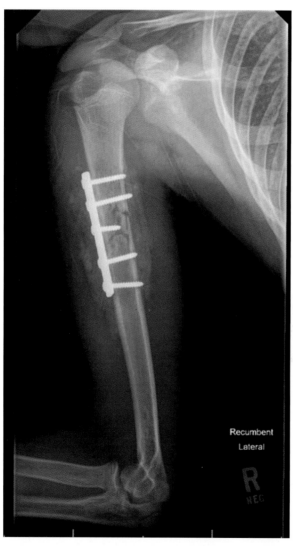

▲ 图 10-3　术后 2 周侧位 X 线片，头部创伤后继发的早期异位骨化

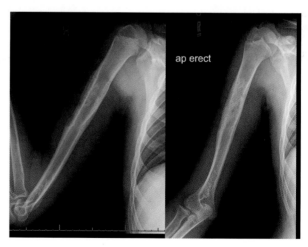

▲ 图 10-4　治疗 9 个月后正侧位 X 线片，6 周后由于钢板和周围新生骨的体积过大导致有症状，移除植入物

青少年肱骨骨干弹道损伤（外固定架治疗）

Using External Fixation in the Treatment of Ballistic Injury to the Humeral Diaphysis in a Teenager

Michael J. Assayag　Mark Eidelman　著

车　伟　李　阳　译

概　要

一名 14 岁的男孩因弹道伤接受治疗，其左肱骨骨干骨折，肱动脉损伤，桡神经麻痹。急诊手术早期稳定骨折，重建动脉和筋膜切开术。之后使用 Ilizarov 圆形外固定架延迟治疗骨折。外固定架在 4 个月 X 线摄片提示完全合并后后拆除。桡神经麻痹经保守治疗 5 个月后神经运动及敏感功能完全恢复。在治疗结束时，肘部的活动范围恢复到 0°～130°。

【病史简述】

这是一名 14 岁男孩，他因左上臂遭受枪击送到急诊室。到达后迅速执行了高级创伤生命支持（ATLS）应急预案。体检发现左臂明显畸形。详细的神经血管检查显示伤口大量出血，脉搏不对称，手腕和手指完全不能伸展。计算机断层血管造影（CTA）显示肱骨远端骨干骨折和伤处肱动脉血流中断（图 11-1）。

【术前影像】

见图 11-1 和图 11-2。

【术前评估】

1. 左臂低速枪伤。

2. 肱骨干远端开放性粉碎性骨折。

3. 急性肱动脉损伤和即将发生的肢体缺血。

4. 桡神经麻痹。

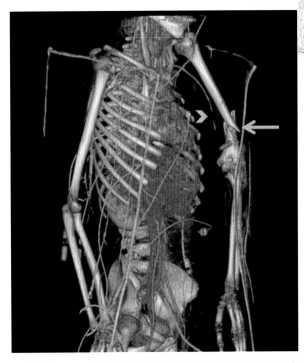

▲ 图 11-1　三维计算机断层扫描（CT）血管造影重建显示左肱骨远端远端粉碎性骨折（箭）和肱动脉对比剂突然中断（箭头）

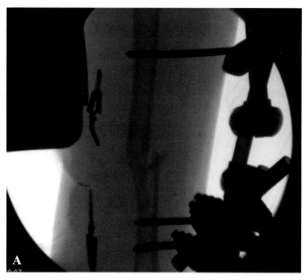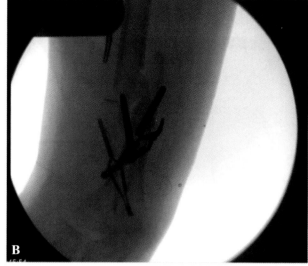

▲ 图 11-2　术中前后位（A）和外侧位（B）X 线图显示了使用血管钳控制止血。用外侧创伤外固定器暂时稳定骨折，以允许正确使用静脉移植物重建血管。固定架放置在远离内侧手术部位的位置

【治疗策略】

血管外科急诊手术治疗出血，使用外侧创伤外固定架稳定骨折，使用静脉移植重建血管损伤（图 11-2）。行前臂前筋膜切开术以降低肢体再灌注损伤的风险。桡神经经探查后发现是连续的。因此它被留下来自我修复。桡神经麻痹保守治疗，必须通过物理治疗来支撑手腕和手指。几天后，当病情足够稳定后，可以进行进一步手术，治疗目的是调整外固定架并获得更稳定的结构来治疗骨折。

【基本原则】

1. 患者定位

患者的位置尽可能靠近可透视手术台的边缘，手臂可以伸展。肩膀被外展 45°～60°。在肩胛骨之间纵向放置一卷铺巾，以抬高同侧肩。大型 X 线荧光透视仪位于床的头部，可进行双平面术中成像。

2. 固定器类型

作者更喜欢使用 Ilizarov 圆形外固定器。如果术中复位不理想，可以后期修改以逐渐纠正任何残余畸形。圆形固定器可与固定和伸缩螺杆一起使用，或者选择单侧导轨固定器，也可为骨折愈合提供足够的稳定性，但在术后不能自由地逐渐的矫正成角（Atalar 等，2008）。

3. 针位置

半针在肱骨的耐受性通常比拉紧钢丝好。在三角肌粗隆以上，以内外侧至内内侧、前外侧至后内侧止点为佳。应注意避免损伤生长板。在粗隆处，避免外侧直接放置半针，以防止桡神经损伤。在粗隆的远端，因为桡神经绕着肱骨在肱肌和肱桡肌之间走行。半针应沿后外侧向前内侧方向置入。

4. 环放置

远端使用 2/3 环，环的开口面向前，以方便肘部运动。近端环的开口处应靠近中间，以避免在日常生活活动中撞击胸腔（图 11-3）。

5. 建立稳定的框架

在像肱骨这样的非承重骨中，每个节段的两点固定足以提供稳定的外架的结构应利于骨折愈合。应通过将半针放置在骨折部位附近来获得较短的作用距离（图 11-4）。使用尽可能小的环，在软组织周围实现 1～2 个手指宽的间隙，可以

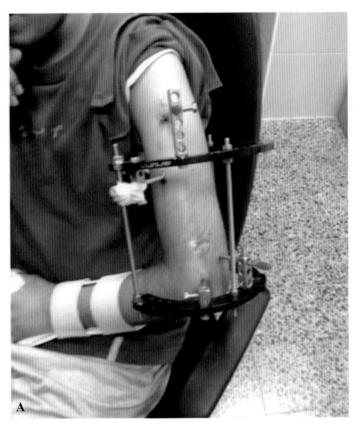
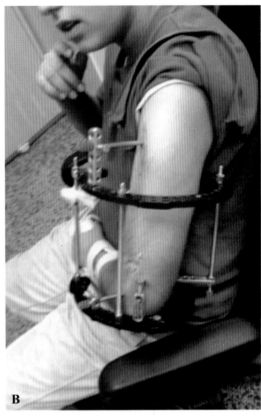

▲ 图 11-3 侧视图（A）和后视图（B）显示环放置的临床照片

远端开口在前部允许肘部运动，而近端开口在中部手臂可舒适贴近胸部。请注意，用可活动夹板固定手腕以治疗桡神经麻痹

增加构造的稳定性。

【术中影像】

见图 11-3 至图 11-5。

【技术要点】

使用圆形六脚架外部固定（CHEF）系统的环可为多平面畸形矫正提供多种选择和多功能性。深入了解所使用的系统对于正确的硬件定位很重要。建议在骨骼模型进行练习以解决任何无法预料的问题。

手术医生可以决定是否使用螺杆、伸缩式支撑杆或组合使用（图 11-5）。

如果使用 6 个伸缩支柱，则将远端环的第一个固定点定位在后外侧，而将近端环的第一个固定点定位在外侧，这样可以避免在残留矫正时发生碰撞。

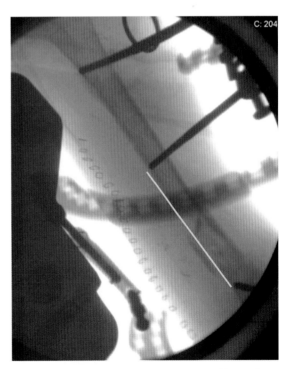

▲ 图 11-4 固定器的术中透视图，显示了较短的作用距离（黄线）

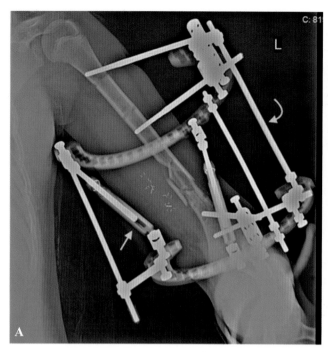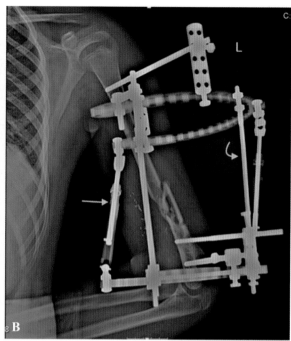

▲ 图 11-5　明确的外固定后 1 周，肱骨的前后位（A）和外侧位（B）

X 线片显示了螺纹杆（曲箭）和伸缩式支杆（直箭）的混合使用，以易于使用和稳定

在术后参考远端摄片更容易获得与环正交的 X 线片以评估残余畸形。

如果使用单侧固定器，则所有针均侧置在一个平面上。远端针应尽可能靠近鹰嘴窝上方（Scaglione 等，2015）。

【术后影像】

见图 11-6 和图 11-7。

【风险规避】

通过仔细计划所有针的放置、环的尺寸及术前 X 线片上的位置，避免术中出现延时和问题。

使用较小的直径（如 4.5mm 的针），并将其置在骨正中实现双皮质固定，以避免置针部位骨折。如果发生骨折，则需要将固定器延伸到骨折部位之外。

应避免钉住三头肌的大部分，以防止妨碍肘部的活动范围。术后应立即肩膀和肘部锻炼，以防止关节挛缩。

必须仔细了解上肢的解剖结构，以避免在放置半针时造成神经血管损伤。手术医生可以参考 *Atlas for the Insertion of Transosseous Wires and Half-pins*（Catagni，2003）。

应及时识别并处理针眼位感染，以避免感染深层传播。

如果神经麻痹与最初的损伤有关，应及时采用物理疗法和功能性支具进行保守治疗（图 11-3），以避免功能丧失。神经传导研究可以帮助评估恢复的潜力。

如果是动脉重建，则需要进行仔细的术后系列血管检查。脉搏减少或多普勒血流变化的任何情况都需要及时联系血管外科会诊。

【病例参考】

病例 130　胫骨远端骨干骨折伴干骺端背侧移位（外固定技术）。

病例 9　肱骨干骨折（弹性髓内针内固定）。

病例 10　肱骨干骨折（切开复位内固定）。

病例 122　胫骨干骨折（环形外固定架治疗）。

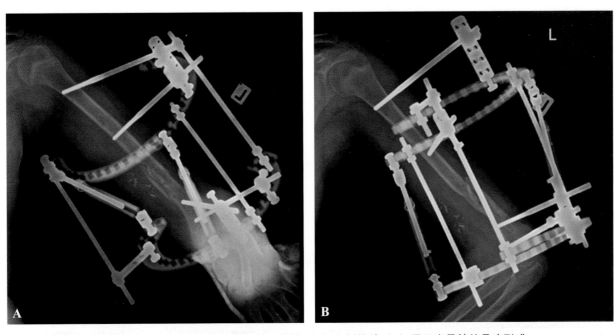

▲ 图 11-6 伤后 2 个月的肱骨前后位片（A）和侧位片（B）显示出足够的骨痂形成

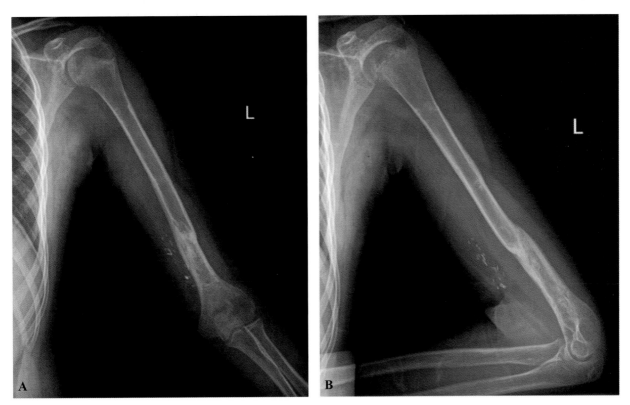

▲ 图 11-7 拆除外固定架 6 周后肱骨的前后位片（A）和侧位片（B），显示骨折完全愈合

初次受伤后 4 个月拆除外固定架，患者恢复了肘部的完全屈伸功能，以及肩关节的完全外展和内收

Ⅲ型肱骨髁上骨折

Type Ⅲ Supracondylar Humerus Fracture

Richard Reynolds　著

袁　悦　译

概　要

肱骨髁上骨折按 Gartland 分型分为Ⅰ型、Ⅱ型和Ⅲ型 [de Gheldere and Bellan, Indian J Orthop 44(1):89–94, 2010]。完全移位的骨折被归类为 Gartland Ⅲ型。经典 Gartland 的分型正在逐渐过时，而更新的分类将完全移位的骨折增加了Ⅳ型 [Audige et al，Acta Orthop 88(2):133–139, 2017]。Ⅲ型骨折是在医院接受治疗的常见骨折类型之一，由于存在血管损伤、神经损伤和开放性损伤的风险，通常需要较长时间的住院治疗。治疗包括解剖复位、断端稳定和最大限度地减少并发症。在Ⅲ型骨折中，需切开复位的概率很低，神经血管并发症的发生率也很低。

【病史简述】

一名 7 岁患者，在树林里奔跑玩耍时不慎摔倒，左臂伸直位触地受伤。无其他合并损伤，左侧肘前挫伤痕，并有肘前皮肤皱褶征，末梢呈粉红手改变，皮肤无破溃出血。

【术前影像】

见图 12–1 至图 12–3。

【术前评估】

1. 明显移位的肱骨髁上骨折。

2. 骨折处皮肤皱褶（潜在开放性骨折）。

3. 神经血管结构移位但功能完好。

【治疗策略】

1. 立即开始治疗——如果发生骨折，不应等待。肿胀和神经血管受损的可能性很高，如果皮肤长时间保持在这个位置，可能会发生坏死。在 1～2h 将患者紧急送往急诊室。如果不能控制和处理突然失去血供的情况，不要在急诊室进行手术。

2. 在全身麻醉下，根据骨折力线进行牵引。不要过度伸展骨折。如果肱肌嵌入骨折端，应先用挤牛奶法将肌肉推挤解锁，然后通过牵引将骨折两折端复位，并用 X 线透视确定位置。

3. 纠正尺桡偏。

4. 在尺骨鹰嘴窝内施压并向前推复。

5. 屈曲肘关节，同时在鹰嘴窝进行牵引和推复。肘关节应该屈曲到 120°～130°，用 X 线透视明确位置。

6. 胶布固定患肢于过屈位。

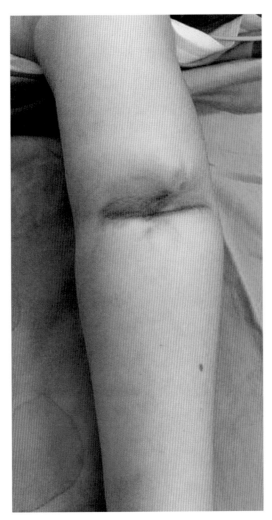

▲ 图 12-1 手臂肿胀的外观照片

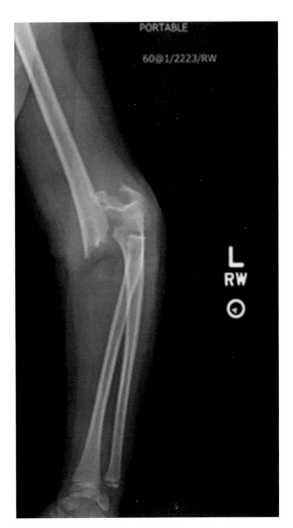

▲ 图 12-2 受伤时的急诊侧位 X 线片

7. 置入 2 枚 2mm 克氏针通过骨折线以固定骨折，最大限度地增加骨折线水平上两针之间的距离，并在骨折模式允许的情况下尽量使用外侧进针。

8. 评估肢体远端脉搏和血液灌注情况以确保正常。

9. 患肢屈肘 60° 位石膏夹板固定以确保肢体静脉回流。

10. 在术后再次评估肢体远端脉搏和手部血液灌注情况。

11. 将患者留院观察 24h，监测血液灌注情况。

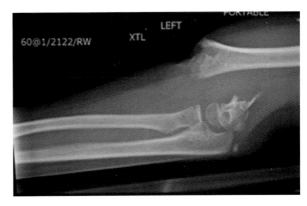

▲ 图 12-3 受伤时的急诊正位片

【基本原则】

1. 复位

(1) 纵向牵引，矫正内外侧移位和旋转畸形，

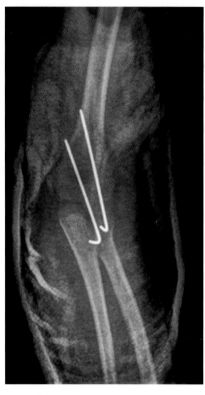

▲ 图 12-4　骨折复位和克氏针固定后的前后位 X 线片
请注意，因骨折线较高，故两针距离较近，并不像所建议的那样尽量分叉开

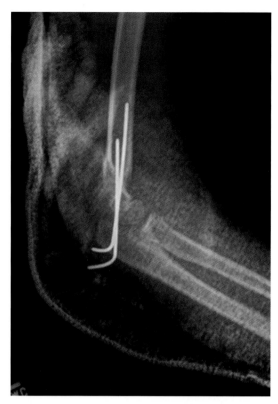

▲ 图 12-5　骨折复位和克氏针固定后的侧位 X 线片，对位良好，钉在骨的中心

矫正骨折块远端向后移位及过伸畸形。

(2) 胶布维持骨折复位（过曲位＞120°）。

(3) 在患肢上画出肱骨解剖平面的轮廓。

2. 固定

(1) 用 2mm 的克氏针（针的强度与半径的 4 次方成正比）

(2) 尽可能从外侧分散进针，以减少尺神经损伤的风险。

(3) 最大限度地增加骨折线处的针距，让针尾在皮外交叉，使其充分固定内外侧柱。

3. 术后

(1) 相对伸直位固定患肢，以保证静脉回流。

(2) 克氏针固定 3 周。

(3) 伤后 3 周开始行关节功能锻炼。

(4) 8 周内应达到近乎正常的关节活动功能，

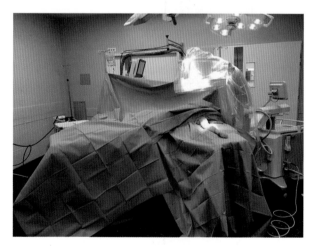

▲ 图 12-6　应将透视机的接收器放在上方位置，以减少房间内的辐射

如果没有达到，需行康复训练。

【术中影像】

见图 12-4 至图 12-6。

【技术要点】

1. 解剖复位是术后骨折稳定的关键。

2. 屈肘位维持复位再行克氏针固定，可以减少因为进针时造成的骨折移位。

3. 绘制肱骨的解剖平面可以让术者在患肢非常肿胀时知道骨头的位置。

4. 将透视接收器保持在较高的位置，这会将房间内所有人的辐射剂量降低 50%。

【术后影像】

见图 12-7 至图 12-10。

【风险规避】

尽可能避免尺神经损伤（Reynolds 和 Mirzayan，2000）。Meta 分析内外侧交叉针造成尺神经损伤的发生率在 10%～20%。这意味着如果你每年做 100 次肱骨髁上骨折的交叉针固定，

那么你每年就至少会有 10 例病例出现尺神经损伤。如果常规选择单纯外侧针固定，而不适用于单纯外侧针固定的骨折类型的发生率为 10%（内侧柱粉碎、斜行骨折或非常高位的骨折），那么选择交叉针固定的概率仅为 1/10，则每年尺神经损伤只会有 1 例。

不要延误这种骨折类型的骨折治疗，因为进行性肿胀会导致更多的并发症。在这些病例中，切开复位的主要原因是血管受损，应选择肘前侧入路。无论你多不喜欢这个入路，你都应该花时间去熟悉它，因为你终将用到这个入路，而且这一时刻多半发生在半夜。

【病例参考】

病例 14　伸直型肱骨髁上骨折（交叉针固定）。

病例 13　伸直型肱骨髁上骨折（外侧针固定）。

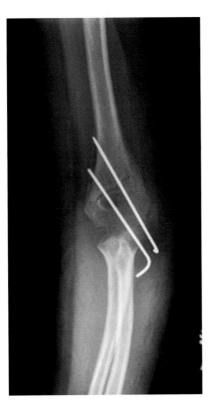

▲ 图 12-7　骨折术后 3 周正位片，骨痂生长良好，骨折线仍然可见，但是现在可以安全地移除克氏针并开始功能锻炼

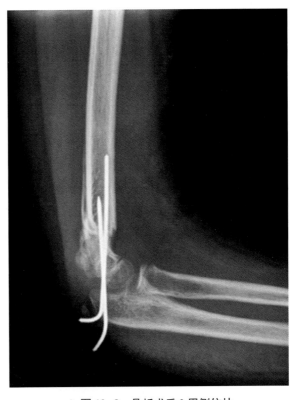

▲ 图 12-8　骨折术后 3 周侧位片

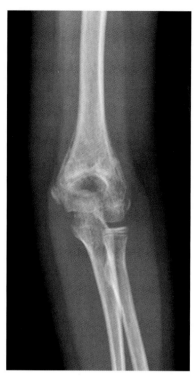

▲ 图 12-9　骨折伤后 8 周正位片，已有良好的关节功能

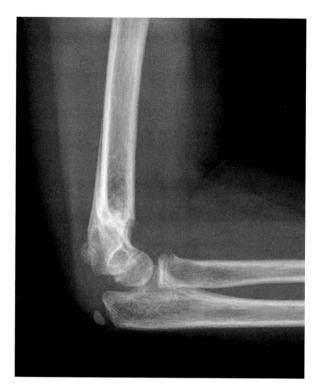

▲ 图 12-10　骨折伤后 8 周侧位片

伸直型肱骨髁上骨折（外侧针固定）

Supracondylar Humerus Fracture Extension Type: Lateral Entry Pinning

Oussama Abousamra　Christopher A. Iobst　著

袁　悦　译

病例
13

概　要

一名 5 岁女孩在蹦床上玩耍时摔伤肘部。肘部肿胀畸形，无神经血管损伤。影像学检查显示为伸直型肱骨髁上骨折伴移位。入院后在手术室行骨折闭合复位，外侧打入 3 枚克氏针固定。分别于术后 1 周及 4 周复查 X 线片评价治疗效果。4 周时影像学结果证实骨折愈合，门诊拔除克氏针。术后 8 周复查，与健侧肢体相比，患肢肘关节活动范围及外观力线完全恢复。

【病史简述】

一名 5 岁的女孩在蹦床上玩耍时摔伤左肘部。她随即感到疼痛，肘部活动受限，手及手指未出现麻木或刺痛感。肘部肿胀畸形，未发现开放性伤口创面。左手皮肤外观红润，皮温正常，在左腕部桡动脉及尺动脉搏动正常，手部活动正常。

该肘部损伤为单一损伤，没有右上肢、双下肢、头部、胸部、腹部或脊柱等合并损伤。左肘关节 X 线片显示左肱骨髁上骨折，移位明显，远折端向后移位，符合伸直型肱骨髁上骨折特点。因为是单纯骨折损伤，所以针对骨折进行处理。与家属沟通各种手术方案，包括骨折闭合或切开复位。

【术前影像】

见图 13-1。

【术前评估】

1. 左肘部单纯性外伤无合并伤。

2. 患儿既往史良好无慢性疾病。

【治疗策略】

肱骨髁上骨折是儿童最常见的肘部骨折（Frick 和 Mehlman，2017）。其中最常见的骨折类型是伸直型骨折，该型骨折远折端向后移位。移位程度已根据 Gartland 分型进行了描述。Ⅰ型为无移位骨折；Ⅱ型骨折成角畸形，后方铰链完整；Ⅲ型为完全移位骨折；Ⅳ型表现为多方向不稳定，骨折断端之间的骨膜完全锻炼，不过这需要在手术过程中方可明确。

患肢神经血管检查是该类骨折临床查体的重要组成部分。神经血管检查的结果对于指导后期治疗非常重要。应在手腕处进行桡动脉搏动的检

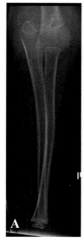
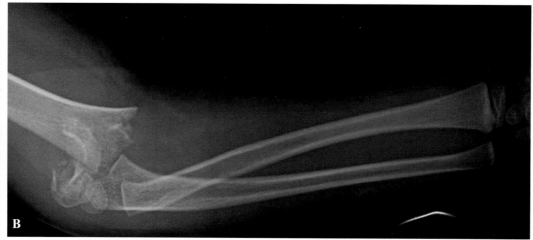

▲ 图 13-1 左肘关节正位、侧位 X 线片显示移位的伸直型肱骨髁上骨折

查，并通过桡神经、正中神经和尺神经的分布区域来评估神经感觉功能，通过主动伸拇可以评估桡神经的运动功能，正中神经功能可通过拇指与示指对掌功能来评估。正中神经骨间前支的损伤是伸直型髁上骨折中最常见的神经损伤，这种神经功能的检查是通过患儿能否屈曲拇指指间关节和（或）示指远端指间关节来评估的。尺神经功能检查可以通过手指的主动外展和内收（做剪式活动）或示指和中指之间进行交叉来评估。

文献中报道了各种不同的治疗方法。通过闭合复位，使用颈腕绷带（译者注：即将肘部屈曲至腕部和颈部相近）（Blount 法）屈肘位固定维持骨折复位的非手术方法可获得良好的治疗效果（Muccioli 等，2017；Pham 等，2017）。然而，这需要肘部屈曲超过 90°，这会增加骨间隔室综合征发生的风险，因此不建议这样做。因此，最常用的方法是骨折闭合复位，经皮克氏针固定。克氏针在骨折部位提供了足够的稳定性，使肘部可以屈曲不超过 90°。已经介绍过各种不同的穿针方法，当然选用何种主要根据手术医生的个人偏好（PeSenti 等，2017）。然而，如何最稳定的维持骨折复位一直是决定术中克氏针固定方式的最关键要素。

我们的患儿都在手术室全无菌下进行闭合复位，并行外侧克氏针固定。应详细记录术前术后的神经血管表现。虽然在报道中只有 1.9% 的伸直型骨折需要切开复位（Flynn 等，2017），但应该始终考虑切开复位可能性，并与家属反复沟通。闭合复位不成功时需行切开复位，需要切开很可能是骨折断端软组织卡压的结果。

术后并发症包括复位不良、畸形愈合、针眼感染及筋膜间室综合征。在一项多中心研究中（Combs 等，2016），肱骨髁上穿针后针眼感染的发生率非常低，约为 0.81%。导致这些感染发生的因素包括有无术前抗生素的预防使用，针留在体内的时间长度，以及在取出针之前的石膏更换情况（Combs 等，2016）。每一例术后前臂剧烈疼痛的病例，即使存在明显的桡动脉搏动，也应高度怀疑筋膜间室综合征可能。

髁上骨折闭合复位经皮穿针可以作为门诊操作，如果不担心肢体的血供和肿胀，患者当天就可以回家。在术后 1 周、3 周或 4 周拍摄 X 线片，以监测复位的维持情况、针的位置和骨愈合情况。一旦第 3 周或第 4 周的 X 线片显示愈合令人满意，就可以在诊室直接取针。不需要进一步固定，并鼓励患儿进行肘部活动锻炼。患儿至少4周不接触涉及患肢的运动以及进行剧烈活动。取针后6～8周再次复查，评估肘关节活动范围和外观力线情况。

【基本原则】

1. 有必要对患者进行全面评估，以排除合并损伤。

2. 损伤肢体的神经血管检查非常重要，应该记录在案。

3. 应该检查前臂，以评估筋膜室区域是否柔软，是否有肿胀。这些损伤应高度怀疑是否有筋膜间室综合征。

4. 评估腕关节是否可能存在前臂远端双骨折及漂浮肘可能。

5. 石膏夹板的临时固定有助于对患儿进行搬运及术前评估时缓解疼痛，通常是固定在肘关节微屈约30°位。

【技术要点】

1. 患儿在仰卧位严格进行无菌操作和铺巾。

2. 术中透视评价骨折复位情况。

3. 在预计复位困难和可能需要切开复位的情况下，患肢应提前进行无菌手术准备。

4. 麻醉下的复位操作第一步是在肘部微曲15°下进行有效牵引。

5. 在透视引导下，根据情况在冠状面复位进行尺桡偏复位。

6. 如果近折端已经穿透肱肌，挤牛奶手法很有帮助。这种手法包括从近端到远端方向挤奶般揉搓肱二头肌和肱肌，以使肱肌从肱骨近折端中解脱出来。这一手法应能通过肱肌使肱骨后方明显松解。

7. 然后，用手术医生的拇指放在尺骨鹰嘴下进行肘关节屈曲，以帮助肘关节屈曲时将远端骨折向前推。

8. 在肘关节屈曲的情况下，整个手臂将随着肩部的外旋作为一个整体转动，以获得侧位片影像。获得侧位片影像的另一个选择是在肘部下方旋转C形臂。旋转C形臂是治疗不稳定骨折时的首选方法。

9. 首先在外侧进针2枚固定骨折，在骨折部位两针尽量分散。

10. 无论何时，只要对复位稳定性存有质疑，就应该打入第三枚针。

11. 轻微的平移或旋转不当是可以接受的，不需要切开复位。

12. 非常微小的冠状面移位或矢状面成角都可以接受。一般情况下，远折端不应处于内翻位置，肱骨前缘线至少应该通过骨化的肱骨小头。

13. 在透视下评估复位的稳定性。尝试旋前骨折远折端将有效地增加复位的稳定性。

14. 复位和固定满意后，肘部被固定在屈曲90°以下，以避免筋膜间室综合征发生。

15. 手术结束时，应检查桡动脉和手部的血流情况，并记录在案。

【术后影像】

见图13-2。

【风险规避】

1. 应获得满意的复位和力线。如果复位不稳定，可以通过旋转C形臂透视来获得侧位影像。

2. 外侧针应尽量交叉固定，并且不应在骨折线处交叉。

3. 骨折部位应达到令人满意的稳定性，加打第三枚针必不可少。

【病例参考】

病例14　伸直型肱骨髁上骨折（交叉针固定）。

病例15　屈曲型肱骨髁上骨折。

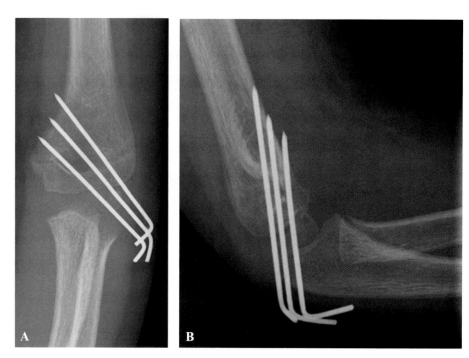

▲ 图 13-2　左肘关节正、侧位 X 线片显示骨折复位良好，内固定克氏针在位

伸直型肱骨髁上骨折（交叉针固定）

Supracondylar Humerus Fracture Extension Type: Cross Pinning

Oussama Abousamra   Christopher A. Iobst   著

袁 悦 译

病例 14

概 要

一名 5 岁男孩不慎从凳子上摔下致左肘受伤。影像学评估提示左肱骨髁上骨折，移位明显。术中骨折闭合复位，并根据手术医生的喜好行两枚克氏针交叉固定断端。虽然最常用的克氏针固定方式是外侧进针，但某些骨折类型需要或某些手术医生的个人偏好也使交叉进针经常使用。术后 1 周、4 周随访及影像学评估，骨折对位良好并正常愈合。术后 4 周拔除克氏针，去除石膏。术后 6 周随访评定关节活动度，患儿肘关节活动正常无畸形。

【病史简述】

一名 5 岁男孩左肘摔伤致左肘疼痛肿胀，未见开放性伤口。患儿肢端活动运动感觉正常。左手血运良好，手腕处桡动脉搏动有力。该病例为单一部位损伤，无右上肢或双下肢的合并损伤。与家属就骨折闭合复位石膏制动、闭合复位经皮穿针固定、切开复位穿针固定等治疗方案进行了充分沟通。

【术前影像】

见图 14-1。

【术前评估】

1. 左肘部单一部位损伤。

2. 右上肢、下肢、头部、胸部、骨盆以及脊柱等均无合并损伤。

3. 患儿体健无既往病史。

【治疗策略】

在大多数医疗中心，肱骨髁上骨折的治疗原则已从闭合复位石膏固定转向闭合复位经皮穿针固定。虽然肱骨髁上骨折可以复位并石膏固定，但维持复位所需的肘关节过度屈曲会大大增加发生筋膜间室综合征的风险。因此，大多数临床医生更愿意在手术室处理这类损伤。

受伤肢体的神经血管检查非常重要，应该详细记录在案。在手腕处触诊桡动脉脉搏，通过尺神经、正中神经和桡神经的支配区域来评估手的感觉。通过拇指主动伸展活动评估桡神经的运动功能，正中神经功能由拇指能否进行对掌活动来评估。尺神经功能则是通过各手指的主动外展和内收（做剪式活动）来评估。

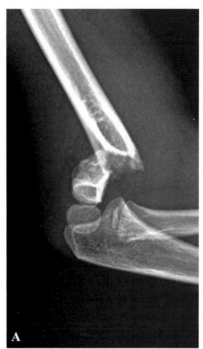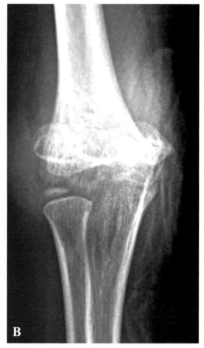

▲ 图 14-1　左肘关节正侧位 X 线片示移位的伸直型肱骨髁上骨折

在肱骨髁上骨折的治疗中，已经描述了不同的进针方式选择。虽然这一决定主要取决于手术医生的喜好，但最终的进针方式选择是根据术中评估骨折固定的稳定性而决定的。某些骨折类型（如斜行骨折或粉碎性髁上骨折）需要最佳的进针方式。传统上，交叉进针是固定肱骨髁上骨折最常用的方法。这种力学结构提供了极好的骨折稳定性，特别是抗旋转力的稳定性，通常只需要手术医生放置两枚克氏针即可达到目的。然而，随着外侧进针技术的改进，目前大多数手术医生更倾向外侧进针技术，而不是交叉进针技术。交叉进针技术的缺点是要求手术医生从尺神经附近置入内侧针。许多手术医生宁愿从外侧额外置入另一枚针，以增加结构的稳定性，而不是冒着造成医源性尺神经损伤的风险置入内侧针。然而，每个儿童骨科医生都应知道如何在必要时安全熟练地置入内侧针。

在我们诊治的病例中，是否行交叉针固定是根据手术医生的偏好。可在手术室行门诊手术，

患肢完全消毒铺巾以备需要切开复位。术前和术后对肢体神经血管的评估对于排除尺神经损伤是非常重要的。除医源性尺神经损伤外，选择交叉进针的并发症与外侧进针相似，包括感染、骨折再移位及筋膜间室综合征。

随访时间分别为术后 1 周和 4 周。一旦骨折愈合和对位令人满意，就可以在诊室直接取针。之后 6～8 周再进行一次随访，以评估肘关节活动范围和力线情况。

【基本原则】

1. 有必要对患者的其他肢体和全身系统进行评估，以确认该损伤是单一部位损伤，或是发现其他合并伤。

2. 术前、术后检查并记录患肢神经血管情况，排除血管损伤和尺神经损伤。

3. 与所有肱骨髁上骨折一样，任何前臂疼痛都应高度怀疑为筋膜间室综合征或其继发性损伤可能。始终注意手腕或前臂（漂浮肘）多发骨折的可能性。这些患者患筋膜间室综合征的风险特

别高。

4.术前石膏夹板的临时固定有助于缓解疼痛，增加舒适感。

【技术要点】

1.患者仰卧位，患肢做消毒铺巾。

2.术中透视是必不可少的，C形臂应放置在手术医生及整个团队都感到舒适的位置。患肢可以放在托手板上，或者C形臂可以翻转过来而让患肢放在接收器上面，但这会增加房间里每个人的辐射剂量。

3.应该考虑切开复位的可能性；因此，整个上肢都应消毒准备。

4.首先置入外侧针，以便先对骨折提供一定的稳定性。

5.然后，肘关节可以伸直到45°～60°。伸直肘关节可以最大限度地减少尺神经前侧下移的倾向，而尺神经前移可能会导致内侧进针打上尺神经或导致尺神经被针牵拉住。而后，手术医生可以触及尺神经，并用手指将其向后拨拉。当针经

皮插入内上髁时，这可以使起到牵开并保护神经的作用。

6.如果患肢肿胀，内上髁难以触及，可以做一个内侧小切口。然后，手术医生可以仔细地解剖到骨性解剖处，这样针就可以直接放在骨面上打入，从而最大限度地减少了尺神经损伤。

7.如果需要，可以置入2枚外侧针以增加稳定性。

8.可以接受轻微的移位或旋转，以避免切开复位。

9.极少的冠状位移位和矢状位成角可以接受。

10.在实时透视下评估复位的稳定性。

11.肘关节在屈曲小于90°位石膏固定，以避免骨间隔室综合征发生。

12.桡动脉搏动和血供情况需仔细检查并记录。

【术后影像】

见图14-2。

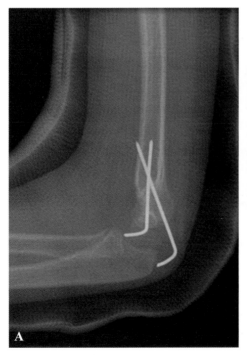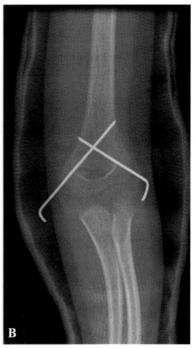

▲ 图14-2 左肘关节正侧位X线片示骨折复位良好克氏针内固定

【风险规避】

1. 如果复位不稳定，可以通过旋转 C 形臂来获得侧位影像。

2. 固定的克氏针不应在骨折线处交叉。使用 2 枚发散的外侧针加上 1 枚内侧针固定可使骨折稳定。

3. 内侧小切口有助于直视下选择进针点，以避免尺神经损伤。

4. 可以先从外侧置入 1～2 枚克氏针，以获得临时固定。然后，尽量伸直肘关节行内侧进针，从而将内侧针损伤尺神经的风险降到最低。

【病例参考】

病例 13　伸直型肱骨髁上骨折（外侧针固定）。

病例 15　屈曲型肱骨髁上骨折。

屈曲型肱骨髁上骨折

Supracondylar Humerus Fracture Flexion Type

Oussama Abousamra   Christopher A. Iobst   著

袁　悦　译

概　要

一名 8 岁男孩在操场上玩耍时摔伤左肘部。左肘关节 X 线片显示肱骨髁上骨折，远端骨折块前移，表现为屈曲型肱骨髁上骨折。该损伤为单纯性骨折损伤，神经血管检查（特别注意尺神经）正常。约 10% 的屈曲型髁上骨折可出现尺神经麻痹。该病例行骨折闭合复位及经皮穿针治疗。由于屈曲型骨折有较高的切开复位风险，因此与家属谈及切开复位的可能性。在我们的病例中，这类骨折通常采取骨折闭合复位，外侧经皮 3 枚克氏针固定。当天晚些时候，该患者在神经血管查体正常后予以离院。分别于术后 1 周和 4 周进行影像学随访。一旦确认骨折愈合，则予以拆除石膏，拔除克氏针。术后 8 周的门诊随访，患儿的左肘关节活动范围完全正常，并且没有肘部畸形。

【病史简述】

一名 8 岁的男孩在操场上玩耍时，摔倒致左肘部着地。肘部剧痛，肘关节活动受限。左手及各指没有麻木或刺痛感，肘部肿胀，未见开放性伤口，无左手活动受限征象，左手皮肤红润，皮温正常，在左腕处可触及桡动脉、尺动脉的搏动。

右上肢、双下肢、头部、胸部、腹部及脊柱均无合并损伤。左肘关节 X 线片显示移位的左肱骨髁上骨折。由于是单纯性损伤，因此决定及时行骨折手术治疗。与家属讨论了治疗方案。

【术前影像】

见图 15-1。

【术前评估】

1. 患者体健，无慢性病史。

2. 左侧屈曲型肱骨髁上骨折。

【治疗策略】

屈曲型肱骨髁上骨折是一种罕见的损伤，估计占儿童肱骨髁上骨折总数的 3.4%（Flynn 等，2017）。屈曲型骨折需要切开复位的风险更高（Flynn 等，2017；Novais 等，2016）。尺神经麻痹可能出现在约 10% 的病例中（Flynn 等，

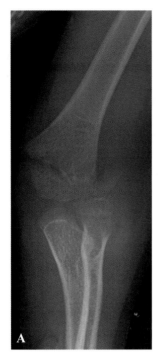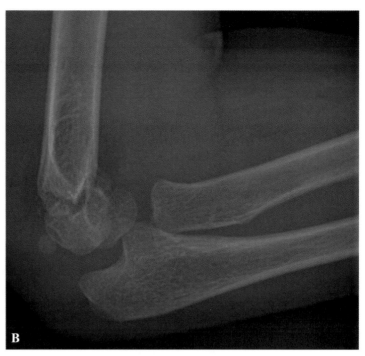

▲ 图 15-1　左肘关节正侧位片显示移位的屈曲型肱骨髁上骨折

2017）。对于这类骨折，最常用的治疗方法是采用骨折闭合复位经皮克氏针固定技术。可使用单纯外侧针固定或内外侧交叉针固定来实现骨折的稳定性。

患肢神经血管查体是该类骨折临床查体的重要组成部分，尤其要注意尺神经检查。神经血管查体情况应该在手术前后检查并记录。需要与家属沟通切开复位的可能。

可能的术后并发症包括骨折再移位、畸形愈合、针眼感染及筋膜间室综合征。肱骨髁上穿针后针眼感染的发生率估计为 0.81%（Combs 等，2016）。术前使用抗生素与否，克氏针在体内的留存时间，以及在拔针之前石膏更换的次数都可以考虑为导致感染的因素（Combs 等，2016）。术后前臂疼痛应高度怀疑为筋膜间室综合征。

当闭合复位困难并需要多次尝试不同手法时，建议患者术后留观进行神经血管检查。对于这种类型的骨折，术后需要进行影像学评估，以了解复位情况。对于复位困难的不稳定骨折，去除克氏针可能要推迟到术后 6 周。一旦 X 线片显示令人满意的愈合影像，去除克氏针，并鼓励早期肘关节活动锻炼。患者需避免上肢剧烈活动 4 周。术后 8~10 周再次复诊，评估肘关节活动范围和外观力线情况。

【基本原则】

1. 有必要对患者进行综合评估，以排除其他肢体或其他系统的合并损伤。

2. 处理这类骨折，记录神经血管查体情况，尤其是尺神经功能是否正常是非常重要的。

3. 在评估和处理这类损伤中，应高度警惕筋膜间室综合征的发生。

4. 应充分保证术前制动所需的夹板或前后夹石膏的舒适性。

【技术要点】

1. 患者处于仰卧位，患肢放在可透光的托板上。

2. 患肢做好消毒和无菌铺巾准备，以防需要切开复位。

3. 术中需透视以评估骨折复位情况。

4. 在近折端下面放置毛巾卷将有助于复位屈曲向前的远折端。

5. 当肘关节屈曲约 45° 时，通过内翻外翻先在冠状面复位骨折（Chukwunyerenwa 等，2016）。

6. 应在患肢矢状面上通过旋转 C 形臂以获得侧位影像，以防止不稳定骨折为获得侧位影像在向外旋转患肢时造成骨折复位丢失。

7. 操纵杆技术可帮助复位远端骨折块。

8. 当复位满意时，可以在透视引导下从外侧打入第一针。

9. 通常，需要三枚克氏针才能获得骨折的稳定固定。如有必要，可通过内侧进针以获得稳定的固定。

10. 为了避免切开复位，轻度的移位或旋转是可以接受的复位，但是冠状面尺偏移位不能接受或仅能接受极小的尺偏移位。

11. 在实时透视成像下评估骨折复位的稳定性。

12. 一旦获得满意的复位和骨折稳定，肘关节在屈曲小于 90° 位进行外固定。

13. 应该检查和记录桡动脉和手末梢灌注情况。

【术后影像】

见图 15-2。

【风险规避】

1. 旋转 C 形臂透视以获得侧位像（而不是旋转手臂）有助于复位难复型骨折。

2. 克氏针应该分散打入，并且决不能在骨折线处交叉。

3. 可能需要用 1 枚克氏针先打入远折端，用作操纵杆以帮助复位。

【病例参考】

病例 14 伸直型肱骨髁上骨折（交叉针固定）。

病例 13 伸直型肱骨髁上骨折（外侧针固定）。

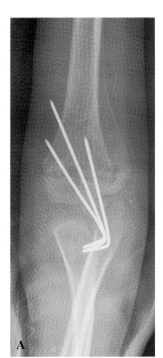
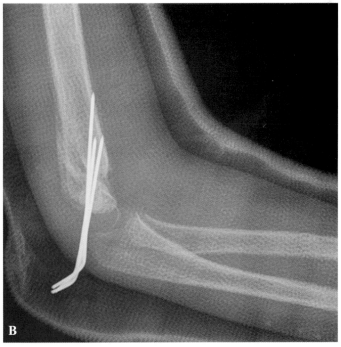

▲ 图 15-2 术后 4 周左肘关节正位和侧位 X 线片显示骨折复位内固定良好

病例 16

肱骨髁上骨折（切开治疗）

Open Treatment of Supracondylar Humerus Fractures

Ryan Colley　Christopher A. Iobst　**著**

袁　悦　**译**

概　要

肱骨髁上骨折是小儿骨科最常见的损伤之一，占儿童肘部骨折的 50%～70%。这些骨折中的大多数可以用闭合手法复位，石膏或经皮穿针固定来治疗。偶尔，这些骨折需要切开复位治疗。切开复位治疗这些骨折的适应证、时机、要求及入路并不总是一成不变的。切开复位的典型适应证包括不可复位骨折、开放性骨折、血管损伤或复位后存在神经损伤。本病例重点介绍了一名 6 岁儿童Ⅲ型肱骨髁上骨折合并血管损伤的治疗策略。

【病史简述】

一名 6 岁的女孩从蹦床上摔下，手臂伸直触地。在急诊科就诊时，患者肘部有明显的畸形，肘窝皮肤有皱褶，周围有瘀斑（图 16-1）。神经学检查显示拇指指间关节不能弯曲。桡动脉搏动不仅没有触及，多普勒超声也检测不出。患手苍白，皮温降低。X 线片显示伸直型、ⅢB 型肱骨髁上骨折（图 16-2 和图 16-3）。

【术前影像】

见图 16-1 至图 16-3。

【术前评估】

1. ⅢB 型肱骨髁上骨折。

2. 肢端血运障碍。

3. 骨间前神经麻痹。

【治疗策略】

对患者的初步评估应包括对其他合并损伤的评估。应拍摄肱骨、肘部和前臂的标准 X 线片，以描绘骨折类型并识别其他可能的伴发骨折。同侧桡骨远端骨折可发生在 5%～10% 的儿童中，并导致较高的筋膜间隔综合征发生率（Sawyer 和 Spence，2017）。这名患者被确定为单一骨折损伤。急诊科的初步处理包括将手臂轻放到相对屈曲的位置，以试图改善远端的血运灌注；用石膏夹板固定手臂，并重新评估血管状况，如果手部仍然是无脉，应行急诊手术探查（Mooney 等，2016）。我们将这位患者的伤肢放置于屈肘位，并用一个长臂后托制动，在调整固定后血运障碍无明显好转。患者被紧急送往手术室，通知血管外科医生可能需要行血管探查手术。

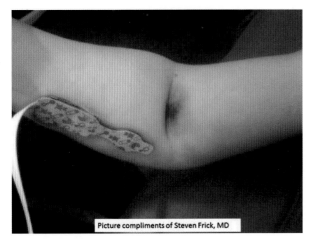

▲ 图 16-1 凹陷征

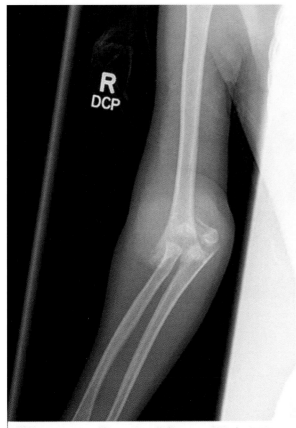

Picture compliments of Steven Frick, MD

▲ 图 16-2 术前正位片

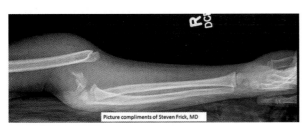

▲ 图 16-3 术前侧位片

术中，患者仰卧于可透视手术床上，手放置在可透视手桌上。身体靠向床边，手臂居中放在手桌上。患肢消毒铺巾。C形臂放置在患者头侧，垂直于手桌。主刀医生站在手桌的一端，助手站在患者的腋下。

如果肱骨远端前侧有皮肤皱褶，则近折端骨折尖通过肱肌的纽孔已形成。这会阻碍骨折复位，应该通过"挤牛奶"法将肱肌不断挤压从而与骨折部位分开（Archibeck 等，1997）或通过将弹力止血带从肩部缠绕到肘部来完成（Archibeck 等，1997）。闭合复位采用纵轴牵引，先矫正冠状面力线，肘关节再过屈，从后向前推挤尺骨鹰嘴进行复位。

在这个病例中，透视侧位时显示骨折过度复位变成屈曲型，我们将一小治疗巾放在骨折近折端的下方，以方便对复位进行微调。一旦获得满意的复位，3枚克氏针自外侧进行固定。重新评估血管状态，发现手臂持续血运障碍，手部颜色苍白，多普勒超声检测不到远端动脉搏动。因此，决定通知血管外科医生行血管探查。

采用肱骨远端前入路。利用肘横纹皮肤做一个倒S切口（图16-4）。最初使用横向切口，根据需要可行近内侧和远外侧延伸以增加显露（图16-5）。从之前创伤造成的二头肌损伤处着手，从外侧钝性分离进入肱二头肌肌腱处。确认肱肌被卡压在骨折断端。正中神经连续性完整，但在骨折处有牵拉损伤（图16-6）。

然后轻轻地撬拨骨折，直到肱肌还纳而出。通过向后挤压骨折近折端、肘关节牵引和屈肘，以及向前推挤尺骨鹰嘴进行骨折复位（图16-7）。在透视引导下，从切口外侧经皮用3枚直径0.062英寸（1.5mm）克氏针进行最终固定（图16-8和图16-9）。骨折稳定后，探查肱动脉，发现有损伤。血管外科用补片移植物修复动脉，确认远端灌注正常，患者毛细血管充盈良好，冲洗、闭合

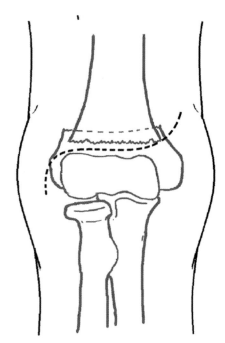

▲ 图 16-4　肱骨远端前侧入路切口

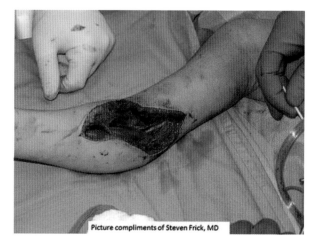

▲ 图 16-7　最终切口范围

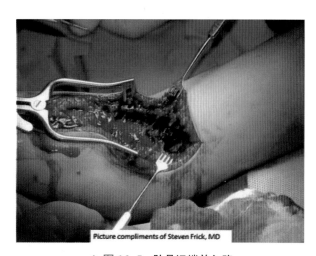

▲ 图 16-5　肱骨远端前入路

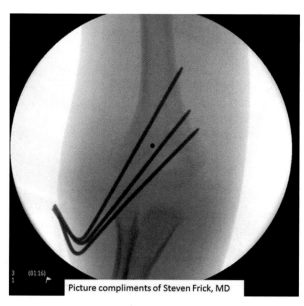

▲ 图 16-8　术中透视正位影像

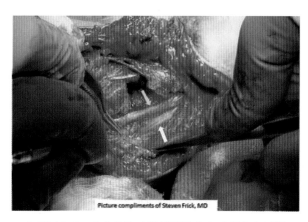

▲ 图 16-6　术中见肱动脉（黄箭）和正中神经（白箭）

创面，在屈肘 45° 位进行石膏托固定，并再次确认血管搏动连续稳定后，患者转入 ICU，每小时一次多普勒超声检查及临床体征监测。

【基本原则】

大多数肱骨髁上骨折可以闭合处理。切开复位的经典适应证包括不可复位骨折、神经血管损伤和开放性骨折。

在治疗伴有血管损伤的肱骨髁上骨折时，应遵循以下通用指南。手腕处未触及脉搏但手末梢灌注良好（粉红色、无脉搏的手）的患者可以用

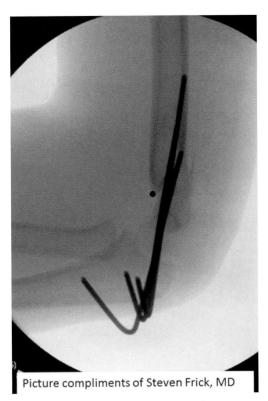

Picture compliments of Steven Frick, MD

▲ 图 16-9　术中透视侧位影像

石膏夹板固定并密切观察，直到可以召集到合适的、足够的手术人员。如果手摸起来苍白冰凉，多普勒超声检测不到脉搏（白色、无脉搏的手），紧急手术干预是必要的（Wingfield 等，2015）。由于血管损伤的区域是明确的，所以通常没有必要行血管造影，而对血管症状的等待观察不会延误治疗。骨折复位固定后，灌注恢复但脉搏持续缺失的手需要临床评估，对于这种情况的建议包括立即血管探查、夹板固定和 24h 密切监测。因为肘部有丰富的侧支循环，所以患肢在肱动脉破裂的情况下仍能保持灌注。

【术中影像】

见图 16-4 至图 16-7。

【技术要点】

挤牛奶法可将嵌顿于肱肌内的骨折近折端还纳出来（Archibeck 等，1997）。在进行这个动作时，要轻轻地施加反向牵引，并用一手的拇指和

其余 4 指从近端握持住患肢的肘前侧肌肉组织，自前外侧对肌肉条块进行持续挤奶样施压，以避免内侧血管神经损伤。肱肌解套的标志是有一种突然的松解感或感到"砰"的一声，继而骨折端的活动度显著增加。另外，使用从近端到远端包裹弹性绷带的方法常可以帮助我们从骨折部位挤出肱肌，从而促成闭合复位。

一些作者主张根据骨折移位方向来决定切开复位的手术入路。内侧入路可用于屈曲型或远折端向后外侧移位的骨折，以方便探查正中神经和尺神经。在远折端向后内侧移位时，外侧入路有助于探查桡神经。然而，前路是最实用的，可以用于大多数骨折类型（Mencio，2015）。无论采用哪种入路，由于神经血管结构经常从其解剖位置移位，因此应进行仔细的钝性分离。

这类骨折通常在过度屈曲时非常不稳定，可将一块治疗巾放在骨折部位的后方近端，并将肘部保持在 90° 的屈曲位，以方便微调复位。

对于特别不稳定的骨折或常规手术技巧作用有限的情况下，可逆行打入克氏针至骨折端，作为操纵杆使用，以促进骨折复位，一旦达到理想的复位，就可以顺势将针打入骨折近折端中。

【术后影像】

见图 16-8 和图 16-9。

【风险规避】

不要因严重的畸形和创伤而失去冷静，确保对骨折部位的上下端进行仔细的临床查体和影像学评估，因为很容易发生漏诊合并骨折的情况。一定要谨记一句话："影像学上最常漏诊的骨折总是第二处骨折。"

一旦认为有血管受损，一定确保能获得血管外科手术支持，并备好处理血管损伤的相关设备。如果探查是必要的，应该尽早安排。

大多数神经损伤都是神经麻痹，可先行临床观察。如果神经麻痹持续超过 12 周，再行肌电图检查（Sawyer 和 Spence，2017）。

【病例参考】

病例 19　肱骨髁上斜行骨折。

病例 14　伸直型肱骨髁上骨折（交叉针固定）。

病例 13　伸直型肱骨髁上骨折（外侧针固定）。

病例 15　屈曲型肱骨髁上骨折。

肱骨远端 T 形骨折
T-Condylar Distal Humerus Fractures

Travis Frantz　Christopher A. Iobst　著

袁 悦 译

概 要

肱骨远端 T 形骨折在儿童中很少见，仅占儿童肘部骨折的 2%（Maylahn and Faey, J am Med Assoc 166: 220–228, 1958）。在肘关节过度伸展的瞬间，尺骨鹰嘴"楔入"滑车内，从而导致肱骨远端 T 形骨折的发生（Re et al, Pediatr Orthop 19: 313-318, 1999）。这类骨折很少选择保守治疗，因为从自然病史上来说这类损伤如果没达到解剖复位，极易引起关节僵硬、畸形愈合和慢性肘关节功能障碍。虽然闭合复位和经皮穿针技术（CRPP）有时也可以获得可接受的复位，但这种损伤通常更需要切开复位。下面的病例重点介绍了肱骨远端 T 形骨折的治疗策略，包括入路选择、基本原则、技术要点和遇到的常见问题。

【病史简述】

一名 13 岁的右利手男孩从站立位跌倒，右肘屈曲位直接着地，后被送至医院。患肢剧烈疼痛，立即送急诊科接受治疗。患者无开放性骨折的迹象，神经血管无损伤表现。损伤为右肘部单一损伤，没有其他肌肉骨骼的症状。

【术前影像】

见图 17–1。

【术前评估】

1. 左 / 右肱骨远端 T 形骨折。

2. 骨骼发育不成熟。

3. 软组织肿胀。

【治疗策略】

与任何其他创伤性损伤一样，这种损伤也应该从合适的抗休克治疗和对其他损伤的评估开始。应该注意尺桡骨的损伤，特别是远端，注意存在"漂浮肘"的可能。损伤机制是需要考虑的重要因素，因为它可能导致间隔室综合征的风险增加。应该评估肘部是否存在开放性伤口，与髁上骨折或其他儿童肘部骨折一样，清楚的记录神经血管查体非常重要。如果损伤是开放的，那么治疗包括合理的静脉抗生素应用，破伤风的预防，以及伤口的清创。遵循这些步骤后，与闭合性损伤一样，先用一个坚固的夹板以暂时固定。

术前影像在这些损伤中很重要，如果可能，

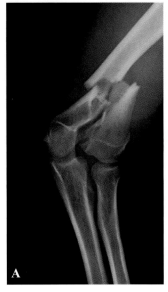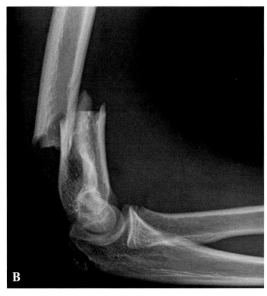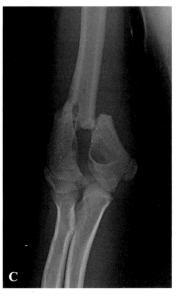

▲ 图 17-1　右肘 X 线片在前后位（A）、侧位（B）和牵引位（C）显示肱骨远端 T 形骨折

在夹板制动前应先拍摄 X 线片。包括正位、侧位和斜位（内斜和外斜位）都有助于诊断。如果有短缩畸形，牵引下 X 线片也会有帮助。然而，根据作者的经验，这对患者，特别是儿童群体来说耐受性很差，而计算机断层扫描（CT）更受欢迎。先进的成像技术有助于提供更详细的骨折解剖形态分析，包括可能被忽略或遗漏的冠状面骨折。

　　这种损伤的非手术治疗效果不佳，长期随访中发现缺乏解剖重建将导致肘关节功能障碍。在小年龄的儿童人群中，CRPP 有时可以达到令人满意的对位，并按照肱骨髁上骨折固定的原则进行固定。然而，在我们的经验中，开放的手术可以达到直视下更好的解剖学复位。手术切开复位固定的目的是提供一个稳定的解剖学结构，允许术后早期功能锻炼（ROM）（Wiseel，2016）。

【基本原则】

　　患者取侧卧位，患肢屈曲 90° 放在托手板上。患肢消毒铺巾后，沿肘后中线行纵行长切口（除非开放性损伤需要其他位置），弧形延伸到尺骨鹰嘴内侧，下延至尺骨干。切口可以根据需要进行延长。然后分开筋膜，辨认尺神经。近端在

肌间隔处游离，远端在尺侧腕屈肌（FCU）和第一运动支之间游离。任何时候都要仔细注意尺神经。

　　下一步决定如何最好地显示关节和骨折的入路。传统上，要么做尺骨鹰嘴截骨术，要么做 Morrey 滑移。简而言之，Morrey 滑移是指将肱三头肌和尺骨骨膜从尺骨内侧掀起，以显露肱骨远端，而不需要完全截骨（Bryan 和 Morrey，1982）。应该注意的是，也可以使用三头肌劈开入路或肱三头肌自内向外翻转入路。采用保留肱三头肌入路，从内侧窗和外侧窗均可仔细识别和保护尺神经和桡神经。

　　固定前必须先进行关节面复位。先用克氏针（K）将两髁固定在一起，然后再固定骨干。根据需要可使用复位钳，仔细标注神经血管结构的位置。一旦获得理想的复位，就可以安装钢板。我们更倾向于两侧柱都安放钢板，并尽可能多的遵循肱骨远端骨折的固定原则（O'Driscoll，2005）。虽然锁定钢板螺钉系统是常用的，但对于年轻的儿科人群并不这样。应充分考虑锁定系统的适应证，并仅在认为必要时才使用。然而，在大多数

情况下，预成型的肱骨远端钢板就可以起到锁定的效果。值得强调的是，远端锁定螺钉必须打入对侧柱内，这应该用大夹钳加压后完成。忽略这一步骤很可能会导致固定失败（Green，2005）。如果不使用锁定结构，则可以通过螺钉固定的技术和设计来实现加压。一旦钢板固定完成，应拔出克氏针。

如果使用鹰嘴截骨或 Morrey 滑移法，需使用缝合线、编织缝线或其他外科大夫喜好的缝合材料进行相关修复。尺神经通常不需前置，除非在行肘关节活动范围检查时，存在内固定摩擦或肘关节半脱位。如有需要，可放置引流。手术医生决定关闭筋膜和皮肤的方式，但我们建议使用尼龙线缝合皮肤，因为它的强度相比其他缝线能适应早期的功能锻炼。

外固定架也可以用来替代钢板。一旦肱骨远端关节面复位，可以使用空心针来维持复位。然后通过环形外架将远端关节面骨块和骨干骨块进行复位固定，在近端使用半针固定，在远端可使用全针和半针的组合固定。

【术中影像】

见图 17-2。

【技术要点】

在手术过程中，必须仔细考虑如何最好地显露关节。如果对关节直视操作的要求较低，那么选择创伤较小的肱三头肌劈开或保留入路就足够了。尺骨鹰嘴截骨术很经典，并最大程度的提供了关节术野。然而，如果有任何可能将肘关节置换术作为最终补救措施的方法，我们认为还是该谨慎使用。在儿童人群中，Morrey 滑移法可以用来避免进行完全截骨（上文简要描述）（Bryan 和 Morrey，1982）。

肱骨远端犹如一个铰链，中间是关节面，内外侧各有一个柱状结构。在髁间 T 形骨折固定过程中必须重建这个所谓的稳定三角。首先对关节

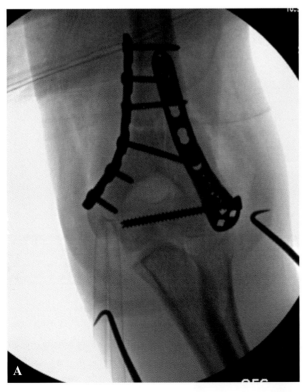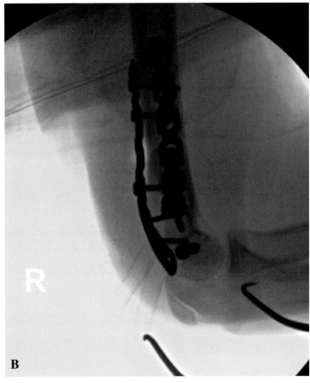

▲ 图 17-2 术中正位（A）和侧位（B）透视显示最终双侧柱安装钢板情况

面进行重建，通常情况下，这比成年人的粉碎程度要小。通常碎成三大块，即内侧髁、外侧髁和肱骨干部分。应首先重建两侧髁和关节面，然后再对位到骨干部分（Wiseel 2016）。

在进行钢板远端螺钉锁定时，骨折必须复位良好并维持加压。同时还应注意，螺钉必须实现双柱固定，并且打入对侧柱内。在保持解剖复位的同时加压固定将提供稳定的结构，以便能够早期进行功能锻炼（Green，2005）。

【术后影像】

见图 17-3。

【风险规避】

如果损伤是开放的，应进行充分彻底的清创。被感染的波及的肱骨远端内固定和随后的二次手术可能会对儿童肘关节造成灾难性的影响。如果有严重污染，在进行最终固定之前，必须考虑多次冲洗和临时固定。

在消毒铺巾之前，应将 C 形臂放置在手术区域内，以方便术中随时透视。通常需要重新定位骨折情况及需要托手板。在手术开始之前认识到这些问题将使你受益匪浅。

如前所述，术前 CT 对确定骨折粉碎或冠状面分离的程度非常有帮助。这将有助于选择合适的内固定器械。

这是一种复杂且不太常见的骨折类型。这可能在操作技术上要求很高，因此，如果可能的话，我们建议不要在半夜行此类手术。在绝大多

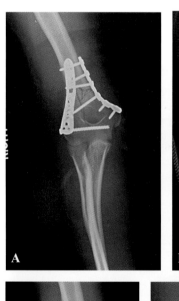
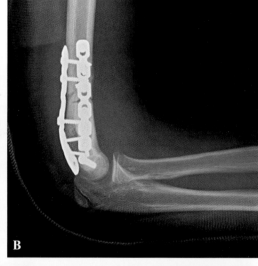
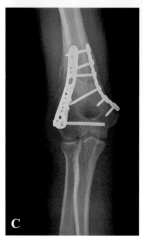
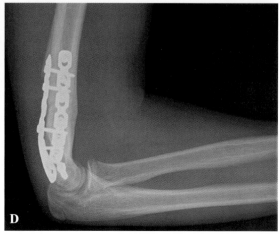

◀ 图 17-3 术后 1 周随访正位片（A）和侧位片（B），术后 3个月随访正位片（C）及侧位片（D）均证实愈合

数情况下，至少等到第二天早上，以便有足够的时间进行术前计划，得到一支完整的骨科手术团队的支持，将无疑是有益的。如果肘部肿胀，不能进行急诊手术，那么等待 10～14 天也是允许的。

在入路方面，肱三头肌劈开入路拥有好的手术效果并能保持理想的关节活动度，但如果有关节内粉碎的情况则不能使用该入路。较年轻的患者似乎更应选择创伤更小的方法，如肱三头肌劈裂或保留入路。对比 Morrey 滑移入路和尺骨鹰嘴截骨术相比，截骨术确实有更高的并发症发生率，当出现这些并发症时，导致不良预后的可能性极高（Anari 等，2017）。

无论是双柱或 90°-90° 钢板，都有几家不同的制造商。熟悉内固定器械的操作方法，以及知晓年龄、骨骼成熟度和骨折特点等，将有助于成功完成固定。强烈建议在进行手术之前熟悉器械使用，并联系器械商当地代表以确保提供所有必要的配件。

患者在术前术后都应该得到明确的告知，可能不会完全恢复肘关节的活动度。因此，在不影响骨折固定的情况下，手术医生每一项措施的制订都是为了恢复关节活动度。通常这始于早期的关节锻炼方案，一些方案甚至提倡立即行被动关节锻炼（Beck 等，2014）。特别是在儿童患者中，密切随访是很重要的，因为依从性可能是一个问题，最终是否僵硬或不稳定将决定于患者自身。

肱骨远端骨骺分离

Transphyseal Distal Humerus Fracture

Dalia Sepulveda　著

袁　悦　译

概　要

肱骨远端骨骺分离是一种典型的 Salter–Harris I 型骨骺损伤，通常发生在 2—3 岁以下的非常罕见的创伤类型。因为肱骨远端仍未骨化，使这个年龄段的 X 线片很难分析。由于不是多发骨折，因此必须让急诊首诊的医生意识到非意外伤害是导致该类损伤的重要伤因，造成这一骨折的其他原因有坠床伤，以及有难产助产史的新生儿产伤。初级保健医生和放射科医生在初诊时发生漏诊很常见，因此对于幼儿肘部肿胀，仔细评估近期有无明确外伤史是非常重要的。只有准确的诊断，才有正确治疗及良好预后，这都需要拍出标准的正位和侧位平片，当然目前超声也常用来辅助诊断。漏诊该型骨折，后期随访可出现肘内翻畸形，这是最常见的后遗症，需要进行矫正手术。

【病史简述】

一名 1.5 岁的健康男孩，不慎从床上掉落，右肘部撞击在水泥地面上；在急诊室骨科医生予以肘关节正侧位片检查。放射科医生报告未见骨损伤，于是骨科医生按肘关节损伤处理，予以屈肘 90° 位长臂石膏托制动治疗（图 18-1）。

3 天后，由于孩子疼痛，夹板固定位置不佳，父母又带孩子回急诊室复诊。这次接诊的仍是同一名骨科医生，给孩子行双侧肘关节正位片对比检查；尽管孩子父亲指出患侧有明显畸形，可这名医生再次漏诊。并诊断为无移位的髁上骨折，重新行石膏固定。孩子进行四周的固定后，接受康复治疗以恢复肘关节屈伸功能（图 18-2）。

【术前影像】

3 个月后，父母亲对患儿肘部畸形并不满意，孩子的肘部并没有像之前被告知的那样慢慢好转，而是逐渐出现内翻畸形；因此又进行了第三次 X 线片检查，第三次诊断结果是之前漏诊的骨骺分离，决定等待几年，直到骨折完全愈合并经过自身重新塑形后再考虑是否截骨手术（图 18-3）。

【术前评估】

肘内翻是髁上骨折最常见的后遗畸形，通常是由于骨折畸形愈合所致，但也可能继发于肱骨

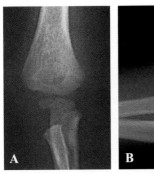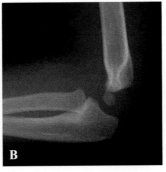

RX. CODO DERECHO (AP-LAT):

Diagnóstico: Sospecha de fractura del codo derecho.

Estructura ósea visible de aspecto conservado.
No se observan lesiones óseas traumáticas evidentes en estas proyec
No se observa desplazamiento de los paquetes grasos anterior ni post
Partes blandas sin calcificaciones patológicas.

▲ 图 18-1　第一次肘部正侧位片

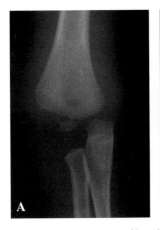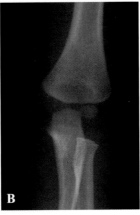

▲ 图 18-2　第二次双侧正位对比片

滑车骨坏死或外髁骨折后的过度生长。较新的研究报告提示肘内翻多有不良的自然病史，通常父母会特别关注肘关节的畸形角度。每次孩子为在行走中保持正常平衡步态，前臂和手都会接触到身体。

1. 5—6 岁以前肱骨远端体积较小。

2. 外侧远端入路注意保护桡神经。

3. 除了克氏针外缺乏稳定有效的内固定。

4. 如果手术入路范围过大可能导致新的骨性坏死。

5. 孩子很难配合术后的治疗。

【治疗策略】

建议针对畸形的截骨矫正应在 5—6 岁以后进行。在过去的十年中，相比较用大的手术切口内固定而增加了骨坏死风险，或单纯克氏针固定

而截骨端不稳定的方法，简易外架固定已经成为一个很好的解决截骨端稳定性的方案。最简明的入路是肘关节远端前外侧切口，可保护桡神经，且小心地保留肌肉和骨膜。

【基本原则】

我们推荐除了仔细微创处理软组织外，在术前必须规划选择正确的截骨方式。目前网络上提供的图像处理软件使我们可以测绘长度、轴线和角度，这使我们能够模拟不同截骨方式。

【技术要点】

在进行闭合楔形截骨前应确保骨干的稳定性，为了维持这一稳定，首先在近端垂直于肱骨骨干长轴打入第一枚钉，接着在远端平行肘关节面方向打入第二枚钉；然后在远离骺板的干骺端安全区域内手术，按照先前定位针的方向进行低能量截骨，目前经典的最可行和推荐的技术是，2.7 或 3.2 钻头用低速电钻预先打孔，然后再用与骨干直径大小合适的骨凿完成截骨。这时，我们已经有了 2 枚钉维持稳定，允许我们通过移动肱骨远端截骨块进行三维立体矫正（成角、平移和旋转），然后用 1 枚链接杆和 2 枚锁定夹来安装外架稳定截骨面；该方法优点是在 C 形臂辅助下根据需要多次松开远端锁定夹，以矫正肱骨力线，在达到最佳位置后最终锁定。

该男孩在 5 岁时通过外侧闭合楔形截骨术，

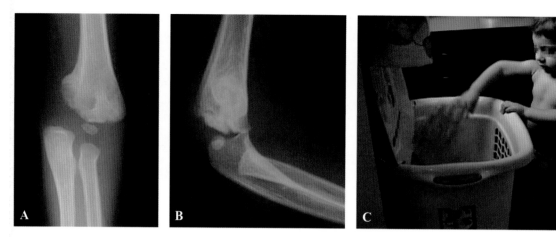

▲ 图 18-3　第三次肘关节正侧位 X 线片及体位照片

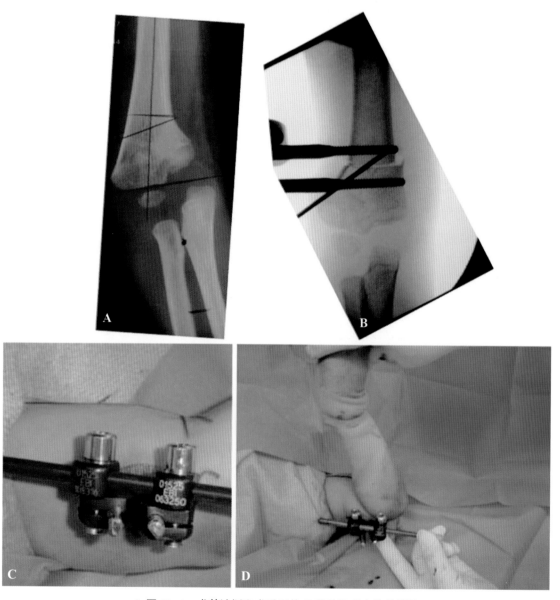

▲ 图 18-4　术前计划和术后正位 X 线片及术中体位照片

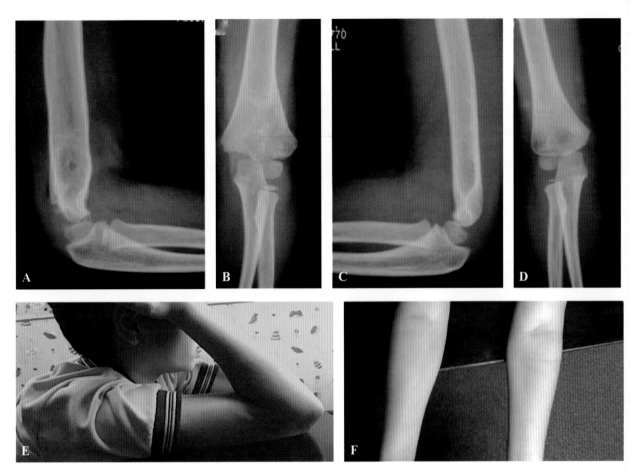

▲ 图 18-5　术后 6 年随访 X 线片及体位照片

用简易组合式外固定架固定，共用 1 根碳棒，2 枚螺钉，以及第三枚斜行穿入的克氏针固定，稳定截骨端，并在术后维持 8 周。外架固定下，该男孩能够进行充分的屈曲、伸展和旋前旋后动作，可以进行除体育课以外的所有正常学校活动。经过 6 年多的随访，肘关节没有出现新的继发性畸形，恢复了正常的活动范围。

【术中影像】

见图 18-4。

【术后影像】

见图 18-5。

肱骨髁上斜行骨折

Oblique Supracondylar Humerus Fracture

Rachel M. Randall　Christopher A. Iobst　著

袁 悦 译

概 要

肱骨髁上斜行骨折是肱骨髁上骨折的一个特殊类型，由于其骨折各方向都更加不稳定，可能会导致明显的短缩和旋转畸形 [Zorrilla et al, Int Orthop 39(11):2287-2296, 2015]。对于闭合性骨折，采取闭合复位、经皮克氏针固定仍然是治疗的标准，很少需要切开复位。然而，如果在矢状面斜行骨折，在复位和固定的过程中，需要特别注意内侧柱、外侧柱及后侧皮质的稳定 [Jaeblon et al, J Pediatr Orthop 36(8): 787-792, 2016]。根据斜行骨折的不同程度，可能需要改变外侧进针的方式 [Feng et al, J Pediatr Orthop 32(2): 196-200, 2012；Wang et al, J Pediatr Orthop 21(6): 495-498, 2012]。在闭合复位成功后，交叉打入或是从外侧打入 0.062 英寸（约 1.5mm）或 0.078 英寸（约 2.0mm）的克氏针固定骨折都是可行的，目的是最大限度地增加在骨折处克氏针的固定范围，从而充分实现内、外侧柱的稳定 [Iobst et al, J Orthop Trauma 32: e492-e496,2018; Bahk et al, J Pediatr Orthop28(5):493-499,2008]。术后处理类似于一般髁上骨折，术后 1～1.5 周进行 X 线片检查以确保骨折力线不变，术后 3～4 周在门诊拔针 [Reisoglu et al, Acta Orthop Traumatol Turc 51(1): 34–38, 2017]。

【病史简述】

一名 7 岁的女孩在操场上伸直左臂摔倒，立即出现疼痛和肿胀，同时合并手部感觉异常。于急诊科就诊摄 X 线片显示伸直型肱骨髁上骨折，100% 移位，同时合并桡骨远端和尺骨干骺端的无明显移位的青枝骨折。骨科值班医师对她进行了查体，注意到患者无法弯曲左示指远节指间或拇指指间关节，这符合骨间前神经（AIN）麻痹的症状。查体时可触及明显的桡动脉和尺动脉搏动，骨折部位疼痛明显，但在二次检查中未及其他部位损伤。由于肱骨髁上骨折移位明显且伴神经麻痹，以及合并同侧前臂骨折，骨间隔室综合征发生的风险极高，因此当晚被送入手术室进行固定手术。予行肱骨髁上斜行骨折闭合复位、经皮穿针固定，然后闭合复位前臂青枝骨折，在术后 30 天骨折顺利愈合并拔出克氏针。骨间前神经功能亦在术后恢复。

【术前影像】

见图 19-1。

【术前评估】

1. Gartland 3 型肱骨髁上斜行骨折。

2. 轻度掌侧成角的桡骨远端及尺骨干骺端骨折。

3. 骨间前神经（AIN）麻痹。

4. 肘关节远近端骨折所致"漂浮肘"。

【治疗策略】

肱骨髁上骨折是非常常见的儿童上肢损伤，这类损伤的严重程度各异（Zorrilla 等，2015）。骨折的部位和移位情况，会导致横穿骨折部位的神经血管结构受到损伤，骨折移位程度越严重，神经血管损伤的发生率越高（Zorrilla 等，2015）。虽然我们通常依靠患者的积极参与和合作来评估神经血管的状况，但由于患者年龄较小，加上严重的损伤所致患肢畸形带来的疼痛与焦虑，让这一做法难以实现。因此，如果不能进行有效的查体，对于出现神经血管损伤的移位骨折，最好行

进一步治疗。

伸直型肱骨髁上骨折最有用的分型系统是 Gartland 分型（Zorrilla 等，2015）。它将骨折分为无移位型（1 型）、后部铰链完好型（2 型）和完全移位型（3 型）。有些人认为存在第四种类型，即骨膜完全断裂，骨折近折端刺入前方肌肉中，形成纽孔样卡压。

由于 Gartland 3 型骨折更有可能与神经血管损伤相关，通常需尽快进行手术治疗（Zorrilla 等，2015）。此外，伴有同侧前臂骨折的肱骨髁上骨折，形成所谓的"漂浮肘"损伤，被认为极不稳定，需要更紧急的干预（Blumberg 等，2018）。如果出现肢体末梢冰冷无脉，这是紧急手术的指征，但对于出现粉红手无脉的情况通常可以在治疗前密切观察几小时（Zorrilla 等，2015）。由于我们的患者出现骨间前神经麻痹，迫使我们当天晚上急诊手术。

所有移位的肱骨髁上骨折都需要闭合复位、经皮穿针固定，如果闭合复位失败，则需行切开复位（Zorrilla 等，2015）。同侧前臂骨折是否需要固定和复位仍然存在争议，但常用的做法是在"漂浮肘"损伤中，稳定的前臂骨折是不需要穿

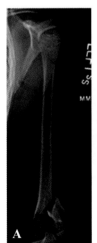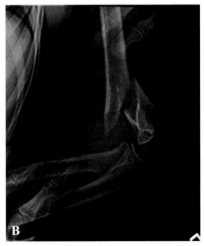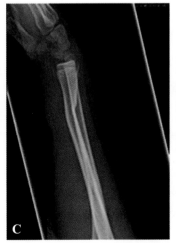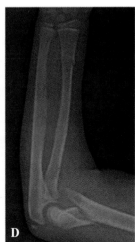

▲ 图 19-1 图中显示的是一名 7 岁女孩在操场上左臂受伤后的 X 线片

她在受伤后立即到急诊科就诊。X 线片（A 和 B）显示 100% 移位的伸直型肱骨髁上斜行骨折；合并（C 和 D）尺桡骨远端青枝骨折，轻度背侧移位。注意肱骨髁上骨折的旋转移位（A 和 B）

针固定的（Blumberg 等，2018）。

普通 X 线片足够我们制订术前计划，不需要行进一步的影像检查。从上图所示的术前 X 线片中可以清楚地看出，这是一例 Gartland 3 型肱骨髁上骨折，是伴有冠状面和矢状面的斜行骨折，仅从这一点，我们就可以预计该骨折比典型的 3 型骨折更不稳定，并且这种类型将更容易产生过伸和旋转畸形（Bahk 等，2008）。

避免立即行管型玻璃纤维石膏或夹板固定，是防止筋膜间隔综合征和随后导致的 Volkmann 缺血挛缩的最重要的环节（Blumberg 等，2018）。但决定先治疗前臂骨折还是髁上骨折则是根据手术医生的个人喜好了。

在对骨折进行切开手术之前，总是先尝试在透视下行闭合复位。闭合复位的第一步，用"挤牛奶法"或使用从肘部近端到远端缠绕的驱血止血带法先恢复肱骨远端的长度力线。接着通过对骨折部位的施以内翻和外翻应力以矫正骨折在冠状面上的成角，也可以直接用手法向内或向外平移远折端骨折块。前臂旋前和旋后分别有助于复位外侧和内侧的移位，也可以矫正旋转移位。复位伸直型肱骨髁上骨折的关键手法是屈肘，直接推挤尺骨鹰嘴，同时为保持骨折旋转稳定性，根据需要维持前臂在旋前或旋后位。特别注意屈曲复位时不要太过用力，这很容易把伸直型髁上骨折变成屈曲型骨折，而屈曲型骨折是出了名的难复位，尤其是在斜行骨折的情况下（Bahk 等，2008）。

在骨折内固定之前，有必要评估骨折复位情况。由于 X 线片上有尺桡骨近端的重叠，仅通过正位片往往难以明确。因此内、外斜位 X 线片分别对外侧柱和内侧柱的平整性评估是非常有用的（Zorrilla 等，2015）。侧位片可以通过在维持肘关节的最大屈曲和前臂旋转位置的情况下，移动患者的手臂来获得，也可以通过转动 C 形臂来获得。

闭合复位后选择外侧穿入 1.5mm 克氏针进行固定。经典的置针顺序为，首先从肱骨远端肱骨小头最外侧为起点，向上固定外侧柱，然后进第二枚针，起点较第一根偏内侧，较前一枚针更水平，打入内侧柱。第三枚针可以从前两枚针之间打入。在进针时，通过正侧位片的影像，确保所有克氏针均穿过骨折线，同时让其在骨折部位尽量分散固定。是否选择内侧针取决于手术医生自己，使用内侧针会增加尺神经损伤的风险，但可以增加生物力学强度。内侧针可以在伸肘的情况下经皮置入，用拇指扣住内上髁后面的尺神经，或在内上髁上做一个小切口，在置针的同时使用套筒来保护尺神经。

在斜行髁上骨折中，使用 2.0mm 的克氏针或以"犹豫"模式置针可以防止从对侧皮质反弹（译者注：间断转动电钻，防止克氏针穿不透皮质而进入髓腔）（Iobst 等，2018）。此外，最近的一项生物力学研究表明，对于斜行骨折（如在我们的患者中），外侧置入 3 枚针并没有提供比 2 枚针更好的疗效，而 2 枚交叉针比外侧 2 枚针拥有更好的外翻稳定性（Feng 等，2012）。

然而，在内侧斜行骨折或"反倾斜"骨折模式中，另一项生物力学研究显示内外交叉进针优于任何外侧入针方式（Wang 等，2012）。如果骨折是反倾斜型的，外侧入针可能很难置入，而内侧入针会很方便。

在手术完成之前，要常规评估肢体末端的血运情况。如果脉搏既不明显又摸不着，这是拔出克氏针进行肱动脉探查的指征（Zorrilla 等，2015）。

在轻度移位的前臂骨折进行闭合复位后，为适应肿胀，可以行长臂石膏前后夹板固定（Blumberg 等，2018）。术后 1 周，长臂石膏后托也是一种可行的固定方式（Blumberg 等，2018）。

术后，需要密切关注患者的神经血管情况，

以避免筋膜间隔综合征这一严重并发症的发生（Zorrilla 等，2015）。患者通常会因较严重的损伤而住院观察超过 24h，特别是术前就有神经损伤的情况。

患者在术后 1～1.5 周复查 X 线片以确定骨折无移位，术后 3～4 周在门诊拔针（Zorrilla 等，2015；Reisoglu 等，2017）。届时，根据骨折部位的影像学愈合情况和骨折临床愈合标准判断，确定是否需要增加石膏制动的时间。长时间固定的风险是导致肘关节僵硬（Zorrilla 等，2015）。

【基本原则】

1. 闭合复位

（1）屈肘 20°～30° 时的纵向牵引。

（2）从近端到远端使用驱血止血带法，"挤牛奶法"以恢复骨折长度。

（3）内外翻以矫正成角。

（4）用手移动远折端骨块。

（5）通过旋前 / 旋后分别矫正外侧或内侧的间隙，或旋转畸形。

（6）维持前臂旋前 / 旋后位置的同时，用拇指按压尺骨鹰嘴处屈肘。

（7）行正位、侧位、内、外斜位片以进行复位评估。

（8）闭合复位失败改行切开复位。

2. 内固定

（1）使用 0.062 英寸或 0.078 英寸克氏针，0.054 英寸仅适用于年龄非常小的儿童。

（2）用较粗的克氏针或以"犹豫"模式置针可以防止从对侧皮质反弹。

（3）尽量增加克氏针之间在骨折线上的距离。

（4）先从外侧进针，并且先固定外侧柱。

（5）对于内侧斜行骨折，内侧入针比外侧入针更稳定。

（6）对于外侧斜行骨折，外侧入针比内侧入针提供更大的稳定性。

（7）内外交叉进针是稳定的方式。

（8）内侧入针有尺神经损伤或牵拉的风险.

【术中影像】

正、侧位片是评价复位和置针位置所必需的，而内、外斜位片分别有助于显示内、外侧柱。当肘部不能完全伸直以获得标准正位片时，斜位片在克氏针内固定之前特别有意义（图 19-2）。

【技术要点】

1. 按照复位的程序正确操作，最后一步屈肘。

2. 先打外侧针。

3. 为防止出现"反弹"现象，针与对侧皮质

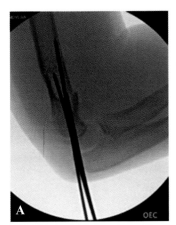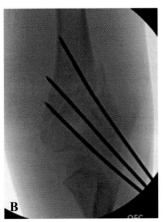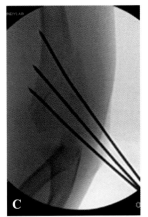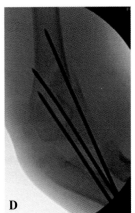

▲ 图 19-2 左侧 Gartland 3 型肱骨髁上骨折伴冠状位外侧斜行骨折，复位后外侧 3 枚 0.062 英寸克氏针固定

最大夹角分别为 68°（1.5mm）和 74°（2.0mm）。

4. 如果需要，置入内侧针时应伸直肘关节。

5. 了解极不稳定骨折类型的特点。

【术后影像】

见图 19-3。

【风险规避】

由于剪切力原因而产生的固有的不稳定性，使得达到并维持骨折的解剖复位成为治疗

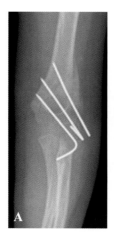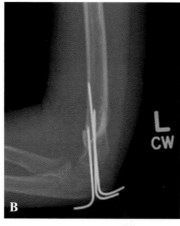

▲ 图 19-3　一名 7 岁女性，肱骨髁上外侧斜行骨折闭合复位经皮克氏针固定术后 30 天

在正位片上可见骨折尖外侧骨膜新骨形成（A），在侧位片上可见肱骨前缘线维持良好（B）。同侧前臂青枝骨折经闭合复位后愈合良好

肱骨髁上斜行骨折最具挑战性的方面（Reisoglu 等，2017）。内侧柱的粉碎也会导致其内翻塌陷（Zorrilla 等，2015；Reisoglu 等，2017）。经皮克氏针固定前应复位满意。如果闭合复位不能达到近解剖对位，应切开直视下复位，但这种情况很少出现（Zorrilla 等，2015）。应在术后 1～1.5 周进行 X 线片复查，以确保骨折复位无丢失（Reisoglu 等，2017）。此时，如有需要，可将患者带回手术室进行重新复位和固定，而不是等到截骨矫形那一步。针眼感染是罕见的，通常可通过口服抗生素预防，一旦克氏针松动应及时取出（Zorrilla 等，2015）。

【病例参考】

病例 16　肱骨髁上骨折（切开治疗）。

病例 14　伸直型肱骨髁上骨折（交叉针固定）。

病例 13　伸直型肱骨髁上骨折（外侧针固定）。

病例 15　屈曲型肱骨髁上骨折。

病例 102　股骨髁上骨折（肌下接骨板治疗）。

病例 103　股骨髁上开放性骨折（外固定架治疗）。

病例 12　Ⅲ型肱骨髁上骨折。

轻度移位的肱骨外髁骨折（关节造影和经皮空心针固定）

Minimally Displaced Lateral Condyle Fractures of the Elbow: Treatment with Arthrography and Percutaneous Cannulated Screw Fixation

Kevin M. Neal 著

林昱东 译

概 要

◆ 肱骨外髁骨折是儿童肘关节中相对常见的骨折。通常为 Salter–Harris Ⅳ 型损伤，骨折线穿过肱骨远端骺板，并可能通过滑车进入肘关节。当骨折移位明显时，骨折对位不佳，关节面不平整，必须进行解剖复位，使后遗创伤后关节炎的可能性降至最低。当骨折无移位时，可采用保守治疗，通常采用长臂石膏固定。当骨折移位程度不确切时，可以使用 MRI 检查或关节造影技术进行评估。在手术室中使用肘关节造影进行骨折移位程度评估的同时，也可完成经皮穿针固定。本章讨论了肘关节造影和经皮穿针固定轻度移位的肱骨外髁骨折的适应证，以及空心针与经皮穿针固定利弊的比较，并附上经皮空心螺钉固定的典型病例。

◆ 患儿，男孩，9 岁，左肘因骑自行车摔伤后肿痛，活动受限。急诊行 X 线检查，肱骨外髁骨折，轻度移位。夹板临时固定后，计划在手术室内行肘关节造影，并准备内固定治疗。家属讨论同意后，予以患儿全身麻醉，并行左肘关节造影。关节造影显示肱骨远端软骨关节面完整后，使用 4.0mm 空心针经皮固定。术后患者保持长臂石膏固定 6 周，再进行康复锻炼 6 周。患者肱骨外髁骨折愈合良好，约 6 个月后麻醉下门诊手术取出空心针。

【病史简述】

患者是一名 9 岁男孩，左肘因骑自行车摔伤后肿疼畸形，活动受限。急诊行 X 线检查，显示外髁骨折轻微移位（图 20-1），左手各手指运动正常和感觉存在，桡动脉搏动正常，末梢血运正常。夹板临时固定后，计划在手术室内行肘关节造影，并备行穿针内固定。

【术前影像】

见图 20-1。

【术前评估】

轻度移位的肱骨外髁骨折。

【治疗策略】

对于儿童肱骨外髁骨折的分型有很多种。治疗方案最相关的分型是通过移位程度不同来分

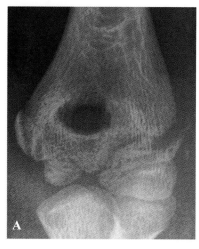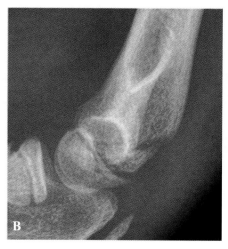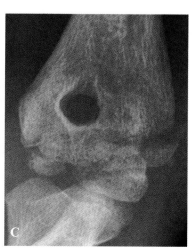

▲ 图 20-1　左肘关节正位片（A）、侧位片（B）和斜位片（C），显示轻度移位的肱骨外髁骨折

型，可分为无移位、轻度移位和完全移位。对于轻度移位的骨折，可接受的移位程度和最佳治疗方案一直存在争议。因肱骨外髁骨折患儿年龄的限制，肱骨远端大部分为软骨成分，想要准确地评估该骨折的移位程度非常困难。如何评估此骨折的严重程度，关键在于确定肱骨远端关节面是否保持完整，是否骨折完全移位。如果关节面已经完全移位，应行手术切开复位及内固定，恢复滑车关节的解剖结构。如果关节面尚未完全移位，则无须切开复位。但可以考虑经皮固定骨折，确保骨折稳定性及防止后期出现骨折再移位的可能。固定的方法有很多种也存在许多争议，最常见的是多枚克氏针固定。然而，作者首选的方法是使用空心加压螺钉经皮固定。使用加压螺钉代替克氏针经皮固定骨折的优点是提高骨折稳定性、降低延迟愈合或骨不连的发生率、避免钉道感染及降低外髁过度生长的发生率。缺点是需二次麻醉下行内固定取出术，以及植入物及手术费用高。

【基本原则】

1. 患肢消毒铺巾后，将对比剂和生理盐水1∶1稀释后，透视下注入肘关节内。穿刺入路有多种，肘关节后外侧"软点"入路和后鹰嘴窝入

路最常用。

2. X线透视来确认关节造影是否满意。通过多次间歇和实时透视，来评估肘关节和肱骨远端关节面，以及确定是否存在明显位移（图20-2）。

3. 严重移位需要肘关节切开复位，采用肘外侧斜切口和传统的 Kocher 技术 [开放复位治疗在"病例 21　完全移位的肱骨外髁骨折（空心针固定治疗）"中讨论]。

4. 如果关节面无移位或轻度移位，骨折可经皮固定，提高骨折稳定性，避免骨折再移位。

5. 在肱骨远端外侧做一小切口，可容纳螺钉头部即可。

6. 切口内置入导针，自肱骨外髁处穿入，穿过骨折线及远侧皮质。

7. 在多平面透视下确认导针的位置。

8. 沿导针钻孔，拧入 4.0mm 部分螺纹的空心螺钉穿过骨折线以加压固定。

9. X线透视和直视下确认骨折充分复位和植入物固定满意（图20-3）。

10. 用可吸收线缝合伤口后，长臂石膏固定。

11. 石膏固定 6 周左右。

12. X线片示骨折基本愈合后，拆除石膏，开始进行功能锻炼。

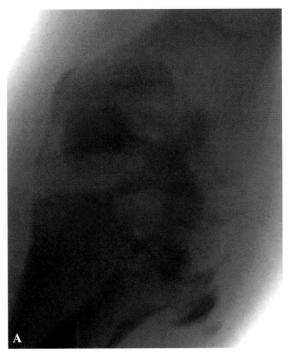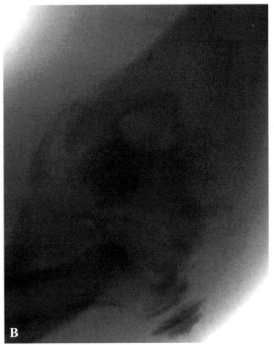

▲ 图 20-2 左肘关节正位片（A）和斜位片（B）显示肱骨外髁骨折关节造影下的远端关节面，提示关节面没有移位

13. 通常术后 12 周左右恢复正常活动，同时骨折完全愈合，患者已恢复可接受的活动范围和力量（图 20-3）。

14. 由于肱骨远端缺乏纵向生长的能力，外髁骨折发生骨骺生长紊乱的发生率较低。然而，螺钉取出仍需在伤后 6～12 个月进行，以避免在肱骨远端骺板形成骨桥。

【术中影像】

见图 20-2 和图 20-3。

【技术要点】

1. 动态透视下确定是否对比剂注入肘关节内。如果对比剂注入在关节外，则将针头快速重新定位。

2. 肱骨远端常常松质骨少甚至缺失。可将拉力螺钉固定在肱骨远端后侧或者内侧的骨皮质上以获得加压。

3. 在最有可能发生外髁骨折的年龄组中外髁大部分仍然是软骨。在计算螺钉长度时，要考虑到螺钉头与外髁已钙化部分之间的软骨部分。螺钉可加用垫圈，增加稳定性。

4. 沿导针钻孔时，导针可能会失去把持力，在撤出空心钻时可将其带出。可将导针重新放回相同位置，必要时辅助透视。

【术后影像】

见图 20-4。

【风险规避】

1. 由于肱骨外髁骨折是关节内骨折，与儿童其他骨折相比，由于骨折断端关节液的浸泡，骨性愈合可能延迟。

2. 尽管关节功能通常恢复得更早，但基本需要在伤后 1 年才能完全恢复肘关节功能。

3. 肱骨远端与肱骨近端相比生长很缓慢。因此，在该位置骨骺生长停滞的发生率极为罕见。但为避免一些与骨骺损伤相关的成角畸形发生，我们建议在术后 6～12 个月常规取出内固定植入物。

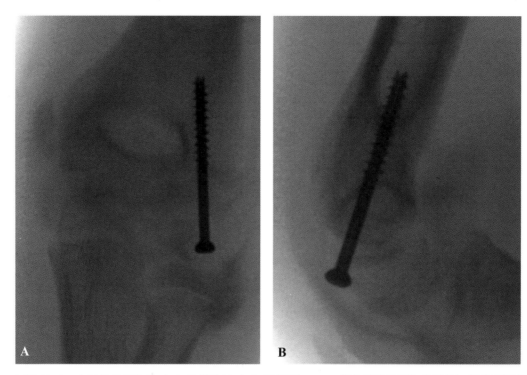

▲ 图 20-3 左肘关节正位片（A）和斜位片（B）显示用 4.0mm 部分螺纹的螺钉将肱骨远端外髁固定

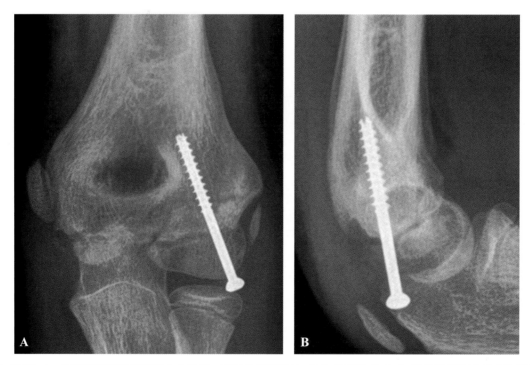

▲ 图 20-4 关节造影及经皮固定 3 个月后，左肘关节正位片（A）和斜位片（B）显示骨折完全愈合和复位

【病例参考】

病例 25 肘关节脱位合并或不合并骨折。

病例 21 完全移位的肱骨外髁骨折（空心针固定治疗）。

病例 24 肱骨内髁骨折。

病例 23 肱骨内上髁骨折。

完全移位的肱骨外髁骨折（空心针固定治疗）

Displaced Elbow Lateral Condyle Fracture: Treatment with a Cannulated Screw

Kevin M. Neal　著

林昱东　译

病例 21

概　要

- 肱骨外髁骨折是儿童肘关节中相对常见的骨折。通常为 Salter-Harris Ⅳ 型损伤，骨折线穿过肱骨远端骺板，并可能通过滑车进入肘关节。当骨折移位明显时，骨折对位不佳，关节面不平整，必须进行解剖复位，使后遗创伤后关节炎的可能性降至最低。本章旨在讨论完全移位的肱骨外髁骨折的手术适应证，使用空心针与经皮针固定利弊的比较，并附上空心针固定的典型病例。
- 一名 7 岁男孩从学校的游乐场设备上摔下，左上肢受伤。患者左上肢立即出现疼痛、肿胀和活动困难。急诊 X 线片显示肱骨外髁骨折，移位明显。支具临时固定后，计划行骨折切开复位及内固定手术治疗。家属讨论同意后，予以患儿全身麻醉，手术行骨折切开复位，并使用 4.0mm 空心针进行内固定。术后患肢长臂石膏固定 6 周，再进行康复锻炼 6 周。患者外髁骨折愈合良好，约 6 个月后门诊二次麻醉下取出空心针。

【病史简述】

一名 7 岁男孩从学校的游乐场设备上摔下，左上肢受伤。患者左上肢立即出现疼痛、肿胀和活动困难。急诊 X 线片显示肱骨外髁骨折，移位明显（图 21-1）。左手各手指运动正常和感觉存在，桡动脉搏动正常，末梢血运正常。夹板临时固定后，计划行骨折切开复位及内固定手术治疗。

1. 闭合复位后的术前 X 线见图 21-1。

2. 术前评估，可见完全移位的左侧肱骨外髁骨折。

【治疗策略】

对于儿童肱骨外髁骨折的分型有很多种。治疗方案最相关的分型是通过移位程度不同来分型，可分为无移位、轻度移位和完全移位。无移位的骨折可行非手术治疗。轻度移位的骨折可行经皮固定手术治疗。完全移位的肱骨外髁骨折经皮复位无法完全恢复肱骨远端关节面的平整及解剖结构。对于完全移位的肱骨外髁骨折，建议切开复位内固定，以恢复正常的解剖结构和关节面

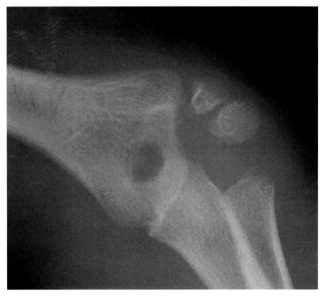

◀ 图 21-1　左肘关节正位片，显示肱骨外髁骨折，移位明显

平整。固定的方法有很多种也存在许多争议，最常见的是多枚克氏针固定，针尾埋在皮内或者留于皮外。我们首选的方法是使用空心加压螺钉内固定。使用加压螺钉代替克氏针经皮固定骨折的优点有：提高骨折稳定性、降低延迟愈合或骨不连的发生率、避免钉道感染及降低外髁过度生长的发生率。缺点有需二次麻醉下行内固定取出术，以及植入物和手术费用高。

【基本原则】

1. 采用肘关节外侧入路，采用肘外侧斜切口和传统 Kocher 技术。

2. 直视滑车前侧，并进行解剖复位。

3. 导针自肱骨外髁处穿过骨折线，并穿过肱骨干骺端对侧皮质。

4. 多个方向 X 线透视检查导针定位是否合适。

5. 沿导针钻孔，并安装 4.0mm 部分螺纹的空心针穿过骨折线加压固定。

6. X 线透视和直视下确认骨折充分复位和植入物固定满意（图 21-2）。

7. 用可吸收线缝合伤口后，缠上衬垫，长臂石膏固定。

8. 石膏固定 6 周左右。

9. X 线片确认骨折充分愈合后，拆除石膏，开始进行功能锻炼。

10. 通常术后 12 周左右恢复正常活动，同时骨折完全愈合，患者已恢复可接受的活动范围和力量（图 21-3）。

11. 由于肱骨远端缺乏纵向生长的能力，外髁骨折发生骨骺生长紊乱的发生率较低。然而，螺钉取出仍需在伤后 6～12 个月进行，以避免在肱骨远端骺板形成骨桥。

【术中影像】

见图 21-2。

【技术要点】

1. 通过外侧入路治疗肱骨外髁骨折，肌肉间隙常有较大的血肿，使得入路路径相对明显。

2. 肱骨外髁处是前臂伸肌腱起点，使直视下复位困难。可用电刀将伸肌腱部分松解，并将其拉到后侧，从而充分显露关节面。

3. 可用一个合适的直角拉钩从肘关节前侧拉开，以帮助完全显露肱骨滑车。

4. 可在肘关节前侧放置小牙科镜，帮助观察

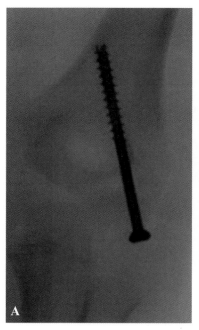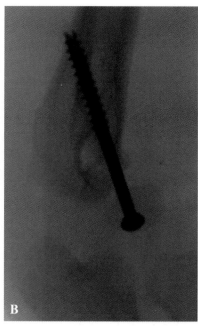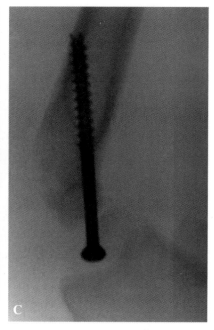

▲ 图 21-2　左肘关节的正位片（A）、斜位片（B）和侧位片（C）显示肱骨外髁骨折由 4.0mm 空心针固定，并接近解剖复位

骨折块的复位，但需要足够的灯光。

5. 由于肱骨远端松质骨少甚至缺失，可将拉力螺钉固定在肱骨远端内侧的骨皮质上。

6. 在标准侧位片上，肱骨外髁稍靠前，内上髁稍靠后。为了使肱骨外髁骨块充分加压固定，导针和螺钉钉道应在侧位片上显示为从远端—前方向近端—后方穿入（图 21-2C）。

7. 在最有可能发生外髁骨折的年龄组中外髁大部分仍然是软骨。在计算螺钉长度时，要考虑到螺钉头与外髁已钙化部分之间的软骨部分。螺钉可加用垫圈，增加稳定性。

8. 沿导针钻孔时，导针可能会失去把持力，在撤出空心钻时可将其带出。此时需要用其他方法保持复位，如锐口牙刮匙，并立即将导针复位。

9. 沿导针放置螺钉时，也可用锐口牙刮匙协助固定，以避免骨折块旋转。

【术后影像】

见图 21-3。

【风险规避】

1. 由于肱骨外髁骨折是关节内骨折，与儿童其他骨折相比，由于骨折断端关节液的浸泡，骨性愈合可能延迟。

2. 尽管关节功能通常恢复得更早，但基本需要在伤后一年才能完全恢复肘关节功能。

3. 肱骨远端与肱骨近端相比生长相对缓慢。因此，在该位置骨骺生长停滞的发生率极为罕见。但为避免一些与骨骺损伤相关的成角畸形发生，我们建议在术后 6～12 个月常规取出内固定植入物。

【病例参考】

病例 25　肘关节脱位合并或不合并骨折。

病例 24　肱骨内髁骨折。

病例 23　肱骨内上髁骨折。

病例 20　轻度移位的肱骨处髁骨折（关节造影和经皮空心针固定）。

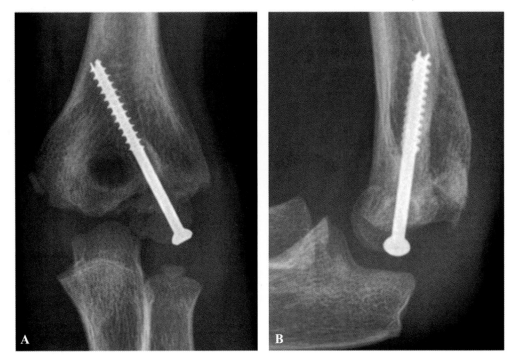

▲ 图 21-3　切开复位内固定术后 **3** 个月，左肘关节正位片（**A**）和侧位片（**B**）显示骨折充分愈合，骨折对线满意

肱骨小头骨折

Capitellar Fractures

Jamil Faissal Soni   Weverley Rubele Valenza   Armando Romani Secundino   著

林昱东   译

概 要

肱骨小头骨折是少见的肘关节骨折，仅占肘关节损伤的 1%。多数发生于 12 岁及以上患儿。最常见的受伤机制是上臂伸直位撑地，产生轴向冲击力，通过桡骨头传递到肱骨小头。这种损伤机制常引起肱骨小头冠状面骨折。事实上，Bryan 和 Morrey（图 22-3）制订了最常用的肱骨小头骨折分类：Ⅰ型（Hans-Steinthal）冠状面剪切骨折并产生骨软骨骨折块；Ⅱ型（Kocher-Lorenz）冠状面剪切骨折产生软骨骨折块；Ⅲ型产生多个骨折碎块，Ⅳ型（Mckee modication 型）冠状面剪切骨折包括肱骨小头和滑车。治疗上大多需行手术治疗，入路选择也有很多。其中一些包括肘关节外侧、外侧延长、前外侧和后侧入路。作者认为外侧延长入路是最佳选择，此切口能获得最好的手术视野，以帮助复位和内固定。内固定必须足够牢靠，这样可以促进早期活动，并防止并发症的发生，如肘关节挛缩、骨不连和创伤性关节炎。

【病史简述】

一名 15 岁男孩，右利手，从自行车上摔下，手臂撑地受伤。体检示，左肘部轻度疼痛、肿胀、功能受限。手指末梢血运正常，桡动脉搏动存在，无神经损伤表现。无其他肌肉骨骼和全身其他系统损伤。

【术前影像】

见图 22-1 至图 22-4。

【术前评估】

1. 判断骨折类型及移位程度。

2. 手术入路选择。

3. 修复关节的完整性。

4. 固定方法的选择。

5. 术后获得良好的关节功能。

【治疗方法】

患者在全身和局部麻醉下，取仰卧位，患肢放在可透视的搭手台上，并使用无菌充气止血带。我们建议采用以外上髁为中心的肘外侧延长入路，近端延伸至肱骨外侧柱，远端延伸至桡骨头下 2cm。前臂旋前，从肘肌和尺侧腕伸肌间隙进入（Kocher 间隔）；在肌间隔的近端，自骨膜下

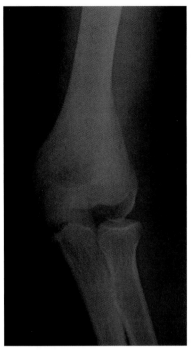

▲ 图22-1 正位片显示 I 型肱骨小头骨折（Hans-Steinthal）

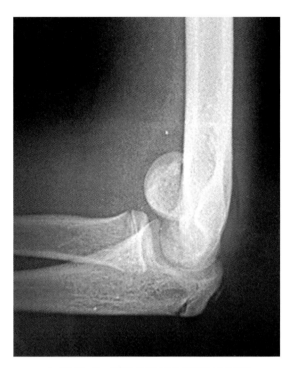

▲ 图22-2 侧位片显示骨折块向上移位

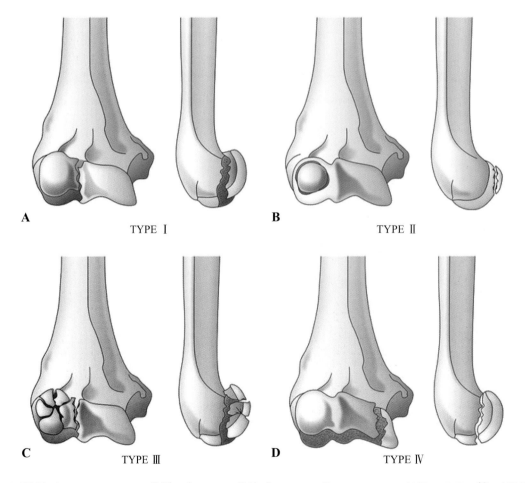

A   TYPE I

B   TYPE II

C   TYPE III

D   TYPE IV

▲ 图22-3 Bryan-Morrey 分型，由 McKee 总结（Bryan RS 和 Morrey BF，1985；McKee 等，1996）

游离附着在关节囊上的腕伸肌。应避免尺侧副韧带的松解和肱骨后侧肌肉的剥离。这种入路提供了良好的手术视野，可以获得满意的骨折复位和关节面平整。可使用导针或克氏针进行临时固定。C 形臂透视下检查骨折复位情况，待骨折解剖复位后，用埋头加压螺钉从前向后进行固定。并缝合 Kocher 间隔和伸肌起点。术后石膏夹板固定 7 天左右。之后行肘关节的主动和被动活动锻炼。

【基本原则】

足够的切口入路，可充分显露骨折并进行复位。

前臂旋前，避免损伤骨间背神经和尺侧副韧带，降低肘关节不稳定的发生。

避免分离肱骨小头的后侧，后侧肌肉的游离会导致肱骨小头缺血性坏死。

骨折解剖复位，恢复关节面平整和牢靠的内固定，可防止创伤后关节炎。

牢靠的内固定，可以早期活动，防止肘关节僵硬（Vaishya 等，2016；Trinh 等，2012；Letts 等，1997）。

【术中影像】

见图 22-5 至图 22-7。

【技术要点】

1. 外侧延长入路。

2. 解剖复位，恢复关节面平整。

3. 加压骨折块的牢靠内固定。

【术中影像】

见图 22-8 和图 22-9。

【风险规避】

1. 错误判断骨折移位程度。

2. 手术入路显露不充分。

3. 神经损伤（骨间背神经）。

4. 尺侧副韧带过度剥离引起肘关节不稳。

5. 肱骨干骺端粉碎骨折。

6. 内固定物不稳定。

7. 避免术后长时间制动。

8. 关节不匹配导致退行性关节炎。

【病例参考】

病例 39 桡骨颈骨折（切开复位）。

病例 18 肱骨远端骨骺分离。

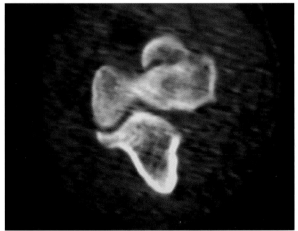

▲ 图 22-4 计算机断层扫描（CT）可用于移位程度的分析和治疗的决策

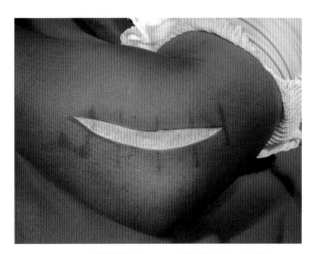

▲ 图 22-5 延长的外侧切口，以外上髁为中心约 **12cm**

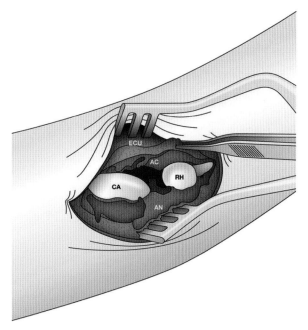

▲ 图 22-6　示桡骨头（**RH**）；肱骨小头（**CA**）；靠近前侧关节囊的骨膜下瓣（**AC**）；尺侧腕伸肌（**ECU**）；**Kocher** 远端间隙

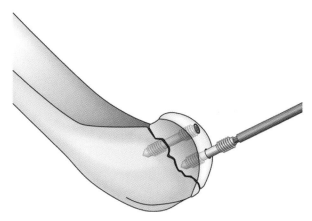

▲ 图 22-7　图示 2 枚埋头加压螺钉固定骨折，由前向后方向固定

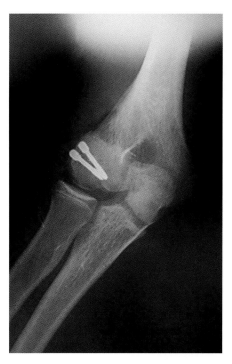

▲ 图 22-8　术后正位 X 线片显示 2 枚埋头加压螺钉由前向后固定

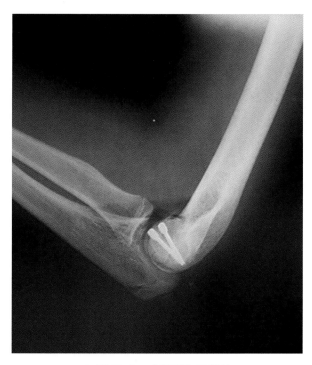

▲ 图 22-9　术后侧位 X 线片

肱骨内上髁骨折

Medial Epicondyle Fractures

B. David Horn　Andrew Gambone　著
林昱东　译

概　要

一名 15 岁男孩，高中摔跤运动员，在比赛中以右上肢伸直位摔倒，出现右肘疼痛和尺神经感觉异常，于外院就诊。X 线片示，右肱骨内上髁骨折，移位明显。与患儿及家属讨论后，决定行手术治疗。患者取俯卧位，右上肢垫高并放置在可透视手术台上。行肘关节内侧入路，显露尺神经。复位骨折并用导针临时稳定。然后用 1 枚 4.0mm 半螺纹空心针最终固定。再予以长臂石膏固定，术后 1 周开始肘关节锻炼。尺神经感觉异常在 2 周内消退。术后 3 个月，患者无疼痛，右肘活动正常，恢复了全部日常活动。

【病史简述】

一名 15 岁男孩，高中摔跤运动员，在比赛中以右上肢伸直位摔倒，出现右肘疼痛和尺神经感觉异常，于外院就诊。X 线片示，右肱骨内上髁骨折，移位明显（图 23-1 至图 23-4）。体格检查示，肘关节内侧疼痛和肿胀，以及尺神经分布区感觉显著减退。肘关节外侧也有轻度压痛。临时用夹板固定右上肢，患者出院回家，建议其门诊复查进一步治疗。10 天后，患者在骨科门诊就诊，此时右尺神经分布区感觉减退症状存在。患者为右侧优势手。介于患者持续的尺神经感觉异常并且希望恢复竞技运动，建议进行手术治疗。在告知患儿及其父母手术与非手术治疗利弊后，同意手术治疗。

【术前影像】

见图 23-1 至图 23-4。

【术前评估】

1. 右肱骨内上髁骨折、移位明显。
2. 尺神经感觉异常。
3. 肘关节外翻应力不稳定。
4. 内侧肿胀和瘀斑。

【治疗策略】

肱骨内上髁骨折的手术适应证在文献报道中差异很大。骨折移位程度、肘关节稳定性和神经症状是手术治疗的相对适应证，然而骨折块嵌顿在肘关节内被认为是绝对适应证（Stans 和 Lawrence，2015）。许多移位明显的肱骨内上髁

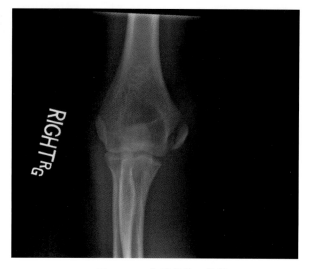

▲ 图 23-1　右肘关节正位片

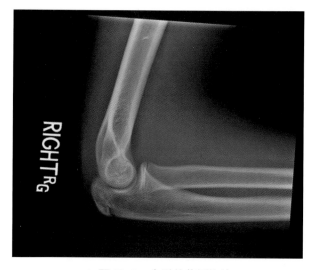

▲ 图 23-2　右肘关节侧位片

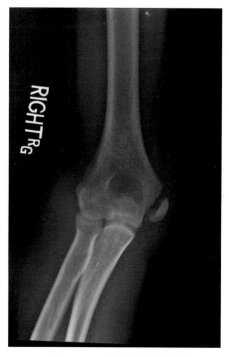

▲ 图 23-3　有肘关节外斜位片

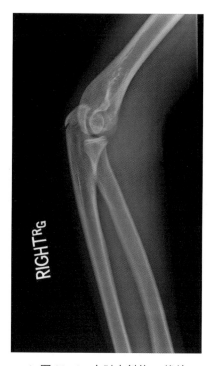

▲ 图 23-4　右肘内斜位 X 线片

骨折未经手术治疗可能愈合，但残留肘关节外翻不稳定，这会导致需要肘关节稳定的人出现障碍，如棒球投手和体操运动员（Lawrence 等，2013）。所以，手术首先是要获得骨折的解剖复位，以避免任何韧带松弛和肘关节不稳定。另外，骨折行非手术治疗所需的长期制动经常导致肘关节僵硬，可能需要数月才能缓解。采用坚强固定的手术治疗方案可实现早期活动，从而减少

肘关节僵硬（Stepanovich 等，2016）。根据内上髁骨折块的大小，可以使用 4.0mm 或 4.5mm 空心针提供坚强固定，并允许早期活动。以往，患者取仰卧位，患肢放置在可透视手术台上。也有学者（BDH）选择俯卧位或侧卧位，患肢放在可透视圆筒或搭手台上（图 23-5）。这样可以简单而完全地显露肘关节的内外侧。此外，肘部在俯卧位时有轻微的内翻应力，有利于骨折的复位。

【基本原则】

肱骨内上髁骨折是儿童常见的损伤。多发生于 9—14 岁的患者，其中男性发病率高。这类骨折约 50% 合并肘关节脱位，会导致肘关节内上髁骨折块嵌顿于关节中（Stans 和 Lawrence，2015）。评估时，掌握肘关节的生理解剖和发育情况是必要的。肱骨内上髁的骨化开始于 4—6 岁。它是最后一个（约 15 岁时）与干骺端融合的骨化中心（Gottschalk 等，2012）。损伤机制可能是肘关节后侧或后内侧直接损伤导致，也可因上臂伸直位摔伤或过度用力间接损伤导致内上髁撕脱。患者常表现为肘关节内侧疼痛、压痛和肿胀。由于肱骨内上髁是相对靠后，摄片时轴位和斜位可有助于显示骨折的移位程度。计算机断层扫描（CT）也能准确显示骨折的形态（Edmonds，2010；Souder 等，2015）。手术治疗的基本原则包括辨别尺神经（帮助避免术中损伤尺神经）、骨折解剖复位和坚强的固定（允许早期活动）。

【术中影像】

见图 23-5 至图 23-11。

【技术要点】

俯卧位时，应注意使用适当的枕垫来垫在骨突处（图 23-5）。俯卧时，患肢应放置在手架上，并需肩关节足够内旋，使肘关节内侧充分显露。在准备铺巾之前，应确保术中 C 形臂透视成像效果良好至关重要。应辨别尺神经，但通常并不需要游离或前置。固定前，去除多余的骨突软骨。通常使用 4.0mm 或 4.5mm 空心针，不需要双皮质固定，需要注意的是螺钉应固定在肱骨远端内侧柱。可用 2 枚导针临时固定，以防止骨折块在螺钉置入期间发生旋转（图 23-8 和图 23-9）。在拧紧螺钉时，内上髁骨折块易裂开。垫圈可用于增强骨折块的稳定（图 23-12 和图 23-13）。

【术后影像】

见图 23-12 和图 23-13。

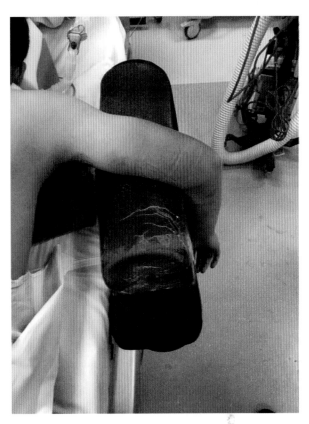

▲ 图 23-5　俯卧位手臂过枕

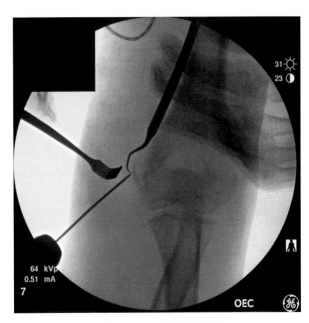

▲ 图 23-6　术中复位图像

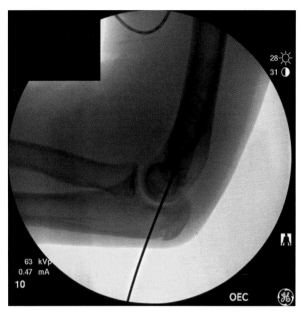

▲ 图 23-7　术中置入克氏针的侧位

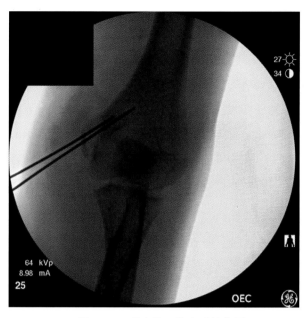

▲ 图 23-8　术中第二枚克氏针位置

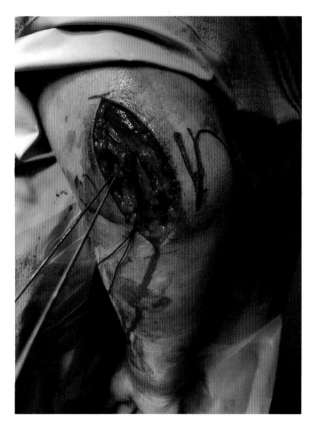

▲ 图 23-9　肘部置入克氏针照片

【风险规避】

手术治疗肱骨内上髁骨折时，合适的 X 线片、严谨的术前计划和严格的术后康复方案对于避免问题的发生至关重要。高质量前后位和侧位 X 线片非常重要。内斜位和轴向 X 线片及 CT 可以更好地显示骨折移位程度和移位方向（Edmonds，2010；Souder 等，2015）。术中充分显露尺神经对于预防神经损伤非常重要。手术的目的是获得稳定的骨折解剖复位，因此首选螺钉固定。需要注意避免挤碎骨块，这会影响稳定性。长期制动会导致肘关节僵硬，并导致长期活动度降低（Lawrence 等，2013）。作者建议早期进行主动活动功能锻炼，有助于预防关节功能丧失。

【病例参考】

病例 24　肱骨内髁骨折。

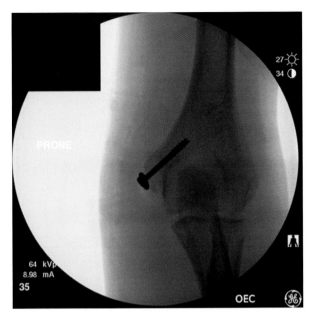

▲ 图 23-10 术中带垫片的螺钉正位片

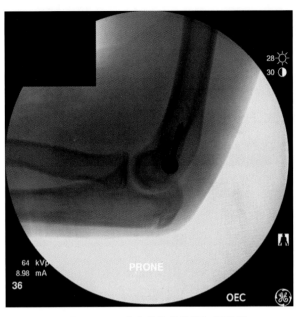

▲ 图 23-11 术中带垫片的螺钉侧位片

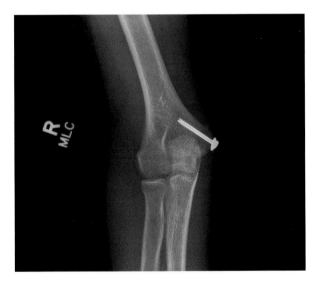

▲ 图 23-12 右肘正位片

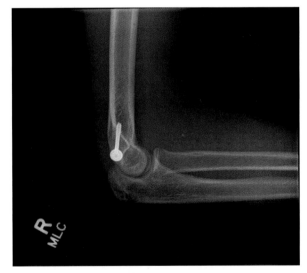

▲ 图 23-13 右肘侧位片

肱骨内髁骨折

Medial Condyle Fracture

L. Reid Nichols　David Tager　Daniel Grant　著

林昱东　译

概　要

肱骨内髁骨折在儿童损伤中并不常见，占所有肱骨远端骨折的 1%～2%。这种骨折可由肱骨外髁骨折推论出，后者占所有肱骨远端骨折的 17%。此骨折的损伤机制是由于肘关节伸直位时受到外翻应力损伤，另外也有人提出其他损伤机制。熟练掌握肱骨远端解剖结构和骨化中心发育情况，对该骨折的明确诊断和治疗起到重要的作用。肱骨内髁骨折线自近端到远端，通常自内髁干骺端延伸至滑车和肱骨小头的共同骺线，如 Milch Ⅰ 型损伤；或者，骨折线可以通过肱骨小头滑车凹，如 Milch Ⅱ 型损伤。肱骨内髁骨折由肱骨内上髁和滑车组成，女孩 / 男孩分别在 5/7.5 岁和 9/10.7 岁时发生骨化。虽然有些肱骨内髁骨折是显而易见的，但这些骨骺骨化的差异会导致幼儿患者的误诊。在这些患者中，肱骨内髁骨折由骨化的内上髁和滑车软骨组成。肱骨内髁骨折为 Salter–Harris Ⅳ 型骨骺骨折，并累及肘关节。轻度移位的骨折可采用长臂石膏固定，并密切随访。移位明显的骨折可予以骨折切开复位、光滑克氏针内固定或螺钉固定，来避免骨不连和远期并发症。

【病史简述】

一名 9 岁女孩，跳蹦床时摔倒，右肘着地。患者肘部受撞击具体位置无法确定。外院急诊科就诊，X 线片示肱骨远端内髁骨折伴肘关节脱位。右肘关节手法复位，支具固定。次日，患者转诊至小儿骨科行进一步治疗。体格检查示骨间前神经明显麻痹。肘关节周围明显肿胀，活动时明显疼痛。闭合性损伤。

【术前影像】

见图 24-1 至图 24-4。

【术前评估】

无其他疾病史及手术史。

患者无长期服用药物病史，无药物过敏史。

【治疗策略】

轻度移位的肱骨内髁骨折可采用石膏固定非手术治疗。因为是关节内骨折，肱骨内髁骨折

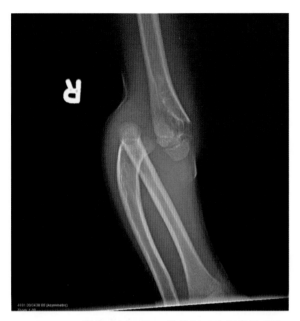

▲ 图 24-1　损伤右肘正位 X 线片显示内髁骨折脱位

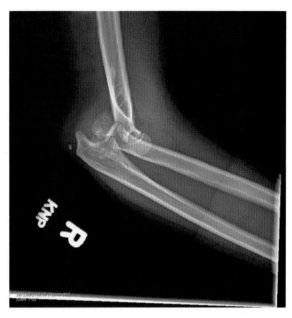

▲ 图 24-2　损伤右肘外侧 X 线片显示内髁骨折脱位

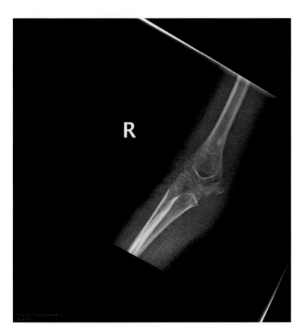

▲ 图 24-3　右肘复位后正位片显示肱骨内髁骨折

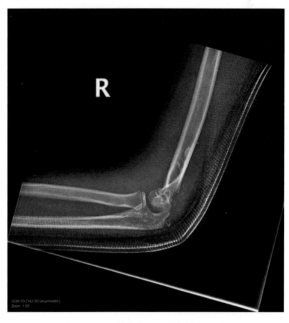

▲ 图 24-4　右肘关节复位后侧位片显示内侧髁骨折

如移位超过 2mm 应进行切开复位内固定手术治疗（Leet 等，2002）。肘关节斜位片有助于肱骨内髁骨折的分型。在幼儿患者中，明确骨折的移位程度，非常困难。MRI 或术中肘关节造影有助于确定骨折的移位程度和决定是否需要手术干预（Flynn 等，2015；Papavasiliou 等，1987）。与肱骨外髁骨折一样，骨折内固定的稳定性可通过光滑的克氏针固定来实现，这包括 1 枚平行于关节面的横穿针和 1 枚分散固定于肱骨远端内侧柱的克氏针。必要时可添加第三枚针固定。患者行仰卧位，患肢放置在可透视搭手台上。采用肘关节内侧直切口可显露骨折部位及关节内（Bensahel 等，1986），同时也可显露和保护穿过肘管的尺神经。待关节面及骨折块解剖复位后，用 3 枚

1.5mm 光滑克氏针固定骨折块。

【基本原则】

明显移位的肱骨内髁骨折在行切开复位及内固定时，关节面的解剖复位至关重要。通过肘关节内侧入路和肱骨远端前侧的剥离，充分显露关节面。肱骨内髁骨折块的分离应避免在肱骨远端后方和滑车内侧进行，以保留其血管供应并防止缺血性坏死（Flynn 等，2015）。肱骨内髁骨折的内固定通常采用光滑的 1.5mm 或 2.0mm 克氏针。将针尾折弯剪断后留于皮外，再予以石膏固定。年龄偏大的患者，需应用空心加压螺钉固定。大多数患者肘关节应用长臂石膏固定 4 周。4 周后在门诊取出固定针，并开始进行柔和的肘关节功能锻炼。

【术中影像】

见图 24-5 和图 24-6。

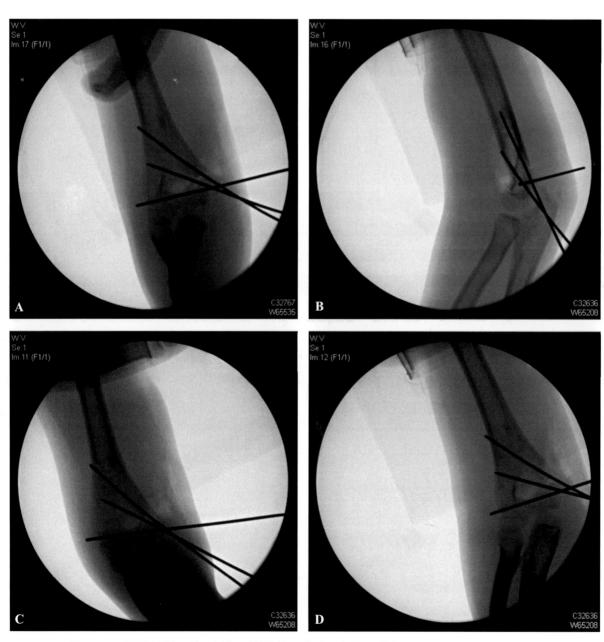

▲ 图 24-5　内髁骨折的正位、侧位和斜位透视图像均已复位，并使用 3 枚 1.5mm 平滑克氏针固定

【技术要点】

对于那些滑车未骨化的年幼患者，区分出内上髁骨折和内髁骨折至关重要。对于后者，滑车软骨附着在内上髁上，在 X 线片上常被忽视。可通过肘关节 MRI 检查或术中关节造影技术来辨别骨折的类型和移位程度（图 24-7 和图 24-8）。术中在显露肱骨远端前侧时，术者可用带发光头的吸引器或头灯，使肱骨远端关节面的显露更加

清晰，这也有助于骨折的复位。在整个肘内侧开放入路手术过程中，需充分保护尺神经。

【术中影像】

见图 24-9 和图 24-10。

【风险规避】

对于该骨折，首先要注意的是，需对那些滑车未骨化的年幼患者进行准确的诊断。明显移位

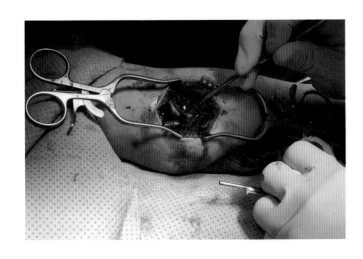

◀ 图 24-6 另一例开放入路内髁的代表性术中照片
患者的手在照片的右边。注意尺神经（黑箭）接近肱骨远端内侧髁（白箭）

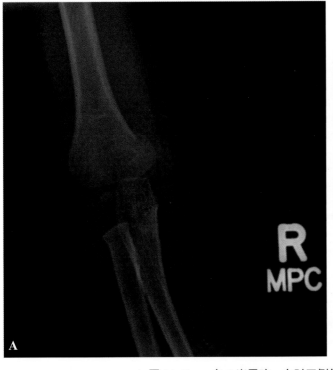

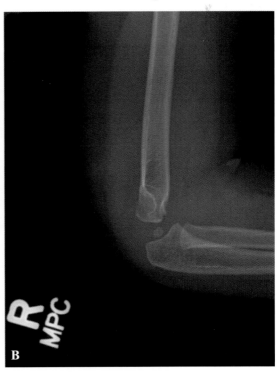

▲ 图 24-7 一名 2 岁男孩，右肘正侧位片提示肱骨内髁骨折并移位

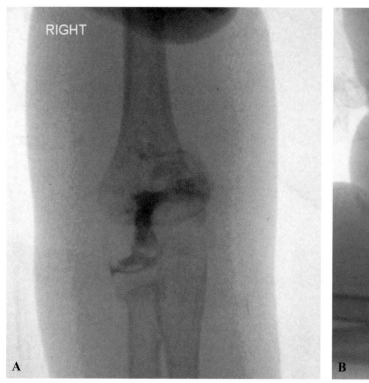
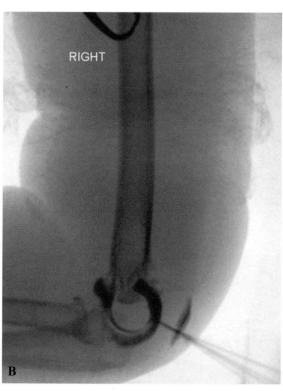

▲ 图 24-8　术中关节造影的关节正位和侧位片证实内髁骨块移位的程度

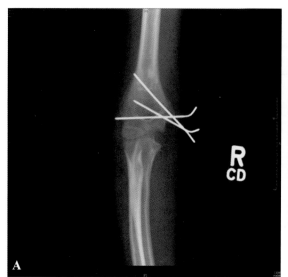
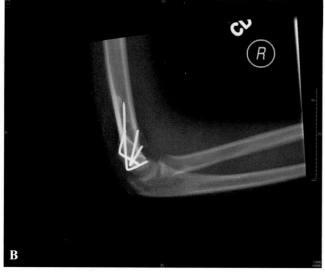

▲ 图 24-9　术后 4 周针移除前右肘正侧位片见肱骨远端内侧和外侧有大量的骨痂，骨折愈合良好

的肱骨内髁骨折与肱骨内上髁骨折相比，后遗症明显不同，后者是关节外骨折。移位明显的肱骨内髁骨折如未经治疗，可导致骨不连，并且肱骨远端外侧继续生长，继而发生肘内翻畸形。最终肘关节的严重畸形会导致关节活动受限和长期的骨性关节炎。如上所述，我们可应用 MRI 和关节造影来区分这两种疾病。对于无移位及轻度移位的肱骨内髁骨折，也需密切随访，如后期发生

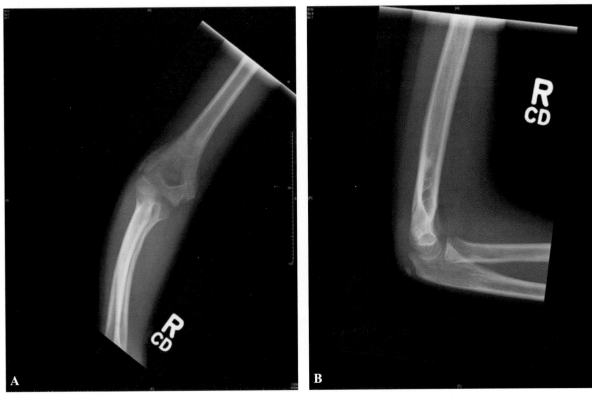

▲ 图 24-10　术后 8 周右肘正侧位片显示沿外侧副韧带轻度异位骨化
这发生在肘关节外侧没有任何开放性手术显露的情况下；不幸的是，骨化会继续，导致患者活动范围的受限

骨折再移位，需及时发现和治疗。即使肱骨内髁骨折愈合顺利，也可能出现肘内翻及肘外翻畸形。肘内翻畸形因愈合后肱骨内髁骨骺生长紊乱所致，肘外翻畸形因愈合后内髁相对外髁过度生长所致。采用肘内侧开放入路显露骨折时，应避免剥离内髁骨折块后方，以保留其血供并防止缺血性坏死。

在固定针或螺钉置入过程中，需显露和保护尺神经，避免尺神经损伤。神经的显露可引起短暂的麻痹，术前需充分告知家长。

【病例参考】

病例 21　完全移位的肱骨外髁骨折（空心针固定治疗）。

病例 23　肱骨内上髁骨折。

病例 20　轻度移位的肱骨外髁骨折（关节造影和经皮空心针固定）。

肘关节脱位合并或不合并骨折

An Elbow Dislocation With and Without Additional Fractures

Arnold T. Besselaar　Florens Q. M. P. van Douveren　著

林昱东　译

概　要

肱尺关节脱位在儿童肘关节损伤中占 3%～6%。多发生在 10—20 岁，在此期间儿童肘关节周围的骨骺逐渐闭合。需要引起我们重视的是在所有肘关节脱位的患者中，合并肱骨内上髁骨折的发生率为 33%～55%。单纯合并肱骨外髁骨折往往与肘关节后脱位有关。应对尺侧和桡侧副韧带损伤进行评估和检查。

病例 25-1　未合并其他骨折

【病史简述】

一名 9 岁男孩，在足球比赛中手臂伸直位跌倒。因右肘部疼痛至我院急诊科就诊。神经血管无明显损伤。X 线片（图 25-1）显示右肘关节后脱位，未合并其他骨折。在监测下，50mg（2～3.5mg/kg）丙泊酚静推镇静。推按法成功复位。复位后稳定性测试显示无再脱位倾向。再行 X 线片检查，未发现其他骨折（图 25-2）。患者予以长臂石膏固定 3 周。拆除石膏后再次检查，肘关节未见外翻及内翻活动不稳。伤后 1 年，再次检查。肘关节活动范围正常、无关节不稳定和活动时无明显疼痛。X 线（图 25-3）显示无明显异常及创伤后改变。关节活动完全正常（图 25-4）。患者出院。

【术前影像】

见图 25-1。

【术前评估】

1. 肱尺关节脱位。

2. 是否合并其他骨和（或）韧带损伤。

3. 制订术前计划。

【基本原则】

1. 复位脱位的肘关节，并发现其他额外的损伤或骨折。

2. X 线检查，低剂量 CT 扫描，排除所有骨折。

3. 执行术前计划。

【术中影像】

见图 25-2。

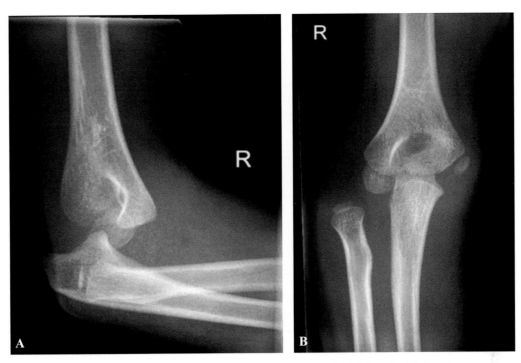

▲ 图 25-1 **A.** 后外侧脱位，右肘关节侧位；**B.** 后外侧脱位，右肘关节正位

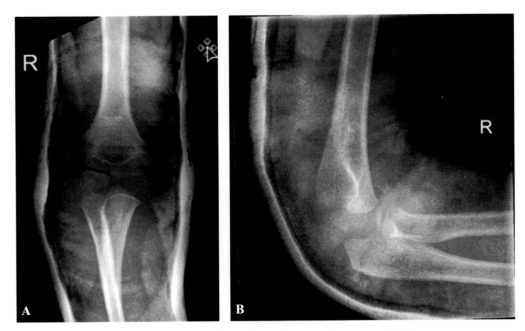

▲ 图 25-2 **A.** 复位后，右肘正位；**B.** 复位后，右肘侧位

【技术要点】

1. 推法复位技术安全可靠。

2. 可使用任何形式的镇静药；儿童清醒时复位困难，患者和父母都难以忍受。

3. 儿童镇静时，可测试肘关节复位后的稳定性。

【术后影像】

见图 25-3 和图 25-4。

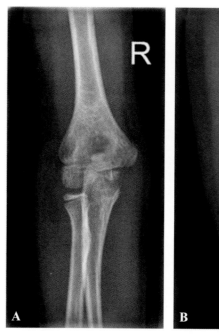
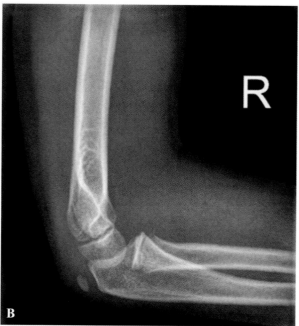

▲ 图 25-3　A. 伤后 1 年随访右肘正位 X 线片；B. 伤后 1 年随访侧位 X 线片

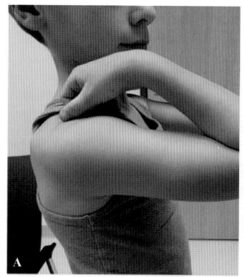
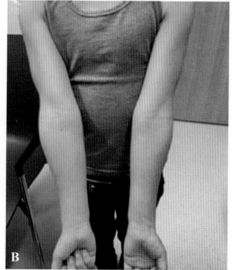

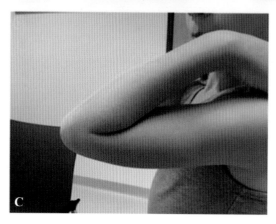

◀ 图 25-4　A. 随访时临床照片，伤后 1 年肘关节完全屈曲；B. 随访时临床照片，伤后 1 年肘关节完全伸直；C. 随访时临床照片，伤后 1 年肘关节完全屈曲

病例 25-2　合并肱骨内上髁骨折

【病史简述】

一名 12 岁女孩，踢足球时受伤。因疼痛和左肘关节脱位至急诊科就诊。丙泊酚镇静下，推法复位肘关节成功。复位后的 X 线片显示肘关节脱位合并肱骨内上髁撕脱骨折（图 25-5）。

【术前影像】

见图 25-5。

【术前评估】

1. 肱尺关节脱位。

2. 合并肱骨内上髁骨折，并且可能有韧带损伤。

3. 制订术前计划。

4. 骨骺未闭合。

【基本原则】

1. 复位肘关节，并发现其他额外的损伤。

2. 骨折复位固定后，进行肘关节稳定性试验。

3. 多体位 X 线和少数 CT 扫描完全观测肘关节损伤。

4. 执行术前计划，包括患者取俯卧位（图 25-6）。

5. 对手术和非手术治疗的意见存在很大的争议。在该病例中，合并的肱骨内上髁骨折移位＞15mm，并卡在关节中，符合手术治疗的适应证。尽管理论上克氏针或螺钉都可以进行固定，但我们倾向于使用空心针固定。术中需显露及保护尺神经。

【术中影像】

见图 25-6。

【技术要点】

1. 建议取俯卧位。

2. 辨别并保护尺神经。

3. 准确地重建关节囊和韧带。

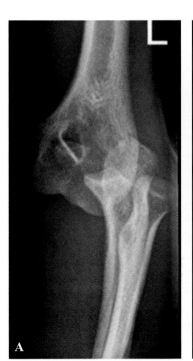
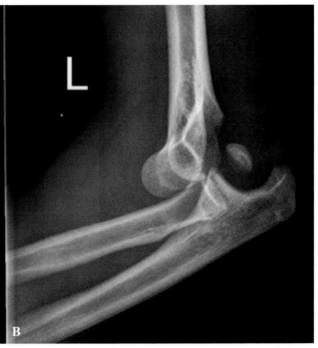

▲ 图 25-5　左肘关节脱位合并肱骨内上髁骨折的正位和侧位片

【术后影像】

见图 25-7。

病例 25-3　合并肱骨外髁骨折

【病史简述】

一名 8 岁男孩，骑山地自行车在下坡时摔倒，肘外侧直接着地。患者因右肘疼痛加重送至我院

急诊科。神经血管正常。X 线片（图 25-8）显示右肘关节向内侧脱位并伴 Salter-Harris Ⅱ 型的肱骨外髁骨折，未合并桡骨头骨折。骨折位于肱骨小头内侧。术后 X 线片如图 25-9 所示。患者长臂石膏固定 6 周。拆除石膏后再次检查；肘关节检查无外翻或内翻不稳定。伤后 1 年，再次检查患者。患儿肘关节活动范围正常、无关节不稳

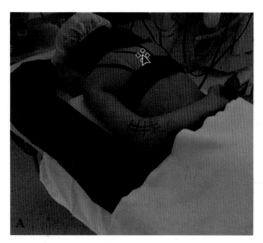
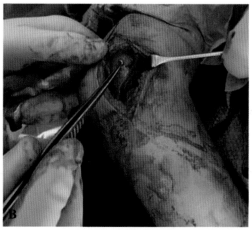

▲ 图 25-6　**A.** 患者取俯卧位，并将手放在同侧臀部。在此位置，肱骨内上髁可充分显露，并可放松肌肉。**B.** 术中见肱骨内上髁固定牢靠，在图片的底部可识别尺神经，并且用血管环保护（图中已移除），使用 **4.0** 空心针（**DePuy Synthes**）进行固定

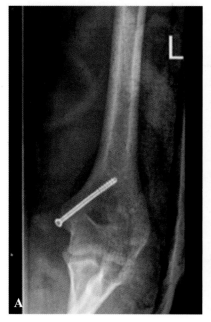
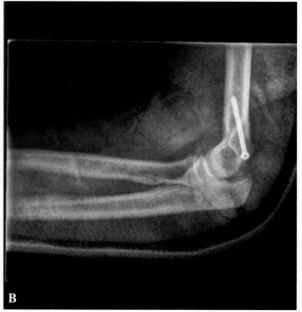

▲ 图 25-7　**X** 线片显示肱骨内上髁已复位，肘关节对线满意且稳定，内固定固定良好

及疼痛。术后 1 年（图 25-10）和术后 2 年的 X 线片示肱骨滑车轻度生长紊乱，但肘关节依然稳定，无任何功能丧失。

【术前影像】

见图 25-8。

【术前评估】

1. 肱尺关节脱位。

2. 脱位合并肱骨外髁骨折。

3. 术前计划。

4. 骨骺未闭合。

【基本原则】

1. 复位脱位的肘关节，并发现其他额外的损伤。

2. 骨折复位固定后，进行肘关节稳定性试验。

3. 多体位 X 线和少数行 CT 扫描来完全显示肘关节损伤。

4. 执行术前计划。

【技术要点】

1. 在手术过程中使用透视定位。在手术区域可能存在难以识别的脱位。

2. 使用光滑克氏针以尽量减少损失骺板。

3. 光滑克氏针固定，尽可能少损伤生长板。

【术后影像】

见图 25-9 和图 25-10。

【治疗策略】

治疗方案因损伤的不同而不同。单纯肘关节脱位可通过闭合复位，并且石膏固定不超过 3 周。复位后早期不稳定，可即时直接修复韧带。如果

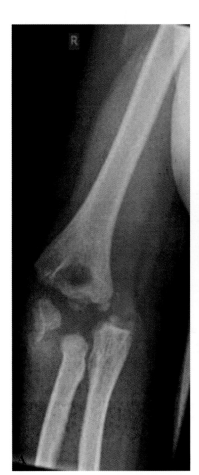
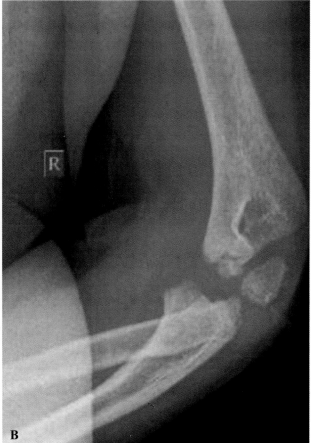

▲ 图 25-8　右肱骨远端肱尺关节脱位合并肱骨外髁骨折的正位和侧位片

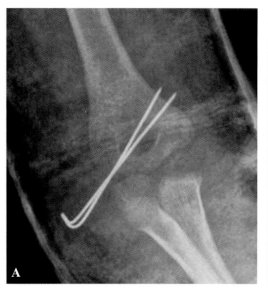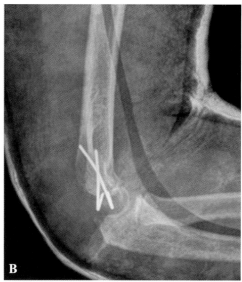

▲ 图 25-9　术后正位和侧位图像
采用 2 枚克氏针固定外髁骨折。石膏固定 4 周，直至取出克氏针

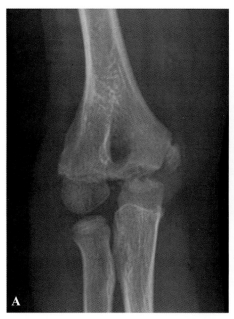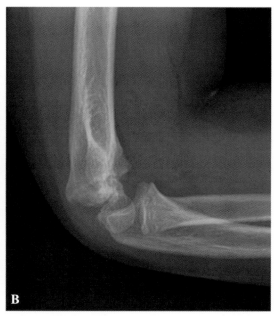

▲ 图 25-10　伤后 1 年正位和侧位片
可见肱骨滑车轻度生长紊乱，侧位片示在塑形，功能无受限，无轴向畸形，完全无疼痛

复位后出现慢性不稳定，需讨论后期是否进行修复。

复位手法可分为推和拉手法。我们更喜欢推法，因为它是一种温柔且容易控制的复位方法（Stan 和 Stephen，2009）。麻醉或镇静下复位儿童骨折的优点是可接受不稳定性的测试，同时避免受伤儿童的疼痛和焦虑。多数合并骨折的病例应行手术治疗。肱骨内上髁或外髁骨折应根据骨折块的大小应用螺钉或克氏针进行固定（Skelley 和 Chamber-lain，2015）。ESIN 可以固定桡骨颈骨折（Parikh 等，2014；Di Gennaro 等，2013）。

后脱位或后外侧脱位最常见，但其他方向的

脱位（如前、内、外、合拢、分裂）也可能发生（Lieber 等，2012；Kozin 等，2015）。

最近，Murphy 认为肘关节脱位并发症发生率为 14%（Murphy 等，2015）。合并骨折的存在与较高的屈曲功能障碍、功能受限和显著较高的并发症发生率相关（Subasi 等，2015）。石膏或铰链支具固定最多 2～3 周（Murphy 等，2015）。全面的神经系统检查应主要检查尺神经和正中神经。

【基本原则】

1. 复位脱位的肘关节，并发现其他额外的损伤

2. X 线检查，少数 CT 扫描，排除所有骨折。

3. 执行术前计划。

【风险规避】

1. 不能忽视合并骨折。

2. 尽早发现肘关节不稳定，并及早治疗。

【病例参考】

病例 23　肱骨内上髁骨折。

肘关节 TRASH 损伤（影像学疑似损伤）

TRASH（The Radiographic Appearance Seemed Harmless）Lesions About the Elbow

Kali Tileston　Steven L. Frick　著

林昱东　译

概　要

成人肱骨远端、桡骨近端和尺骨鹰嘴骨折很容易在影像学上识别。然而，对于儿童，由于肘关节骨骺未骨化，一小部分骨折难以识别。因为这些骨折的主要部分是软骨，在 X 线片上常表现为阴性。因为它们在影像学检查中难以识别，故容易漏诊，并通常被称为 TRASH 损伤（影像学疑似损伤）。这些损伤需要三维成像才能更好地描述其特征。TRASH 损伤是一种相对罕见的骨折，常发生于骨骼发育不成熟儿童。它们包括未骨化的内髁骨折、未骨化的肱骨远端骨骺骨折、内上髁骨折、复杂肘关节脱位伴骨软骨骨折、伴有关节畸形的骨软骨骨折、伴有肱桡关节半脱位的桡骨头压缩性骨折、孟氏骨折和外髁撕脱剪切骨折 [Waters PM,Beaty J,Kasser J（2010）J Pediatr Orthop 30（Supp 2）:S77–S81]。如果不能诊断出这些骨折，未来就会对肘部的健康造成毁灭性的后果。

【病史简述】

一名 2 岁女孩，摔伤后约 2 周时就诊。患者到诊所就诊，报告其肘部疼痛、活动减少和肢体不能持重。5 个月前患者曾发生过右肱骨外髁骨折，顺利愈合，并肘关节活动完全恢复。现对右臂的评估示肘部肿胀，屈伸范围 10°～30°。神经血管正常。右肘 X 线片显示肱尺关节和肱桡关节完全正常。然而，在肱骨远端前方矢状位 X 线片上发现小的骨折碎片（图 26-1）。进行了 CT 扫描，但无法确定来源的位置。因此，行 MRI 检查，证实为肱骨远端滑车剪切骨折，冠状突与骨软骨碎片的远端相连（图 26-2）。

【术前影像】

见图 26-1 和图 26-2。

【术前评估】

右侧闭合性肱骨远端滑车剪切骨软骨骨折。

【治疗策略】

准确描述这些损伤对于术前制订合适的治疗计划至关重要。这可通过以下几种方式进行。首先是可使用三维成像。另外，超声检查价格低廉，在大多数医院可迅速普及，并且不需要镇

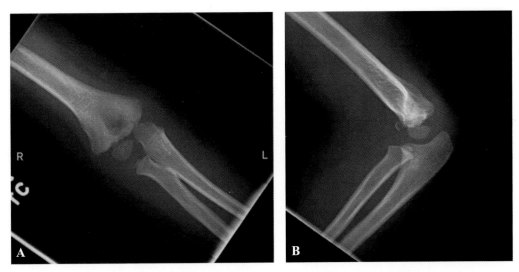

▲ 图 26-1 就诊时的 X 线片显示肱尺关节和肱桡关节一致，肱骨远端掌侧有小的骨碎片

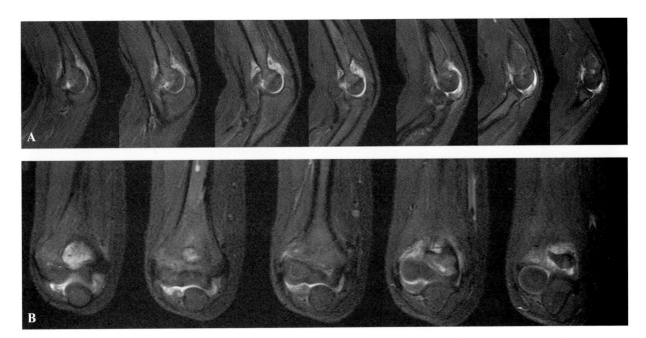

▲ 图 26-2 磁共振成像显示了一例 13mm×7mm 骨软骨滑车剪切骨折，肱骨小头与骨折块远端相连

静。这取决于肌骨超声医生的技术水平，他们可描述损伤的特征，并确定碎片的大小、部位和关节平整性。当然 CT 扫描也可获得这些信息。然而，由于年幼儿童的肘部没有骨化，CT 的效用往往有限，并可能会使儿童受到不必要的辐射。如果儿童年龄较大，其骨骺骨化增加，CT 是非常有用的（图 26-3）。无对比 MRI 可以很好地显示骨折碎片，包括它们的大小、方向和关节受累情况。然而，较小的儿童可能需要镇静，才能获得满意的成像。最后，术中关节造影也可用于确定骨折块的大小和位置。由于造影需在术中进行，制订术前计划是具有挑战性的。

移位的骨折块通常需要手术治疗。如果骨折为关节外骨折，可通过关节造影观察到，可以尝试进行闭合复位使用经皮穿针。然而，其中有许多骨折是关节内骨折并且不稳定。需要切开复

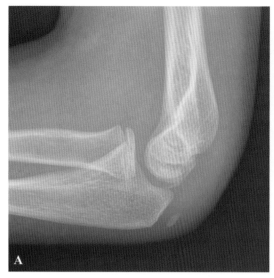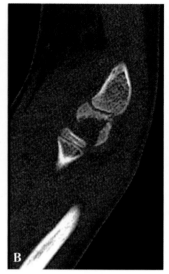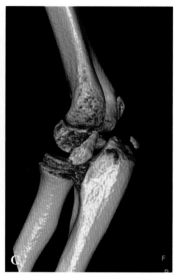

▲ 图 26-3　患者，9 岁，上肢伸直位摔倒后肘部肿胀，活动受限

A. 侧位片显示肱骨小头后方有小的半圆形骨化密度影；B. CT 扫描显示肱骨小头剪切碎片；C. 3D 重建证实碎片大于 X 线片和 CT 扫描的显示

位。在接受切开复位手术的患者中，固定方案包括克氏针、埋头加压螺钉、微型钢板螺钉、可吸收软骨针固定和有或无锚钉固定的缝线。克氏针是多数儿童肘关节骨折的主要工具（图 26-4）。它们有许多优点，如多种尺寸可选择、可在手术室外取出、低成本和广泛可用性。不幸的是，它们并不能为骨折块提供加压作用。在主要为软骨的骨折块中，愈合可能会受到影响，骨折部位的加压对骨折愈合非常有用。埋头加压螺钉和微型钢板能够提供克氏针不能提供的加压作用。但是取出它们十分困难。由于这些植入物的金属性质，以后因为散射，难以清楚三维成像。可吸收软骨针固定常用于剥脱性骨软骨炎病变。它们可以提供了一定程度的加压，且不需要取出。然而，也有植入物退出或持续性积液形成的病例报告（Scioscia 等，2001；friden 和 Rydholm，1992；Barfod 和 Svendsen，1992）。最后，缝线固定是广泛可用的。然而，穿过缝线所需使用的针会造成小骨折块的破碎，关节内缝合对周围软骨也会造成损伤。

如果骨折块不可能固定，且该骨折块阻碍了肘关节的活动，可进行补救治疗，即在保持关节一致性和稳定性，可切除骨软骨骨折块。仅当上述其他治疗选择失败时，才可选择此方法。

【基本原则】

1. 切开复位解剖固定是治疗关节内骨软骨损伤的首要方法。

2. 不引起关节功能障碍或关节半脱位的非关节内的骨折块有时可行非手术治疗。

3. 医生应对这类骨折保持高度的警惕，尤其是骨骺尚未骨化的儿童。

4. 强烈推荐利用超声三维成像、MRI 或术中关节造影来更好地表现出此类损伤的特征，并制订治疗的方案。

5. 内固定有多种选择，而每种选择都有优缺点。医生应在充分了解每种选择后，选择一种既能充分固定，同时又能将并发症风险降至最低的方式。

6. 这些罕见类型损伤的主要并发症是由漏诊所致。一旦确诊，即便采用适当的治疗，也有可能出现并发症，包括骨不连、缺血性坏死、生长停滞、异位骨化、关节挛缩和晚期关节半脱位（Waters 等，2010）。

【术中影像】

见图 26-4。

【技术要点】

1. 由于这些骨折块较小且位于关节内，所选择的手术入路应为实现骨折块复位和固定器械的置入提供最佳的视野。

2. 克氏针可作为内固定被应用，可直接穿过骨折块并原位置固定，然后将克氏针向后钻出，直到克氏针刚好没入软骨表面。这可以在不需要第二次镇静的情况下取出植入物。

3. 石膏长期固定不利于肘关节软骨面的成型和重塑。骨折愈合一旦允许就应尽快开始关节活动，进一步刺激这种重塑并防止关节挛缩。

4. 由于损伤时软骨碎片变形和伤后肿胀，小的骨软骨碎片不能原位置固定。需要对碎片进行修整。重要的是，如骨折块不能原位置固定，这可导致运动后肘关节不稳定。

【风险规避】

1. 绝不能假设影像学上小的骨碎片是没问题的。应辨别来源的位置。可选择 MRI、超声和 CT 扫描来更好地描述病变特征。如果存在明显的活动块或肿胀程度与 X 线片上观察到的骨折预期严重程度不符合，则需要进一步检查。

2. 这些骨折块的固定具有挑战性。准备多种固定方案，术中视骨折块的具体情况，选择最能满足骨折需求的固定方案（图 26-5）。

3. 确保家属知晓骨不连、缺血性坏死和后期肘关节僵硬的风险。充分了解这些骨折的复杂性及其治疗相关的挑战是绝对必要的。

4. 修复这些骨折的目标是可以获得一个光滑的可活动的关节。如果因为骨块碎裂、严重变形或其他并发症而不能获得光滑的关节面时，则应切除碎片，以避免阻碍运动。

【病例参考】

病例 25　肘关节脱位合并或不合并骨折。

病例 22　肱骨小头骨折。

病例 24　肱骨内髁骨折。

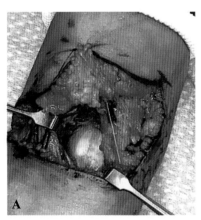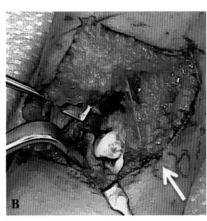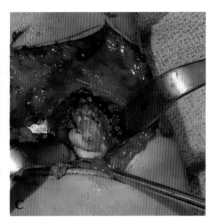

▲ 图 26-4　A. 肱骨远端前侧入路，可见关节囊处附着撕脱骨块；B. 滑车骨软骨剪切骨折向前移位，喙突接合部位有凹槽（白箭）；C. 骨折块解剖复位用克氏针固定。克氏针埋在软骨表面深处

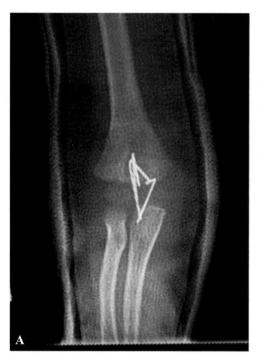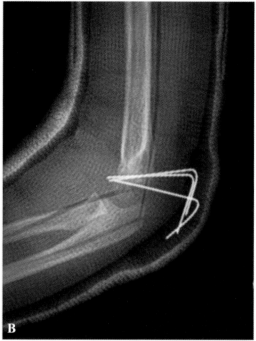

▲ 图 26-5　X 线片示切开复位，骨软骨碎片多枚克氏针内固定，长臂石膏固定

鹰嘴骨折（张力带技术）

Olecranon Fracture: Tension Band Technique

Cort D. Lawton　Bennet A. Butler　John J. Grayhack　著

胡子文　孙　军　译

病例
27

概　要

儿童尺骨鹰嘴骨折很少见，常由间接损伤导致。最常见的损伤机制是摔倒时手部撑地，肘关节屈曲，肱三头肌收缩的力量使鹰嘴撕脱。尽管许多尺骨鹰嘴骨折可以采取保守治疗，但大多数移位明显，伴肘关节脱位或不稳定的骨折，以及开放性骨折，应采取手术治疗。无粉碎或不稳定型鹰嘴骨折可以采用张力带钢丝、髓内针或者接骨板固定。简单横行骨折最适合使用张力带钢丝。使用张力带固定的关键是前侧骨皮质无粉碎，可以为加压提供一个支撑点。在肘关节屈曲的过程中，张力带的结构抵消了来自鹰嘴背侧骨皮质的张应力，并将张应力转化为关节表面的压应力。该技术仍是鹰嘴骨折固定最常用的方法之一。

【病史简述】

一名 10 岁男童，既往无特殊病史，在一次自行车事故后出现右肘疼痛。体检发现是闭合性骨折，神经血管完好。右肘关节 X 线片示，鹰嘴关节内横断性移位骨折，无粉碎迹象（图 27-1）。患者无其他损伤。

【术前影像】

见图 27-1。

【术前评估】

移位型尺骨鹰嘴骨折。

【治疗策略】

考虑到移位的程度及尝试闭合复位无法获得可以接受的关节面形状，我们决定对其进行切开复位内固定。固定方式包括张力带钢丝、髓内针固定和接骨板固定。X 线片示单纯横断型鹰嘴骨折，这种损伤的理想选择是使用张力带钢丝技术。我们计划使用标准的 AO 张力带钢丝技术，即两个平行的克氏针和 18 号不锈钢丝构成张力带结构。

【基本原则】

患儿取仰卧位，手臂置于胸部上，或者取侧卧位，手臂置于臂板上，或者取仰卧位，手臂置于臂桌上。对于常见的骨折类型，我们常使用仰卧位，将手臂至于胸部上（图 27-2A）。从尺骨近端行一标准后方入路。清除骨折部位的血肿和

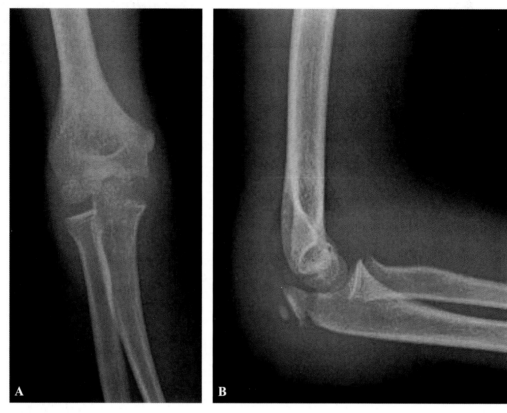

▲ **图 27-1** 术前正侧位示鹰嘴骨折移位，未见粉碎迹象

卡压组织。采用点状持骨钳维持骨折复位（图 27-2B）。1 枚光滑的克氏针从鹰嘴后部向前经过关节面下方，穿过冠状突远端的前皮质。第二根克氏针以平行方式放置。在骨折远端 3～4cm 处钻一个横向钻孔。用一根 18 号不锈钢丝穿过钻孔。接着用一根 16 号留置针管，通过克氏针近端前侧，将该金属丝深入肱三头肌。接着将金属丝以 8 字形交叉并紧扭以达到骨折固定的目的。将多余的金属丝剪断，尖端调整方向，并沿着尺骨桡侧压合。将克氏针弯曲并覆盖在张力带上。在测试完该结构的稳定性后，拍摄 X 线片（图 27-3）。之后关闭切口，长臂石膏固定。

【术中影像】

见图 27-2 和图 27-3。

【技术要点】

在手术过程中，可在上臂放置无菌止血带以充分显露视野。张力带缝线技术是简单横行骨折的理想治疗方案。如果术中发现有碎骨块，考虑改用其他固定方式，如接骨板螺钉固定。可以在骨折远端 1～2cm 处钻一个小孔放置持骨钳防止复位时持骨钳在远端骨折碎片上打滑。克氏针穿过骨前侧皮质之后，向后退出大概 1cm。这时需要将克氏针的近端弯曲并凿入骨组织，以防止内固定物突出，如前所述，若未将克氏针倒出 1cm，突出的针体将刺入前方的软组织。在将克氏针拉紧时，要确保克氏针均匀的螺旋运动，以免一根绕着另一根旋转。剪断钢丝的尾端并将其转向尺骨，以防止对软组织的过度刺激。使用缝合线当张力带以预防因钢丝刺激产生症状已被报道；然而缝合线张力带负荷水平低，从而导致骨折部位压缩力不够。在离开手术室之前，要确认骨折的稳定性和活动范围，包括前臂旋前与旋后，因为克氏针可能会撞击桡骨。

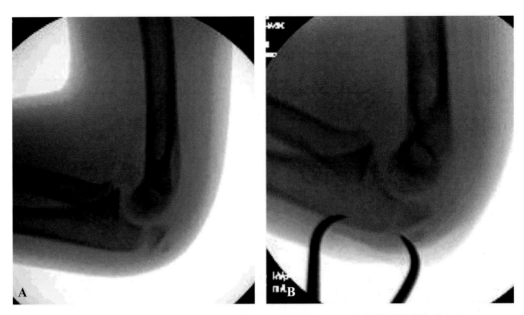

▲ 图 27-2　术中侧位片显示尺骨鹰嘴骨折并移位（A）及点状钩持骨钳复位（B）

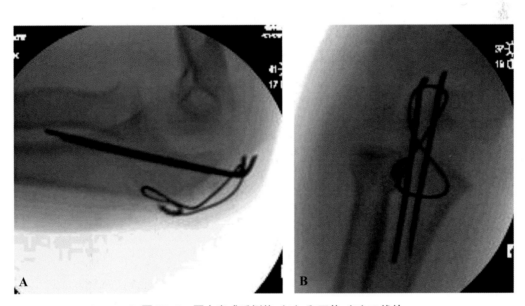

▲ 图 27-3　固定完成后侧位（A）和正位（B）X 线片

【术后影像】

见图 27-4 和图 27-5。

【风险规避】

术后因内固定物产生症状在张力带中很常见，部分原因是因为尺骨近端的皮下组织薄导致。前述已经介绍过防止因内固定物产生症状的方法了。为避免长期肘关节僵硬，术后应尽快开始被动运动锻炼。为了防止复位的丢失和随后的畸形愈合或不愈合，在离开手术室前测试张力带结构的稳定性是很重要的。

【病例参考】

病例 29　鹰嘴骨折（髓内针）。

病例 28　鹰嘴骨折（接骨板固定）。

病例 30　鹰嘴骨折（骨骺成骨不全）。

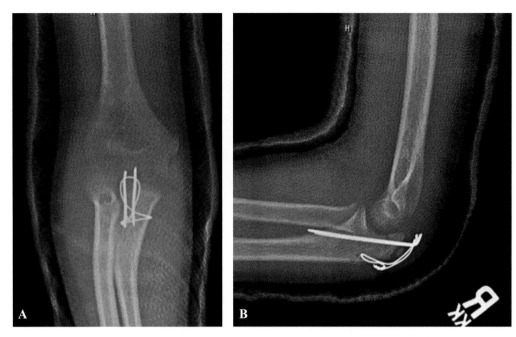

▲ 图 27-4　术后 2 周正位（A）和侧位（B）片显示骨折维持复位

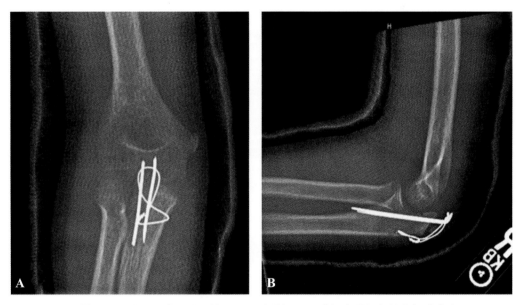

▲ 图 27-5　术后 1 个月的正位（A）和侧位（B）片证实骨折部位的间隙愈合

鹰嘴骨折（接骨板固定）

Olecranon Fracture: Plating Technique

Bennet A. Butler　Cort D. Lawton　John J. Grayhack　著

胡子文　孙军　译

概　要

◆ 儿童尺骨鹰嘴骨折很少见。有移位的尺骨鹰嘴骨折大多数与肘关节脱位或不稳定有关，包括开放性骨折，应采取手术治疗。用于鹰嘴骨折的常见技术包括张力带钢丝、髓内针或接骨板固定。粉碎性鹰嘴骨折通常是直接损伤的结果。对于这种损伤，通常推荐使用接骨板和拉力螺钉结构。恢复关节面完整是这种手术的主要目的。

【病史简述】

患者一名 13 岁的男性，无既往病史，在一次雪地摩托事故后出现左肘部疼痛。查体，患者左肘部无开放性伤口，左上肢神经血管无损伤。左肘部 X 线片显示鹰嘴粉碎性骨折伴移位（图28-1）。体格检查未发现患者其他部位外伤。

【术前影像】

见图 28-1。

【术前评估】

移位粉碎性鹰嘴骨折。

【治疗策略】

鉴于关节内粉碎性骨折伴移位，决定进行手术干预。鹰嘴骨折常见的固定结构包括张力带、髓内针和接骨板固定（DenHamer 等，2015）。背侧板是粉碎性骨折以及与不稳定性骨折的理想选择（Kloen 和 Buijze，2009）。对于这种骨折，我们计划使用背侧接骨板，以努力为关节粉碎区提供最佳的支撑，同时避免过度压缩粉碎段。

【基本原则】

患者取仰卧位，手臂铺巾后放置在扶手上，这是我们治疗其他各种复杂类型手臂骨折首选的体位（图 28-1）。先选择标准的尺骨近端后侧入路。然后清理骨折断端中卡压的软组织及血肿。将骨折部位牵开，整理骨折碎片，使用克氏针初步固定。用点状钩持骨钳固定较大的骨折碎片并加压。选择一个 7 孔接骨板。在骨折远近端分别用 3 枚和 2 枚 4.0mm 松质骨螺钉固定。近端的第二个螺钉被放置在关节面下面，以防止关节面下沉。透视确认无螺钉侵犯关节面。在测试内固定的稳定性后，拍摄术后 X 线片（图 28-2）。关闭切口，最后使用长臂前后夹板固定。

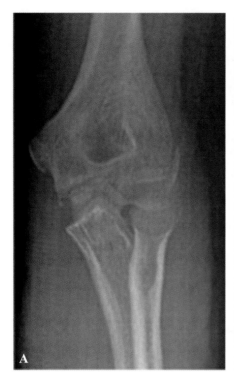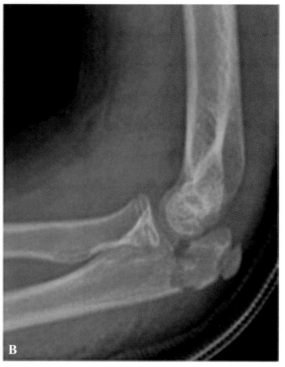

▲ 图 28-1 术前左肘正位（A）和侧位（B）X 线片显示鹰嘴粉碎性骨折伴移位

【术中影像】

见图 28-2。

【技术要点】

在手术过程中，可在上臂放置无菌止血带以充分显露视野。对于更加复杂的骨折模式，在不对手臂进行大幅度的操作时，我们更喜欢使用侧位或俯卧位摄片，以获得更为清晰的造影透视成像。如果关节粉碎或压缩存在，应显露骨折部位，从而使关节面得到解剖复位。应尽量保存关节碎片。使用克氏针以维持初步复位。关节面一旦复位，较大的骨折碎片可以被持骨钳加压。可以事先在骨折部位远端 1～2cm 处钻一个小孔以方便持骨钳固定远端。接骨板的选择包括重建接骨板，1/3 管型接骨板，或为大一点儿童制作的预弯断端解剖接骨板。必要时，可将骨块间的拉力螺钉置于钢板外。长锁定或非锁定位置螺钉应在关节面下方穿过骨折线，以把持住粉碎碎片。在关闭切口前，应使用造影透视检查以确保没有螺钉突破关节面。应尽量关闭接骨板上的筋膜，以减少刺激。在离开手术室之前，确保骨折稳定复位。

【术后影像】

见图 28-3 至图 28-5。

【风险规避】

术中获得高质量的透视对于确保螺钉未进入关节内是非常重要的。因内固定物产生症状在鹰嘴骨折手术后常见。将接骨板侧向放置和接骨板上筋膜缝合关闭是减少上述症状的两种方法。为了避免肘关节僵硬，应在手术后尽快开始适度范围内的被动运动练习。由于肘关节的血液供应良好，很少会出现骨不连。骨不连可翻修切开复位内固定植骨或不植骨手术治疗。

【病例参考】

病例 29 鹰嘴骨折（髓内针）。

病例 27 鹰嘴骨折（张力带技术）。

病例 30 鹰嘴骨折（骨骺成骨不全）。

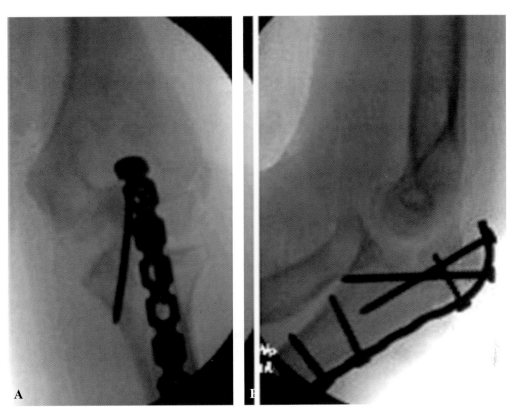

▲ 图 28-2 术中固定完成后的正位（A）和侧位（B）X 线片

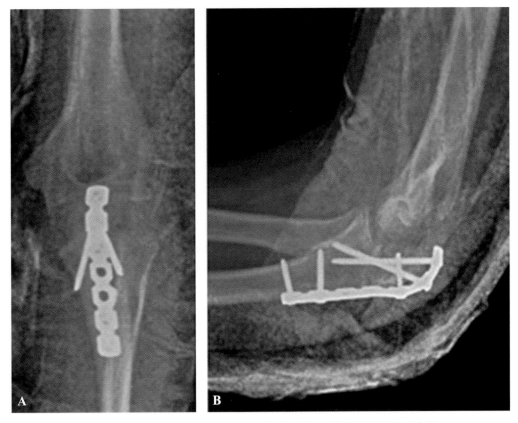

▲ 图 28-3 术后 2 周正位（A）和侧位（B）X 线片显示骨折无移位

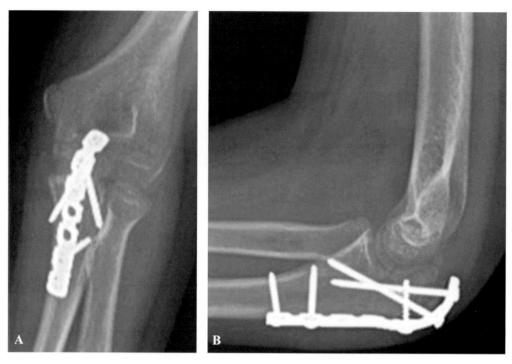

▲ 图 28-4 术后 6 周正位（A）和侧位（B）X 线片显示骨折间隙愈合

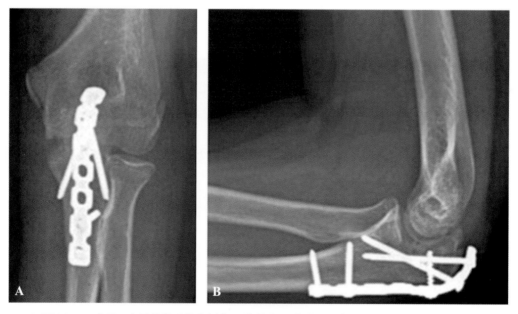

▲ 图 28-5 术后 4 个月的前后位和侧位 X 线片显示鹰嘴骨折愈合，没有症状性硬化的证据

鹰嘴骨折（髓内针）

Olecranon Fracture: Intramedullary Screw

Cort D. Lawton　　Bennet A. Butler　　John J. Grayhack　著

胡子文　孙　军　译

病
例
29

概　要

儿童尺骨鹰嘴骨折很少见。有移位的尺骨鹰嘴骨折大多数与肘关节脱位或不稳定有关，包括开放性骨折，应采取手术治疗。用于鹰嘴骨折的常见技术包括张力带钢丝、髓内针或者接骨板固定。对于简单横形鹰嘴骨折来说，与传统的张力带钢丝技术相比，髓内针固定伴骨折部位张力缝合，可以增加骨块压力，同时减少因内固定物产生的症状。对于担心发生内固定物刺激的患者来说，这是一个很好的选择。

【病史简述】

一名 12 岁男孩，既往有成骨不全症及多次骨折病史，包括先前愈合良好的左尺骨鹰嘴骨折，此次跌倒后出现左肘部疼痛。上次左侧鹰嘴骨折是用张力带钢丝固定，出现内固定物刺激症状。随后，去除了内固定。体检发现为闭合骨折，左上肢神经血管完好。X 线片显示鹰嘴横断型骨折并有关节内移位，无粉碎（图 29-1）。

【术前影像】

见图 29-1。

【术前评估】

移位型尺骨鹰嘴骨折。

【治疗策略】

考虑到移位的程度，患者被带到手术室进行切开复位内固定。手术固定的选择包括张力带、髓内针和接骨板固定（Den Hamer 等，2015）。考虑到患者先前的鹰嘴骨折使用张力带钢丝，并出现因内固定物产生的症状，之后去除了内固定物。因此，我们决定避免使用张力带钢丝。回顾 X 线片，显示了一个简单横行无粉碎型骨折。手术方案是髓内针内固定，补充张力线缝合，以减少因内固定物产生的症状。用髓内针结合张力缝合鹰嘴骨折已被证明与传统的张力带钢丝技术具有同等的结果，其好处是减少了并发症（Ahmed 等，2008）。此外，该结构通过张力带将断裂部位的张应力转化为压应力，并由髓内针提供额外的骨折断端压缩力，从而确保固定强度（Raju 和 Gaddagi，2013）。

【基本原则】

患者取仰卧位，手臂放在胸部上，这是我们

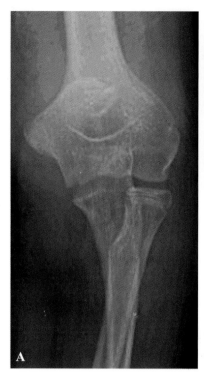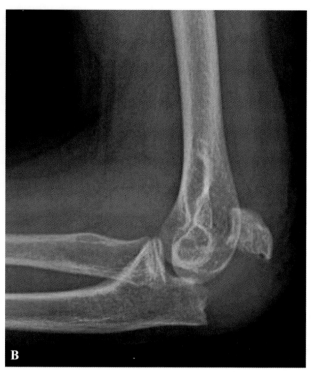

▲ 图 29-1　术前正位（A）和左肘外侧（B）X 线片显示鹰嘴移位的横向骨折，没有粉碎

对简单骨折的首选体位（图 29-1）。取患者先前标准的尺骨近端后侧入路，清理骨折部位坏死组织及血肿。用点状复位钳将骨折复位（图 29-2A），将一根导针从鹰嘴背侧穿过骨折部位，到达尺骨冠突前侧的骨皮质（图 29-2B）。测量针的长度，选择一根 55mm 松质骨螺钉。用 2.7mm 钻头沿导针钻孔，然后对近端骨折块钻孔，移除导针，放上垫圈，将一个 55mm×4.0mm 全螺纹松质骨螺钉旋入。在螺钉最终被固定之前，在骨折线远端 1cm 处钻一个横向钻孔。将纤维缝线穿过钻孔，然后在螺钉的颈部以 8 字形系紧。捆扎好纤维线后，拧紧螺丝，取下复位钳。X 线检查证实骨折部位的复位和稳定性（图 29-3）。

【术中影像】

见图 29-2 和图 29-3。

【技术要点】

在手术过程中，可在上臂放置无菌止血带以充分显露视野。为了防止持骨钳在骨折远端滑动，可以在骨折远端 1～2cm 钻一小孔，以放置持骨钳。值得注意的是，传统张力带钢丝技术中使用缝线与使用钢丝相比，具有更低的负荷水平和更小的骨折压缩力（Parent 等，2008）。使用髓内针技术，压缩骨折块产生螺旋压缩力，联合使用 8 字缝合线，可以提供额外的稳定性，同时避免了内固定物刺激产生的症状（Raju Gaddagi，2013）。在骨骼发育不成熟的患者中，使用垫圈有助于防止螺钉在软骨中松动。

【术后影像】

见图 29-4 和图 29-5。

【风险规避】

因内固定物产生的症状是鹰嘴骨折固定后常见的并发症，部分原因由尺骨近端的皮下组织性质所决定。相对于其他技术来说，使用髓内针补充 8 字缝合可以减少因内固定物产生的症状。重要的是，要事先了解尺骨近端的解剖结构，并在

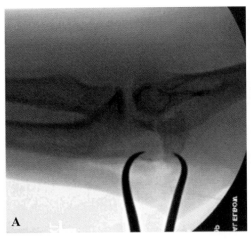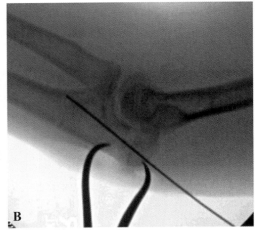

▲ 图 29-2 术中用点状复位钳（A）和导针（B）将骨折复位后的侧位 X 线片

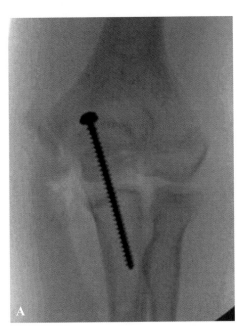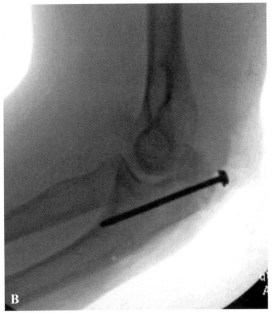

▲ 图 29-3 术中固定完成后的正位（A）和侧位（B）X 线片

钻孔前确认导针的适当放置。这将有助于防止螺钉调整方向而导致复位丢失。术后应尽快开始被动活动锻炼，以避免肘关节僵硬。术中测试该内固定的稳定性，可以防止复位丢失及固定不稳定造成的畸形愈合或不愈合。

【病例参考】

笔者心得与经验

这一病例说明可以用一个 4.0mm 螺钉和垫圈固定，再加上一个张力带。对于简单骨折，骨折加压通常可以通过一枚螺钉来实现。根据患者的大小和髓内管径，螺钉大小可达 7.0mm。如果半螺纹加压螺钉在髓腔中没有获得良好的把持力，可以使用张力带来加强。另一种选择是更换成一枚较小的皮质螺钉，并稍微改变钉道方向，穿过骨折远端内侧或者外侧固定。

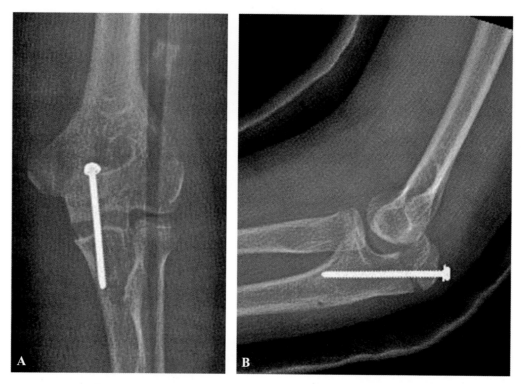

▲ 图 29-4　一周术后正位（A）和侧位（B）X 线片显示骨折复位无丢失

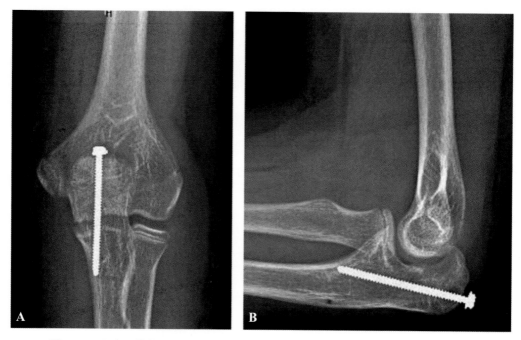

▲ 图 29-5　两个月的术后正位（A）和侧位（B）X 线片显示骨折愈合良好，内固定牢靠

鹰嘴骨折（骨骺成骨不全）

Olecranon Fractures: Apophysis Osteogenesis Imperfecta

Bennet A. Butler　Cort D. Lawton　John J. Grayhack　著

胡子文　孙　军　译

概 要

骨骺成骨不全是一种以形成 I 型胶原蛋白的基因（*COL1A1* 和 *COL1A2*）突变为特征的骨骼脆性改变疾病。鹰嘴骨折在成骨不全中尤为常见。尤其是鹰嘴的骨骺撕脱性骨折，本质上被认为是在病理状态下发生。由于成骨不全的儿童往往表现出正常的骨骼创伤愈合能力，所以采取的治疗手段与正常儿童基本无异。移位型骨折通常需要用张力带钢丝、髓内针或接骨板进行手术干预。使用改良的张力带技术，即利用经皮轴向克氏针和缝合线张力带，避免了因内固定物产生症状而再次手术。术后，成骨不全患者应转入遗传病学和（或）骨骼发育不良诊所进行长期治疗。其中一些患者受益于双膦酸盐的治疗，已被证实可以减少慢性骨痛和降低再骨折风险。

【病史简述】

一名 12 岁男孩，既往有成骨不全病史，有多处骨折病史，包括已经愈合良好的右鹰嘴骨折。患者同时患有主动脉瓣狭窄。本次跌倒后出现右肘部疼痛就诊。既往的右鹰嘴骨折采用张力带钢丝固定，并伴有内固定物刺激症状。随后取出内固定物。查体见为闭合性骨折，神经血管无损伤。右肘部的 X 线片显示鹰嘴撕脱性骨折伴移位，无粉碎（图 30-1）。心内科会诊后决定手术治疗。

【术前影像】

见图 30-1。

【术前评估】

1. 尺骨鹰嘴撕脱骨折伴移位。

2. 成骨不全。

3. 主动脉瓣狭窄。

【治疗策略】

考虑其移位程度，患者需进行手术干预。撕脱型鹰嘴骨折手术固定的选择包括张力带和髓内针固定（DenHamer 等，2015）。目前广泛认为张力带是简单横形鹰嘴骨折的主要治疗选择（Karlsson 等，2002）。他之前的鹰嘴骨折由于出现内固定物症状需要去除内固定物。我们计划用一个改良的张力带结构与可移动的经皮轴向克氏

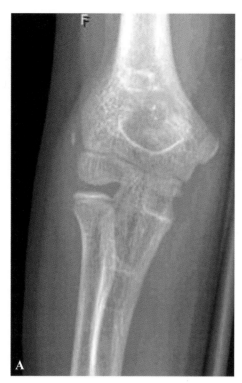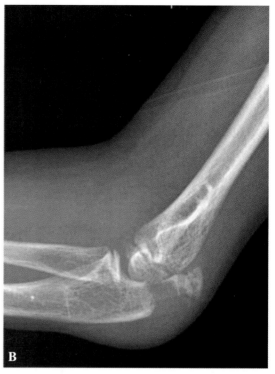

▲ 图 30-1　术前正位（A）和右肘外侧位（B）X 线片显示鹰嘴移位撕脱性骨折，没有粉碎的迹象

针和缝合线张力带，以避免传统张力带钢丝技术常见的并发症而再次手术。

【基本原则】

患者取仰卧位，手臂放在前胸上，这是简单骨折类型的首选体位（图 30-1）。从患者尺骨近端后方的原切口进入，清除骨折部位软组织及血肿。用点状复位钳维持骨折复位。在骨折远端取一条横骨隧道，一条纤维缝合线穿过。2 枚经皮克氏针分别从鹰嘴后侧，在关节面下方，平行进入尺骨干。然后，纤维缝合线构建一个 8 字张力带结构。在测试骨折稳定后摄 X 线片（图 30-2），关闭切口，长臂石膏固定。4 周后门诊复查移除克氏针，并用带铰链肘部支具再固定 2 周。

【术中影像】

见图 30-2。

【技术要点】

无菌止血带可使手术过程中清晰显露术野。

骨折远端 1～2cm 处可以预先钻孔，以放置点状钩持骨钳，防止它在固定过程中滑动。离开手术室前确认骨折稳定性。传统的张力带技术作为儿童鹰嘴横行骨折的主要治疗手段被广泛接受（Karlsson 等，2002）。这种技术的一个常见并发症是因内固定物产生的症状（DenHamer 等，2015）。改良的张力带技术是指可移动经皮轴向克氏针和缝合线张力带固定，其好处是避免了因内固定物产生症状而再次手术（Gortzak 等，2006）。然而，缝合张力带已被证明具有较低的负荷力，并导致骨折部位压缩力较小（Parent 等，2008）。因此，我们建议术后石膏固定一段时间，再换用肘部带铰链支具固定，以增加对张力带结构的保护。

【术后影像】

见图 30-3 至图 30-5。

【风险规避】

因内固定物产生的症状可能是传统张力带钢

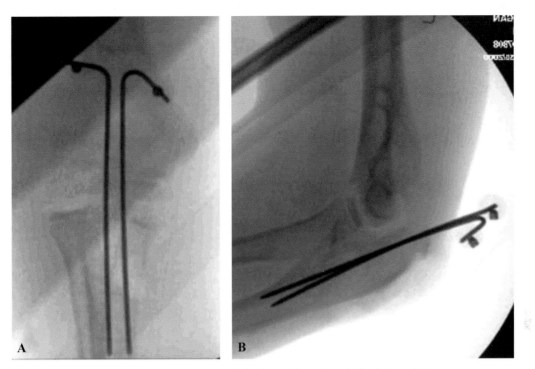

▲ 图 30-2　术中张力带固定完成后正位（A）和侧位（B）X 线片

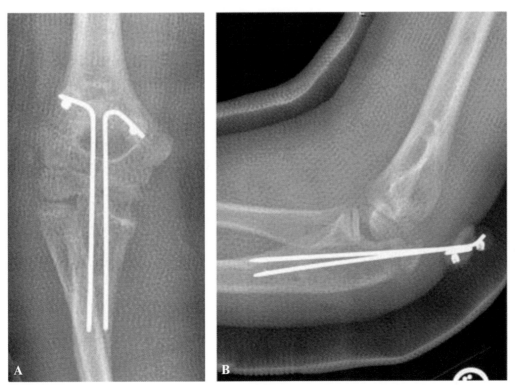

▲ 图 30-3　术后 1 周正位（A）和侧位（B）X 线片显示骨折复位无丢失

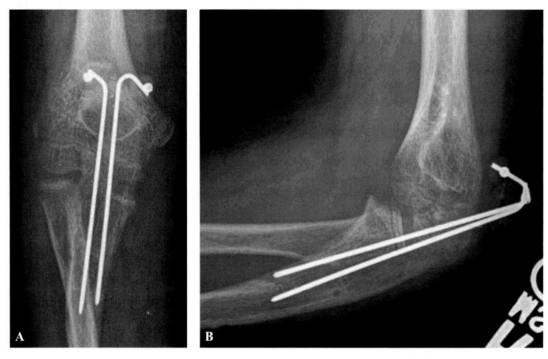

▲ 图 30-4　术后 1 个月的正位（A）和侧位（B）X 线片显示骨折部位基本愈合

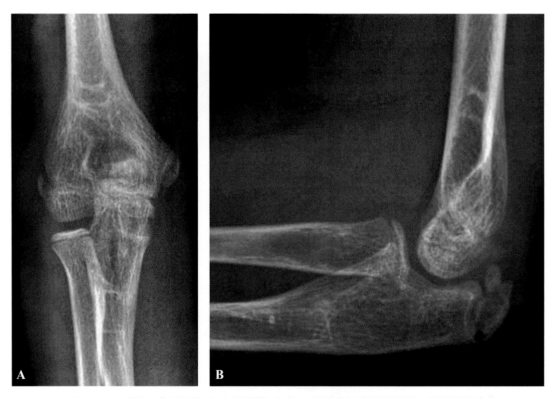

▲ 图 30-5　术后 4 个月正位（A）和侧位（B）X 线片显示克氏针取出，骨折已经愈合

丝技术的常见并发症；然而，本病例使用的技术可避免发生上述症状而再次手术。为避免术后肘关节僵硬，应尽快开始被动运动练习。为了防止再移位和延迟愈合或不愈合，手术完成后需检验骨折稳定性。成骨不全患者出现骨折应转入到遗传学和（或）骨骼发育不良诊所治疗。双膦酸盐

药物已被证明可以减少慢性骨骼疼痛和降低再骨折风险。

【病例参考】

病例 29　鹰嘴骨折（髓内针）

病例 28　鹰嘴骨折（接骨板固定）。

病例 27　鹰嘴骨折（张力带技术）。

Ⅰ型孟氏骨折

Type I Monteggia Fractures

Tyler J. Stavinoha　著

胡子文　孙　军　译

概　要

Ⅰ型孟氏骨折在儿童最常见，定义为尺骨近端骨折合并桡骨头前脱位 [Bae, J Pediatr Orthop, 36: S67–S70, 2016; Bado, Clin Orthop Relat Res, 50(1): 71-86, 1967]，但在临床上对待这种损伤须谨慎，以防止漏诊（Monteggia, Instituzioni chirurgiches, 5:131-133, 1814）。对于骨骼发育未成熟的肘关节，骨化不完全且不规则，从而限制了 X 线片的准确判读。并且对于哪些骨折类型需要手术仍存在一些争议。手术方式的选择包括弹性髓内针内固定（ESIN）或尺骨切开复位内固定，之后再行肱桡关节复位。对于严重的类型，须另行肱桡关节切开复位。

【病史简述】

一名 8 岁儿童，从杠杆上跌落，前臂伸直位落地致右肘关节损伤。于外院就诊后，夹板固定，并转诊至我院三级诊疗中心进一步治疗。

患者系 Ⅰ 型开放性损伤，前臂掌侧有 5mm 伤口，远端肢体的神经血管完好，可触及桡动脉和尺动脉搏动，指尖灌注良好。查体示骨间前神经（AIN）、骨间背神经（PIN）、正中神经和尺神经支配的肌肉组织运动功能完好。早期发现正中神经分布的区域感觉减弱，但尺桡神经感觉正常。

肘关节和前臂 X 线片显示为 Ⅰ 型孟氏骨折脱位，尺骨短斜行骨折移位。前臂和肱骨无骨折。

患者到院后，接受破伤风疫苗和第一代头孢菌素治疗。用无菌生理盐水彻底冲洗掌侧伤口。

急诊在氯胺酮镇静下行闭合复位。进行了一次复位后，X 线片显示桡骨头残余前半脱位，肱桡关系不一致。前臂屈曲小于 90° 位夹板固定，可以改善肱桡关系。与患者父母讨论并建议手术治疗，留观一晚以监测骨筋膜室和神经血管状况。

【术前影像】

见图 31-1。

【术前评估】

1. 右肘关节 Ⅰ 型孟氏骨折。

2. Ⅰ 型开放骨折。

3. 正中神经损伤。

【治疗策略】

虽然孟氏骨折罕见，占小儿前臂损伤的

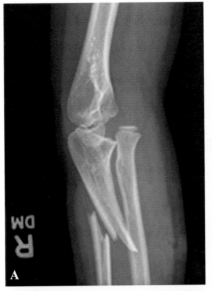
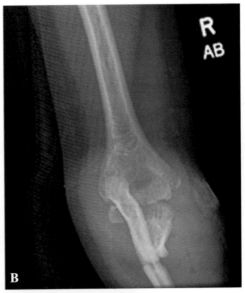
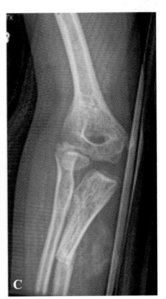
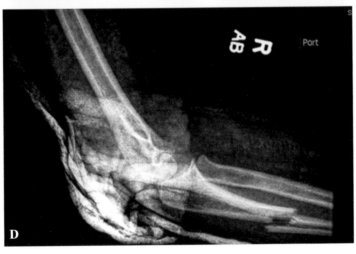

◀ 图 31-1　早期 X 线片（**A** 至 **C**）显示 Ⅰ 型孟氏骨折，桡骨头前脱位，夹板复位后 X 线片（**D**）显示肱桡关节残余前半脱位

1%～2%，但为了防止漏诊或误诊，临床上需对其保持高度警惕。评估肱桡关节脱位的影像学参数，可以指导评估术中复位的效果，以及密切随访的影像。主要目的是确保肱桡关节复位，以维持肘关节稳定（Bae，2016；Bado，1967；Monteggia，1814）。骨科医生应该养成习惯，每次查看儿童的肘部或前臂 X 线片时，都要画出"肱桡线"，以避免遗漏孟氏骨折。

尤其在侧位片上，必须对肱桡线（RCL）进行评估，显示其是否穿过肱骨小头骨化中心。正位 X 线片评估不太可靠，因为它通常与肱骨小头骨化中心相交于外侧，有证据表明 RCL 最常位于外侧 1/3（Souder 等，2017；Ramirez 等，

2014；Kunkel 等，2011），对于年龄小的患儿，可能完全不穿过肱骨小头骨化中心（Ramirez 等，2014；Silberstein 等，1979）。例如在桡骨头相对于肱骨小头向前移位的 Bado Ⅰ 型孟氏骨折病例中（Bado，1967），冠状位通常难以评估移位。

必须仔细评估尺骨的移位、变形和骨折稳定性，所有这些都可以指导初步治疗方案。无移位和青枝骨折采用闭合复位石膏固定常取得良好的临床疗效。稳定、移位的骨折，如横行、短斜行骨折，可行 ESIN，而长斜行、粉碎性骨折可行切开复位接骨板固定。Ring 和 Waters（1996）根据 Letts 介绍的尺骨骨折的分类，介绍了这种基于尺骨的治疗方案（Letts 等，1985）。Ramski 等

（2015）在 112 例患者的多中心系列中评价了该治疗方案。他们发现，采用同等或更严格的手术标准，失败率为 0%，相比侵入性更小的治疗患者中，复位丢失率为 19%。另外，Foran 等（2017）回顾性分析了 94 例患者，所有患者最初均在急诊科接受镇静下闭合复位。他们发现成功率为 85%，长度稳定（成功率 75%）和长度不稳定（成功率 79%）之间未见差异。他们强调需要在 3 周内每周密切随访，以识别再移位，并确定尺骨成角大于 36.5° 是手术指征。在队列研究中，有 16 例（17%）接受了手术干预，但他们断定，如果严格遵循基于尺骨的手术指征，将使接受手术的患者增加 46 例以上。这与采用闭合复位而再脱位率约为 20% 的历史文献相比有所改善(Dormans 和 Rang，1990；Fowles 等，1983)。

Ⅰ 型骨折闭合复位可采用改良的复位手法：纵向牵引、旋后、肘关节过屈和直接加压桡骨头。石膏塑形需要注意在侧位片上观察到的尺骨弓状畸形，这表明存在细微的变形。Ⅰ 型孟氏骨折的塑形原则包括注意对抗尺骨向前弯曲畸形。建议在闭合复位后每周进行影像学评估，持续 3 周，以确定早期移位（Foran 等，2017）。

当需要手术固定时，首先进行尺骨固定，因为尺骨长度的恢复通常会促使肱桡关节复位（Ho 和 Turner，2019）。原则是闭合复位应该能够使肱桡关节复位，如果桡骨头能够闭合复位，尺骨固定应保持此复位状态。因此，在手术室中，应首先尝试对桡骨头脱位进行闭合复位。如果桡骨头无法复位闭合，则需要使用 Kocher 入路或 Kaplan 入路对肱桡关节进行切开复位。如果桡骨头是可复位的，那么弹性稳定髓内针固定术可通过很小的切口，就能使大多数非粉碎性尺骨骨折稳定复位。原则上选择适当的开口部位和合适尺寸的髓内针，既能通过骨髓腔又能维持复位的稳定性。另外，如果尺骨为粉碎性骨折或需要矫

正的尺骨弯曲，可能需要切开复位和接骨板内固定，以确保其稳定性。在罕见情况下，新鲜孟氏骨折需要经关节穿针固定肱桡关节。在这些病例中，作者建议将 2mm 克氏针从肱骨小头后侧经复位关节插入桡骨骨骺。

【基本原则】

1. 临床高度谨慎，防止漏诊，据报道漏诊率高达 1/3。

2. 闭合复位成功后，术后早期影像学监测至少 3 周。

3. 对于长度不稳定的尺骨骨折，或有明显弯曲且无法闭合复位者，考虑使用内固定。

4. 建立尺骨长度和对位，主要是为了防止肱桡关节错位。

5. 必要时可行小切口辅助复位，以促进髓内针通过，防止多次尝试造成周围软组织损伤。

6. 严重病例的肱桡关节可能需要切开复位，通常使用改良 Kocher 入路或 Kaplan 入路。在持续性不稳定的严重病例中，可以考虑使用肱桡关节穿针固定。

7. 手术干预的主要目的是通过骨愈合恢复桡骨小头关节的稳定性，以促进关节活动。为了使肱桡关节的韧带和关节囊愈合，手术固定后肘关节通常制动 4 周。

【术中影像】

见图 31-2。

【技术要点】

1. Ⅰ 型孟氏骨折复位手法，纵向牵引、旋后、肘关节过屈，同时按压移位的桡骨头。急诊下清醒镇静行闭合复位。

2. 每周行 X 线检查，密切监测桡骨与肱骨小头的对位情况。

3. 恢复尺骨长度和对线，以促进肱桡关节的

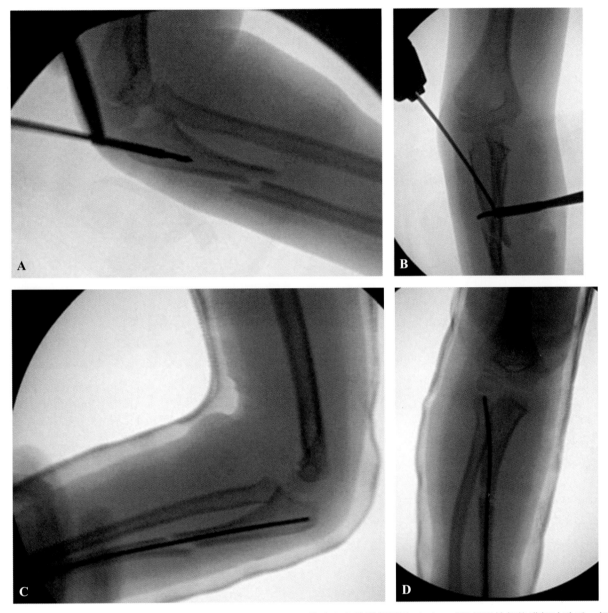

▲ 图 31-2 术中摄片显示了在鹰嘴的近端后外侧用 3.2mm 钻头和套筒进行开孔（A）。对骨折开放部位进行冲洗后，行微创切开复位（B）。术后 X 线片（C 和 D）显示使用 2.5mm 尺骨髓内针维持肱桡关系稳定

稳定。

4. 限制盲目穿针，因为对周围组织的医源性创伤可能增加筋膜间隔综合征的可能性。

5. 尺骨鹰嘴顶端的起点有助于更直接地进入尺骨髓腔。在该技术中，我们常规切除弹性髓内针的弯曲头端，以顺利通过髓腔，并可使用较大直径的髓内针。内固定物尾部突出可能会激惹周围软组织产生症状而被提前取出。

6. 为抵消尺骨的变形力，可预先向后弯曲内固定的髓内针和接骨板。

7. 在软组织嵌入妨碍充分复位的严重病例中，肱桡关节可以通过肘肌和尺侧腕伸肌（ECU）（Kocher 切口）之间的间隔或通过分离指总伸肌肌纤维（Kaplan 切口）打开。

【术后影像】

见图 31-3。

【风险规避】

1. 需高度谨慎，防止漏诊。

2. 当需要软组织广泛剥离复位时，密切监测筋膜室压力，考虑预防性前臂筋膜切开术。

3. 在进行闭合复位时，保持体位，仔细塑形，以抵消尺骨变形或移位。

4. ESIN 可以最大限度地减少了软组织剥离，可在骨折完全愈合后取出，以避免长期保留内固定物。

5. ESIN 进针点可用开口锥或钻头打开。轻微斜行或摇摆钻孔有助于髓内针通过。

6. 为防止因内固定物产生刺激症状，可以将 ESIN 剪短埋至皮肤深处。

7. 在确保髓内针能通过髓内间隙同时，尽量使用大直径的髓内针以保持硬度。

【病例参考】

病例 32　Ⅲ型孟氏骨折。

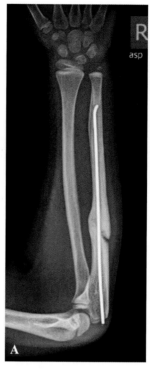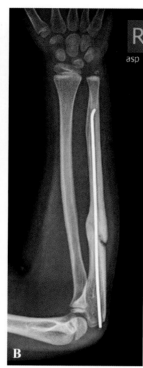

▲ 图 31-3　术后 4 个月 X 线片显示尺骨连续性骨痂形成及肱桡关系正常。患者在本次随访中，肘部屈曲，旋前正常，旋后轻微受限。前臂旋转能力将在移除石膏后的 6～12 个月恢复正常

Ⅲ型孟氏骨折

Type III Monteggia Fractures

Tyler J. Stavinoha 著

胡子文 孙 军 译

概 要

Ⅲ型孟氏骨折是指尺骨近端骨折伴桡骨头向外侧脱位 [Bado(1967) Clin Orthop Relat Res 50(1):71–86; Monteggia (1814) Instituzioni chirurgiches 5: 131-133]。在儿童中，此为第二常见的孟氏骨折类型，临床上需要高度谨慎以防止漏诊 [Bae(2016) J Pediatr Orthop.36: S67-S70]。对于骨骼发育未成熟的肘关节，骨化不完全且不规则，从而限制了 X 线片的准确判读。闭合复位操作可能因维持复位困难而变得复杂。手术方式的选择包括弹性髓内针内固定（ESIN）或尺骨切开复位内固定，之后再行肱桡关节复位。对于严重的类型，须另行肱桡关节切开复位。

【病史简述】

一名 7 岁男童，从 10 英尺（约 3.05m）高操场滑梯上跌落后，左肘部着地。出现左肘部局灶性疼痛和肿胀。损伤 X 线片见图 32-1。查体整个左上肢感觉和远端运动功能完好，桡动脉搏动可触及。在急诊室，患者在氯胺酮清醒镇静下行闭合复位。患者于第 2 周复查 X 线发现桡骨头外侧半脱位，拍摄对侧手臂 X 线片进行比较，并使用 C 形臂透视并评估患肢不同斜位片。确定有肱桡关节半脱位后，建议手术治疗。

【术前影像】

见图 32-1。

【术前评估】

1. 左肘关节Ⅲ型孟氏骨折。

2. 伴有尺骨中段弓形征及残余畸形。

【治疗策略】

Ⅲ型孟氏骨折是第二常见的孟氏骨折脱位（Bae，2016），定义为尺骨近端骨折伴肱桡关节发生外侧脱位。由于骨骼发育不成熟的肘关节的影像学模糊，增加了诊断难度。当肱桡线（RCL）（穿过桡骨颈的线）在所有肘关节屈曲角度下均未平分肱骨小头骨化中心时，通常提示桡骨头半脱位。Smith（1947）于 1947 年首次确定了该参数，他根据肘关节 X 线片对其进行了描述。Ⅰ型和Ⅱ型孟氏骨折显示出这种脱位，分别伴有前方和后方脱位。相反，RCL 尚未在正位片上生效，事实上，经过观察，RCL 最常通过肱骨小头骨化中心的外侧 1/3，这表明随着骨骼成熟，骨化呈偏心模式（Souder 等，2017；Ramirez 等，2014；

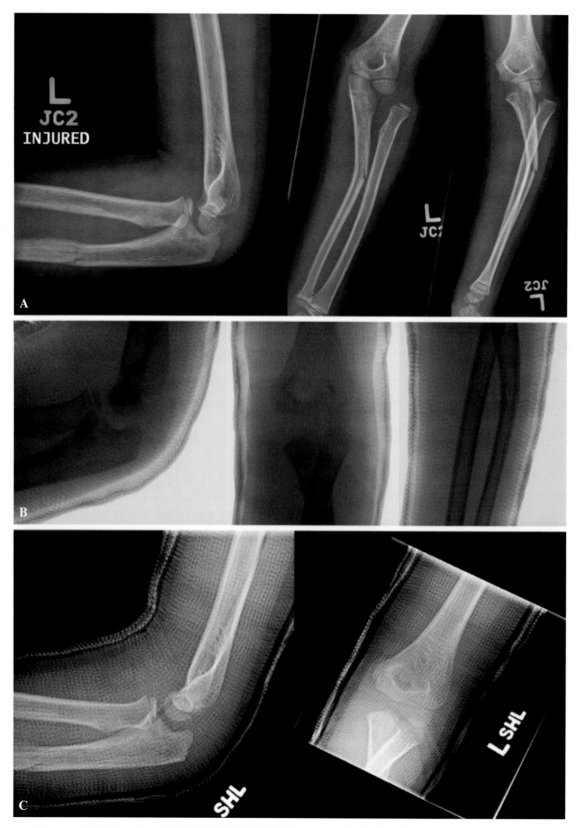

▲ 图 32-1 伤后摄片（**A**）展示了尺骨近端骨折及外侧成角，尺骨内侧皮质的凹面变形不完全断裂。侧位片显示了桡骨头向前轻微半脱位，而在正位片上显示了肱桡关节完全向外侧脱位。复位后摄片（**B**）显示侧位片上肱桡关节复位完好，正位片上显示尺骨成角更加严重并伴有桡骨头外侧脱位。**1** 周后随访摄片（**C**）显示桡骨头向外侧半脱位（桡骨颈近端外侧线位于肱骨小头骨化核的外侧）

Kunkel 等，2011；Silbersteinetal，1979）。

Souder 等（2017）尝试通过定位未受伤肘关节 X 线片和 MRI 中的肱桡线，确认肘关节正位片肱桡线，并与一系列 Ⅲ 型孟氏骨折进行比较。他们提出了肱骨外侧线（LHL），定义为沿肱骨干外髁的线，平行于肱骨干。在正常肘关节的正位 X 线片上，桡骨颈外侧仍在肱骨外侧线的内侧，而在已确诊的 Ⅲ 型孟氏骨折中，桡骨颈越过了这条线。本研究的局限性包括仅 3 例 Ⅲ 型孟氏骨折的比较样本和全肘关节伸展时前后位 X 线片的具体评价。在肘关节屈曲或斜位的 X 线片上，可能进一步掩盖对肱桡关节半脱位或脱位的认识。如在该病例中所见，在诊所中使用有限的实时 X 线透视进行关节动态评估，但这可能不会在所有临床研究机构中均可用。在任何情况下，临床应对其高度很谨慎，因为孟氏骨折漏诊率高达 50%（Silberstein 等，1979）。

诊断时，Ⅲ 型孟氏骨折的治疗方法遵循 Ⅰ 型和 Ⅱ 型的相似原则。无移位和青枝骨折采用闭合复位石膏固定的临床疗效显著。稳定、移位的骨折，如横行、短斜行骨折，可行 ESIN，而长斜行、粉碎性骨折可行切开复位接骨板固定。有关孟氏骨折尺侧治疗方法的进一步讨论，请参见"病例 31　Ⅰ 型孟氏骨折"（Bae 和 Waters，2005；Ramski 等，2015；Ring 和 Waters，1996）。

闭合复位需要熟练的复位和石膏技术。尺骨移位、变形和长度的恢复可有助于肱桡关节的复位。而Ⅰ型孟氏骨折经典复位手法为腕关节旋后屈肘，Ⅱ型、Ⅲ 型孟氏骨折采用伸肘位可能达到更好的复位效果。可添加拇指外展位石膏可防止石膏移位（Foran 等 2017）．复位手法抵消了尺骨向外成角畸形，通常直接对桡骨头加压。术后每周随访行 X 线片检查，持续 3 周，在这期间约 20% 会发生早期移位（Bae，2016；Ramski 等，

2015；Ho 和 Turner，2019）。

在这种情况下，我们会在手术室中对桡骨头进行闭合复位，使用弹性髓内针（ESIN）对尺骨畸形进行矫正。使用鹰嘴尖端起点的尺骨髓腔直线轨迹。切除 ESIN 的远端弯头，能使更大直径的髓内针穿过髓腔狭窄部位，针尾弯曲埋入皮下，以避免内固定物刺激。我们的做法是将不可吸收编织缝线系在弯曲的近端髓内针上，并留在真皮下，这将有助于在取出内固定过程中识别髓内针，同时尽可能减少软组织剥离。如果桡骨头是可复位的，那么弹性稳定髓内针内固定术可提供最小的显露，以维持大多数非粉碎性尺骨骨折的复位。

当桡骨头不能闭合复位时，必须采用肱桡关节切开复位，可行外侧 Kocher 入路或 Kaplan 入路。在这些方法中，重要的是前臂旋前，从而使骨间后神经（PIN）远离桡骨颈（Lawton 等，2007）。更重要的是要注意，Ⅲ 型孟氏骨折中桡骨头的侧向移位和由此导致的软组织肿胀可能会进一步扭曲该手术解剖结构。在严重脱位且不能闭合复位的Ⅲ型损伤中，发现桡骨头穿过外侧关节囊形成纽孔的病例并不少见。在这些病例中，应扩大关节囊裂缝以观察肱骨小头并识别环状韧带。在环状韧带未撕裂的情况下，神经钩有助于找到韧带的中央孔，并将其拉回桡骨头上方。如已撕裂，可用缝线标记两端并拉开，使桡骨头与肱骨小头达到解剖对位，然后将两端缝合在桡骨颈周围。

【基本原则】

1.临床上高度谨慎防止漏诊，据报道漏诊率高达 1/3。

2.肱桡关节的评估可能受到肱骨小头偏心性骨化的限制。在肘关节的正位片上，肱桡线（RCL）最常与肱骨小头骨化的外侧 1/3 相交，也

可能完全不相交。桡骨颈越过肱骨外侧线（LHL）可能是肱桡关节半脱位或脱位的证据。

3. 建议在闭合复位成功后的 3 周时间里，每周进行影像学监测。

4. 对于长度不稳定的尺骨骨折，或有明显弯曲且无法闭合复位者，考虑使用内固定。

5. 先恢复尺骨的长度和对位，以防止不必要的肱桡关节偏心对位。

6. 严重病例的肱桡关节可能需要切开复位，通常使用改良 Kocher 入路或 Kaplan 入路。建议在入路过程中前臂旋前，以牵开桡骨颈旁走行的骨间背神经（PIN）。

7. 手术的主要目的是通过恢复肱桡骨关节的稳定性和骨愈合，以促进关节活动。为了使肱桡关节的韧带和关节囊愈合，手术固定后肘关节通常制动 4 周。

【术中影像】

见图 32-2。

【技术要点】

1. 在这种情况下，有两种措施可以让较大直径髓内钉通过尺骨髓腔。首先，通过鹰嘴尖端入路，使髓内针通路更直。其次，剪除针头弯曲部位，使更大直径的髓内针通过髓腔。

2. 弯曲弹性髓内针尾部，以减少内固定物激惹。

3. 将一根不可吸收编织缝线系在钩状尖端上，线头留在皮下，以便于后期（通常在受伤后 4～6 个月，影像学检查发现尺骨完全愈合）按计划取出内固定时定位尖端。

4. 髓内针可以塑形或弯曲，以抵消尺骨的变形力。

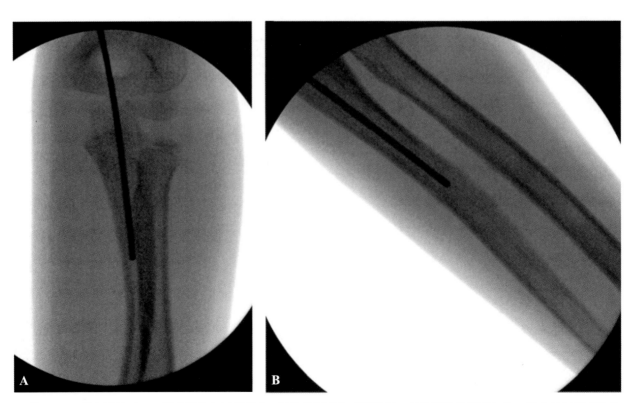

▲ 图 32-2 术中透视显示了髓内针进入尺骨髓腔，尺骨外侧成角畸形被纠正且肱桡关节得到复位，髓内针尾端成钩状以限制内固定物刺激

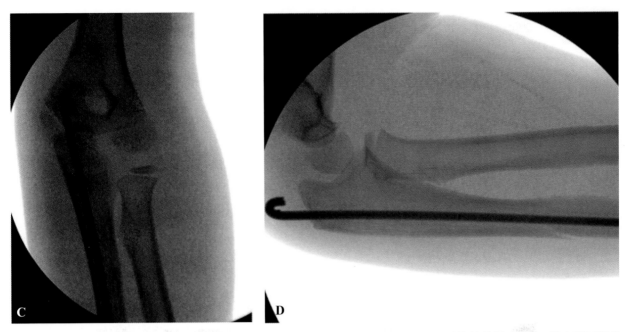

▲ 图 32-2（续）　术中透视显示了髓内针进入尺骨髓腔，尺骨外侧成角畸形被纠正且肱桡关节得到复位，髓内针尾端成钩状以限制内固定物刺激

【术后影像学资料】

见图 32-3。

【风险规避】

1. 临床上高度谨慎以防止漏诊，据报道漏诊率高达 1/3。

2. 闭合复位成功后，术后早期影像学监测至少 3 周。

3. 在进行 ESIN 时，我们建议使用更大号的髓内针对尺骨畸形提供更强的对抗，并维持复位的稳定。

4. 当肱桡关节通过 Kocher 入路或 Kaplan 手术入路时，建议前臂旋前以帮助保护穿过桡骨颈的骨间背神经（PIN）。

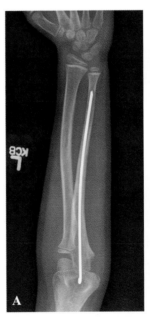
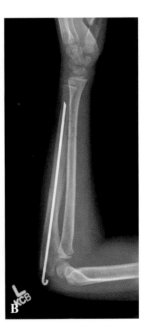

▲ 图 32-3　术后 3 个月显示前臂的正侧位 X 线片，尺骨完全愈合且肱桡关节保持复位

桡骨颈骨折及其分类

Radial Neck Fractures: Introduction and Classification

Theddy Slongo　著

周志林　译

概　要

◆ 发生在儿童桡骨近端周围的骨折主要为桡骨颈骨折，与 AO 儿科分类 [Slongo et al, J Pediatr Orthop 26:43–49, 2006, AO Pediatric comprehensive classifification of long bone fractures (PCCF). AO Publishing, Davos, 2007] 的 21r–M 型和 21r–E 型骨折类似。真正的桡骨头骨折是罕见的，在本例中并没有提出。治疗这种骨折的绝对金标准是闭合复位加 ESIN（弹性髓内针）内固定（Dietz 等，2006）。为避免骨缺血坏死（AVN）、固定物松动、关节僵硬及尺桡骨融合导致的功能不良等问题，应避免切开复位内固定。

◆ 另一方面，由于 ESIN 技术预后良好及易于使用，其手术治疗的适应征也更加广泛。

◆ 在图 3–4 和图 33–5 中，根据骨折类型，我们有一篇关于具体手术指征和治疗方式的综述。

【损伤机制】

再现这种骨折的损伤机制很困难；在许多教科书中，我们可以看到精美的受伤机制示意图。众所周知，桡骨头原则上受到肱骨和尺骨之间稳定关系的保护。因此，在大多数情况下，主要存在 2 种损伤机制，我们统称为"屈曲型"骨折，即桡骨头相对于桡骨干处于屈曲状态。

1. 肘关节伸展时外翻应力高；这会导致干骺端压缩或骨折，或多或少的伴有桡骨头的成角/脱位。

2. 有或无外翻应力的轴向肘关节脱位。

【术前影像】

桡骨颈骨折最大的问题是需要如何获得良好的清晰的正侧位 X 线片（图 33–1）。我们看到的大部分伤后 X 线片处于斜位，这会导致误诊或者错误分类。因此，与放射科医生沟通以获得高质量的 X 线片显得极为重要（图 33–2）。一种选择是使用图像增强（图 33–3）。

【分类与术前评估】

1. 根据分类与术前评估得出的保守治疗指征见图 33–4 和图 33–5。

术前评估如下。

(1) 根据骨折模式及形态分析决定治疗方式。

(2) 有保守治疗的器材吗？

(3) 家长和孩子是否抱怨？

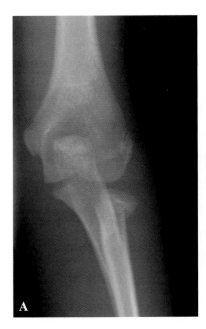
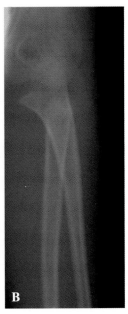

◀ 图 33-1　非标准的斜位 X 线片

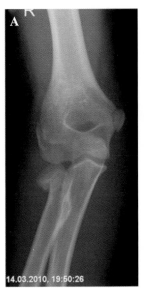
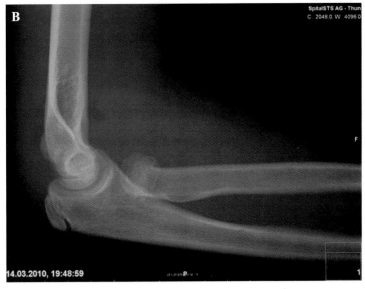

▲ 图 33-2　标准的正侧位 X 线片

(4) 后续诊疗计划是否已制订？

2. 闭合复位内固定手术指征及术前评估

见图 33-7 和图 33-8。

术前评估如下。

(1) 确切的骨折模式及形态分析是决策的前提。

(2) 选择什么样的固定方式？

(3) 如果计划行 ESIN：我是否有这方面技术？

(4) 是否有术后治疗规划？

(5) 为家长提供所有相关信息。

【治疗策略】

根据骨折的类型，如图 33-4 和图 33-5、图 33-7 和图 33-8 所示，我们有一个清楚的流程为正确的治疗"决策"。我们的手头资料表明，过去 20 年来，针对图 33-7 和图 33-8 骨折类型的，弹性髓内针技术治疗已经被全世界所有的儿科创伤组织所

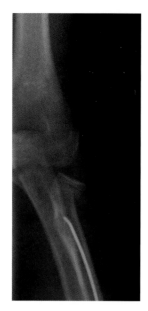

▲ 图 33-3　图像增强下的最佳投影

接受和推广。

图 33-4 和图 33-5 所示的所有骨折不需要复位；只需要固定。

【基本原则】

1. 保守治疗

使用石膏的知识和技能：正确使用传统石膏或者玻璃纤维石膏。

2. 手术治疗

使用 ESIN 技术进行闭合复位的知识和技能。在伸直型桡骨颈骨折的微创手术中联合 ESIN 技术。

【术中影像】

对于 ESIN 技术的闭合性操作，应使用图像

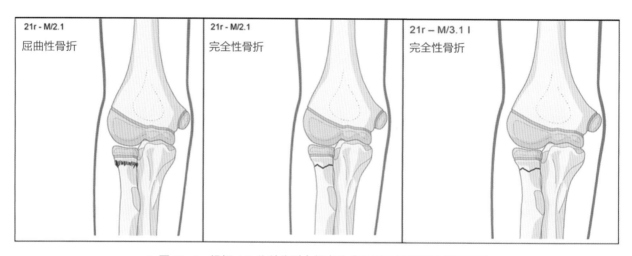

▲ 图 33-4　根据 AO 儿科分型中保守治疗类型的干骺端骨折示意图

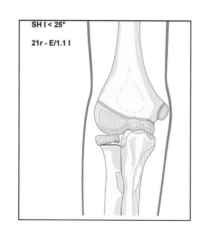

▲ 图 33-5　根据 AO 儿科分型中保守治疗类型的干骺端骨折示意图

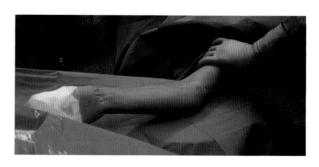

▲ 图 33-6　带激光的透视机（皮肤上的红线）有助于骨折端的定位，并减少辐射（剂量和时间）

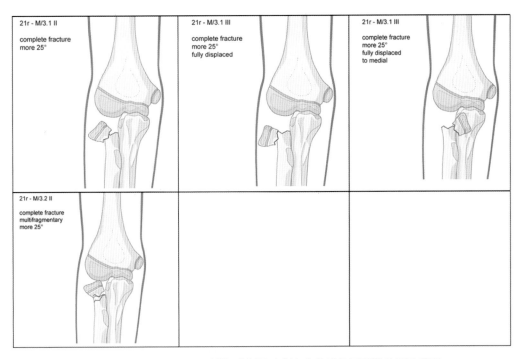

▲ 图 33-7　根据 AO 儿科分型中需手术治疗类型的干骺端骨折示意图

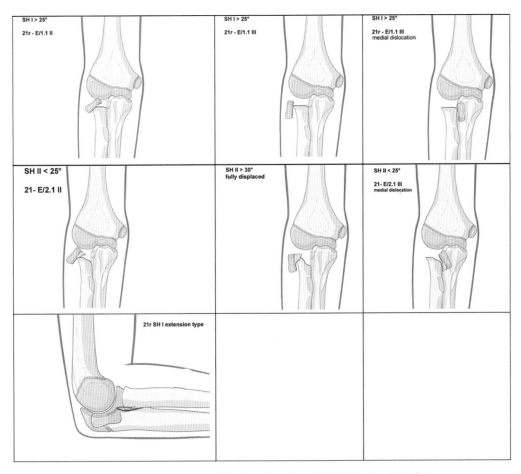

▲ 图 33-8　根据 AO 儿科分型中需手术治疗类型的骺板骨折示意图

增强（图 33-6 ）。

【技术要点】

采用 ESIN 方法的闭合复位，因内固定稳定、可行早期功能锻炼和术后无须石膏固定，而有很大的机会获得最佳预后。

【术后影像】

见图 33-9 和图 33-10。

【病例参考】

病例 37　桡骨颈骨折（ESIN 手术治疗和"Joy-Stick"技术）。

病例 34　桡骨颈骨折（保守治疗）。

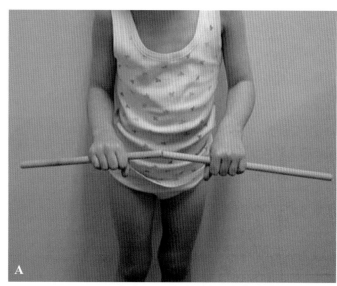
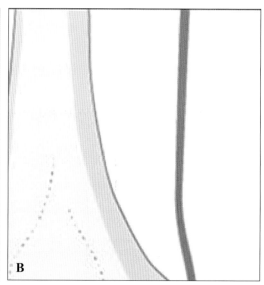

▲ 图 33-9　闭合复位加内固定术后 4 周，患者旋前和旋后功能完全正常

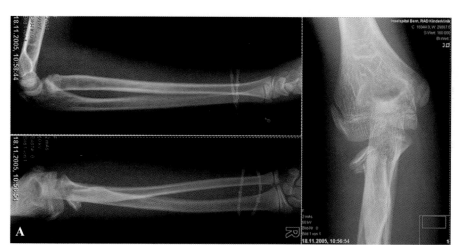
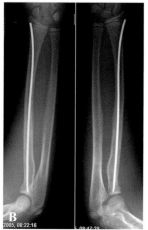

▲ 图 33-10　**A.** 伤后 X 线片显示骨折有复位及固定指征；**B.** 显示了复位及固定结果完美

桡骨颈骨折（保守治疗）

Radial Neck Fractures: Conservative Treatment

Theddy Slongo　著

周志林　译

概 要

根据 AO 儿科分类 [Slongo et al, J Pediatr Orthop 26:43-49, 2006, AO Pediatric comprehensive classification of long bone fractures (PCCF). AO Publishing, Davos, 2007] 的 21r–M 型和 21r–E 型骨折，发生在儿童桡骨近端周围的骨折主要为桡骨颈骨折。随着 ESIN 方法的引入，闭合复位内固定的手术指征得到了显著扩展。因此，现如今我们建议对于只出现轻度移位和绝对稳定的骨折采取保守治疗。同时，保守意味着我们不会主动复位。可接受的移位程度取决于孩子的年龄和剩余的重塑能力。图 34-1 和图 34-2 显示了我们推荐的非手术治疗的骨折类型。

【病史简述】

一名 8 岁女孩，胳膊伸直位从攀爬架坠落。她立即感到剧烈的疼痛，在接下来的几分钟里，肘部肿胀越发明显。患儿受伤后 3h 被家长送至急诊科。

在急诊，我们看到一名 8 岁的孩子一般状况良好，手臂固定在胸前。

【术前影像】

第一次查体，我们看到肘部剧烈肿胀（图 34-3）。手指活动正常，活动时有疼痛。末梢感觉和血液循环正常。

根据临床体格检查和病史，对肘部进行了正位和侧位 X 线检查。

图 34-4 肘部正侧位显示了桡骨颈骨折伴有很小成角及移位（21r–M/3.1I）。

【术前评估】

由于我们未见到其他损伤，而且神经血管情况正常，根据我们的治疗原则，这种 I 型桡骨颈骨折可以进行保守治疗，计划只行长臂石膏固定肘部 4 周。

【治疗策略】

将该儿童转到骨折门诊进行石膏固定。对于这种年幼的孩子，即使是治疗过程不会造成疼痛，也建议给一些镇痛药物或镇静药。

【基本原则】

在孩子没有镇静时，治疗过程中的每一步都

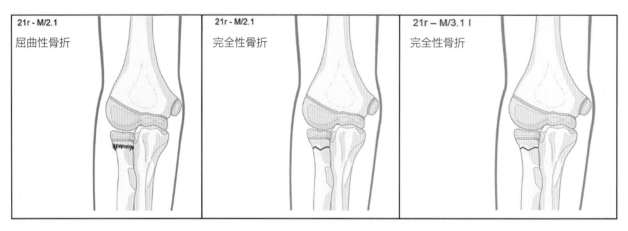

▲ 图 34-1　AO 儿科分型中无须手术的干骺端骨折类型的示意图

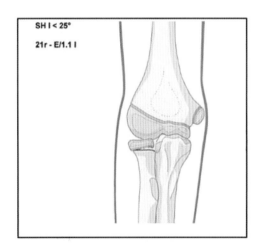

▲ 图 34-2　AO 儿科分型中无须手术的骨骺
骨折类型的示意图

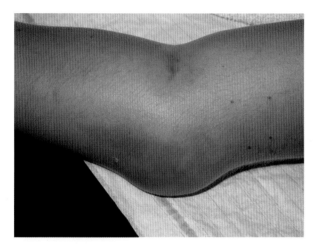

▲ 图 34-3　8 岁儿童肘部严重肿胀
鹰嘴上部也有明显肿胀，我们在图 34-13 中可以清楚地看到
并对此做出解释

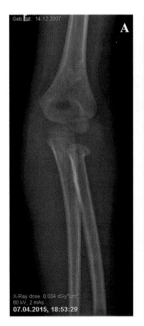
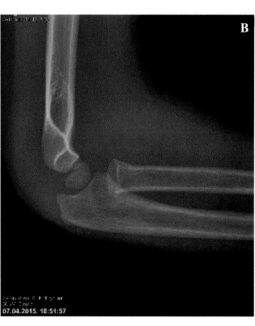

◀ 图 34-4　正位（A）和侧位（B）X
线片显示桡骨颈骨折小于 30°；在侧视图
（B）中，我们只看到轻微压缩，移位不
明显

要说明。父母（至少双方中一个人）必须在场。

无论是用普通石膏或纤维石膏的固定，准备好相应的材料（图 34-5）。

根据临床指南，手臂应固定在管型石膏或长臂石膏前后夹板中。我们更喜欢用石膏前后夹板固定，因为有时手臂会肿胀得很厉害（图 34-6）。

【术中影像】

长臂中立位石膏夹板固定（如果不需要助手）的最简单方法是将手臂挂在指套上（图 34-7）。即使你没有助手帮助，也可以轻松单人完成石膏固定。此外，在手臂的悬挂位置工作可以防止任

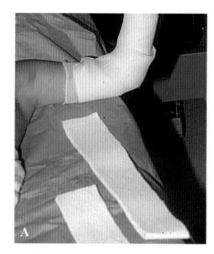
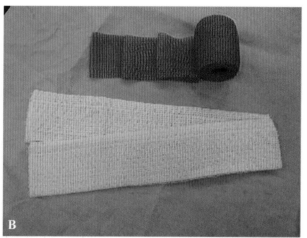

▲ 图 34-5　准备一个短（掌侧）和一个长（背侧）石膏夹板，至少 6 层，用于长臂固定。图 A 中，手臂用衬垫包裹；图 B 是备好的纤维石膏

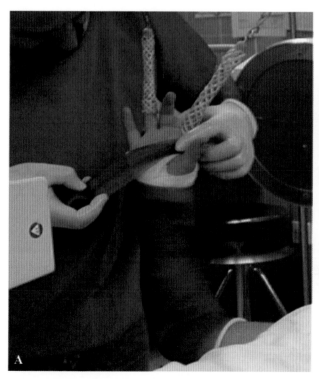
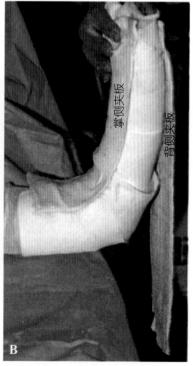

▲ 图 34-6　A. 演示用纤维石膏管形固定。B. 演示用掌背侧石膏夹板固定。我们建议从掌侧夹板开始，它可以很容易地用两个手指握住

何不必要的对塑形的压力，因为这可能导致皮肤病变。

图 34-7 至图 34-11 显示了使用长臂石膏的不同步骤（石膏夹板技术）。

【技术要点】

对于年龄较小的儿童，建议使用稳定的长臂石膏，这样儿童就无法将其移除。对于年龄 12—13 岁或以上的儿童，夹板足够起到作用，这样孩子就可以在洗澡时取出夹板和做一些小幅度的运动（小幅度的弯曲和伸展，以及旋前和旋后活动），以防止关节僵硬。我们必须认识到，石膏或夹板并不能固定骨折本身，而只能起到保护和制动作用。

【术后影像】

根据儿童的年龄，固定 3～4 周已足够。本例患儿石膏夹板第一次移除是在 2 周后，因为患儿感到尺骨鹰嘴处有一些疼痛。X 线显示在鹰嘴上处有骨折，初诊时被漏诊（图 34-12）。再次使用新的石膏固定 2 周。图 34-13 显示了 4 周后的情况，两处骨折均有良好的骨痂。

【风险规避】

根据儿童的活动和手臂活动度，前臂活动不受限制。

在我们这里，对于这样一个没有问题的骨折，无须后期随访。如果孩子的胳膊一个月内不能正常使用，我们要求他的父母带孩子来医院门诊复查。

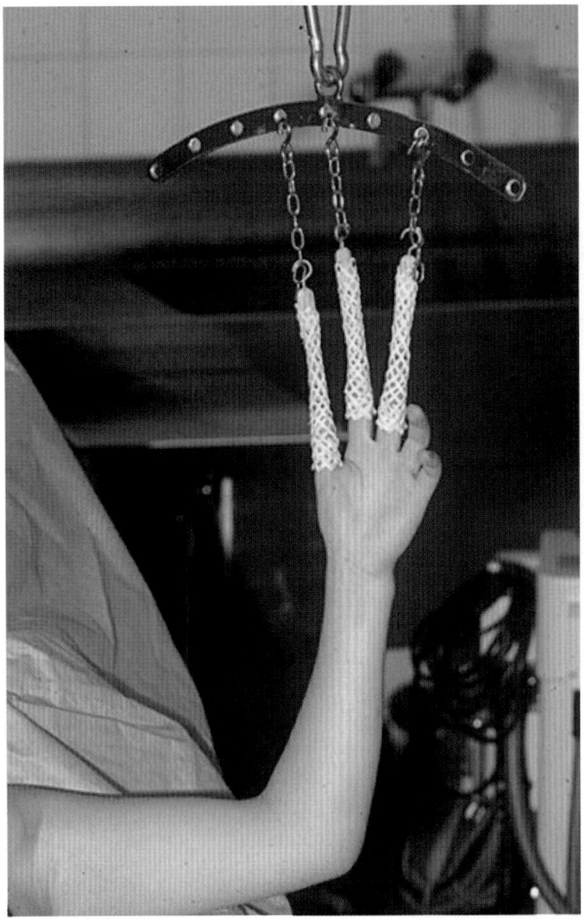

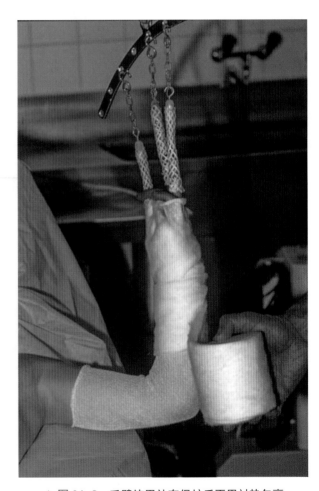

▲ 图 34-7　前臂用 **3** 或 **4** 根指套绑住，吊起使肘部形成直角

▲ 图 34-8　手臂使用袜套保护后再用衬垫包裹

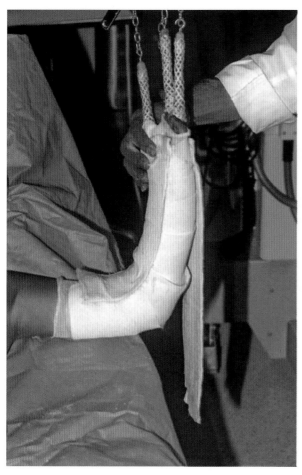

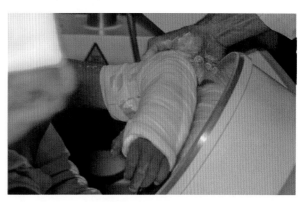

▲ 图 34-10 标准的侧位 X 线检查需要旋转 C 形臂 45°，如本图所示

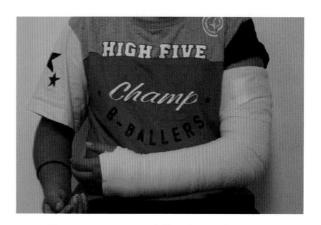

▲ 图 34-9 应用石膏夹板，然后用纸绷带固定

▲ 图 34-11 最后，石膏前后夹板用弹性绷带固定

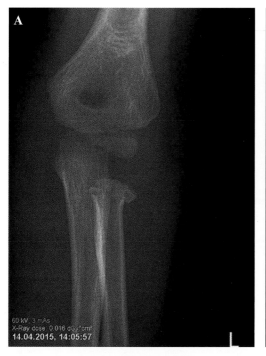

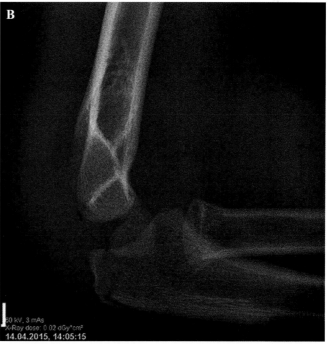

▲ 图 34-12 因为患儿感到鹰嘴处疼痛，2 周后移除石膏拍摄 X 线片。可以看见一个未移位的鹰嘴骨折，最初被漏诊

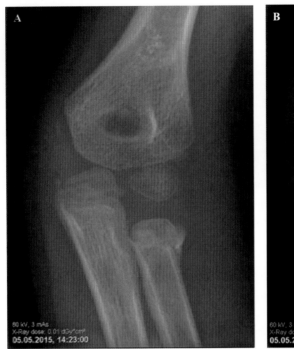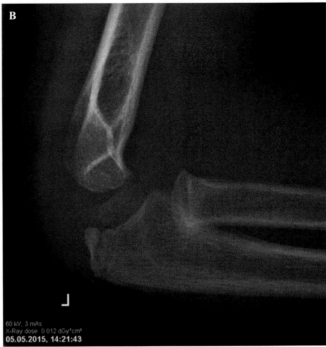

▲ 图 34-13　4 周半后可见两处骨折愈合

桡骨颈骨折（保守治疗）：常见误区与问题

Radial Neck Fracture: Conservative Treatment, Pitfalls, and Problems

Theddy Slongo 著

周志林 译

病例
35

概　要

根据 AO 儿科分类 [Slongo et al, J Pediatr Orthop 26:43-49, 2006, AO Pediatric comprehensive classification of long bone fractures (PCCF). AO Publishing, Davos, 2007] 的 21r–M 和 21r–E 型骨折，发生在儿童桡骨近端周围的骨折主要为桡骨颈骨折。随着弹性髓内针技术（ESIN）的引入，闭合复位内固定的手术指征得到了显著扩展。因此，现如今我们建议对于只出现轻度移位和绝对稳定的骨折采取保守治疗。同时，保守意味着我们不会主动复位。可接受的移位程度取决于孩子的年龄和剩余的重塑能力。

【病史简述】

一个 11 岁的男孩骑自行车摔伤了肘部。由于肘关节活动受限，孩子在几个月后在门诊第二次就诊。病史描述情况如下。

急诊科：11 岁男孩，一般情况良好；手臂用临时夹板固定.

肘部轻微肿胀，鹰嘴部位皮肤见划伤。

鉴于临床检查和病史，对肘部进行了正侧位 X 线检查。

【术前影像】

见图 35-1。

【术前评估】

未见其他损伤，神经血管情况正常，根据诊

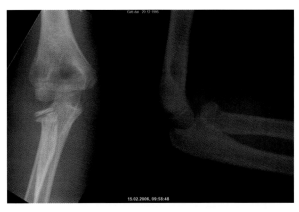

▲ 图 35-1　一名 11 岁男孩骑自行车受伤后肘部摄正侧位 X 线片

显示了轻度成角及移位的桡骨颈骨折（21r–M/3.1I）

疗规范，这种 I 型桡骨颈骨折进行了保守治疗，图 35-2 和图 35-3 显示了推荐非手术治疗的骨折类型。

155

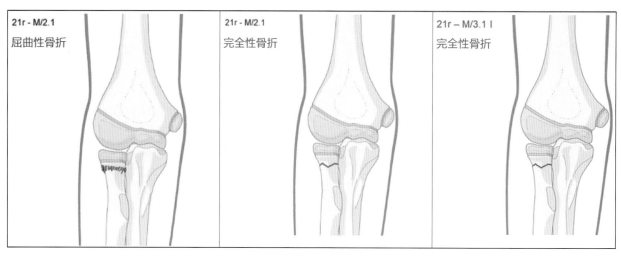

▲ 图 35-2　按 AO 儿科分类非手术治疗干骺端骨折的附图

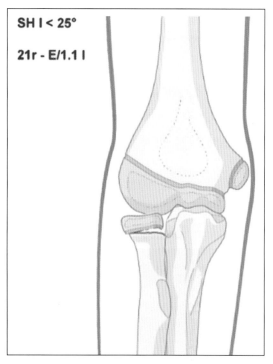

▲ 图 35-3　根据 AO 儿科分类非手术治疗骨骺骨折的附图

【治疗策略】

计划使用长臂石膏固定肘部 4 周。

【基本原则】

1. 治疗过程中的图像

第一次复查计划在损伤后 3 天进行，以便于评估骨折的稳定性。

接诊的外科医生应该考虑这种骨折的稳定性。干骺端可见一个小粉碎区，是潜在不稳定性的明显标志。建议在这种特殊情况下拆除石膏拍 X 线，因为石膏或玻璃纤维并不固定骨折本身；它只是起制动作用（图 35-4 和图 35-5）。

【术后影像】

伤后 5 个月复查 X 线。此时，患者前臂旋转受限。与对侧相比，肘关节屈曲减少了 15°。运动时，肘关节有疼痛。图 35-6 显示了桡骨头半脱位，此外可见一骨碎片，桡骨颈边界骨折的迹象，可以看作是运动中撞击的结果。

此时，在错位的关节变得稳定和桡骨小头关节面变平之前，应该考虑尺骨截骨术（就像漏诊的孟氏骨折）。

最后一次 X 线是在孩子第一次去诊所后 7 个月拍摄（图 35-7）。我们建议给孩子做上面提到的手术，但即使已经有严重的症状，父母都拒绝治疗。

【风险规避】

这个病例清楚地表明，即使是稳定的骨折也可能在石膏中移位或成角。在这种特殊的情况下，石膏只能制动肘部，但不固定骨折本身。

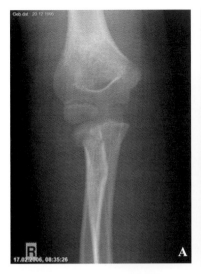
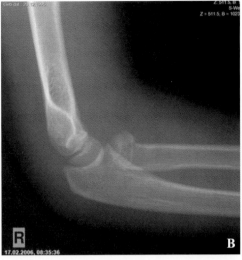

◀ 图 35-4　第三天的第一次随访 X 线片显示位置良好

这要归功于玻璃纤维石膏。图像显示了桡骨头处于正确的位置，但我们还看到一些粉碎，特别是在正位。桡骨头有错位和压缩，倒向被撞击区域，导致骨折不稳定

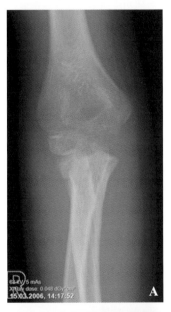
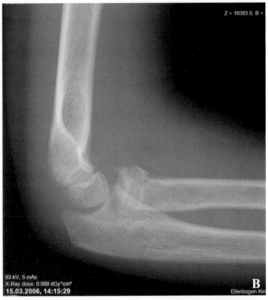

◀ 图 35-5　伤后第四周石膏被拆除

X 线片显示了最近的骨痂形成，这意味着创伤比最初认识到的更严重。此外，我们在这两个平面上看到一轻微的肱桡关节脱位。至少在这一刻，应考虑重新评估以进行干预和稳定的固定

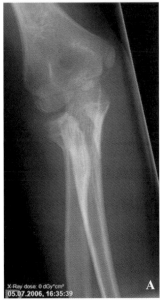
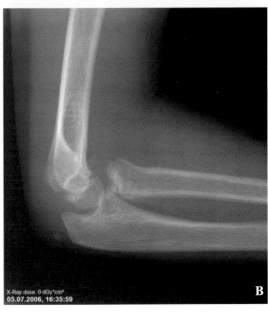

◀ 图 35-6　伤后 5 个月随访 X 线片

显示桡骨头半脱位；侧视图显示一个未完全愈合骨碎片。上桡尺关节骨化带仍明显。此时，尺骨截骨术可以纠正半脱位

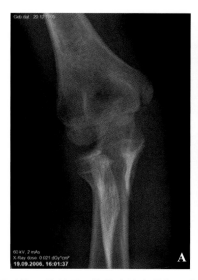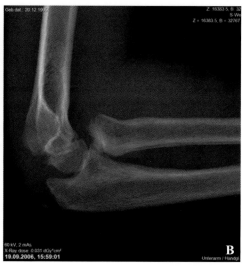

▲ 图 35-7　最后的 X 线片显示桡骨头的半脱位，碎骨片仍然可见。另一方面，上桡尺关节的凹度消失；这是一个复位困难的迹象

最初的制动治疗是正确的。问题是没有认识到骨折是不稳定的，也没有处理随后的骨折移位。

最初的创伤是什么？是否有被忽视的孟氏骨折的迹象。尺骨是否有畸形？

对初始损伤影像资料的回顾性分析显示，未见孟氏骨折的迹象。在第一次随访中看到的粉碎骨折明显的表明，有严重的创伤。我们从这个病例中学到了什么？至少伤后 3 天的随访 X 线片会发现不稳定的情况。此时转换成稳定的固定方式还为时不晚，即采用 ESIN 方法。

桡骨颈骨折（ESIN 手术治疗）

Radial Neck Fractures: Operative Treatment（ESIN）

Theddy Slongo　著

周志林　译

概　要

根据 AO 儿科分类 [Slongo et al. J Pediatr Orthop 26:43-49, 2006, AO Pediatric comprehensive classification of long bone fractures (PCCF). AO Publishing, Davos, 2007] 的 21r–M 和 21r–E 型骨折，发生在儿桡骨近端周围的骨折主要为桡骨颈骨折。随着 ESIN 方法的引入，闭合复位内固定的手术指征得到了显著扩展，因此，现如今我们建议对于只出现轻度移位和绝对稳定的骨折采取保守治疗。同时，保守意味着我们不会主动复位。畸形可接受的程度取决于孩子的年龄和剩余的重塑能力。

【病史简述】

患者是一名 11 岁的女孩，坠马后，头部轻微受伤，右肘受伤。右前臂剧烈疼痛。患儿受伤后 30min 内被送往急诊科。

急诊室中查体：患者神志清楚，右臂吊带固定，右手移动时并伴有疼痛，感觉及末梢循环正常。

【术前影像】

根据临床检查和病史，对肘部和前臂进行了正侧位 X 线检查（图 36-1）。

【术前评估】

患者无其他骨骼损伤，神经血管正常，伴头部轻微损伤，生命体征稳定。根据 Ⅱ 型和 Ⅲ 型骨折处理原则，可择期进行手术。上述病情并不行急诊手术。

这种骨折非急诊手术，儿童需要在常规手术日，从经验丰富的手术医生和团队中获得优质资源。

【治疗策略】

根据 AO 儿科分类拟定手术指征。

图 36-2 和图 36-3 显示了建议手术治疗的骨折类型。

这例骨折的移位程度是使用闭合、间接复位和 ESIN 的最佳指征。重要的是，应该由熟练的手术医生执行这种 ESIN 技术。

另一方面，由于此骨折可以安排在正常的手术日，可在一名 ESIN 经验丰富的手术医生协助

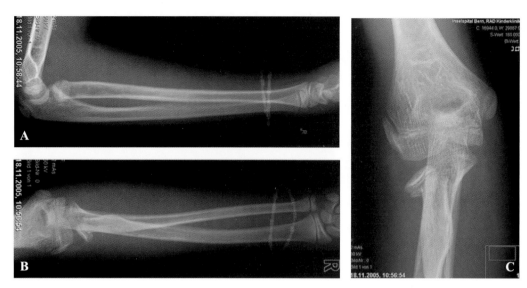

▲ 图 36-1 显示肘关节的正侧位 X 线片，桡骨头成角大于 45°，另外移位超过 50% 骨干（21-E/3.1 Ⅱ），可诊断为 **Salter-Harris** Ⅱ型骨折

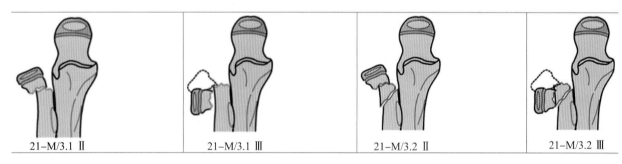

21-M/3.1 Ⅱ   21-M/3.1 Ⅲ   21-M/3.2 Ⅱ   21-M/3.2 Ⅲ

▲ 图 36-2 按 AO 儿科分类治疗干骺端骨折

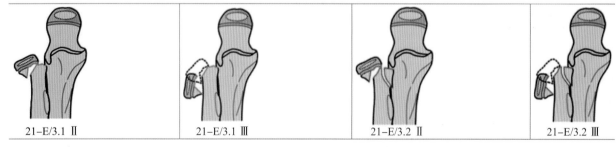

21-E/3.1 Ⅱ   21-E/3.1 Ⅲ   21-E/3.2 Ⅱ   21-E/3.2 Ⅲ

▲ 图 36-3 根据 AO 儿科分类绘制骨骺骨折手术治疗

下进行教学。

【基本原则】

1. 根据儿童的年龄/大小，选取弹性针（2.0mm 或 2.5mm）从桡骨远端干骺端插入。

2. 针尖向骨折线推进。

3. 调整针尖朝向桡骨头的最大成角方向，并将针尖插入桡骨头部。

4. 对桡骨头的按压联合旋转针使桡骨头复位。

5. 固定已复位的桡骨头。

6. 功能上应实现自由运动。

7. 术后前臂无须石膏固定。

【术中影像】

在 C 形臂上定位被无菌铺巾的前臂（图

36-4 和图 36-5）。

远端进针点的确认。现如今建议使用 Lister 结节入路或传统的桡骨背侧入路。图 36-6 显示了横向的皮肤切口位置。这个位置应该在 C 形臂下确认。

然后进行切口，钝性分离直到 Lister 的结节，同时避免损伤韧带和肌腱（图 36-7 和图 36-8）。

图 36-9 显示了破骨锥在骨头上的位置。应该避免盲目的做法，这个入路和锥的正确位置必须在 C 形臂下确认。

下一步，针尖的近端 1/3 应该像图像中所示的那样进行预弯。这样针尖到达桡骨头后，有利于针尖的插入和桡骨头的复位（图 36-10）。

透视下，插入准备好的针尖。针尖的对准应在 C 形臂机下引导（图 36-11）。

下一步，针在摆动旋转下到达骨折处；这时候，使用 C 形臂旋转拍摄是很重要的，以便于找到最严重的成角 / 位移的方向。预弯好的针尖端必须到达移位 / 成角的骨块处（图 36-12）。

一旦针尖正确定向，就可以通过锤子温和的凿击，插入桡骨头。一次穿孔以更好地固定针尖，并且不会引起任何生长障碍。

下一步，手臂弯曲，前臂旋前，同时针尖 180° 旋转（图 36-13）。

伸直肘部 / 前臂，C 形臂下观察复位效果；如果复位不满意，如图 36-14 所示正位和图 36-15 所示侧位，这个复位动作可以重复多次。在大多数情况下，不超过两次就可以满意的复位。

一旦放射学上结果满意（这个技术只能接受满意的复位），剪除多余针尾（图 36-16）。针的末端应超过韧带的水平，以防止刺激肌腱，甚至造成肌腱断裂（图 36-17）。

切口闭合后，麻醉状态下行最后一次 X 线检查；如果复位不良，可打开切口和重复复位操作后重新将针尖插入（图 36-12 和图 36-13）。

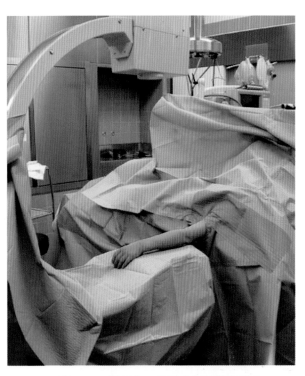

▲ 图 36-4 推荐在 C 形臂上无菌铺巾手术

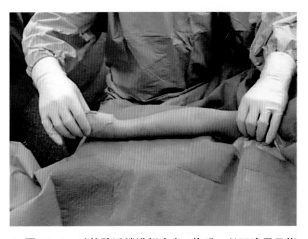

▲ 图 36-5 对前臂近端进行定向 / 旋后，以正确显示桡骨颈骨折的移位 / 成角

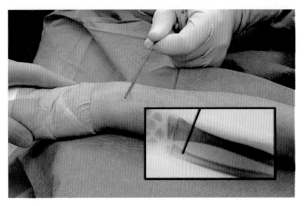

▲ 图 36-6 C 形臂下定位 Lister 结节入路点位置

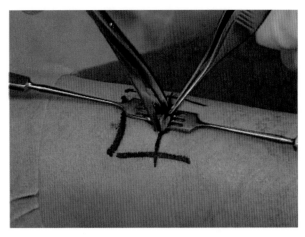

▲ 图 36-7　沿皮肤做 3cm 长的横向皮肤切口

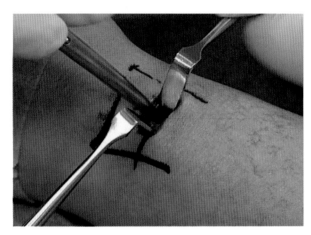

▲ 图 36-8　皮肤下层和肌腱的钝性分离

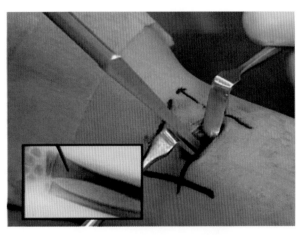

▲ 图 36-9　在透视下打开髓腔

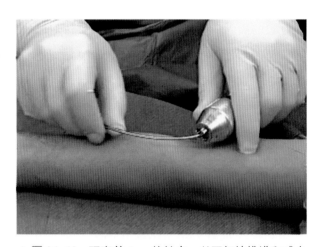

▲ 图 36-10　预弯前 5cm 的针尖，以更好地推进和减少桡骨头成角

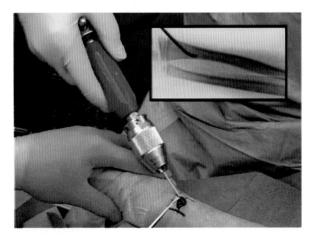

▲ 图 36-11　在透视下插入针；必须在 C 形臂下检查针是否通过髓腔

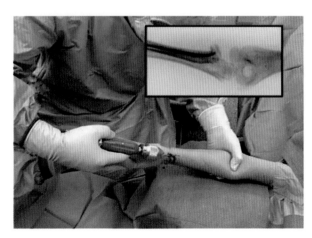

▲ 图 36-12　针尖现在位于桡骨颈干骺端；用拇指施加外部压力可帮助复位

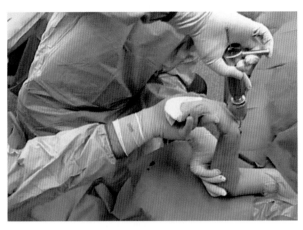

▲ 图 36-13　屈肘，前臂旋前和旋转针尖（顺时针或逆时针，视侧面而定），桡骨颈骨折复位

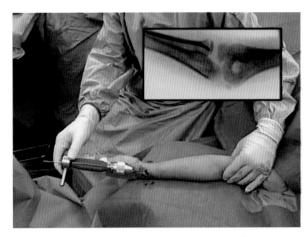

▲ 图 36-14　控制复位的正侧位图像

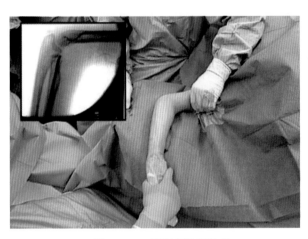

▲ 图 36-15　控制复位侧位片

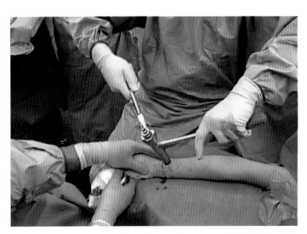

▲ 图 36-16　一旦针在正确的位置，骨折完全复位，针可以剪断

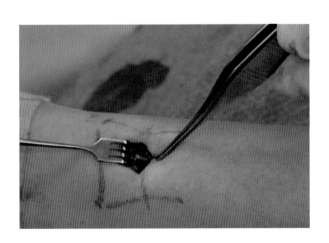

◀ 图 36-17　为了防止对韧带的刺激或避免肌腱断裂，建议将切割的尾端留在筋膜水平以上

下面一系列的图片再次显示了该手术不同步骤（图 36-18）。

【技术要点】

重要的是调整剪断的针尾长度。

1. 使用凸轮杆切割器，避免末端过于尖锐（图 36-16）。

2. 将尾端留在筋膜以上（图 36-17）；留在筋膜下会导致肌腱刺激 / 断裂。

3. 较长的尖端在手伸时不会刺激（即使有突出的弯曲），并且有利于髓内针的移除。

4. 尾帽可以用来保护肌腱，但不必要。

【术后影像】

根据孩子的年龄，吊带固定 3～4 周。经过 4 周后，第一次随访 X 线片，显示复位良好和骨折端愈合，允许恢复运动（图 36-19）。

图 36-20 显示了解剖复位愈合良好。可以

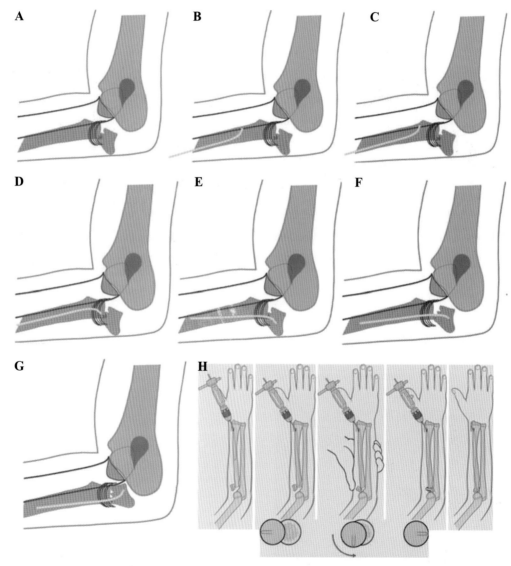

▲ 图 36-18　动画显示了间接复位的不同步骤

A. 脱位 / 成角的桡骨头；造成这种骨折的主要原因是环状韧带力量不够；B. 髓内针在桡骨髓腔中被推向前；C. 针尖已经到达骨折部位；D. 在骨折的最佳投影中，针尖朝向移位的桡骨头；E. 针被轻轻地凿入桡骨头；F. 旋转髓内针；G. 桡骨头位置良好；H. 前臂各个角度显示良好

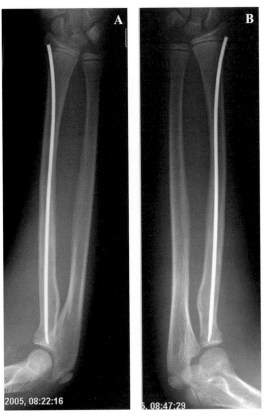

▲ 图 36-19　1 个月后随访 X 线片显示满意的对位；允许运动

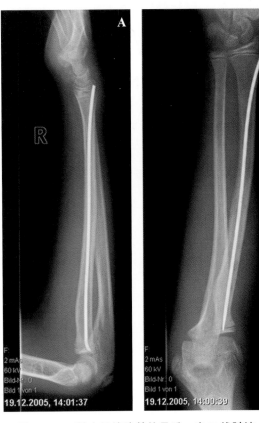

▲ 图 36-20　髓内针摘除前的最后一次 X 线随访；不需要进一步的制动和 X 线复查

取出内固定。不需要更多的制动，孩子可以活动自如。

【风险规避】

视情况而定孩子的活动幅度，手臂活动不受限制。

对于这样一个没有问题的骨折，不需要长期随访。如果前臂活动受限，要求父母一个月内带孩子来复查。

【病例参考】

病例 43　前臂中 1/3 双骨折（髓内针固定）。

桡骨颈骨折（ESIN 手术治疗和"Joy-Stick"技术）

Radial Neck Fracture: Operative Treatment (ESIN) "Joy-Stick" Technique

Theddy Slongo 著

周志林 译

概 要

根据 AO 儿科分类 [Slongo et al. J Pediatr Orthop 26:43-49, 2006, AO Pediatric comprehensive classification of long bone fractures (PCCF). AO Publishing, Davos, 2007] 的 21r-M 型和 21r-E 型骨折，发生在儿童桡骨近端周围的骨折主要为桡骨颈骨折。随着 ESIN 方法的引入，闭合复位内固定的手术指征得到了显著扩展，因此，现如今我们建议对于只出现轻度移位和绝对稳定的骨折采取保守治疗。同时，保守意味着我们不会主动复位。畸形可接受的程度取决于孩子的年龄和剩余的重塑能力。图 37-1 和图 37-2 显示了我们建议手术的骨折类型，以及哪一种骨折类型需要通过"Joy-Stick"技术提供额外的外部复位辅助。

【病史简述】

患者为一名 10 岁的男孩，车祸伤，手臂卡压于汽车和自行车之间，并有明显的压缩，急诊送往儿童医院。

在急诊室，我们看到男孩的神志清楚，手臂固定在夹板上，感觉和末梢循环正常，肘关节周围及前臂近端 1/3 处出现严重肿胀，旋前和旋后运动受限。

此外，他的膝盖和肩膀周围有一些皮肤损伤。

【术前影像】

根据临床体格检查和病史，对肘部和前臂进行了正侧位 X 线检查。

图 37-3 显示了肘关节的正侧位 X 线片，桡骨颈骨折完全移位（21-M/3.1 Ⅲ），干骺端节段很短。桡骨头碎片应位于桡骨近端的外侧。

完整的前臂 X 线片没有显示任何其他骨折或病变。

【术前评估】

由于没有其他骨骼损伤，神经血管情况也正常，我们计划根据 Ⅱ 型和 Ⅲ 型骨折分类，在第二天对这种骨折进行手术。

这种骨折从来不是急诊手术，而是在正常手术日，从经验丰富的手术医生和团队中获取最优质的资源。

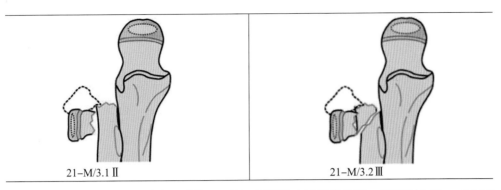

▲ 图 37-1 根据 AO 儿科综合分类的平面图，用于治疗干骺端骨折，需要通过"Joy-Stick"技术提供额外的外部复位辅助

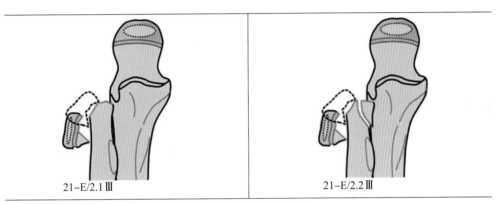

▲ 图 37-2 根据 AO 儿科综合分类的分类图，用于骨骺骨折的手术治疗，需要通过"Joy-Stick"技术提供额外的外部复位辅助

【治疗策略】

总体目标：通过"Joy-Stick"技术将这种骨折从Ⅲ型复位到Ⅱ型，并通过使用 ESIN 技术将其复位到Ⅰ型骨折或完整的解剖位置。

完全移位的桡骨颈骨折不能作为切开位和切开内固定的指征。即使完全移位的骨折仍然是使用闭合间接复位和 ESIN（弹性稳定髓内针）的最佳指征。然而，额外的技巧往往是必要的。

在我们预弯髓内针来复位骨折之前，我们必须将桡骨头碎片推到一个更好的位置；一旦桡骨头碎片被推到一个可接受的位置，针尖端就可以到达骨碎片；然后使用与Ⅱ型骨折相同的复位程序。

由一个熟练的经验丰富的手术医生执行 ESIN 技术是很必要的。另一方面，由于这种骨折可以安排在正常的手术日，可在一名 ESIN 经验丰富的手术医生协助下进行教学。

【基本原则】

见图 37-1 和图 37-2。

这种治疗的基本原则如下。

1. 根据儿童的年龄／大小，选取弹性针（2.0mm 或 2.5mm）从桡骨远端干骺端插入。

2. 针尖向骨折线推进。

3. 经皮插入 1.6 或 2.0mm 克氏针，以推动桡骨头进入一个更好的位置。

4. 调整针尖朝向桡骨头的最大成角方向，并将针尖插入桡骨头部。

5. 对桡骨头的按压联合旋转针使桡骨头内部复位。

6. 复位桡骨头固定。

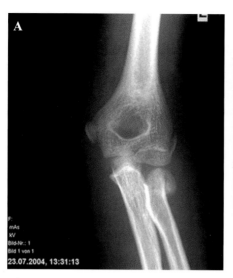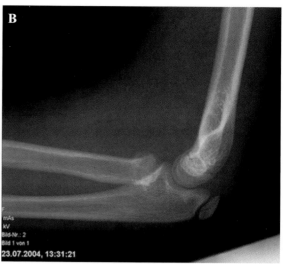

▲ 图 37-3　一名 10 岁男孩的肘部正侧位 X 线片显示几乎完全移位的桡骨颈骨折；识别桡骨头在桡骨的外侧

7. 功能上应实现自由运动。

8. 前臂术后无石膏固定。

【术中影像】

在 C 形臂上的定位被无菌铺巾的前臂（图 37-4），远端进针点的确认。现如今建议使用 Lister 结节入路或传统的桡骨背侧入路。图 37-5 显示了横向的皮肤切口位置。这个位置应该在 C 形臂下确认。

然后进行切口（图 37-6），钝性分离直到 Lister 的结节，同时避免损伤韧带和肌腱（图 37-7）。

图 37-8 显示了破骨锥在骨头上的位置。应该避免盲目的做法，这个入路和锥的正确位置必须在 C 形臂下确认。

下一步，针尖的近端 1/3 应该像图片中所示的那样进行预弯。这样针尖到达桡骨头后，有利于针尖的插入和桡骨头的复位（图 37-9）。

透视下，插入准备好的针尖。针尖的对准应在 C 形臂机下引导（图 37-10）。

在下一步中，针在摆动旋转下到达骨折处。

现在，克氏针插入皮肤，使克氏针尖端能够将桡骨头推到更好的位置，如图 37-11 和图 37-12。

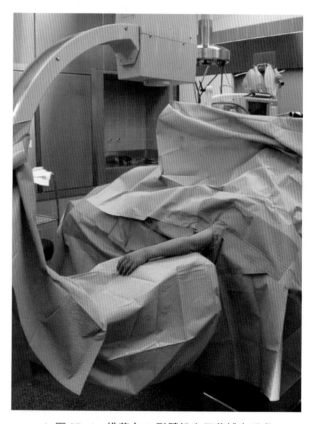

▲ 图 37-4　推荐在 C 形臂机上无菌铺巾手术

这时，透视下旋转针尖端朝向移位 / 弯曲骨折方向（图 37-13）。

图 37-14 显示了桡骨头在解剖位置复位。

图 37-15 显示了在 C 形臂下，一系列不同的

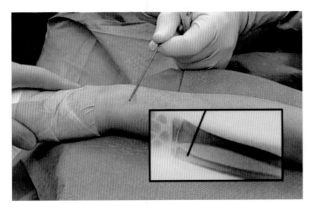

▲ 图 37-5　C 形臂下定位 Lister 结节入路点位置

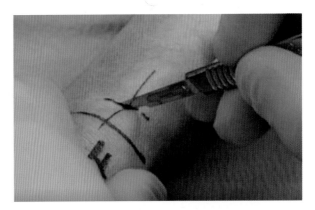

▲ 图 37-6　沿皮肤线做 3cm 长的横向皮肤切口

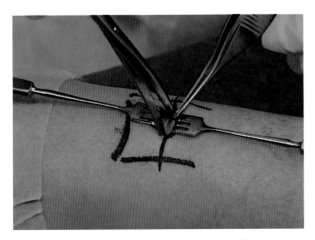

▲ 图 37-7　皮肤下层和肌腱的钝性解剖

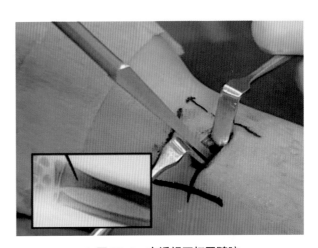

▲ 图 37-8　在透视下打开髓腔

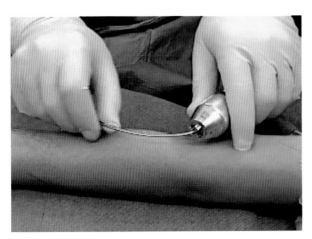

▲ 图 37-9　前 5cm 的针尖弯曲，以更好地推进和复位桡骨颈

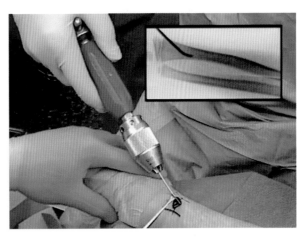

▲ 图 37-10　在透视下针的插入；在 C 形臂下必须检查针是否通过髓腔

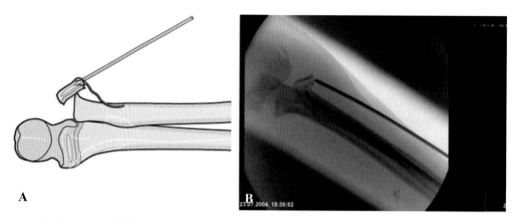

▲ 图 37-11　在这种情况下，弹性针不能到达桡骨颈骨折碎片，因此采用了"John-Stick"技术。识别头部剩余血管所在的外侧完整骨膜；通过克氏针尖端推动桡骨头，可避免对血管的损坏

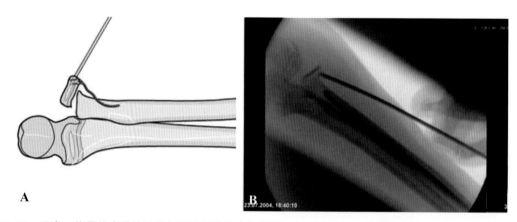

▲ 图 37-12　现在，桡骨头在弹性针进行间接复位的良好位置，如"病例 36　桡骨颈骨折（ESIN 手术治疗）"所示

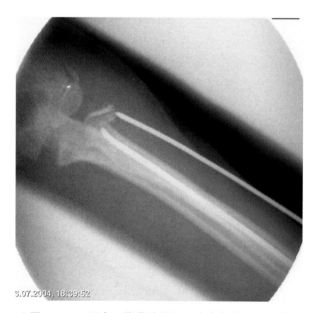

◀ 图 37-13　现在，桡骨头处于一个良好的位置，弹性针执行间接还原，如图所示

步骤。

如图 37-16 所示。在"Kapandji 技术"中，我们应该避免将克氏针插入在断裂间隙中。我们必须意识到此时桡骨头有剩余血液供应。这个位置的复位有很高的风险，桡骨头血液供应容易受到损害，会导致缺血性坏死（图 37-16 和图 37-17）。

一旦针尖正确定向，就可以通过锤子柔和的凿击，插入桡骨头。一次穿孔以更好地固定针尖，并且不会引起任何生长障碍。

在下一步中，手臂弯曲，前臂旋前，同时针尖 180° 旋转（图 37-18）。

伸展肘部 / 前臂，透视下观察复位结果；如果结果不完美（图 37-14 所示的前后位和图 37-15 所示的侧位），这个动作可以重复多次。在大多数情况下，不超过两次就可以完美的复位。

一旦结果在放射学上是完美的（这个技术只有完美的复位可以被接受），剪除多余针尾（图 37-19）。针的末端应超过韧带的水平，以防止肌腱刺激，甚至肌腱断裂（图 37-19）。

切口闭合后，麻醉状态下行最后一次 X 线检查；如果复位不正确，可重新打开切口和重复复位操作后将针尖插入

【技术要点】

重要的是调整剪断的针尾长度。

需要注意以下几点。

1. 使用凸轮杆切割机，避免出现末端过于尖锐。

2. 将尾端留在筋膜以上（图 37-17）；留在筋膜下可使肌腱刺激 / 断裂。

3. 较长的尖端在手伸时不会刺激（即使有突出的弯曲），并且有利于髓内针的移除。

图片再次显示了一系列复位的不同步骤（图 37-20）。

【术后影像】

根据孩子的年龄，在吊带上固定 3~4 周。经过 4 周后，第一次随访 X 线片，显示复位良好和骨折端愈合，允许恢复运动（图 37-21 和图 37-22）。

下一次复查计划术后 4~5 个月；此时可计划拔除髓内针。

不需要更多的制动，孩子可以活动自如。

【风险规避】

视情况而定孩子的活动幅度，手臂活动不受限制。

对于这样一个没有问题的骨折，不需要长期随访。如果在 1 个月的时间内，手臂不能正常使用，要求父母带孩子来复查。

【病例参考】

病例 43 前臂中 1/3 双骨折（髓内针固定）。

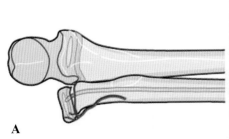
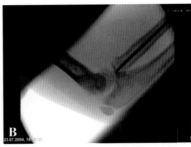
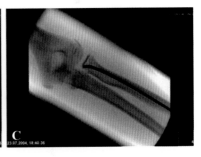

▲ 图 37-14 现在骨折解剖复位，尖端在桡骨头内。单次穿孔不会引起任何生长问题

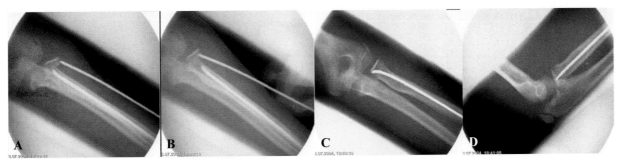

▲ 图 37-15 术中 C 形臂再次显示复位过程

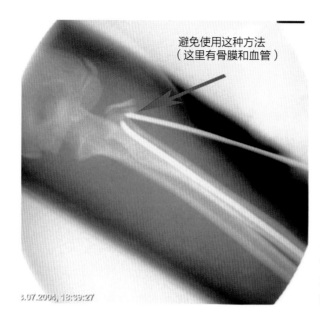

避免使用这种方法
（这里有骨膜和血管）

◀ 图 37-16 我 们 应 该 避 免 使 用 "Kapandji 技术" 来复位头部，图片再次证明了这一点。这会导致桡骨头缺血性坏死

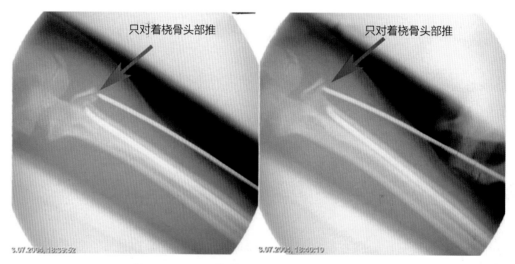

只对着桡骨头部推

只对着桡骨头部推

▲ 图 37-17 再次演示了使用克氏针的正确复位（图 37-11）

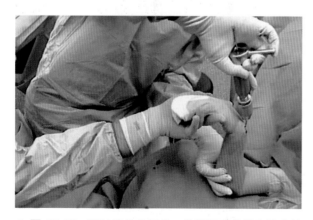

▲ 图 37-18 通过肘关节屈曲，前臂同时旋前和髓内针旋转（顺时针或逆时针，视侧面而定），桡骨颈骨折得到复位

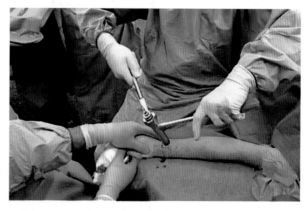

▲ 图 37-19 一旦针在正确的位置，骨折完全减少，针就会被切割

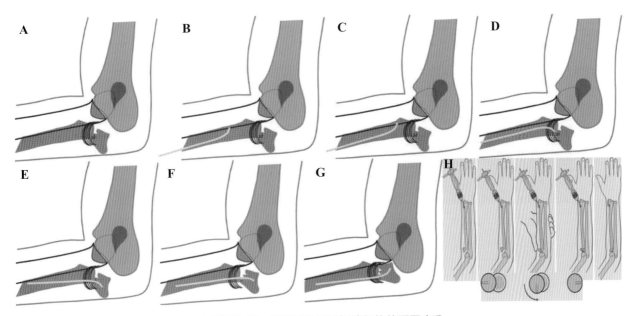

▲ 图 37-20　用动画显示了间接复位的不同步骤

A. 脱位 / 成角的桡骨头；造成这种骨折的主要原因是环状韧带力量不够；B. 髓内针在桡骨髓腔中被推向前；C. 针尖已经到达骨折部位；D. 在骨折的最佳投影中，针尖朝向移位的桡骨头；E. 钉子被轻轻地凿入桡骨头；F. 旋转髓内针；G. 桡骨头位置良好；H. 前臂各个角度显示良好

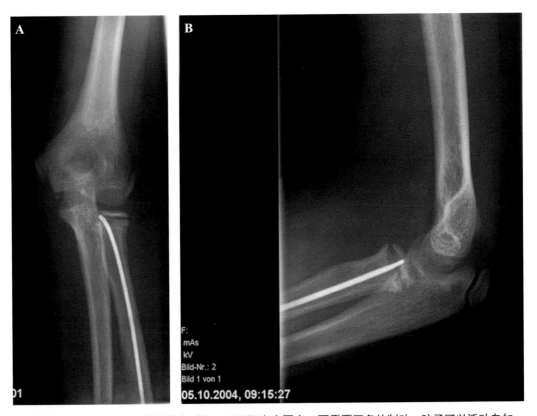

▲ 图 37-21　显示了完整的接合对位。可以取出内固定。不需要更多的制动，孩子可以活动自如

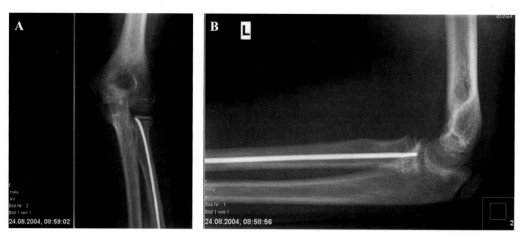

▲ 图 37-22　在后续 X 线检查中，术后 5 周，愈合尚未完全，但我们允许孩子重新开始运动

桡骨颈骨折（小切口联合弹性髓内针）

Radial Neck Fractures: Operative Treatment "Mini-Open" and ESIN

Theddy Slongo　著

陈文建　译

概　要

- 桡骨颈骨折是儿童桡骨近端常见骨折，根据 AO 儿童分型（Slongo 等，2006/2007）分为 21r–M 型和 21r–E 型骨折，95% 的骨折为"屈曲型"骨折，即桡骨头向桡骨干骺端屈曲移位，另外，只有在很罕见的病例是伸直型，能见到桡骨头向后翻转。发病机制可能是：当肘关节受到轴向外伤而导致桡骨头脱位或者半脱位。此时干骺端发生骨折但是无移位，接着桡骨干向远端后退，受损的干骺端断裂，桡骨头向后翻转。
- 有时候，桡骨颈向背侧翻转的骨块不容易被发现，在这类骨折中，常规的弹性髓内针复位法是没办法做到的，因此需要切开复位。
- 为避免桡骨头血供损伤，作者建议联合入路，即取背侧小切口，直视下显露桡骨头，利用操纵杆技术，轻柔地将桡骨头推向远端，使得髓内针能够进入桡骨头骨块，最后用传统的髓内针技术复位和固定。

【病史简述】

患者为一名 8 岁的男孩，滑雪时受伤，患者母亲说："他是胳膊伸直时摔伤的，他非常痛苦且胳膊向外翻。"她认为孩子胳膊脱位了，然后叫了急救，立即予以镇痛和轴向牵引后夹板固定。

查体：运动感觉末梢循环正常，前臂近端 1/3 和肘关节高度肿胀，严重的疼痛导致前臂旋前旋后受限。

【术前影像】

对肘关节和前臂进行正位和侧位 X 线检查。

图 38–1 展示了特殊类型的骨折。

图 38–2 为肘关节正侧位片，显示了完全移位的桡骨颈骨折（21–M/3.1 Ⅲ），因为背侧翻转的桡骨头未被发现，所以最初的诊断不是很明确。放射科医生使用了两个箭在 X 线片上标记出移位骨折块。

【术前评估】

这是一种完全不一样的桡骨颈骨折类型，我们必须找到一种可替代的创伤小的治疗方法。

这种类型的骨折有很高的桡骨头缺血性坏死

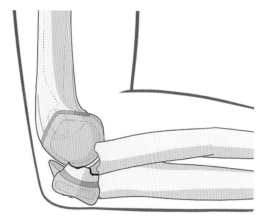

▲ 图 38-1 特殊类型桡骨颈骨折的示意图；伸直型，桡骨头向背侧翻转

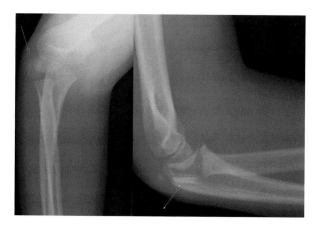

▲ 图 38-2 桡骨头小切口入路；尽量避免环状韧带损伤

风险，因为可能周围骨膜完全断裂。

另一方面，利用常规的弹性髓内针技术不能达到骨折块的复位。

这种骨折不是急诊手术，由一个优秀的经验丰富的手术医生治疗更好。

【治疗策略】

图 38-3 介绍了小切口复位和弹性髓内针内固定技术的适应证。

主要目标是将翻转的骨块推回到更好的位置使骨折变成典型的屈曲型，以便于使用经典的弹性髓内针技术达到复位和固定。

我们应该避免选择常规的桡骨近端和桡骨头入路，以避免损伤骨膜和残留的血供。显露翻转桡骨头最好的办法是在关节囊最近端做一纵向短切口。图 38-4 是我们的手术入路，这个切口可以很好地显露肱桡关节的背侧，这样我们就可以把桡骨头推回到肱骨小头前面。

在用预弯的锋利针头复位骨折之前，我们需要将桡骨头骨块推回到可接受位置，一旦骨折块推到了可接受的位置，髓内针针头就可以触及骨块，接下来的复位过程就像 Ⅱ 型骨折一样进行（图 38-5 至图 38-8）。

最重要的是要有一位经验丰富并且精通弹性髓内针技术的手术医生。而且，该骨折可以安排

为常规教学手术，在精通弹性髓内针技术的手术医生指导下完成。

对于该手术，C 形臂透视是必不可少的，另外，合适的器械和植入物（2.0mm 或 2.5mm 的髓内针）和 1.6mm 或者 2.0mm 的克氏针也是必备的，为了获得更清晰的图像，我们推荐直接将手臂放在 C 形臂透视侧上进行手术（手臂不会吸收太多辐射）。

【基本原则】

治疗的基本原则如下。

1. C 形臂下能获得良好的清晰可见的骨折图像。

2. 应用无菌止血带。

3. 如病例 4 所示的准备好从标准的部位插入髓内针（我们推荐使用 Lister 结节入路）。

4. 预先将针头穿到骨折线 [病例 36 桡骨颈骨折（ESIN 手术治疗）]。

5. 如图 38-4 所示的后外侧小切口。

6. 直视下显露桡骨颈骨折块。

7. 通过一根如图 38-5 所示的针头预弯的 1.6mm 克氏针（或者使用牙勾更好）辅助下，将桡骨头提起并推向桡骨轴线进行复位。小技巧：尝试再次把肘关节脱位使桡骨干位于肱骨小头下面。在这种情况下就能更简单并更安全的推回桡骨头。

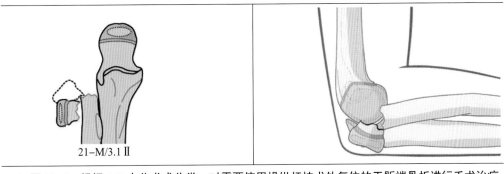

▲ 图 38-3 根据 AO 小儿术式分类，对需要使用操纵杆技术外复位的干骺端骨折进行手术治疗

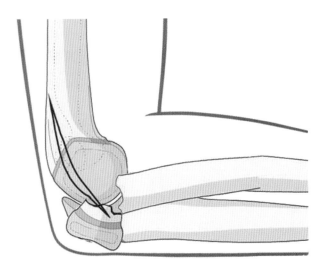

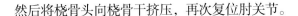

▲ 图 38-4 切口应该靠近背侧

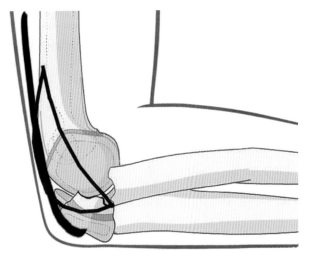

▲ 图 38-5 用预弯的克氏针或者牙勾勾住桡骨头，将其拉回位

然后将桡骨头向桡骨干挤压，再次复位肘关节。

8. 图 38-5 显示推回的桡骨头及复位的肘关节。

9. 通过轻柔的锤击使得预先植入的髓内针能够插入桡骨头颈髓腔。克氏针必须一直固定着或者推挤着桡骨头，否则髓内针进去会使得桡骨头再次翻转（图 38-7）。

10. 通过标准的旋转髓内针使得桡骨头复位（图 38-8 和图 38-9）。

11. 应该达到功能无受限。

12. 术后前臂无须石膏制动。

【术中影像】

将上肢放置于 C 形臂机上行无菌铺单（图 38-10）。

定位远端进针点，目前我们推荐 Lister 结节

入路或者传统的桡背侧入路，图 38-11 显示手术切口的位置，做水平横切口，所有的操作应该在 C 形臂定位下进行。

事先准备好一根预弯的并且有弹性记忆的髓内针，将针头前 5cm 做预弯（图 38-12）。

图 38-13 展示了开髓器在桡骨远端开髓的位置，应避免盲穿，切口和开髓位置的选择应该在 C 形臂监视下进行。

将预弯的髓内针在可视下钻入，C 形臂透视一下确保髓内针针头的力线角度 [见 "病例 36 桡骨颈骨折（ESIN 手术治疗）"]。

接着通过旋转晃动将髓内针插入到骨折部位（图 38-14）。

图 38-15 和图 38-16 显示了术中 C 形臂下的

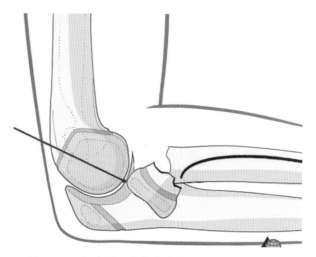

▲ 图 38-6　示意图示将桡骨头拉回位，骨折部分复位，弹性髓内针在骨折线附近等待复位

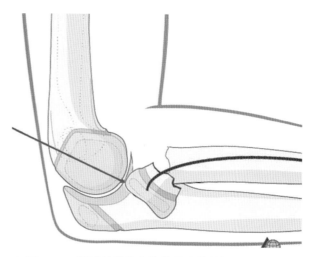

▲ 图 38-7　通过持续的勾住桡骨头使其部分复位，这样髓内针就可以进入桡骨颈髓腔

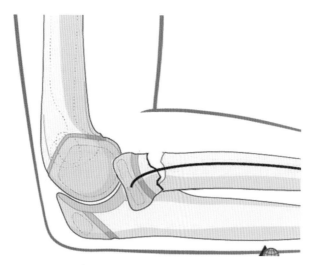

▲ 图 38-8　桡骨头已经被髓内针顶住，通过旋转即可复位

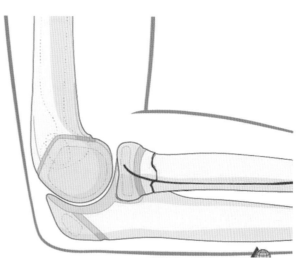

▲ 图 38-9　180°旋转髓内针，使得骨折完美复位

图像。图 38-6 的示意图显示了克氏针的位置。

接着屈曲肘关节，前臂旋前，旋转髓内针 180°，如"病例 36　桡骨颈骨折（ESIN 手术治疗）"所展示的。

现在我们伸直肘关节摄片检查复位情况，如果结果不如预期，我们可以重复以上操作，在大部分病例中，第二次都能获得骨折良好的对位对线。图 38-17 显示术中的复位及固定的影像学资料。

在获得满意的影像学结果后（选择这种手术方法，我们只接受解剖复位）再将髓内针针尾剪断。

【技术要点】

将针尾剪短到合适长度非常重要。

小贴士：

1. 使用断针器剪断，避免针尾过于尖锐。

2. 将钉尾留在支持带上方，如果留在支持带下方会有很大的风险造成肌腱的激惹甚至断裂。

3. 即使较长的针尾，也不会影响手指的背伸活动（即便看到有明显的隆起），而且对后期取针会有帮助。

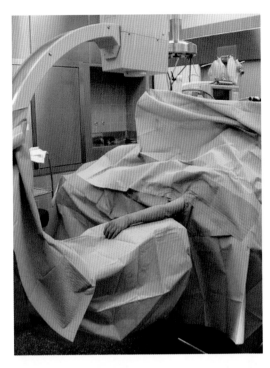

◀ 图 38-10　术中体位像，将前臂放置于 C 形臂上

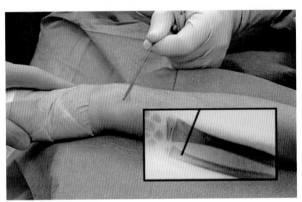

▲ 图 38-11　在 C 形臂定位下，标记桡骨远端切口及开髓器破骨点

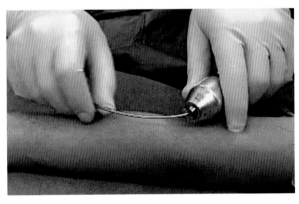

▲ 图 38-12　弹性髓内针头端 5～6cm 进行预弯，目的是使得髓内针获得弹性记忆，以便于针头顺利穿入桡骨颈髓腔

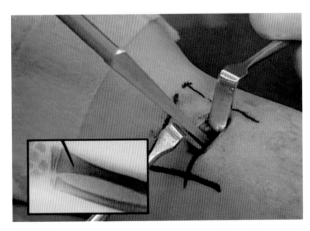

▲ 图 38-13　于桡骨远端干骺端 Lister 结节处直视下切开

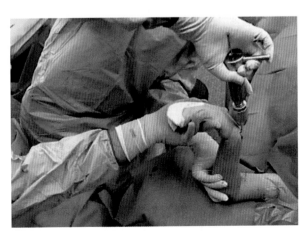

▲ 图 38-14　通过屈曲肘关节，旋转髓内针，间接复位骨折

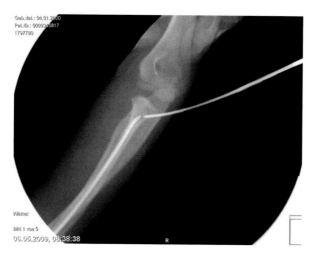

▲ 图 38-15　将桡骨颈复位的克氏针位置，如图 38-5 所示

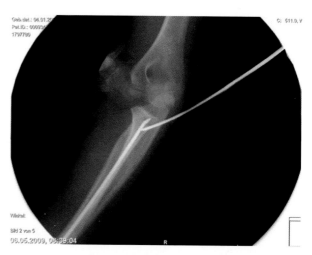

▲ 图 38-16　通过克氏针持续的对抗桡骨头，髓内针通过锤子慢慢地进入桡骨颈

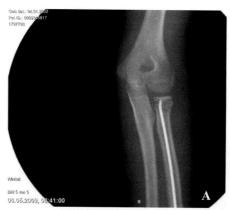

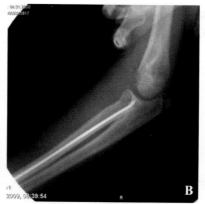

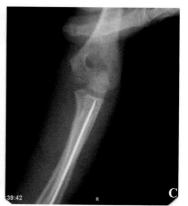

▲ 图 38-17　术中及术后的影像学资料

【术后影像】

术后前臂吊带固定 3～4 周已经足够，具体固定时间取决于年龄。4 周以后第一次复查，X 线片显示骨折位置满意且已经愈合，所以孩子允许参加体育活动（图 38-18）。

下一次影像学检查安排在术后 2 个月，到那时候也可以准备取针。

图 38-19 显示骨折位置正常，解剖复位，髓内针取出术后 3 个月也没有发现桡骨头缺血坏死的迹象。

【风险规避】

上肢制动取决于孩子的活动量，前臂不制动也可以。

在我们这里，这种并没有大问题的骨折不需要长期随访，除非孩子 1 个月后不能恢复正常。

我们也碰到很多外院就诊的类似病例，伴有严重的并发症，如桡骨头缺血坏死、严重的错位及假关节的形成（图 38-20）。当我们看到瘢痕或翻阅手术记录时发现大部分的手术医生会选择并不完美的手术切口及过多的剥离探查（图 38-21）。

【病例参考】

病例 36　桡骨颈骨折（ESIN 手术治疗）。

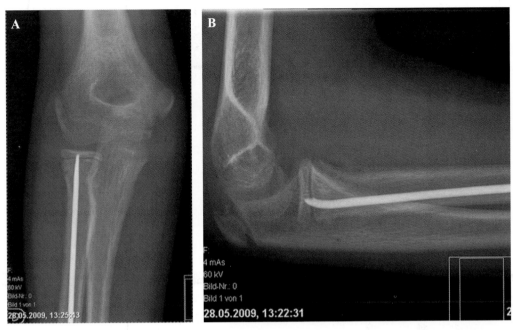

▲ 图 38-18 4 周后的复查 X 线片显示骨折复位良好，骨折愈合，现在可以参加体育活动

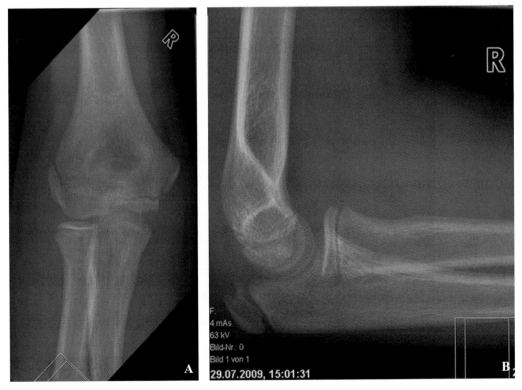

▲ 图 38-19 髓内针取出术后 3 个月后复查 X 线片：骨折愈合，功能无受限

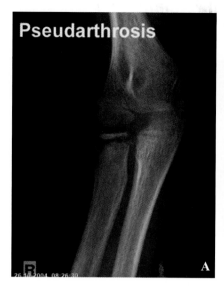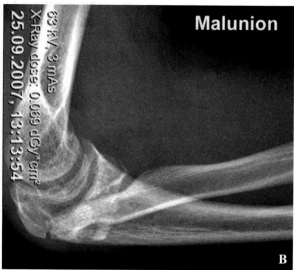

▲ 图 38-20　两张 X 线图像展示了两种并发症，过度的剥离及固定／复位欠佳

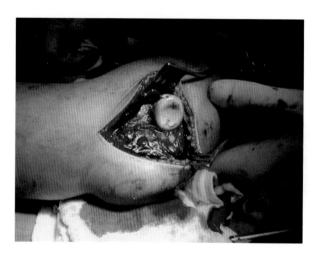

◀ 图 38-21　这张临床图显示一个过度剥离的切口，超过了必要的范围，图 38-20 右侧的 X 线片就是该患者的

桡骨颈骨折（切开复位）

Radial Neck Fracture: Open Reduction

Laura Gill　著

陈文建　译

概　要

桡骨颈骨折占所有肘部骨折的 5%～10%，其中 30%～50% 的病例伴有其他损伤，这些骨折的整体治疗逐步升级，从闭合复位到经皮撬拨最后到切开复位。切开复位的治疗结果往往难以预料，因为伴随着更差的结果，所以切开复位是我们最后才考虑的治疗手段。然而，那些需要切开复位的往往损伤更严重，而且很难确定产生这种状况的原因，在一些严重移位的骨折不得已行切开复位的病例中，我们应该更多考虑怎样减少医源性损伤。本章节讨论桡骨颈骨折切开复位适应证及手术方法。

【病史简述】

患者是一名 9 岁的女孩，右手为优势手，在体操运动的高低杠上摔落，右手臂伸直着地，她被送往急诊室。体检：右肘部畸形和肿胀明显，运动、感觉及末梢循环正常。X 线片显示完全移位的桡骨颈骨折及无移位的尺骨鹰嘴骨折（图 39-1）。在急诊室进行闭合复位，结果复位失败，随即石膏托固定，并安排手术干预治疗，手术方式包括闭合复位，切开复位经皮穿针。术中尝试了一次闭合复位，结果失败了，当我们打开桡骨头颈的时候发现骨折块向内侧冠状突移位，并伴严重软组织剥离。

【术前影像】

见图 39-1。

【术前评估】

1. 严重移位的桡骨颈骨折。

2. 伴尺骨鹰嘴骨折。

3. 在急诊室尝试闭合复位失败。

【治疗策略】

桡骨颈骨折的切开复位内固定（ORIF）通常是在全麻下闭合复位失败后进行。可接受的复位包括成角＜ 30° 和水平移位＜ 2mm 且旋前和旋后功能无受限（Pring，2012）。在年龄较小的儿童中，一些作者可能接受 30°～50° 的成角，＜ 10 岁的孩子有巨大的重塑行能力，不过尚存在争议。

切开复位更多的用于严重移位的、年龄较大的儿童和体重指数（BMI）较高的患者

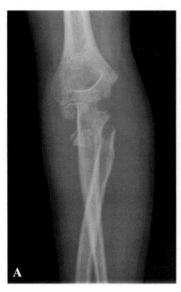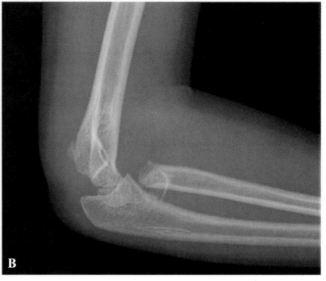

▲ 图 39-1　A. 正位片显示桡骨头颈完全移位；B. 桡骨干显示向前半脱位

（Zimmerman 等，2013）。

切开复位的适应证如下。

1. 开放性骨折。

2. 骨折移位＞100% 或桡骨颈和桡骨干完全分离。

3. 全身麻醉下经皮（克氏针、髓内针）闭合复位失败后，成角＞45°～50° 或移位超过 30%。

4. 粉碎性骨折。

5. 伴肘关节周围的骨折，且需要固定的。

6. 伴筋膜间隔综合征或血管神经损伤。

【基本原则】

患者仰卧位，上肢放在搭手架上，准备好止血带。

切开复位选择侧方 /Kocher 入路。从肘关节外上髁至肘关节后外侧做斜切口（图 39-2A）。在有伴发其他骨折并需要固定时，也可以考虑外侧到尺骨鹰嘴的后方入路，这样可以掀起全层皮下组织瓣，前臂旋前以保护骨间背神经，将神经向内侧和远端移动，沿着肘肌和尺侧腕伸肌间隙进入，沿着肌肉向下到分离纤维层直到关节囊。在尺侧副韧带（LCL）前方斜行打开关节囊，显露桡骨头、桡骨干和环形韧带。关节囊和桡侧副韧带（RCL）可能早已经断裂，这取决于损伤的严重程度，这个间隙可以直接显露骨折部位。就可以在直视下进行复位（图 39-2B）。移除嵌顿的肌肉和关节囊，以利于复位。根据骨折的复位情况，在透视和直视下进行复位评估，骨折复位后需要评估稳定性，如果复位后骨折不稳定，可在桡骨头安全区（Lister 结节与桡骨茎突之间 90°范围区域）行 1～2 枚克氏针经皮内固定。克氏针从桡骨头关节面侧方穿过骨折部位并从桡骨干骺端内侧皮质穿出（图 39-2C 和 D）。另外，稳定的固定方法包括微小钢板，埋头加压螺钉也可以用在骨骼接近成熟的患者中。

用可吸收缝线将关节囊、肌间隙和切口逐层缝合。将克氏针折弯并切断，然后中立位长臂石膏托固定。

克氏针固定 4～6 周，直到在骨折处骨痂形成。只有在拔针后才开活动。如果患者没有如预期的那样恢复，就要进行进一步随访（图 39-5）。

【术中影像】

见图 39-2。

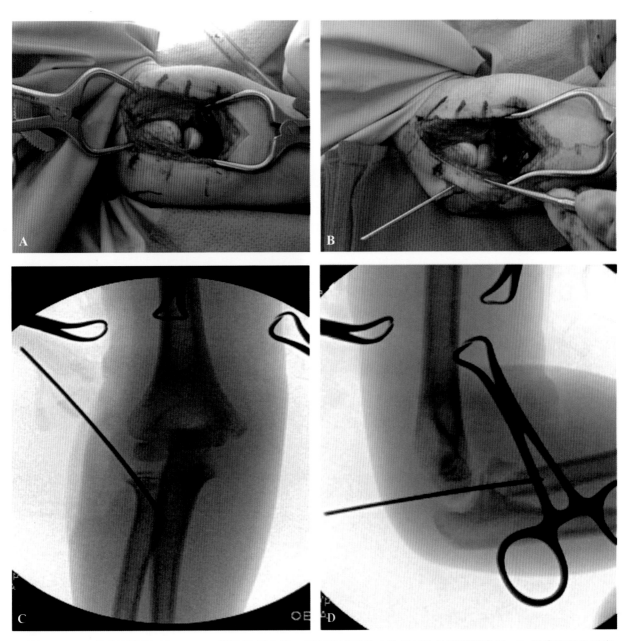

▲ 图 39-2　A. 术中照片显示经 **Kocher** 间隔外侧入路，可以看到肱骨小头及复位的桡骨颈位置；**B.** 经皮克氏针固定；**C 和 D.** 术中 **X** 线片显示骨折复位和固定情况

【技术要点】

1. 限制骨膜剥离以减少桡骨头缺血性坏死（AVN）和骨不连的风险。

2. 环形韧带为了复位可能会被切断，但必须修复。

3. 应避免经肱骨小头进针，因为克氏针可能在关节处断裂。

4. 评估并修复桡侧副韧带和尺侧副韧带是有必要的。

5. 也可以使用髓内针，用来稳定切开复位后的骨折块。这是通过远端骨骺线 1.5～2.0cm 背部或桡骨远端离入路，选择适当大小的钛质弹性针在透视引导下穿至骨折部位，再推挤至近折端以保持复位，小心不要碰到关节面。然后在远端剪断并保留部分针尾突出，以便于后期取出，并用可吸收缝线关闭切口。这样做的好处是，可以保留内固定直到骨折完全愈合，同时避免经皮针需要早期移除后的并发症。

【术后影像】

见图 39-3 和图 39-4。

【风险规避】

1. 切开复位前尽量减少经皮复位的次数，因为医源性软组织损伤可能会影响手术结果。

2. 高能量损伤有导致软组织挫裂的危险，减少软组织损伤和骨膜剥离可降低 AVN 和骨不连的风险。这也可以减少异位骨化和尺桡骨融合的发生率。对于不愈合的桡骨颈骨折，如果患者无症状，没有明显的功能受限我们采取非手术治疗。除此之外，治疗选择包括桡骨头切除或切开复位内固定联合植骨。对于骨骼成熟的患者，才做桡骨头切除。

3. 在所有的手术病例中都建议固定足够的牢靠。建议在出现骨痂前保持原位，以防止骨折移位和（或）不愈合的风险。

4. 一旦在骨折部位有骨痂形成，应尽快拔除克氏针。置针时间超过 6 周会增加置针位置和关节内感染的风险。

5. 一旦有愈合迹象，就开始早期保护性活动，以减少术后关节僵硬的风险。

6. 骨骺早闭是罕见的，但可能导致畸形和运动丧失。

【病例参考】

病例 37　桡骨颈骨折（ESIN 手术治疗和"Joy-Stick"技术）。

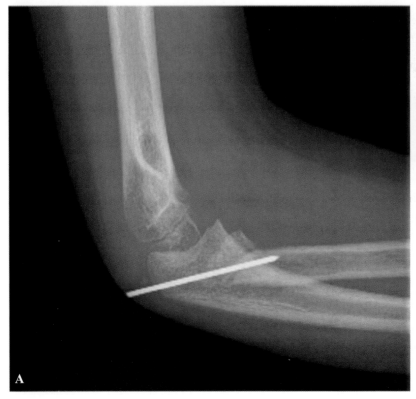
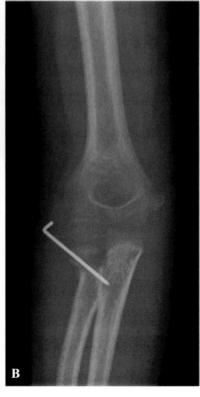

▲ 图 39-3　术后 4 周 X 线片未发现明显的骨痂，因此将克氏针多保留了 2 周。术后 6 周肘关节正侧位片显示早期的连续骨痂，接着拔除克氏针

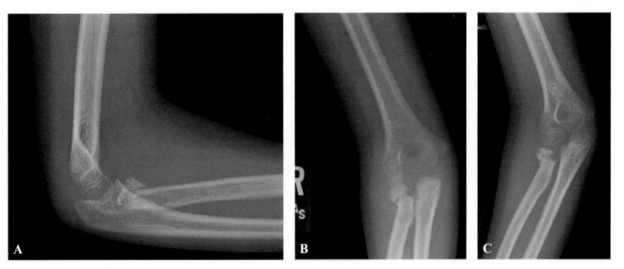

▲ 图 39-4　术后 8 周的侧位和斜位 X 线片显示骨折力线良好，并有连续性骨痂，但骨折尚未完全愈合

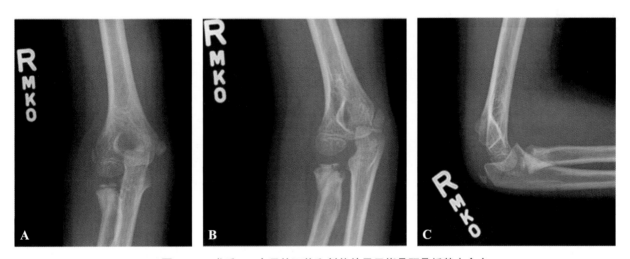

▲ 图 39-5　术后 4.5 个月的正位和斜位片显示桡骨颈骨折基本愈合

此时患者恢复良好，已不需要再接受治疗。肘关节活动范围是 0°～133°，只有在极度的旋前和旋后位有轻度活动受限。此时没有疼痛

病例
40

桡骨颈骨折（特殊病例的手术治疗）

Radial Neck Fractures: Operative Treatment, Special Conditions

Theddy Slongo　著

陈文建　译

概　要

儿童桡骨近端骨折多为桡骨颈骨折，根据 AO 儿童分型 [Slongo et al. J Pediatr Orthop 26:43-49, 2006, AO Pediatric comprehensive classification of long bone fractures (PCCF). AO Publishing, Davos, 2007] 的 21r-M 型和 21r-E 型骨折。随着弹性髓内针技术的引进，桡骨颈骨折闭合且稳定复位的适应证显著扩展。对于桡骨颈伴发其他部位骨折的病例我们也推荐手术治疗。本文介绍了两个典型的桡骨颈骨折的手术治疗指征病例。

病例 40-1　完全移位的桡骨颈骨折 / 无移位的尺骨鹰嘴骨折

【病史简述】

12 岁的男孩在运动中左上肢受伤。左肘严重肿胀，神经与血管的情况正常。

【术前影像】

根据临床检查及病史，行肘关节正侧位 X 线片检查。

图 40-1 显示了肘关节正侧位 X 线片，骨折成角大于 45°，近 50% 的侧方移位（21r-M/3.1 Ⅱ）。另外，在透视机下可以更清晰地看到未移位的尺骨鹰嘴骨折。

【术前评估】

在确定没有其他额外的骨折以及无神经血管损伤下，我们准备行手术治疗。手术方法参照 Ⅱ 型 / Ⅲ 型桡骨颈骨折，但是并不需要急诊手术。

这种骨折从来都不是急诊手术，经验丰富的手术医生主刀可以让孩子更加的获益。因此，该手术可安排在正常手术日进行。

无移位的尺骨鹰嘴骨折，通常只需石膏固定即可。

【治疗策略】

该骨折的移位程度是使用闭合、间接髓内针复位并稳定固定的最佳指征（弹性髓内针技术）。有一个熟练掌握弹性髓内针技术的手术医生在场是很重要的。而且，该骨折可以安排成常规教学手术，由精通弹性髓内针技术的手术医生辅助完成。

另外，手术的目的是为了术后获得良好的关

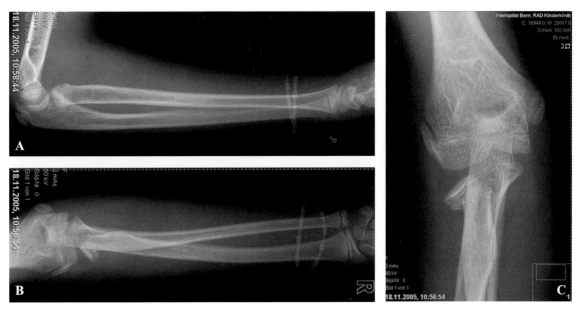

▲ 图 40-1 图像显示了肘关节正侧位片，桡骨颈骨折成角大于 45°，近 50% 的侧方移位（21r-M/3.1 Ⅱ），Salter-Harris Ⅱ型骨折

节功能，所以尺骨鹰嘴骨折也需要牢固的固定。孩子应该从麻醉和手术中获得最大的收益。所以，应该和父母商量稳定固定尺桡骨。我们只能接受很少额外的术中并发症（仅仅理论上的），当针去除后，孩子应没有任何异常。

对于这个手术，C 形臂是必需的，此外，适当的器械和植入物（2.0mm 或 2.5mm 弹性针）也是必需的（图 40-2）。

【基本原则】

图 40-3A 显示移位的 Ⅱ 型或 Ⅲ 型桡骨颈骨折，这是弹性髓内针技术间接复位的指征。该骨折合并无移位的，原则上不需要手术治疗的尺骨鹰嘴骨折。这样的合并骨折我们推荐用弹性髓内针技术稳定尺桡骨，因为孩子应该从手术中获益最大，术后可以不打石膏。

图 40-3B 显示了另外一种情况：完全移位的尺骨鹰嘴骨折，而且需要手术固定，但是桡骨颈骨折是 Ⅰ 型骨折，原则上是无手术指征的。对于合并骨折我们遵循图 40-3A，儿童应该从术中收益最大化，所以我们同时固定尺桡骨。

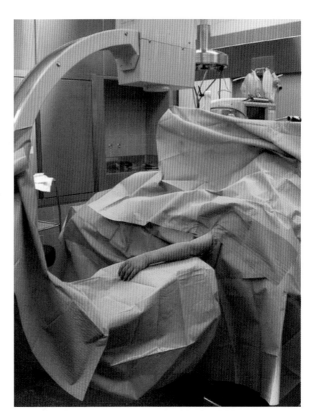

▲ 图 40-2 前臂在 C 形臂机上铺无菌单的体位

这种处理的基本原则如下。

1. 在桡骨远端干骺端置入 2.0mm 或 2.5mm 的弹性针，针粗细取决于儿童的年龄和桡骨的直径。

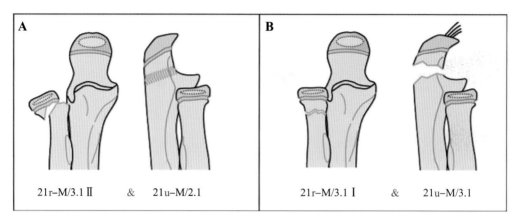

A		B	
21r–M/3.1 II	& 21u–M/2.1	21r–M/3.1 I	& 21u–M/3.1

▲ 图 40-3　**A.** 显示移位需手术的桡骨颈骨折合并无移位不需要手术的尺骨鹰嘴骨折。**B.** 显示另一种情况，无移位的桡骨颈骨折合并完全移位的尺骨鹰嘴骨折，较严重的骨折是手术指征的主要骨折

2. 将髓内针针头进到骨折线附近。

3. 针头朝向桡骨头最大成角的方向，并将针头插入桡骨头。

4. 通过桡骨头外侧挤压和旋转髓内针使骨折复位。

5. 固定复位的桡骨头。

6. 达到功能无障碍。

7. 术后无须石膏固定。

8. 尺骨鹰嘴只需要背侧的小切口。

9. 打入两根 1.6mm 克氏针用来绑张力带钢丝。

【术中影像】

上肢放置于 C 形臂机上行无菌铺单（图 40-4）。

定位远端进针点，目前我们推荐 Lister 结节入路或者传统的桡背侧入路。图 40-5 显示手术切口的位置，做水平横切口，所有的操作应该在 C 形臂定位下进行。

然后进行皮肤切口，钝性剥离至 Lister 的结节；需要注意支持带和肌腱（图 40-6 和图 40-7）。

图 40-8 展示了开髓器在桡骨远端开髓的位置，应避免盲穿，进针点和开髓器位置的选择应该在 C 形臂监视下进行。

接着，预弯髓内针头端 1/3（预轮廓）如图 40-9 所示，只要针头朝向桡骨颈髓腔位置，就有利于髓内针置入和复位。

将预弯的髓内针在透视下钻入，C 形臂透视

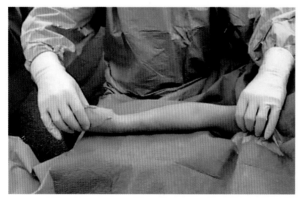

▲ 图 40-4　摆放好前臂近端位置，以利于透视骨折的成角和移位

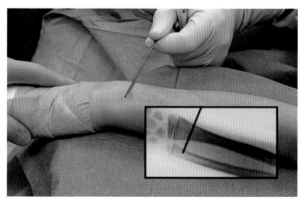

▲ 图 40-5　在 C 形臂下定位 Lister 结节上的进针点

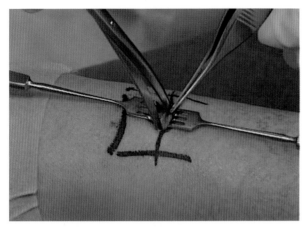

▲ 图 40-6　沿着皮纹做 3cm 横切口

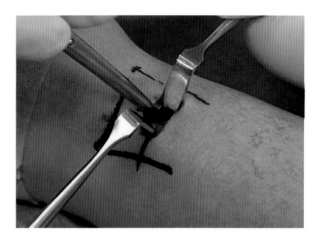

▲ 图 40-7　钝性分离皮下组织及肌腱

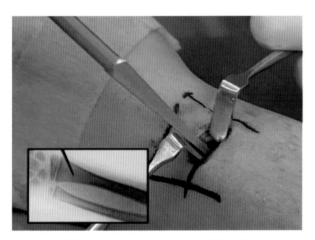

▲ 图 40-8　在透视下将开髓器钻入髓腔

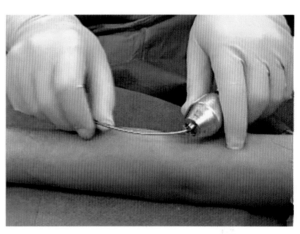

▲ 图 40-9　预弯髓内针针头 5cm 以达到更好的穿入桡骨头颈及复位

确保髓内针针头的力线角度。接着通过旋转晃动将髓内针置入到骨折部位；在 C 形臂监控下旋转是很重要的，这样可以确保针尾指向最大成角及移位方向。

当髓内针针头方向合适，通过小锤将针轻轻敲入桡骨头。为了使针抓的更牢固，单纯的针头插入骺板并必会引起桡骨的生长紊乱。

图 40-2 显示了一系列术中步骤和骨折的解剖复位。

一旦影像学结果是完美的（我们应用该技术只接受解剖复位），然后剪短针尾（图 40-10）。

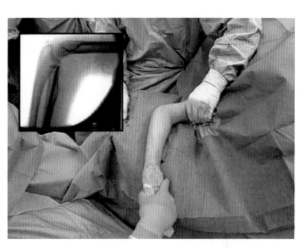

▲ 图 40-10　在侧位片上控制复位

【技术要点】

把针尾剪短到合适长度非常重要。

技巧：

1. 使用断针器避免针尾过于锋利（图 40-14）。

2. 将针尾留在支持到上方，如果留在支持带下方会有很大的风险造成肌腱的激惹，甚至断裂。

3. 即使较长的针尾，也不会影响手指的背伸（即使看到有明显的隆起），而且对后期取针会有帮助（图 40-11）。

轻度斜位透视片显示尺骨鹰嘴位置改善（图 40-12）。

在直视下复位尺骨鹰嘴骨折，将两根 1.6mm 克氏针按照张力带钢丝位置植入。图 40-13 显示术中解剖复位的尺骨鹰嘴图像。

【术后影像】

术后前臂吊带固定 3～4 周已经足够，具体固定时间取决于年龄。3 周以后第一次复查，X 线片显示骨折位置满意且已经愈合，所以孩子也可以进行体育活动了（图 40-14）。

图 40-15 显示了骨折解剖复位，完全愈合。

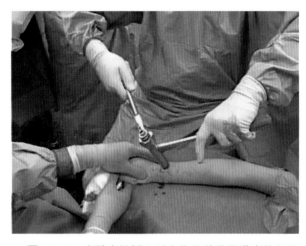

▲ 图 40-11 当髓内针插入适当位置并获得满意的复位后，将针尾剪断

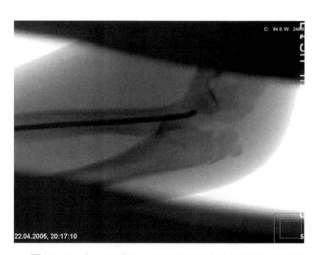

▲ 图 40-12 在 C 形臂下，可以更清楚地观察尺骨鹰嘴骨折

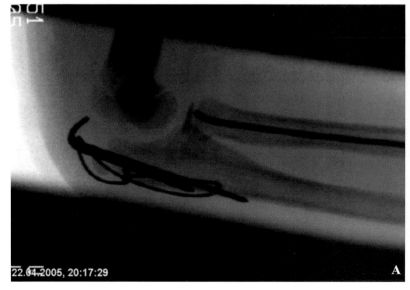
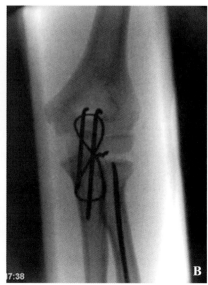

▲ 图 40-13 术中尺骨鹰嘴骨折张力带钢丝固定的图片

根据各自的情况可以考虑取出髓内针，我们建议现在取出髓内针。

因为孩子术后没有制动，所以关节功能完全正常。

【风险规避】

上肢制动取决于孩子的活动量，前臂不受约束的活动也是允许的。

这种骨折，不需要长期随访，如果上肢在 1 个月内有异常，才需要再次复诊。

病例 40-2　无移位的桡骨颈骨折 / 完全移位的尺骨鹰嘴骨折

【病史简述】

一名 9 岁的女孩在体育课中出了意外。老师说她是从高处掉下来的。神经与血管的情况正常。

【术前影像】

根据临床检查及病史，行肘关节正侧位 X 线检查。

图 40-16 显示了肘关节正侧位 X 线片，桡骨颈轻度成角（21r-M/3.1 Ⅰ）。另外，我们可以看到完全移位的尺骨鹰嘴骨折，骨折块进入关节（箭）。

【术前评估】

这种情况下，桡骨颈骨折没有任何复位的指征，仅需要制动。

但是，完全移位的尺骨鹰嘴骨折需要手术切开复位和张力带钢丝固定。

告知家长具体情况，为了术后可以不用石膏固定，我们建议牢固固定尺桡骨。

【治疗策略】

对于该手术需要做好尺骨鹰嘴骨折的术前准备，然后用经典的张力带钢丝技术固定。

另外，手术的目的是为了术后获得良好的关节功能，所以，桡骨颈骨折也需要用弹性髓内针固定。孩子应该从麻醉和手术中获得最大的收益。因为本身内置入的张力带钢丝是需要二次取出的，所以多取一根髓内针对孩子也不会造成更大损伤，也不会增加多少手术时间。

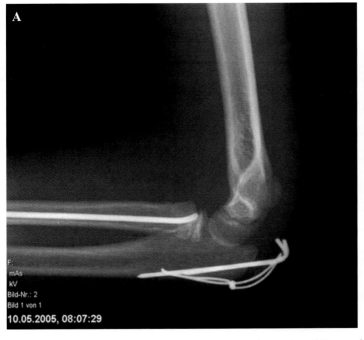
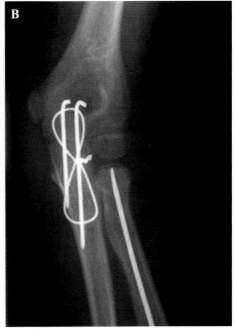

▲ 图 40-14　3 周后的随访 X 线片，功能无受限，无痛，孩子可以参加校园内的活动

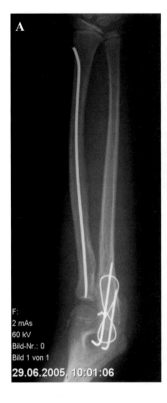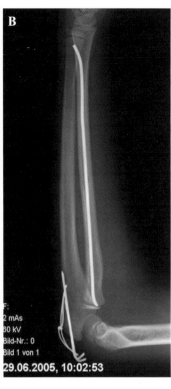

◀ 图 40-15　3 个月的随访显示尺桡骨对位对线良好，内固定牢固在位，关节活动正常

对于这个手术，C 形臂是必需的，此外，适当的器械和植入物（2.0mm 或 2.5mm 弹性针）也是必需的（图 40-2）。

【基本原则】

用张力带钢丝技术固定尺骨鹰嘴骨折。

【术中影像】

我们常规先治疗桡骨颈骨折，只需要闭合复位（在治疗尺骨鹰嘴骨折尽量避免打开关节），如果想避免透视，你可以先切开复位固定尺骨鹰嘴骨折，通过关节囊向桡侧延长切口，我们可以看到移位的桡骨头，并通过牙钩将桡骨头拉回复位，同时将预留在桡骨内的髓内钉在直视下复位，并达到解剖复位，但无论如何，还是建议在透视下完成。

【技术要点】

逆行弹性髓内针技术固定桡骨颈骨折的最大优点是术后早期进行功能锻炼，这对旋前和旋后功能有很大影响。在其他手术方式中，我们需要石膏制动，这样会导致前臂旋前旋后活动受限制。

【术后影像】

术后前臂吊带固定 3～4 周已经足够，具体固定时间取决于年龄。4 周以后第一次复查，X 线片显示骨折位置满意且已经愈合，所以孩子也可以进行体育活动了（图 40-17）。

图 40-18 显示了骨折完美复位，骨折完全愈合。根据各自的情况可以考虑取出髓内针，我们建议现在取出髓内针。

因为孩子术后没有被制动，所以关节功能完全正常。

【风险规避】

上肢制动取决于孩子的活动量，前臂不受约束的活动也是允许的。

对于这种骨折，并不需要长期随访，如果上肢在 1 个月内有异常，才需要父母带孩子来复诊。

【病例参考】

病例 36　桡骨颈骨折（ESIN 手术治疗）。

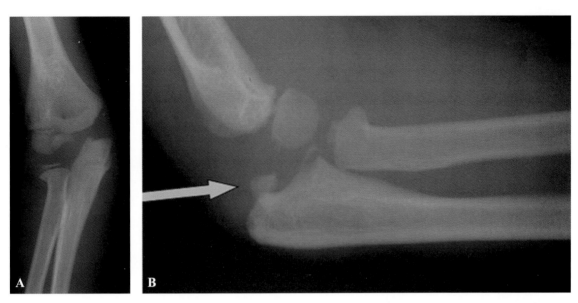

▲ 图 40-16 一名 8 岁女孩的肘关节正侧位片显示: 完全移位的尺骨鹰嘴骨折和无移位的桡骨颈骨折

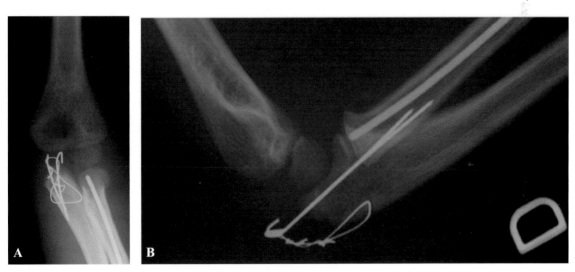

▲ 图 40-17 4 周后第一次复查 X 线片
骨折对位对线良好, 孩子可以参加学校日常活动

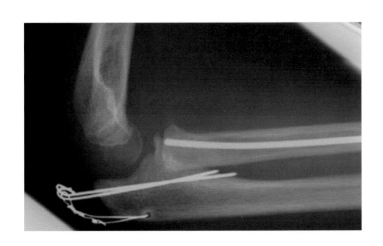

◀ 图 40-18 3 个月后最后一次复查 X 线片
骨折愈合良好, 力线及功能良好, 不再需要任何约束

尺桡骨近端 1/3 骨折

Proximal Third Both Bone Forearm Fractures

David B. Johnson　Christopher A. Iobst　著

陈文建　译

概　要

前臂双骨折（BBFF）在儿童中是最常见的骨折，占儿童骨折的 5%～10%。从解剖位置将骨折分为远端，中段和近端 1/3，以远端骨折最为常见，桡骨的骨结构从近端到远端逐渐变化，从圆柱形过渡到三角形，到前臂远端时再过渡到椭圆形，这也是远端损伤更为常见的部分原因。此外肌肉的包裹也减少了前臂近端骨折的发生。前臂近端骨骼肌肉的附着也会导致不稳定，骨折近端由于旋后肌和二头肌的牵拉，使得骨块屈曲，外旋。大部分的前臂双骨折可以通过闭合复位石膏固定得到解决，对于近端 1/3 骨折，将前臂放置于中立到旋后位。然而，考虑到近端 1/3 远离生长旺盛的桡骨远端骨骺，近端 1/3 骨折的重塑能力显著降低。因此，尺桡近端骨双骨折患者预后更难控制，复位情况更严格。如果闭合复位后不能维持力线，则需要手术固定，以防止残余功能障碍。常用的手术方法包括髓内针和切开复位内固定（ORIF）。

【病史简述】

一名 10 岁的男孩从蹦床上摔下，评估后送到急诊室，他主诉右前臂疼痛。评估发现右前臂近端明显的畸形。局部可见瘀斑，但无开放性伤口。右上肢神经血管检查正常。前臂和肱骨的 X 线片显示同一平面的尺桡骨近端 1/3 双骨折，在急诊室微型 C 形臂下尝试了几次闭合性复位，但均没有成功。患者长臂后托石膏固定后收入院，前臂双骨折准备闭合复位或者切口复位，夜间监测骨筋膜室综合征。

【术前影像】

见图 41-1。

【术前评估】

1. 右侧闭合性，前臂近 1/3 双骨折。
2. 监测骨筋膜室综合征。

【治疗策略】

闭合复位治疗尺桡骨近 1/3 骨折是比较困难的。在急诊室首先尝试闭合复位，在镇静状态下，通过轻度的旋前或者旋后行水平牵引。一般

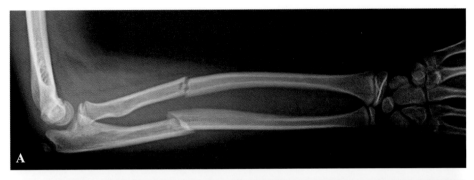

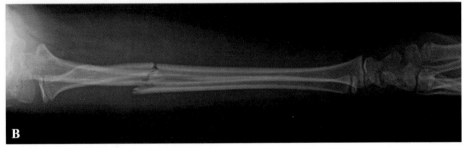

▲ 图 41-1　X 线片显示同一平面的尺桡骨近端 1/3 双骨折

情况下，尺桡骨近 1/3 骨折由于旋后肌和肱二头肌的牵拉，骨折近端是旋后的。因此，骨折的复位需要牵引和远端旋后。如果复位满意，塑性良好的长臂石膏固定，包括三点塑形及尺侧塑形。前臂近端双骨折的可接受参数文献报道不一，但是总体来说，10° 以内的成角，无旋转，无骨折尖端相对的位置可接受（Vopat 等，2014）。每周复查 X 线片，以确认前面几周骨折有无再移位，因为这类骨折极易发生移位。

如果在急诊室无法达到满意的复位，用坚固的长臂后托夹板固定后收住院，之后在全麻下尝试闭合复位及手术固定（切开复位，髓内针固定）。此外，在闭合复位失败后，患者应监测骨筋膜室综合征，手术中首先尝试闭合复位，如果还不能成功，则转为手术治疗，手术治疗方案包括切开复位和髓内针固定。

做切开复位时需要两个切口，以避免骨间膜破裂。桡骨近端的入路有两种，掌侧的 Henry 入路，远端可以选择肱桡肌和桡侧腕屈肌间隙，近端选择肱桡肌和旋前圆肌间隙进入。此外，

Thompson 描述的背侧入路也可用于桡侧腕短伸肌和伸指总腱之间进入。尺骨的入路，是皮下入路，在尺侧腕伸肌和尺侧腕屈肌之间选择一个平面。应至少固定骨折部位近端和远端四个皮质。此外，如果需要，可以在骨折部位做一个小切口来帮助骨折复位和髓内针的置入。

相反，也可以采用髓内固定，就像本例中所做的那样。通常，首先复位尺骨，因为这有时有助于桡骨复位。尺骨髓内针，不管是弹性针或者斯氏针从尺骨鹰嘴骨突或者肘肌后外侧顺行进针。此外，如果需要，可以在骨折部位做一个小切口来帮助骨折复位和髓内针的置入。一旦尺骨稳定固定，如果桡骨能在解剖学上闭合复位并且感觉稳定，那么整个手术结束，患者先用夹板固定再加石膏管型。如果桡骨骨折不稳定或复位不良，则通过位于腕部背侧第 1～2 或第 2～3 间隔从干骺端逆行插入一枚桡骨髓内针，在插入前，桡骨针应预弯 15°～20°，以匹配桡骨弓，并达到三点固定。

如果采用手术固定桡骨和尺骨，则术后长臂

后托固定 2～3 周直到伤口完全愈合。如果术中骨折稳定，获得良好的三点固定，则可考虑术后早期活动。如果进行单骨固定，则需要夹板固定，待手术伤口愈合后再用石膏固定。

【基本原则】

1. 闭合复位石膏固定是前臂近端 1/3 骨折一线治疗方法。

2. 这些骨折很难获得良好闭合复位；< 10°成角，无旋转，无骨折尖端相对的位置是可接受的。

3. 当患者＞10 岁，骨折越靠近近端，尺骨有成角畸形，复位的成功率越低（Bowman 等，2011）。

4. 切开复位髓内固定是手术治疗前臂近端 1/3 骨折的常用方法。

5. 即使使用髓内针，也经常需要切开复位。可以直接在骨折断端做一个小切口，以方便复位

6. 切开复位和髓内针固定的愈合率相似，分别为 98.3 % 和 97.6%。然而，延迟愈合在接受髓内固定治疗的大龄患者（＞10 岁）中更为常见（Baldwin 等，2014）。

7. 两种方法的主要并发症有不愈合、筋膜室综合征、感染、再骨折、神经损伤、非计划再次手术等都比较相似（Baldwin 等，2014）。

8. 如果获得了稳定复位和充分的固定，可早期活动。

【术中影像】

见图 41-2。

【技术要点】

1. 标准的复位手法是前臂远端旋后牵引，骨折近端受肱二头肌和旋后肌牵拉而处于旋后位。

2. 石膏固定时尽量伸展肘关节以减少旋后肌对骨折近端的牵拉，而且，这样也更方便于更好

的在骨折侧三点塑形。

3. 在石膏定型前用钢笔或金属珠在石膏上标记出骨折断端，可以更精确的三点塑形。很多时候，骨折断端在石膏里比预想的更接近近端。

4. 旋转很难判断，尤其是近端骨折，主要是旋转外力。复位以后摄片再次确认有无旋转。二头肌粗隆和桡骨茎突应是 180°，在真正的前后位 X 线片上，冠状突和尺状茎突也应如此。

5. 如果行髓内针，使用直的内置入物（斯氏针或直弹性针）对于尺骨的复位和针穿入更方便。相反的，在桡骨置针之前，先预弯弹性髓内针（15°～20°），这有助于进针，恢复桡骨弓，并在桡骨内获得三点固定。最大预弯处应放置在骨折断端。

6. 逆行进针点的切口要远一些，顺行进针的切口要近一些，这样可以防止皮肤牵拉。此外，通过扩髓也有助于内植入物置入。

7. 桡骨远端进针孔可以使用锥子而不是钻头，这有助于避免钻头对周围肌腱的损伤。

8. 即使使用髓内针固定，也可以考虑切开复位，这有助于复位和进针。

9. 髓内针的直径取决于骨髓腔直径，我们的目标是髓内针直径为髓腔直径的 40%（Lascombes 等，2006）。

10. 先复位尺骨，有时尺侧固定后，无须开放手术即可实现稳定的桡骨解剖复位（Flynn 和 Waters，1996）。

【术后影像】

见图 41-3。

【风险规避】

1. 接受闭合复位和石膏治疗的患者应在前 2～3 周，每周摄 X 线片，以确保复位的维持。一旦复位丢失可以及时楔形石膏或再复位调整。

2. 骨筋膜室综合征也会在前臂双骨折髓内针

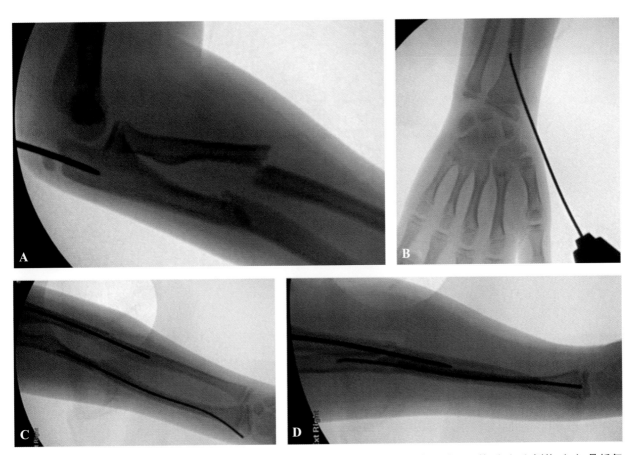

▲ 图 41-2　选择尺骨鹰嘴骨骺为尺骨近端进针点（A），桡骨远端干骺端进针点（B），正位（C）和侧位（D）骨折复位髓内固定后透视图像

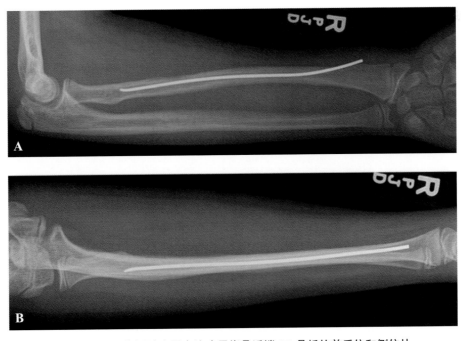

▲ 图 41-3　桡侧髓内固定治疗尺桡骨近端 1/3 骨折的前后位和侧位片

固定后发生，为了避免这种风险，将不成功的穿针尝试限制为 3 次。3 次失败的尝试后即要行切开复位来帮助进针，此外，在进针时要松止血带，因为这跟骨筋膜室综合征的发展相关（Vopat 等，2014；Yuan 等，2004）。

3. 切开复位治疗的前臂双骨折有骨桥发生的风险，使用两个切口可以降低骨桥形成风险。

4. 旋转不良会出现，特别是复位近端 1/3 骨折，一张标准的包含腕关节的尺桡骨近端正侧位是必要的。这有助于使用二头肌粗隆和桡骨茎突的 180° 关系来再次检查有无旋转。同样，冠状突和尺状茎突可以帮助确定方向。

第二篇

上肢：前臂、手腕和手

Upper Extremity: Forearm, Wrist, and Hand

尺桡骨中 1/3 双骨折（接骨板内固定）

Midshaft Both Bone Forearm Fracture: Plate Fixation

Andrea Bauer 著

贾国强　姚 杰 译

概 要

前臂骨折是儿童最常见的骨折。骨折的位置、患者的年龄及骨骼发育成熟程度等，都可以影响成角及移位是否可以接受，进一步决定着最佳的治疗方式。对于青春期的前臂双骨折患者，切开复位钢板固定可以达到解剖复位。总的来说，桡骨一般使用掌侧入路，而尺骨选择背侧入路。根据患儿的年龄及身高体重选择合适的钢板系统，通常选择 1.5～3.5mm 钢板系统。

【病史简述】

患者为一名 13 岁的女孩，左优势手。患者于体操训练中从平衡木上跌落，左前臂呈伸直位受伤。患儿伤后左前臂疼痛伴有明显畸形。随即被急诊送到了当地医院，行 X 线检查显示左尺桡骨中段骨折，并在清醒镇静下行尺桡骨闭合复位长臂石膏固定。图 42-1 和图 42-2 展示了闭合复位后的 X 线片。闭合复位后，正如图片所示，尺骨存在着侧方移位，桡骨存在旋转和成角畸形。由于患儿骨骼发育接近成熟，因此医生决定对两处骨折均进行切开复位内固定，以充分矫正残余畸形。

【术前影像】

见图 42-1 和图 42-2。

【术前评估】

1. 尺桡骨中段骨折闭合复位后残余畸形。

(1) 尺骨的嵌插畸形。

(2) 桡骨旋转畸形。

2. 患儿骨骼发育接近成熟。

3. 手术入路的选择。

4. 骨折内固定的选择。

【治疗策略】

急诊处理主要是行闭合复位和石膏固定。一般来说，这种类型的骨折应采用长臂前后夹板石膏固定。对于 8 岁以上儿童的尺桡骨中段骨折，最多只接受 10° 成角畸形，不接受旋转畸形。对小年龄患儿而言，骨折可以接受多达 20° 的成角和侧方移位。本例骨折，闭合复位不能达到可接

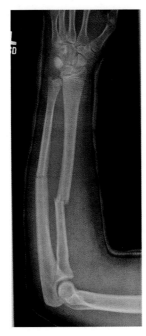

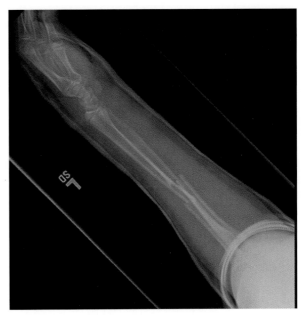

▲ 图 42-1　前臂骨折复位后侧位片，可见在桡骨茎突的对侧看不到肱二头肌结节，提示桡骨有明显的旋转畸形

▲ 图 42-2　前臂骨折闭合复位后侧位片，桡骨骨折断端两端的皮质宽度不同，再次提示桡骨旋转畸形。从图中还可以看到尺骨骨折的侧方移位

受的标准，备选的治疗方案包括髓内针固定和切开复位钢板内固定。该患儿年龄较大且伴有旋转畸形，选择尺桡骨骨折切开复位钢板内固定可以达到和维持解剖复位。由于桡骨骨折的位置靠近近端，所以选择了 Thompson 背侧入路。也可以采用掌侧 Henry 入路。尺骨采用皮下入路。桡骨骨折复位时使用复位钳夹紧，并用克氏针辅助复位（图 42-3）。根据孩子的年龄来选择钢板内固定的大小。就本例患儿而言，选择 3.5mm 的 1/3 管型加压钢板（图 42-4 和图 42-5）。术后前臂旋转畸形已纠正至正常。术后患儿使用长臂前后夹石膏固定 4 周，短臂石膏固定 2 周，之后逐渐恢复活动。

【基本原则】

1. 对骨骼发育接近成熟的儿童，为了防止出现前臂旋转受限，尺桡骨必须到达解剖复位。

2. 根据患儿的年龄和大小选择合适的内固定系统。

3. 通常情况下，儿童前臂双骨折我们推荐骨

折远近端通过 4 个皮质的锁定螺钉固定，而不是 6 个皮质。

【术中影像】

见图 42-3 至图 42-6。

【技术要点】

1. 由于旋转畸形不能塑形，需要仔细评估术后 X 线片判断旋转移位是否可接受。在前臂 X 线正位上，如果桡骨茎突与肱二头肌结节相对，而尺骨冠状突与尺骨茎突相对，那么旋转是可以接受的。如果存在着旋转畸形，在 X 线正侧位片上，骨折部位远近端的骨皮质宽度不同。

2. 当前臂骨折不能解剖复位时，骨折部位常可见骨膜或肌肉卡压。在行切开复位时，应清除骨折部位卡压的软组织。

3. 切开复位时辅助使用一个或两个复位钳。临时用克氏针固定，并留出钢板固定的空间，这样有助于防止固定时骨折再移位。

4. 根据孩子的年龄和体型选择合适的钢板固

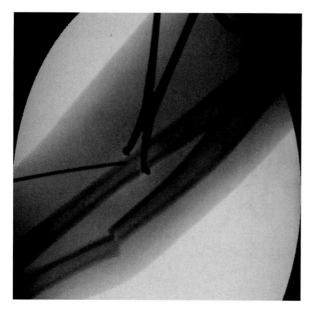

▲ 图 42-3 在复位钳和克氏针的辅助下，桡骨达到了暂时性的解剖复位

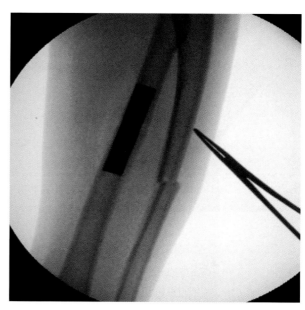

▲ 图 42-4 桡骨钢板固定后，在透视下定位尺骨切口

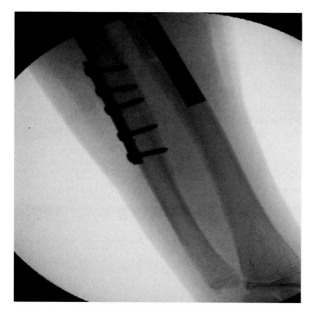

▲ 图 42-5 术中最终透视 X 线片，见尺骨骨折远端只有 2 枚螺钉

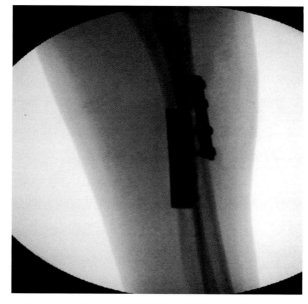

▲ 图 42-6 术中最终透视侧位 X 线片图像见桡骨骨折的远端和近端均只有 2 枚螺钉

定。通过测量术前 X 线片可以预测所需钢板的大小，但在手术室也要备有其他型号的钢板。

5. 切开复位时可预防性地行筋膜切开术。与下肢不同，通过筋膜切开部位形成的肌疝在前臂中并不常见，因此并未增加患者前臂肌疝的发生率。筋膜切开术使用切开复位时的手术切口，使

用组织剪进行减压。在切开部位使用合适的牵开器，充分显露，直视下行筋膜切开术。

6. 为了避免术后拆线给患者带来的不适感，手术伤口应尽可能用可吸收缝线缝合。

【术后影像】

见图 42-7 和图 42-8。

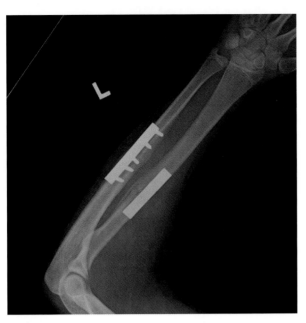

▲ 图 42-7 术后 8 周正位片，桡骨和尺骨骨折部位均可见骨愈合

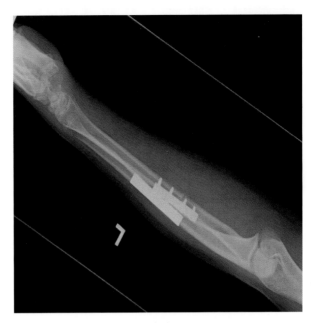

▲ 图 42-8 术后 8 周侧位片，可见骨折愈合

【风险规避】

1. 桡骨骨折选择术者最熟悉的手术入路，一般情况通过背侧和掌侧入路均可成功复位和内固定。

2. 术后，石膏固定直到骨愈合可以减少术后早期骨折移位的风险。因为儿童的日常活动比成年人多，且固定带来的关节僵硬风险比成人低，早期较长时间的石膏固定是非常合适的。

3. 术后 2～3 天后前臂仍持续疼痛是不正常的，一般情况下，术后疼痛可以通过口服药物控制。然而，术后过度疼痛应引起重视，因为这可能是筋膜间隔综合征、神经损伤、骨折移位或感染的征象。

4. 儿童前臂骨折在 1 年内同一部位有 5% 的再骨折率。如果患儿家属希望取出接骨板和螺钉，应尽可能推迟至手术后 1 年。

【病例参考】

病例 43 前臂中 1/3 双骨折（髓内针固定）。

病例 44 前臂中段双骨折（弹性髓内针单骨固定）。

前臂中 1/3 双骨折（髓内针固定）

Midshaft Both Bone Forearm Fracture: Intramedullary Rod Fixation

Felicity G. L. Fishman　著

贾国强　姚　杰　译

概　要

一名 10 岁右优势手男孩尺桡骨骨干闭合性骨折，患者于急诊室清醒镇静下行闭合复位和石膏固定。闭合复位后发现骨折不稳定，因此患者在手术室全麻下行尺桡骨骨折切开复位弹性髓内针固定。即使需要切开复位，弹性髓内针固定的切口小，对组织损伤也小。根据该例患者年龄和骨折类型，适合弹性髓内针固定。由于骨膜卡压于骨折断端，桡骨骨折需要切开复位。尺桡骨均用弹性髓内针固定。术后患儿行石膏外固定。大多数患者在骨折愈合后拆除外固定。这个患者在手术后 6 个月时，拍片见桡骨和尺骨骨折愈合，行弹性髓内针内固定取出术。

【病史简述】

一名 10 岁男孩，右优势手。患者于家中不慎滑倒，伤及右前臂。伤后患者在急诊科就诊，行 X 线片检查显示尺桡骨干骨折并有明显移位。经医生和家长沟通后，患者首先尝试了骨折闭合复位，但发现骨折不稳定，石膏固定无法维持可接受的复位。患者于伤后 3 天送至手术室行手术治疗。此时在肌肉充分松弛下闭合复位十分困难。因此，对桡骨和尺骨进行切开复位弹性髓内针固定。

【术前影像】

见图 43-1 和图 43-2。

【术前评估】

1. 桡骨中段横行骨折。

2. 尺骨中段短斜行骨折。

3. 双骨同一平面骨折（骨干中段）增加了不稳定。

4. 患者未发育成熟。

【治疗策略】

患儿在急诊首先尝试闭合复位。骨折类型为尺骨中段短斜行骨折和桡骨中段横行骨折，在长臂石膏中稳定性差。尽管对于该类骨折手术的绝对适应证并未达成共识，许多手术医生认为前臂近段大于 10° 的成角不可接受；前臂中段大于 15° 的成角不可接受，对于生长潜力超过 2 年且大于 10 岁的男性患者，大于 30° 的旋转畸形不可接受。该患儿的骨折类型可以通过切开复位钢板内固定或髓内针固定来达到稳定的复

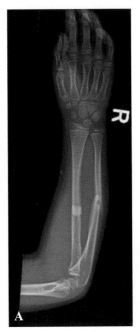
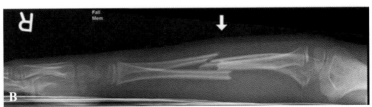

▲ 图 43-1　急诊受伤时右尺桡骨正侧位片，可见骨折明显移位

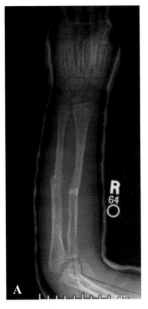
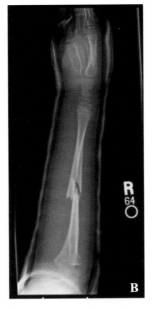

▲ 图 43-2　在急诊室清醒镇静下行右尺桡骨闭合复位后的正位片（**A**）和侧位片（**B**）

位。与髓内固定相比，钢板固定会造成大量的软组织剥离，因此，髓内针固定是最好的手术选择。患者取仰卧位，患肢外展置于搭手架上。在上臂放置止血带，手术过程中不能调节止血带位置，以尽量减少肿胀和潜在的缺血再灌注损

伤。肌肉完全松弛后，闭合复位仍没有成功。在桡骨骨折处做一小切口，清除骨折断端卡压的骨膜，将桡骨解剖复位。桡骨长度恢复后，尺骨更容易闭合复位。通常先稳定尺骨，因为可以更直接行髓内针固定。然而，本病例桡骨复位相对不稳定，因此先行桡骨内固定。将桡骨的弹性髓内针预弯后，选择桡骨远端骨骺近端桡侧开口，逆向置入髓内针。尺骨髓内针从尺骨鹰嘴顺行置入。如果首先行尺骨复位髓内针稳定固定，可以考虑行单一骨固定，即桡骨不固定。在手术医生决定对桡骨不采用内固定时，应在术中透视下严格评估桡骨复位质量，以确保其稳定性。

　　术后，患者行长臂石膏固定 2 周，短臂石膏固定 4 周。如果进行单骨固定，术后必须进行长臂石膏固定。如果尺桡骨都用髓内针固定，可以考虑在手术后使用短臂石膏。患者于受伤 3 个月时，允许戴着支具完全恢复活动。由于桡骨远端和尺骨近端针尾可能激惹皮肤，通常在术后 6 个月至 1 年取出内固定。

【基本原则】

1. 如果尺桡骨中段双骨折闭合复位石膏固定不能维持良好的复位，髓内针固定可作为一种选择。

2. 髓内针固定与切开复位钢板螺钉内固定相比，手术时间更短，美容效果更好。

3. 如果不能完成闭合复位，可以在骨折部位作一小切口，将阻碍复位的嵌插的骨膜和（或）肌肉清除，以便复位。

4. 闭合性骨折切开复位的骨不连发生率要高于闭合复位。并且多次进行置针容易引发筋膜间隔综合征。一般来说，如果骨折3次闭合复位不能成功，则推荐行切开复位。

【术中影像】

见图 43-3。

【技术要点】

1. 预弯髓内针，试图恢复桡骨解剖。可以将髓内针弯曲，以模拟桡骨正常的弯曲（桡骨远端短 Z 形和近端长 C 形），髓内针自入针点插入后旋转 180°，方便插入。一旦通过骨折端，髓内针可以旋转 180°，以恢复桡骨弓形。

2. 术中髓内针进入髓腔应不断透视，以调整髓内针尖端，避免穿透皮质。

3. 弹性髓内针的直径不宜太粗，以免增加穿过骨折部位的难度。一般髓内针的直径为髓腔直径的 60%～80%。

4. 桡骨髓内针的入针点应在桡骨远端骨骺的近端。可从桡骨远端桡侧（第一和第二伸肌间室之间）或桡骨背端（Lister 结节的近端）置入。术中显露并保护桡神经浅支的分支，钻孔前注意保护软组织。当背侧置针时，入针点在第 2 和第 3 伸肌间隙。髓内针断针时，确保断针点在伸肌支持带上方，防止摩擦导致肌腱刺激或断裂。

5. 尺骨髓内针从近端到远端通过尺骨鹰嘴骨骺或从外侧插入。

6. 钛质和不锈钢弹性髓内针均可使用。钛质髓内针弹性好，更容易插入和旋转。不锈钢髓内针刚性更强，可增加前臂骨折的稳定性。

【术后影像】

见图 43-4 和图 43-5。

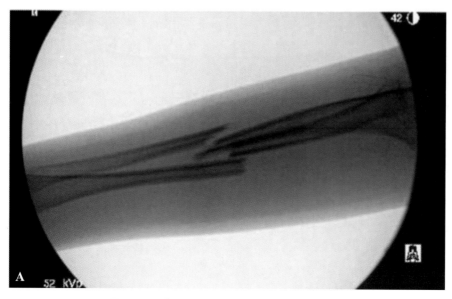
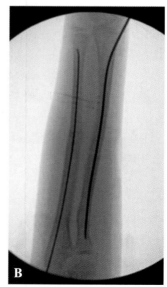

▲ 图 43-3　桡骨和尺骨骨干骨折切开复位髓内针固定术前（A）和术后（B）X 线片

【风险规避】

1. 避免术中多次尝试闭合复位，多次复位可能增加术后筋膜间隔综合征的风险。如果尝试闭合复位三次失败，则行切开复位。

2. 将髓内针针尾剪得足够短，以避免刺激组织。

3. 如果用弹性髓内针仅固定一个部位骨折，则需要密切随访以评估另一骨折的移位情况。

4. 术后固定的选择由手术医生根据骨折的稳定性和患者的特点自行决定。

【病例参考】

病例42 尺桡骨中1/3双骨折（接骨板内固定）。

病例44 前臂中段双骨折（弹性髓内针单骨固定）。

病例41 尺桡骨近端1/3骨折。

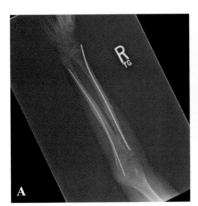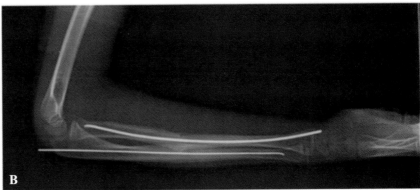

▲ 图 43-4 右尺桡骨骨折术后 3 个月，可见骨折处大量骨痂，愈合良好

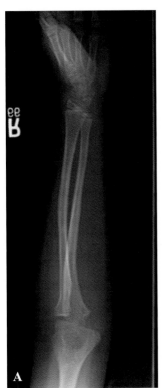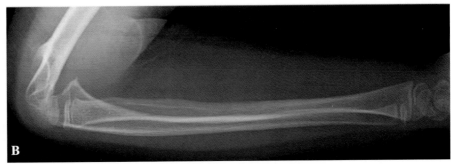

▲ 图 43-5 右尺桡骨骨折术后 6 个月，去除内固定 X 线片，可见骨折愈合

前臂中段双骨折（弹性髓内针单骨固定）

Midshaft Both Bone Forearm Fracture: Single Bone Fixation

Jenifer Powers　Scott Rosenfeld　著

贾国强　姚 杰　译

概 要

前臂尺桡骨双骨折是儿童最常见的骨折。虽然有些尺桡骨骨折可以通过闭合复位石膏固定来治疗，但更多的不稳定骨折需要切开复位内固定治疗。尺桡骨骨折矢状面和冠状面可接受的成角和畸形随着年龄的增长而减少，且旋转畸形不能接受。目前，尺桡骨骨折闭合复位和双骨弹性髓内针固定一直是此类损伤的经典治疗方法。在这里，我们将讨论尺桡骨骨折闭合复位单骨弹性髓内针固定的手术方法。在通常情况下，当双骨都能达到可接受的复位标准时，单骨固定可以提供足够的稳定性。采用单骨髓内固定可能会减少手术时间和透视次数。考虑到尺骨内固定相对容易，我们更倾向于固定尺骨，并依靠良好的石膏塑形来获得和维持桡骨良好的复位。术后处理与双骨固定没有区别，但更依赖于良好的石膏塑形和密切的随访。

【病史简述】

患者为一名 10 岁男孩，平素体健。从秋千上跌下摔伤，拍片示前臂中段双骨折。首先，患者先试行了闭合复位石膏固定。然而，1 周后随访发现复位丢失。因此，患儿接受了前臂骨折手术内固定。

【术前影像】

1. 前臂正位片显示桡骨和尺骨中段移位骨折。

2. 前臂侧位片显示桡骨和尺骨中段移位骨折（图 44-1 和图 44-2）。

【术前评估】

1. 明显移位的桡骨中段骨折。

2. 明显移位的尺骨中段骨折。

【治疗策略】

手术的目的包括恢复尺桡骨的长度和旋转畸形，以及保持桡骨的解剖形态，同时尽量减少手术时间和降低筋膜间隔综合征的风险。

【基本原则】

单骨内固定治疗前臂双骨折的基本原则与双骨内固定是相同的。虽然是否手术治疗最终取决

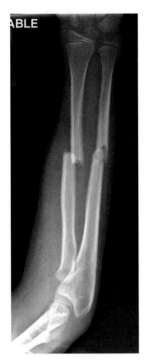

▲ 图 44-1 前臂正位片显示桡骨和尺骨中段骨折并移位

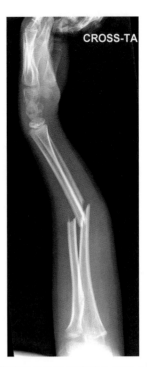

▲ 图 44-2 前臂侧位片显示桡骨和尺骨中段骨折并移位

于术者的判断，但是一般来说前臂双骨折的手术适应证包括骨干大于 20° 的成角或石膏固定后系列 X 线片上超过 10°～15° 的成角变化。恢复长度和旋转也很重要。当在正位 X 线片上，桡骨茎突和肱二头肌结节 180° 相对时，此时旋转力线是正常的。同样重要的是，尽量减少闭合复位穿针的次数，因为多次尝试闭合复位穿针会增加筋膜间隔综合征的风险。

【术中影像】

1. 术中透视正位显示尺桡骨长度及旋转移位恢复，桡骨茎突尖和肱二头肌结节呈 180° 相对，旋转已纠正。

2. 术中石膏固定后正位片显示，骨间塑形后可见桡骨弓恢复。

3. 术中透视侧位片。

4. 术后 6 周正位片显示旋转和桡骨弓维持良好。

5. 术后 6 周侧位片（图 44-3 至图 44-7）。

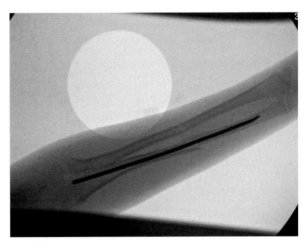

▲ 图 44-3 术中透视正位显示尺桡骨长度及旋转畸形恢复，桡骨茎突尖端和肱二头肌结节呈 180° 相对，旋转已纠正

【技术要点】

因为从尺骨置入或取出内固定通常比从桡骨更容易，因此对于前臂双骨折我们推荐只对尺骨进行内固定。此外，桡骨不进行内固定可减少桡骨针尾对桡浅神经和桡骨远端肌腱的激惹。尺骨弹性髓内针的入针点一般可以选择尺骨鹰嘴的顶

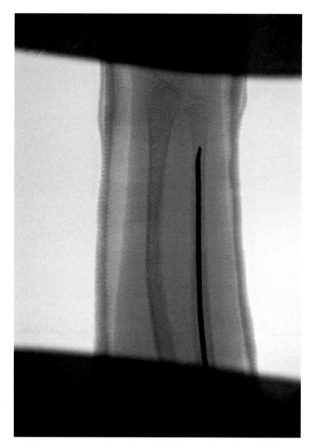

▲ 图 44-4 石膏固定后术中透视正位片，显示骨间塑形后桡骨弓恢复

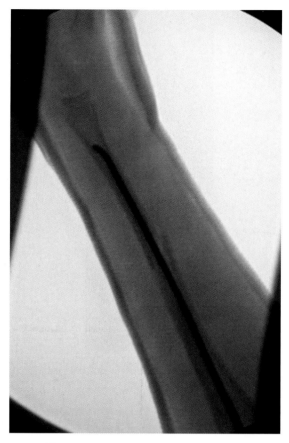

▲ 图 44-5 术中透视侧位显示对位对线良好

端，或通过肘肌的外侧入路。内固定通常选择大号斯氏针或弹性髓内针。我们推荐通过外侧入路弹性髓内针固定，因为此入针点并发症明显比尺骨鹰嘴尖进针的少。在尺骨鹰嘴骺板的远端后外侧脊旁切一小口，在此处入针。一旦透视后确定了正确的入针点，就用开路锥开路钻孔。弹性髓内针不要预弯。弹性髓内针穿过骨折部位，针尾到达尺骨远端骺板位置的近侧。这枚弹性髓内针应该确保尺骨恢复它的轴线。桡骨弓的恢复依靠骨间塑形。然而，以往的研究证明，良好的石膏固定和塑形并不能减少骨折再移位的风险。但是笔者认为良好的骨间塑形对于恢复桡骨弓和减少骨折再移位至关重要。

当仅仅置入桡骨弹性髓内针时，我们通常选择桡骨远端背侧第一伸肌间隙入路，避开骨

骺。在桡骨远端骺板的近端切一小口，通过背侧第一间室，小心保护桡浅神经分支。将间室内的肌腱拉开，使用开路锥在桡骨上钻出入针点。术中将弹性髓内针预弯，以帮助恢复桡骨弓。

内固定弹性髓内针的直径应约为骨髓腔直径的 40%。临床上通常选择 2.0mm 或 2.5mm 髓内针。我们的首选是钛针，因为它更容易穿过骨折断端。

用长臂石膏固定时，前臂的骨间塑形非常重要。作者倾向于将前臂置于旋转中立位状态，肘关节屈曲小于 90°。完成石膏固定后，C 形臂透视以确定桡骨弓已恢复。然后将石膏分为前后两瓣，以减少发生筋膜间隔综合征的风险。推荐通过掌侧和背侧进行石膏分割，这样的双面夹石膏

骨折复位更不易丢失。

【术后影像】

1. 术后 3 个月复查正位片。

2. 术后 3 个月复查侧位片（图 44-8 和图 44-9）。

本例患者术后 3 个月骨折愈合，无并发症，恢复了正常的活动。患者未复诊要求取出内固定。通常，我们的建议是在术后 1 年左右将内固定取出。如果放置太久，将加大取出难度，

但如果过早取出，患者再次骨折的风险将明显增加。

【风险规避】

多项研究表明，与双骨同时内固定相比，进行单骨固定时，复位丢失需重新复位的风险将明显增加，并且需要再次复位。根据我们的经验，单骨固定密切随访非常重要，以早期发现骨折移位并及早干预。术后，患者使用长臂石膏固定，并维持良好的骨间塑形。患者术后 1 周复查，观

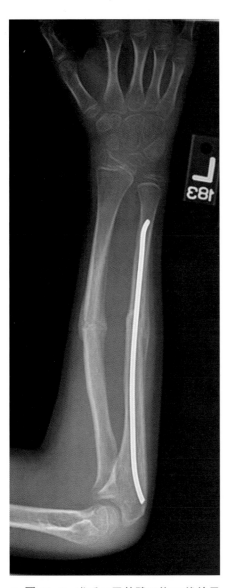

▲ 图 44-6　术后 6 周前臂正位 X 线片显示，旋转移位纠正和桡骨弓维持良好

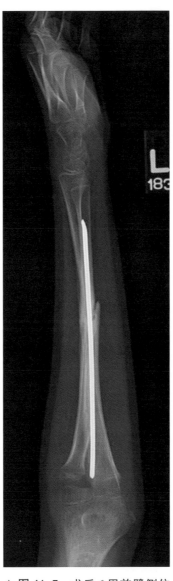

▲ 图 44-7　术后 6 周前臂侧位 X 线片显示力线良好

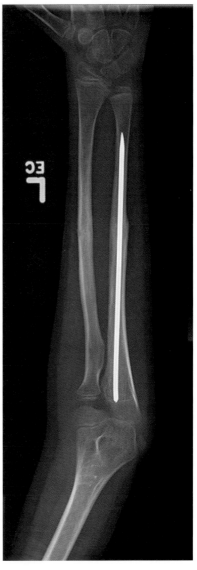

▲ 图 44-8　术后 3 个月正位片显示，骨折完全愈合

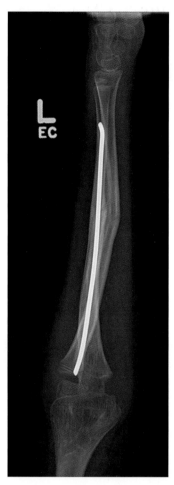

▲ 图 44-9　术后 3 个月侧位片显示，骨折完全愈合

察有无再次移位。术后 4 周患者再次随访，如果此时有明显的骨痂形成，更换短臂石膏继续固定 4～6 周。如果桡骨弓复位有丢失，通常可以通过更换石膏并重塑骨间膜来纠正。术中，尺骨固定后，再复位桡骨。如果桡骨不可复位，则应该行切开复位内固定。最后，因为这种治疗方法更多依赖于未内固定骨周围软组织的张力，所以，Gastilo 一度开放性骨折单骨固定通常不太可能成功，因为开放性骨折发生了大量的软组织损伤。与从鹰嘴尖进入髓内针相比，从外侧经肘肌入路可减少与针尾刺激相关的并发症。前臂骨折髓内固定相关的最后一个风险是筋膜间隔综合征。这与多次复位穿针有关。总之，尺桡骨双骨折进行单骨固定，可以降低筋膜间隔综合征的风险，这也是单骨固定的一个理论优势。

【病例参考】

病例 43　前臂中 1/3 双骨折（髓内针固定）。

病例 42　尺桡骨中 1/3 双骨折（接骨板内固定）。

尺骨完整的桡骨远端 1/3 骨折

Distal Third Radius Fractures with an Intact Ulna

Julie Balch Samora 著

贾国强 姚杰 译

概　要

桡骨远端 1/3 骨折是儿童期常见的损伤，通常可采用闭合复位石膏固定的非手术治疗。当桡骨骨折明显移位而尺骨骨折未移位或完整时，处理就变得稍微棘手。有时单一的桡骨远端 1/3 骨折不能闭合复位，即使能闭合复位，也容易发生再移位。因此，需密切随访早期发现移位。楔形石膏可能有利于恢复轴线，但患者可能最终仍需要手术干预。手术方法包括闭合复位经皮穿针固定，切开复位钢板内固定和髓内针固定。

【病史简述】

患者是一名 10 岁的女孩，她在玩耍时摔伤左手腕，在外院用夹板行外固定（图 45-1）。受伤后一周，她在儿童骨科门诊复查。查体见她的左手腕部有些肿胀，但没有明显的畸形。之后她更换为长臂的石膏，并告知在 1 周内随访再次评估。但她在 14 天后随访，出现成角畸形加大（图45-2），建议行闭合或切开复位内固定。

【术前影像】

见图 45-1 和图 45-2。

【术前评估】

无。

【治疗策略】

首先，在这种情况下我们先尝试楔形复位

石膏固定，但由于尺骨的完整性和就诊时间较长，这种治疗方法常常难以成功。因此，我们和家属讨论了再次手法复位石膏固定的可能性以及利弊风险，最终选择了闭合复位经皮穿针手术治疗。在手术室，桡骨远端骨折很容易进行了闭合复位，同时尺骨出现完全骨折（图 45-3）。克氏针入针点的选择（生长板的远端或近端）取决于手术医生喜好和骨折类型。如果入针点有足够的空间，最好将其置于生长板的近端，但有时克氏针必须穿过生长板以获得足够的稳定性。为了预防骨骺阻滞的发生，应该使用光滑的克氏针穿过生长板。在远端取小切口，分离周围软组织，显露入针点，并使用软组织保护套保护桡浅神经分支。通常，一枚稍粗的克氏针（大小为1.5～2mm）稳定性就足够，但术中在手术室一定要进行稳定性实验，在个性化治疗的基础上决定

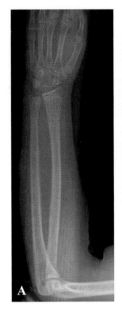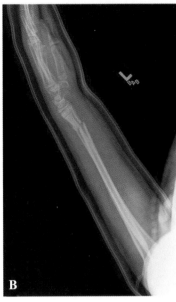

▲ 图 45-1　伤后 1 周在骨科门诊时前臂正位（A）和侧位（B）X 线片，显示桡骨远端 1/3 骨折轻度移位和尺骨远端 1/3 无移位骨折

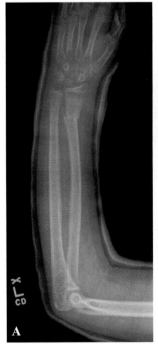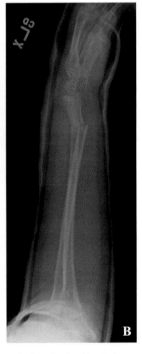

▲ 图 45-2　伤后 14 天在骨科门诊时复查时正位（A）和侧位（B）X 线片，显示桡骨远端 1/3 骨折向掌侧成角畸形增加

是否需要增加克氏针数量以增强稳定。术后长臂石膏固定，背侧轻微塑形，4 周后复查拔除克氏针，再使用短臂石膏固定两个星期。

【基本原则】

虽然大多数桡骨远端骨折都可以采用闭合复位石膏固定术治疗，但一定要密切的随访，尤其是桡骨单一骨折。桡骨远端骨折复位丢失的发生率约为 30%（Proctor 等，1993；Zamzam 和 Khoshhal 等，2005），但单一的桡骨骨折需要再次复位的概率高达 91%，（Gibbons 等，1994）。骨折复位后丢失的风险因素包括石膏指数大于 0.7，初次复位不完全 [如闭合复位后残存移位和（或）成角畸形]、初始骨折移位程度 / 类型（如侧方移位大于 50% 移位、大于 30° 成角），肌肉萎缩，以及石膏内软组织肿胀消退。10 岁以上儿童的干骺端骨折闭合复位后再移位的风险特别大（Miller 等，2005）。

【术中影像】

见图 45-3。

【技术要点】

如果桡骨骨折需要行手术治疗，手术方式包括再次闭合复位石膏固定，闭合复位穿针固定，切开复位接骨板螺钉内固定，或弹性髓内针固定。手术方式由骨折的位置、术者手术经验、患者年龄和患者 / 家庭意愿共同决定。

切开复位接骨板内固定需显露充分，并且需要二次取出接骨板。二次取出内固定有再骨折的风险。

弹性髓内针固定需要注意保护生长板，入针点要选在桡骨远端生长板的近端。入针点可以位于第三和第四伸肌间室之间，也可以位于干骺端桡侧，注意保护桡浅神经感觉支和背侧伸肌腱。如果骨折在桡骨远端，背侧的入针点更容易防止移位，但是针尾也更容易切割伸肌腱，引起断裂。在置入弹性髓内针之前，必须进行预弯，来达到三点固定标准，并帮助恢复桡骨形态。但通

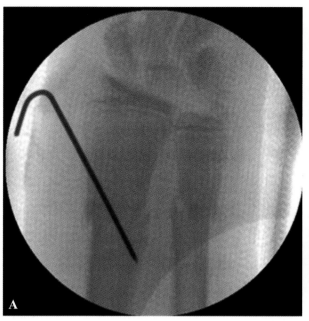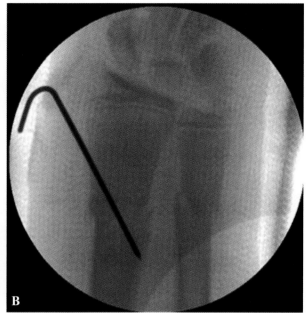

▲ 图 45-3　术中透视正位（A）和侧位（B）片显示闭合复位经皮穿针固定，入针点位于桡骨远端生长板的近端

常情况下，随着弹性髓内针进入髓腔，预弯角度会逐渐减小。进行钻孔时，注意保护软组织，分离软组织直达骨面，直视下钻孔。注意不要钻过第二层皮质，否则置针困难。反复多次的闭合复位和反复置入髓内针可能导致筋膜间隔综合征，因此，术中难以闭合复位时，可在骨折端开一小口辅助复位（图 45-4）。

【术后影像】

见图 45-5 和图 45-6。

【风险规避】

防止复位后再移位的最好方法是适量的石膏衬垫和完好的石膏塑形。桡骨远端骨折容易向掌侧和尺侧成角（图 45-7）。因此，闭合复位石膏固定时维持腕关节的屈曲和尺偏是十分重要的。

如果复位失败，石膏楔形固定仍然是一种避免手术干预的好方法（Samora，2014）。石膏指数越好，楔形固定的成功率越高。我们在 1 到 2 周内就试行楔形石膏固定，但直到 3 周后我们才成功。石膏近乎环形切开，只保留少于 1/4 的周

径连接（图 45-8）。楔块的大小取决于需要矫正的程度和骨折的位置。如果不清楚骨折的位置，可以在透视下确定需要切开的部位。

手术治疗的并发症包括感染、骨不连、畸形愈合、肌腱断裂、桡浅神经激惹、筋膜间隔综合征、再骨折、关节僵硬、瘢痕形成和内固定激惹。在行闭合复位弹性髓内针固定时，可以通过设置计时器来避免筋膜间隔综合征。

我们让巡回护士设定 10min 的时间；如果我们不能在这个时间内完成闭合复位穿针，我们将行切开复位。此外，我们一般只尝试 3 次穿针，否则选择切开复位。上诉大多问题都可以通过良好的手术技术来避免，但是患者和家属要了解这些潜在的风险。

【病例参考】

病例 64　手部筋膜间隔综合征。

病例 43　前臂中 1/3 双骨折（髓内针固定）。

病例 49　桡骨远端骨骺骨折。

病例 41　尺桡骨近端 1/3 骨折。

病例 48　桡骨远端掌侧剪切骨折。

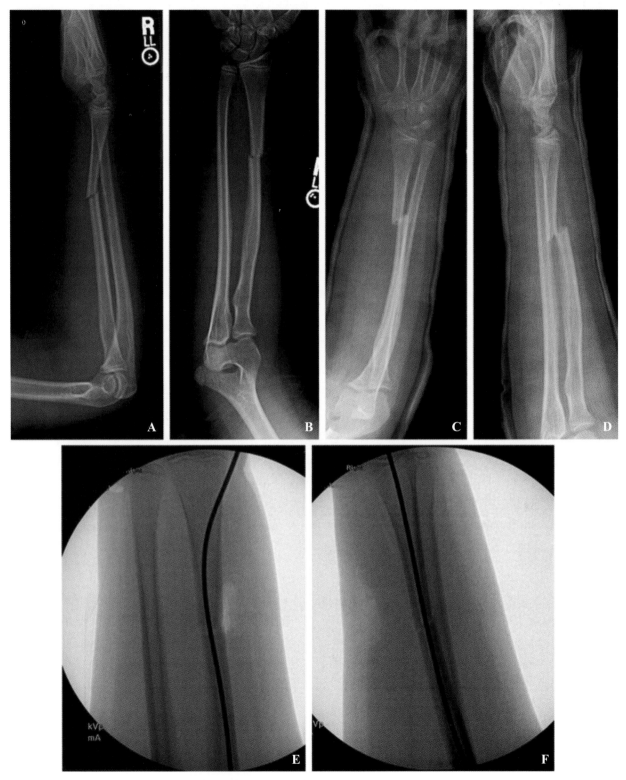

▲ 图 45-4 一名 12 岁女孩桡骨中段完全移位骨折伴尺骨远端 1/3 弯曲骨折（A 和 B），首先进行闭合复位石膏固定，10 天后至骨科诊所就诊，桡骨骨折进一步移位、并伴有缩短和桡骨弓丢失（C 和 D）。由于闭合复位失败，该患儿手术指征明确，需在骨折部位行切开复位内固定治疗。术中透视正位（E）和侧位（F）片显示置入了一枚 2mm 的弹性髓内针，入针点位于生长板的近端

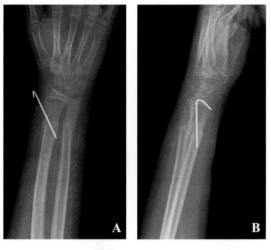

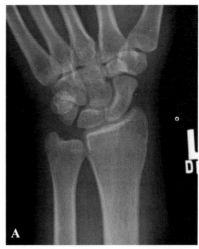

▲ 图 45-5　术后 4 周（A 和 B）的 X 线片显示骨痂形成，骨折对位对线良好。本次随访中拔出克氏针并更换了短臂石膏，继续固定 2 周

▲ 图 45-6　术后 4 年随访见骨折完全塑形

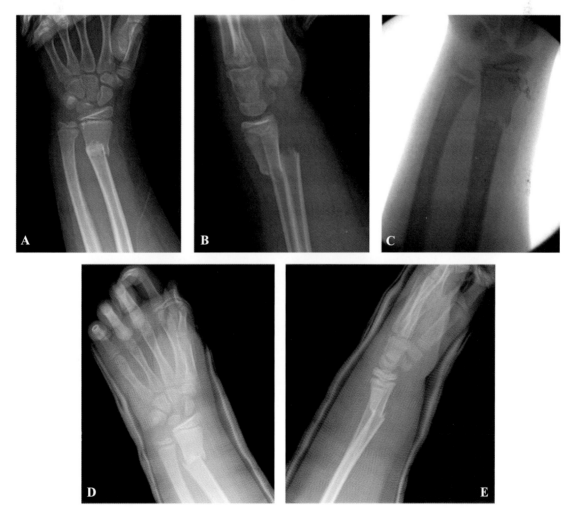

▲ 图 45-7　桡骨远端 1/3 骨折伴尺骨轻微骨折（A 和 B）复位良好（C），但由于石膏固定不确切，1 周后随访显示复位丢失（D 和 E）

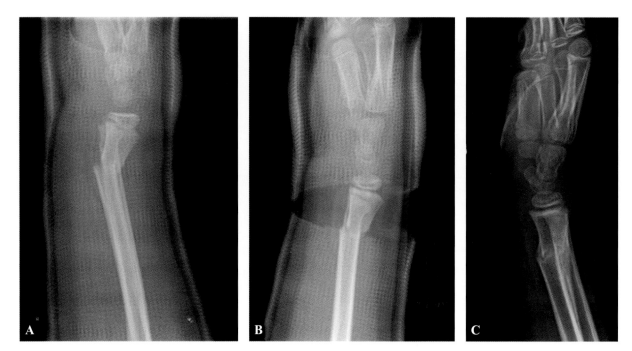

▲ 图 45-8　有时，石膏楔形切开可以改善骨折对位。该 7 岁患儿闭合复位石膏固定后一周复查，见复位丢失（A）。石膏楔形切开进行复位（B），5 周后进行 X 线片复查时显示骨折对位对线好并愈合（C）

桡骨远端 Salter Ⅱ型骨折复位后晚期再移位（>5天）的治疗

Management of Late Displacement（>5 days）of a Previously Reduced Salter Ⅱ Distal Radius Fracture

Jennifer M. Bauer　Jennifer M. Ty　著

贾国强　姚杰　译

病例
46

【概　要】

患者为一名 12 岁男孩，外伤后致左侧桡骨远端 Salter–Harris Ⅱ型骨骺骨折。患儿骨折后进行了闭合复位石膏固定，但在 10 天后复查提示骨折再移位。综合考虑患儿的年龄和此骨折的类型，骨折远期塑形良好，再次手法复位可能会损伤骺板，因此没有再次复位。在末次随访中，骨折在逐渐愈合，并发现断端在逐渐塑形，临床功能良好，影像学结果佳。

【病史简述】

一名 12 岁的健康男孩在踢球时被绊倒，左腕部伸直位着地，患儿立即被送往急诊室进行评估。患儿主诉左腕部明显畸形，疼痛难忍，以及拇指、示指和中指的感觉刺痛。专科检查见左腕背侧移位明显，手指运动功能良好，正中神经支配区感觉功能减退。

【术前影像】

见图 46-1。

【术前评估】

1. Salter–Harris Ⅱ型桡骨远端骨折。

2. 尺骨茎突骨折。

3. 患儿预估有 4 年生长潜力。

4. 内外固定的选择。

5. 正中神经损伤。

【治疗策略】

考虑到患儿为急性骨折，有 4 年的生长潜力，Salter–Harris Ⅱ型骨折类型，所以决定在急诊室清醒镇静下进行闭合复位石膏固定。立即行闭合复位减轻了桡骨远端干骺端骨折处对正中神经的压力。

若采用全麻手术，应在手术室全身麻醉下放松肌肉，闭合复位后使用光滑的克氏针从桡骨茎突进针固定。许多作者推荐轻柔的复位并且仅复位一次，以避免生长板损伤。固定类型包括夹板或石膏固定，肘上或肘下固定，熟石膏或玻璃纤维石膏固定。这些办法都是有效的。

手法复位后，患肢开始固定在前臂石膏夹板中，以维持力线并控制前臂旋转。然后石膏再向上固定整个上肢。

【基本原则】

1. 桡骨远端骨骺骨折多为 Salter–Harris Ⅰ型

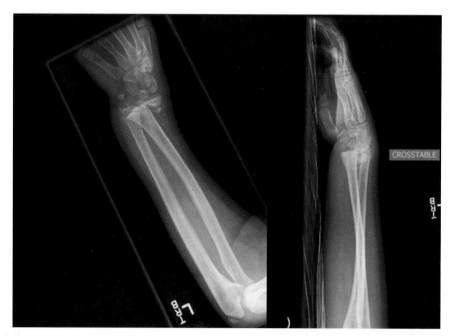

▲ 图 46-1　初始腕关节正侧位片，见左桡骨远端 Salter-Harris Ⅱ型骨折伴尺茎突骨折

或Ⅱ型骨折，如果移位可采用闭合复位石膏固定治疗。桡骨远端Ⅲ型和Ⅳ型骨折很少见，一旦发生如果不能行闭合复位，就需要切开复位内固定恢复关节面。Salter-Harris Ⅴ型骨折一开始可能无法发现，不需要复位，但后期可能会发生骨骺阻滞，因此应及时处理。

2. 目前，可接受的移位是有争议的。由于桡骨远端塑形能力强，在 10 岁以上时可以接受 20° 的背侧成角，在 10 岁以下可接受 30° 的背侧成角。

3. 多项随机对照研究结果表明，桡骨远端骨骺骨折或桡骨远端 1/3 骨折，采用塑形良好的短臂石膏和长臂石膏固定效果是相同的，都能很好地维持复位（Webb 等，2006；Bohm 等，2006）。对于需要石膏夹板或单托石膏固定，以及固定的平面，并未达成共识。

4. 前 2 周需密切随访评估复位情况，总固定时间为 4～6 周。

【术中影像】

见图 46-2。

【技术要点】

1. 初始复位时纵向牵引有助于避免复位时骺板损伤。如果孩子能忍受的话，一些学者喜爱复位前手指牵引，以放松肌肉，并利用韧带整复帮助复位。

2. 良好的石膏塑形包括精确的两点加压。一点在掌侧在干骺端，一点在背侧的骨骺，并且石膏指数要适当。

3. 桡骨远端骨骺骨折很少有骨骺损伤（Houshian 等，2004），重复多次的复位可能会引起骨骺早闭。桡骨远端的压缩性损伤也可能会损伤骨骺，引起骨骺早闭（Lee 等，1984）。

【术后影像】

见图 46-3 至图 46-6。

【风险规避】

1. 闭合复位后，早期随访是骨折丢失可以再次复位的关键因素。

2. Salter-Harris Ⅴ型骨折是骺板的压缩骨折，初诊时可能漏诊，却是骨骺早闭的高风险因素，应密切随访。

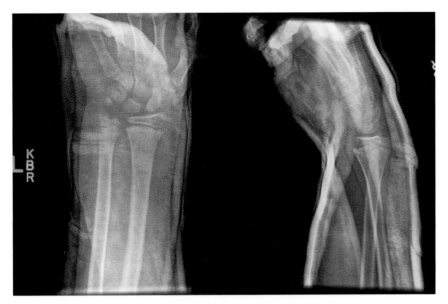

▲ 图 46-2 复位后正位片和侧位片显示复位可以接受

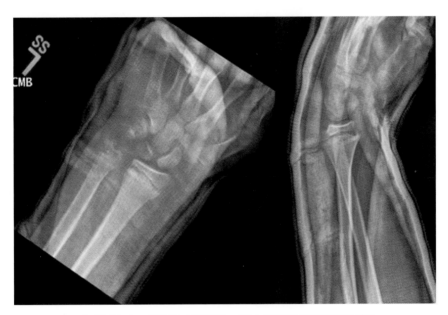

▲ 图 46-3 复位后 4 天随访，正中神经麻痹症状完全消失

5 天内进行密切随访是为了如果骨折发生再移位可以进行再次复位。虽然大多数专家同意 1 周之内可以重复复位，但对这一期限并没有可靠的证据论证

3. 延迟性再复位和多次复位会增加骨骺早闭的风险，应该尽量避免（Lee 等，1984）。

4. 桡骨远端干骺端骨折具有良好的骨重塑潜能和临床可接受程度，其中 92% 的 11 岁以上患者能实现完全骨重塑（Houshian 等，2004）。Cannata 等发现 1cm 以内的短缩是可以接受的。（Cannata 等，2003）。

5. 桡骨远端骨骺骨折的长期随访可发现骨骺早闭，其发生率可达 7%（Lee 等，1984）。如果发生了骨骺早闭，为了避免腕关节桡偏以及伴随的并发症，可能需要进行尺侧全骺阻滞术、尺侧短缩截骨术或桡骨截骨延长术，或在解剖条件允许的情况下进行骨桥切除。图 46-7 显示了一个桡骨远端 Ⅱ 型骨折闭合复位后骨骺阻滞的例子。

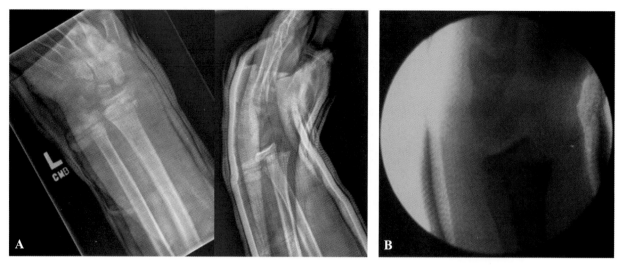

▲ 图 46-4　**A.** 随访 10 天复查时发现复位丢失，骨折进一步向背侧移位。**B.** 侧位透视见骨折移位。由于已经超过 7 天，不建议进行重复复位。更换一个新的长臂石膏固定，稍稍塑形以维持目前的力线防止移位再增加

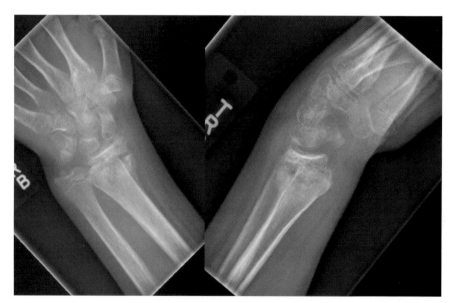

▲ 图 46-5　随访 4 周 X 线片
骨折对位并没有改变，更换短臂石膏继续固定 3 周

由于骨桥在明显的桡偏形成前就已经被发现，并且预期的生长潜力小于 1 年，所以我们推荐使用尺骨远端全骺阻滞术进行治疗。

6. 一过性的正中神经感觉障碍必须与急性腕管综合征区分开来，后者常伴有进行性疼痛加重和感觉缺失，继发正中神经运动支支配肌肉肌力减弱。急性腕管综合征是一种手术急症，如果骨折复位后不能缓解症状，就需要切开进行神经减压。对于这类病例，骨折应该经皮穿针固定，以避免过紧的石膏塑形。

7. 尺骨茎突骨不连很常见，并且通常无症状。有时，过度生长可发生尺骨撞击症状，这样就需要切除多余尺骨并行三角纤维软骨复合体修复。

【病例参考】

病例 45　尺骨完整的桡骨远端 1/3 骨折。

病例 49　桡骨远端骨骺骨折。

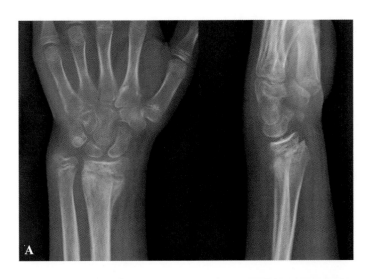

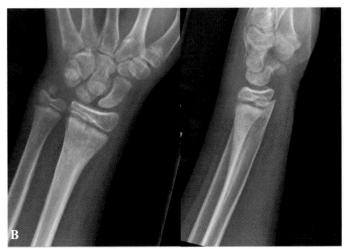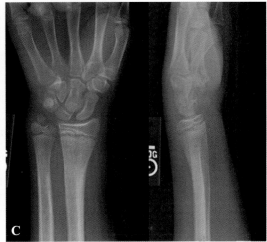

▲ 图 46-6 外伤后 2 个月（**A**）、7 个月（**B**）和 12 个月（**C**）的 X 线片显示骨折明显的重塑，并且生长板保持开放，将继续进行重塑，也可见尺骨茎突不愈合

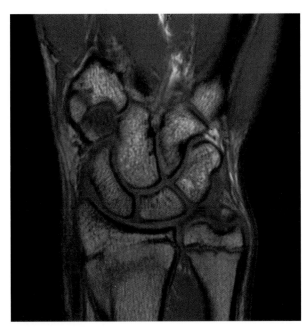

◀ **图 46-7** 15 岁男性患者，桡骨远端 **Salter−Harris** Ⅱ 型骨折伤后 9 个月随访，腕关节磁共振检查

Galeazzi 骨折（桡骨远端骨折伴下尺桡关节脱位）

Galeazzi Fracture: Distal Radius Fracture with Dislocated Distal Radioulnar Joint

Deborah Bohn　著

贾国强　袁毅　译

病例 47

概　要

Galeazzi 骨折是桡骨干骨折伴有下桡尺关节（DRUJ）脱位。与成人相比，这类骨折在儿童中并不常见，也不典型。由于这种损伤容易漏诊，因此明确诊断十分重要（Walsh 等，1987）。Galeazzi 的经典损伤模式是桡骨干中、远 1/3 处的不稳定骨折，加上下桡尺关节 [通常是三角纤维软骨复合体（TFCC）的损伤] 的脱位。然而，由于发育不成熟的儿童有其独特的生长板特性，仅仅治疗骨化骨更容易失败（Landfried 等，1991）。临床上，治疗 Galeazzi 骨折恢复正常的解剖是十分必要的，否则可能会导致前臂旋转的丢失，下尺桡关节的不稳定，或慢性腕关节疼痛。

【病史简述】

　　Galeazzi 骨折及与其相似的损伤通常发生在中等能量损伤的较大儿童中（Letts 和 Rowhani，1993）。和运动相关的损伤最为常见，如前臂伸直位摔倒，或被另一个球员直接摔倒在患者的前臂上。前臂可表现为明显的成角和畸形，或者腕关节处尺骨头向掌侧或尺侧的骨性突起。与桡骨远端骨折相比，由于 Galeazzi 骨折患者受伤畸形更易牵拉肌腱，所以患儿手指的活动能力更差。临床上，伤后应对患儿前臂和手腕都进行 X 线检查，以防漏诊。由于患儿旋转前臂困难，因此很难获得标准的正侧位片。事实上，不能获得满意的标准正侧位可能是 DRUJ 损伤的标准之一。开放损伤和神经损伤并不常见。

【术前影像】

　　见图 47-1 至图 47-5。

【术前评估】

- 桡骨干骨折移位和成角。
- DRUJ 的不匹配。
- DRUJ 间嵌插软组织结构，阻碍其复位。
- 桡骨干骨折复位稳定后 DRUJ 仍然不稳定。

【治疗策略】

- 恢复桡骨对位对线。

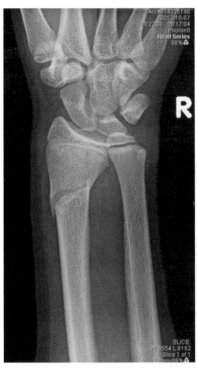

▲ 图 47-1　一名 13 岁男孩在曲棍球比赛中腕部伤后 X
线片

正位显示桡骨远端短斜行骨折，合并尺骨茎突 Salter-Harris
Ⅳ型骨折。尺骨茎突骨折片和尺骨重叠形成双密度重叠影

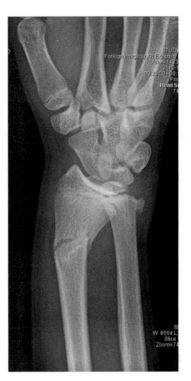

▲ 图 47-2　与图 47-1 同一患者的受伤斜位片，斜视图
显示尺骨茎突骨折块

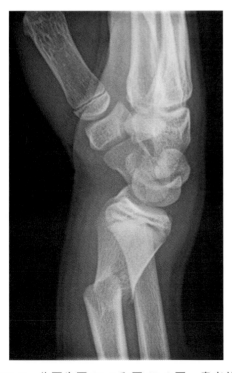

▲ 图 47-3　此图为图 47-1 和图 47-2 同一患者的损伤
X 线片

侧位片显示桡骨向掌侧成角。注意，下桡尺关节在任何视图
中都没有对齐

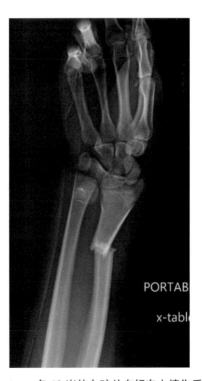

▲ 图 47-4　一名 12 岁的女孩从自行车上摔伤后 X 线片

见桡骨远端 1/3 骨折合并尺骨远端 Salter-Harris Ⅰ 型骨折，
移位明显，尺骨远端环形结构为尺骨远端骨骺

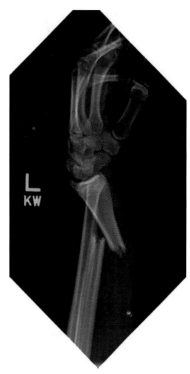

▲ 图 47-5 患儿 损伤的侧位 X 线片

显示桡骨远端 1/3 骨折完全移位和成角畸形，远端尺桡关节脱位

- 如果需要解剖复位，需确保桡骨骨折稳定。
- 评估 DRUJ 的解剖位置、稳定性和前臂旋转功能。
- 必要时修复结构以稳定 DRUJ。
- 使用长臂石膏固定 6 周。

【基本原则】

治疗的首要问题是桡骨畸形，所以首先应该恢复桡骨形态。治疗时需要完全恢复桡骨正常解剖，这样才能使尺骨头位于桡骨远端的乙状切迹内以形成关节。如果没有恢复桡骨正常解剖，腕关节可能会有持续性的 DRUJ 不稳定或前臂旋转受限。尽管最近的一项研究结果显示，儿童闭合复位和石膏固定临床效果很好，甚至 DRUJ 损伤未被发现也是如此（Eberl，2008）。但是，一般来说，如果仅仅使用闭合复位石膏固定治疗，在最后的随访中前臂功能效果较差（Letts 和 Rowhani，1993），如果闭合不能获得解剖复位，

建议对桡骨进行切开复位坚强内固定。

一旦桡骨畸形被纠正，应该立即 C 形臂下透视评估 DRUJ 损伤情况。如果 DRUJ 解剖位置及形态好（正位上间隙未增宽，侧位没有半脱位，尺骨茎突骨折没有明显移位），加压 DRUJ 以评估是否有不稳定。如果稳定，则无须进一步干预。如果 DRUJ 不稳定，确定是否有骨或软组织伴随损伤。由于尺骨茎突基底骨折常常卡压骨膜、伸肌腱或关节囊，常常需切开复位内固定。单纯软组织损伤引起的不稳定通常可以闭合复位治疗，或像成人一样，修复受伤的软组织。然而，这种说法是有争议的，因为单纯软组织儿童进行保守治疗临床效果良好，但有些学者持相反观点（Eberl 等，2008；Walsh 等，1987）。关节镜检查对于 TFCC 撕裂修复有帮助，但在关节镜下，对于完整的三角纤维软骨（TFC）复合体，而中心部位撕裂并无太大作用。

术后治疗包括多个方面，如前臂旋后位石膏固定 4~6 周，去除石膏后进行腕关节的功能锻炼，在允许的情况下逐渐恢复并加强活动。3 个月后，可以进行正常的体育活动。

【术中影像】

见图 47-6 至图 47-8。

【技术要点】

- 桡骨骨折经皮穿针固定在技术上可能有些困难，因为行标准逆行穿针固定时，骨折部位太靠近端（虽然从非标准的入路点可以完成固定）。由于桡骨远端髓腔较宽，弹性髓内针固定常导致复位不充分。可能需要钢板固定，但由于骨折远端空间有限，又要避开生长板，可能没有足够的置针空间。微型钢板可能合适。
- 尺骨茎突骨折闭合复位经皮穿针固定技术困难且充满陷阱。直视下切开复位固定更容

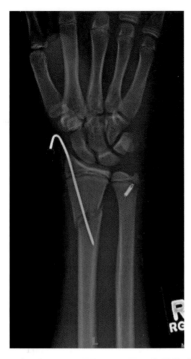

▲ 图 47-6 与图 47-1 至图 47-3 同一患儿的术后正位片

可见桡骨骨折已复位克氏针逆行穿针固定，尺骨茎突骨折锚钉固定。下桡尺关节未见脱位

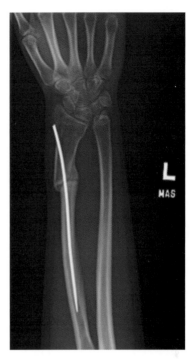

▲ 图 47-7 与图 47-4 和图 47-5 同一患儿术后 4 个月正位片

为了复位 DRUJ，患儿前臂石膏固定于旋后位。图片可见桡骨干骨折愈合良好，但 DRUJ 未复位。患者有明显的旋前丢失，可能是由于尺骨旋转性畸形愈合导致

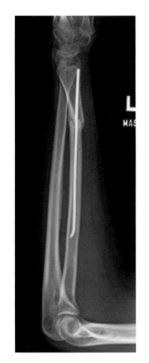

▲ 图 47-8 与图 47-4 和图 47-5 同一患儿术后 4 个月侧位片

为了复位 DRUJ，患儿前臂石膏固定于旋后位。图片可见桡骨干骨折愈合良好，但 DRUJ 未复位。患者有明显的旋前丢失，可能是由于尺骨旋转性畸形愈合导致

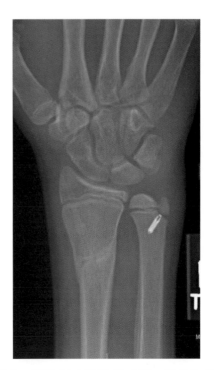

▲ 图 47-9 与图 47-1 至图 47-3 同一患儿的术后 2 个月复查正位片

见桡骨骨折愈合良好。可见由于锚钉不可吸收，尺骨远端尺侧骨骺有栓系现象

易、更准确高效。不主张行下桡尺关节克氏针固定，因为这没有解决造成下尺桡关节不稳定的首要问题。

- 在固定尺骨茎突或行 TFCC 修复的过程中，助手应该极度旋转前臂使尺骨茎突进入视野，直视下固定。然而，这会造成软组织紧张及尺骨茎突骨折块移位，如果复位困难，可试行旋转前臂至中立位进行固定。

【术后影像】

见图 47-9 至图 47-13。

【风险规避】

避免问题的最佳方式是正确地诊断和治疗所有的损伤，解剖复位才能有更好的效果。（Rettig 和 Raskin，2001）。临床上通常一个常见的错误是认为桡骨的成角畸形会自我塑形。然而，这些损伤距离生长板相对较远，可能发生旋转畸形，且

这类损伤的患者基本上已接近骨骼发育成熟。

当桡骨畸形愈合导致 DRUJ 慢性疼痛或不稳定时，骨畸形的矫正是软组织重建成功的必要条件。事实上，桡骨矫形截骨术往往就可以使 DRUJ 稳定，软组织修复或重建可能并没有必要。

对于尺骨茎突经生长板骨折，建议进行影像学检查来评估其骨桥或栓系。多种固定方式可能会引起尺骨远端栓系形成（如不可吸收缝线、内固定装置、钢针等），通常情况下这些内固定都要取出。尺骨远端生长停滞的发生率较高。通常，在术后 18 个月以后，生长停滞才能发现，是否对这一类型的生长停滞进行治疗，取决于患儿尺骨的畸形程度和临床症状。

【病例参考】

病例 45　尺骨完整的桡骨远端 1/3 骨折。

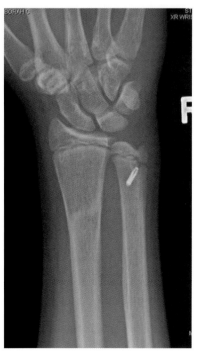

▲ 图 47-10　与图 47-1 至图 47-3 同一患儿的术后 4 个月复查正位片
可见桡骨骨折完全愈合。由于锚钉不可吸收，尺骨远端尺侧骨骺有栓系现象。患儿行手术去除不可吸收线

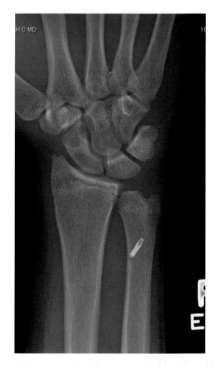

▲ 图 47-11　术后 2 年尺骨远端正常生长

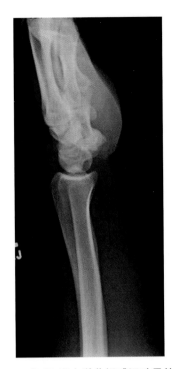

▲ 图 47-12 一名 **20** 岁大学曲棍球运动员的侧位 **X** 线片

他 15 岁时曾桡骨骨折，主诉尺侧腕关节疼痛，查体时可见尺骨茎突突起，DRUJ 肿胀并且不稳定，可见桡骨的过伸畸形和软组织肿胀影

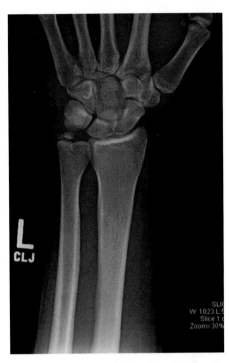

▲ 图 47-13 一名 **20** 岁大学曲棍球运动员的正位 **X** 线片

他 15 岁时曾桡骨骨折，主诉尺侧腕关节疼痛，查体时可见尺骨茎突突起，DRUJ 肿胀并且不稳定。可见尺骨茎突不愈合

桡骨远端掌侧剪切骨折

Volar Shear Fractures of the Distal Radius

Meryl Ludwig　Jennifer M. Ty　著

贾国强　袁　毅　译

概　要

患者为一名 10 岁女性，玩耍时跌倒伤及左腕部，伤后拍片检查见患儿左桡骨远端闭合性 Salter-Harris Ⅱ 型骨折，骨折呈剪切性向掌侧移位。这种骨折类型在成人患者中较为多见，而且由于无法以闭合复位方式保持稳定，成人患者几乎都需要手术治疗。本例患者首先尝试闭合复位石膏固定，然而，复位并没有达到可接受的标准，遂行切开复位钢针固定治疗。术后 4 周复查拔出克氏针。在术后 8 周时，患儿腕关节可以完全活动。术后 18 个月时，患儿无骨桥形成生长停滞的放射学或临床表现。

【病史简述】

患者是一名 10 岁右优势手女孩，摔倒了伤及左手腕部。造成左桡骨远端闭合性 Salter-Harris Ⅱ 型掌侧剪切性骨折。患儿主诉无肢体末端麻木刺痛感，神经血管正常。由于闭合复位后骨折块再次移位，不稳定，故决定行切开复位内固定治疗。

【术前影像】

见图 48-1。

【术前评估】

1. Salter-Harris Ⅱ 型骨折。

2. 闭合复位或行切开复位。

3. 骨折固定方式的选择。

【治疗策略】

在手术室内患儿先试行闭合复位，然而，透视下见骨折端仍有移位。由于该骨折的不稳定性和剪切骨折的特点，为了到达解剖复位掌部剪切性骨折块，我们认为最好的选择是切开复位内固定。取前臂远端前侧的 Henry 入路。切口沿着桡侧腕屈肌腱（flexor carpi radialis, FCR）切开，通过 FCR 肌腱鞘，剥离旋前方肌，复位移位的骨折块。骨折复位后使用两枚 2mm 直径克氏针经皮外从近端向远端进行固定。透视确定骨折复位后修复旋前方肌，逐层缝合皮下组织和皮下，短臂石膏固定。

【基本原则】

1. 桡骨远端生长板贡献桡骨生长的 75%；因此有极大的塑形能力（Houshian 等，2004）。

2. 桡骨远端掌侧移位通常是由于腕部屈曲位受伤造成的（Waters 和 Bae，2010）。

3. 对此类骨折，可试行闭合复位石膏固定，固定时腕背部用力进行石膏塑形。由于剪切应力，骨折闭合复位通常具有挑战性，多需要穿针治疗。

4. 克氏针固定时尽量避免骺板，使用 1～2 枚光滑的克氏针固定干骺端即可。当在 X 线片上看到足够的骨痂形成时（通常是 4～6 周），拔出克氏针。禁止去除克氏针石膏固定直到骨痂未充分形成（Stutz 和 Waters，2009）。

5. 密切随访患儿并告知骺板早闭的可能性。10 岁以下的儿童骨折重新塑形能力很大（有些人说是完全的）。长期随访显示，不完全重塑对腕关节活动和手指的抓持能力并无实质性的不良影响（Houshian 等，2004）。

【术中影像】

见图 48-2 和图 48-3。

【技术要点】

1. 由于剪切力的影响，以及腕关节和手指屈肌的牵拉，桡骨远端掌侧剪切骨折通常很难维持良好的位置。

2. 当无法闭合复位时，应进行切开复位，切开后去除卡压的骨膜、肌肉以及其他任何阻挡复位的因素。（Waters 和 Bae，2010）。

3. 骨折的解剖学特点决定最佳的穿针方式，即，由近端向远端或由远端向近端。

4. 如有必要，光滑的克氏针可以穿过生长板。

5. 使用直径较小的光滑的克氏针，避免伤后时间过长进行再次复位（10 天后）（Stutz 和 Waters，2009）。

【术后影像】

见图 48-4 和图 48-5。

【风险规避】

1. 桡骨远端掌侧剪切骨折在儿童群体中较少见。我们认为，在决定治疗方案时将这种剪切力

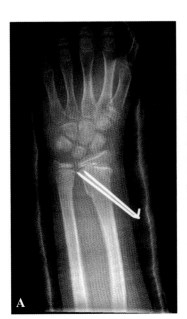

▲ 图 48-1 原始 X 线片显示桡骨远端掌侧剪切性骨折

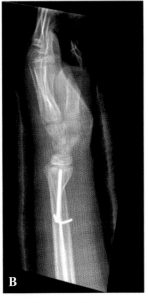

▲ 图 48-2 术后石膏固定 X 线片

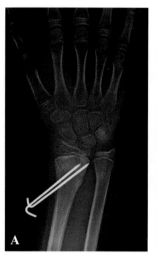
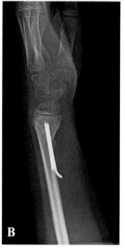

▲ 图 48-3　术后 4 周，对位对线维持良好

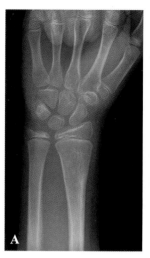
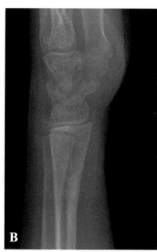

▲ 图 48-4　术后 8 个月，无骨桥形成生长阻滞

考虑在内，单独的闭合复位石膏固定可能无法维持骨折位置。

2. 在 Salter-Harris Ⅰ型和Ⅱ型骨折中，骨骺早闭的发生率为 1%～7%，通常与反复复位、暴力复位和外伤超过 10 天的延迟复位有关（Abzug 等，2014）。

3. 无论是闭合复位，还是切开复位经皮穿针固定，都可以维持良好的复位状态（Stutz 和 Waters，2009）。

4. 如果骨折已经有 7～10 天，不应尝试复位。应该等待骨折愈合和重建，若有需要，则后期行截骨矫形治疗（Abzug 等，2014）。

5. 剪切形式的损伤和移位，可以造成桡骨远端骨骺和近端干骺端之间产生直接暴力，可导致骨桥形成和骨骺早闭。

6. 任何形式的骨桥形成和骨骺早闭都要进行影像学检查评估。

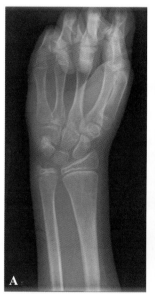
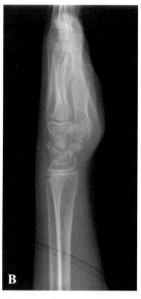

▲ 图 48-5　术后 18 个月，无骨桥形成生长阻滞

【病例参考】

病例 49　桡骨远端骨骺骨折。

桡骨远端骨骺骨折

Physeal Fracture of the Distal Radius

Christina Ottomeyer   Christopher A Iobst   著

贾国强   袁毅   译

概　要

患者是一名 15 岁右优势手健康男性，左前臂伸直位摔倒导致左桡骨远端 Salter-Harris Ⅱ型骨骺骨折。该患者急诊在清醒镇静下行闭合复位成功，并用良好塑形的长臂石膏固定。10 天后随访，X 线片显示骨折无移位。患儿 3 周后复诊更换为短臂石膏。6 周复查时，骨折对位对线良好并愈合。在最后一次的随访中，患儿临床查体和影像学结果正常，没有骨骺早闭或残余畸形发生。

【病史简述】

患者为 15 岁男性，上体育课打排球时摔倒，摔倒时左前臂处于伸直位。立即被送往急诊室就诊。患儿主诉左腕部疼痛畸形，无肢体远端或手指的麻木 / 刺痛感，无其他伴随损伤。体检发现左腕部有明显的畸形，皮肤完整。患儿正中神经、尺神经、桡神经、骨间前神经和骨间后神经支配区无感觉和运动障碍。桡动脉，尺动脉搏动正常，末梢毛细血管再充盈时间<2s。

【术前影像】

见图 49-1。

【术前评估】

1. 桡骨远端 Salter-Harris Ⅱ型骨折。

2. 尺骨茎突骨折。

3. 考虑患儿的年龄，及剩余生长潜力（即再塑形潜力）。

4. 内外固定的选择。

【治疗策略】

由于患儿为急诊损伤，生长潜力有限，以及 Salter-Harris Ⅱ型骨折类型，因此决定在急诊室清醒镇静下行闭合复位石膏固定。大多数学者主张 "轻柔复位" 或仅尝试一次手法复位，以防止损伤桡骨远端骺板。因此，也可选择在手术室全麻下行闭合复位。因为这种方法可以更好地松弛了肌肉，在理论上减少了骺板损伤的可能性。在手术室，光滑克氏针过骺板穿针固定可降低骨折在石膏内再移位的风险。是否行穿针固定主要根据手术医生的临床判断。理想的情况下，这种损伤的处理全身麻醉不能超过一次，如果医生认为

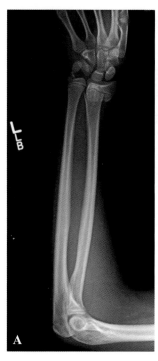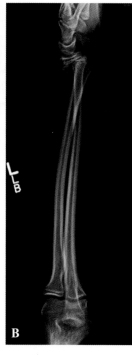

▲ 图 49-1 　患儿受伤时正位（A）和侧位（B）显示左桡骨远端 Salter-Harris Ⅱ 型骨骺骨折并伴有尺骨茎突骨折

复位在石膏内非常稳定，则不需要进行穿针固定。然而，如果对骨折复位后稳定性有任何顾虑，则可以进行经皮穿针固定。临床上，骨科医生必须权衡经皮穿针石膏固定的利弊（可避免再次手术但花费较高）。

【基本原则】

1. 桡骨远端生长板的生长比例约为桡骨的 75%，整个上肢的 40%，生长速度每年约为 5.25mm。

2. 桡骨远端干骺端骨折多为 Salter-Harris Ⅰ 型或 Ⅱ 型骨折，多可采用闭合复位石膏固定治疗。桡骨远端 Salter-Harris Ⅲ 型和Ⅳ型骨折相对比较少见，但可能需要切开复位内固定，将关节面解剖复位，减少发生骨骺早闭的风险。Salter-Harris Ⅴ 型骨折可能 X 线片上表现正常，但容易造成骨骺早闭，需要及时处理。

3. 何种复位程度可以接受，目前尚有争议。桡骨远端生长板的生长比例约为桡骨的 75%，因

此骨折塑形潜力非常大（Houshian 等，2004）。一般的原则是，和关节活动平面一致的畸形更容易接受。10 岁以上患儿背侧成角小于 20°，小于 10 岁的儿童＜30° 是可以接受的。

4. 伤后前 2 周需要对骨折进行密切随访，评估对位对线情况。伤后 7～10 天内必须进行 X 线片检查，以确保良好的对位对线情况。通常情况下，这种损伤的总固定时间应该是 4～6 周。

【术中影像】

见图 49-2。

【技术要点】

1. 闭合复位

（1）掌握闭合复位的时机，避免伤后＞1 周的延迟复位。尽量一次性闭合复位成功，以减少生长停滞的风险。尽管桡骨远端骺板骨折导致生长阻滞的发生率较低（1%～7%），多次复位仍然是导致生长阻滞的危险因素（Abzug 等，2014）。

（2）正确的复位技术包括：①认清畸形特点；②纵向牵引力将骨折块向前拉伸；③施加压力推顶骨折块复位；④用手维持复位位置，进行 X 线检查确定复位良好，并用石膏固定塑形。

（3）另外，也可以选择指套牵引放松肌肉和韧带整复来辅助复位。

2. 石膏固定

传统上石膏固定包括 6～8 周的长臂石膏固定，如果需要更换为 2～4 周的短臂石膏固定，主要取决于骨折类型和愈合情况。

（1）选择短臂石膏还是长臂石膏固定：多项随机对照试验已证明，桡骨远端骨骺骨折和前臂远端 1/3 骨折，良好塑形的短臂石膏和长臂石膏固定都能很好地保持复位，效果是相同的（Webb 等，2006；Bohm 等，2006）。

（2）当石膏指数＞0.7 时，复位更容易丢失。石膏指数是一个衡量石膏塑形好坏的指标，

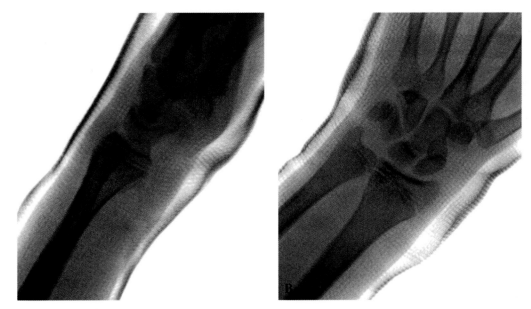

▲ 图 49-2　手法复位石膏固定后正位片（B）和侧位片（A），显示复位对位对线良，使用了玻璃纤维石膏

其定义为塑形的石膏在骨折断端的矢状面与冠状面宽度之比（Chess 等，1994）。

（3）前臂良好的石膏固定技术包括合适的石膏衬垫、石膏固定分布均匀、骨间塑形、髁上塑形、尺骨轴线好、三点加压。

3. 手术适应证 / 治疗

（1）适应证：闭合复位石膏固定后复位丢失不稳定，Salter-Harris Ⅰ型或Ⅱ型骨折合并神经血管损伤，石膏固定后筋膜间隔综合征，以及无法复位的骨折。

（2）闭合复位经皮穿针固定

①取背侧一小切口，避免损伤桡神经背侧感觉支。在透视下复位，用克氏针固定复位。

②从桡骨茎突或背侧置针固定。如果需要经骺板固定，则选择光滑的克氏针。对于关节内骨折，克氏针在骺板远端横穿固定于骨骺内。背侧针主要用于恢复掌倾角。

③术后随访多次拍片评估骨折位置以及愈合情况。一旦在 X 线片上证实了骨痂充分形成，则拔除克氏针。

（3）桡骨远端移位性 Salter-Harris Ⅲ型和Ⅳ型骨骺骨折，如果不能闭合复位，则行切开复位。最常见的阻碍复位因素是骨膜和旋前方肌的卡压。

【术后影像】

见图 49-3 至图 49-5。

【风险规避】

1. 闭合复位后的早期随访是骨折复位丢失后再次进行复位的关键，应该每周进行 X 线片检查，评估有无再移位。

2. Salter-Harris Ⅴ型骨折可能 X 线片上无法发现，却是发生骨骺早闭的重要危险因素，需要密切的随访。

3. 桡骨远端干骺端骨折具有良好的骨重塑潜能和临床可接受性，其中 92% 的 11 岁以上患儿仍能实现骨重塑（Houshian 等，2004）。然而，畸形愈合仍然是最常见的并发症。

4. 长期随访可以评估是否发生骨骺早闭。挤压型损伤与骨骺早闭有较高的相关性（Lee 等，1984）。Cannata 等发现 1cm 以下的生长停滞是可以接受的（Canata 等，2003）。如果发生了骨骺

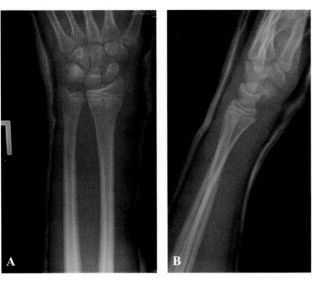

▲ 图 49-3　伤后 10 天复查见骨折无移位

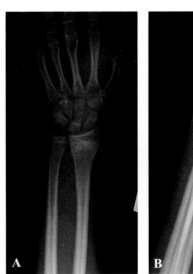

▲ 图 49-4　术后 3 周随访 X 线片

骨折对位对线良，患儿由长臂石膏更换到短臂石膏，继续石膏固定 3 周

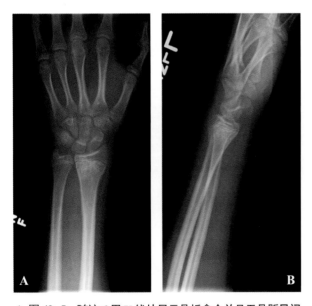

▲ 图 49-5　随访 6 周 X 线片显示骨折愈合并且无骨骺早闭

早闭，在解剖条件允许的情况下，可以进行骨桥切除术。另外，尺骨骺阻滞术、尺骨缩短截骨术或桡骨截骨延长术都可以进行矫形，以避免腕关节桡偏畸形和腕关节尺侧疼痛。

5. 如果浸泡石膏的水温＞24℃（75 ℉），层数超过 8 层，灰石膏外面包裹玻璃纤维石膏，打

石膏时前臂放在枕头上散热困难，都可能发生热损伤（Halanski 等，2007）。

6. 神经损伤，正中神经损伤最常见。一过性的神经麻痹一定要和急性腕管综合征区分开来，后者疼痛和感觉减退逐渐加重，接下来正中神经运动支支配肌肉无力。如果骨折复位不能缓解症状，急性腕管综合征需要紧急手术切开进行神经减压。在这种情况下，骨折应该选择经皮克氏针固定，以避免过度依靠石膏塑形固定。

7. 尺骨茎突骨不连很常见并且通常没有症状。一般来说，尺骨的过度生长可导致撞击症状，可选择切除和 TFCC 修复。

【病例参考】

病例 65　长臂石膏固定。

病例 46　桡骨远端 Salter Ⅱ型骨折复位后晚期再移位（＞5 天）的治疗。

病例 67　短臂石膏固定。

病例 48　桡骨远端掌侧剪切骨折。

手舟骨骨折（背侧入路）

Scaphoid Fracture: Dorsal Approach

Christine A. Ho 著

贾国强 袁 毅 译

病例 50

概 要

患者为一名 12 岁健康女孩，于 4 周前左手舟骨骨折。受伤 4 周后的舟骨 X 线片显示左手舟骨骨体骨折，并伴有明显移位。骨折切开复位后骨质吸收导致骨囊性变形成。患儿首先用拇指外展位短臂石膏固定 6 周，再更换成一个可摘除的拇指外展位夹板。伤后 3 个月骨折愈合，患儿左手腕恢复正常活动无疼痛。

【病史简述】

患者为一名 12 岁健康女孩，于 4 周前左手舟骨骨折。由于伤后腕关节无畸形，疼痛轻微，受伤时患儿及家属并没有立即进行就诊。由于腕关节持续疼痛，患儿进行了 X 线检查，发现左手舟骨骨体骨折，随后该患儿被送到骨科专科医生诊治。手舟骨应力 X 线片（握紧拳头伴腕关节尺偏）显示移位明显。患儿骨折部位已经有硬化和早期囊性改变。与家属充分讨论了石膏固定还是手术治疗两种方案。我们认为，由于骨折移位和早期囊性改变，使用埋头加压螺钉进行手术治疗，骨折愈合更加可靠。由于骨折处囊性改变，术中决定桡骨远端进行局部植骨。由于骨折没有背侧成角畸形，且发生在手舟骨的体部（贯穿血管的近端），因此选择了背部入路。

【术前影像】

见图 50-1。

【术前评估】

1. 亚急性手舟骨骨体部骨折伴囊性变和硬化。
2. 手术入路 – 背侧对掌侧。
3. 需要植骨。
4. 骨折内固定方式的选择（克氏针、手部专用螺钉、埋头加压螺钉）。

【治疗策略】

术前患儿使用拇指夹板固定，并计划进行选择性的门诊手术。在前臂近端上止血带，控制出血，选择背部入路进行手术。以腕关节为中心，在 Lister 结节上作纵向切口。长伸肌腱（EPL）位于伸肌支持带的近端，并打开伸肌腱腱鞘。将 EPL 拉向背侧，第四间室沿着骨膜进行剥离，并

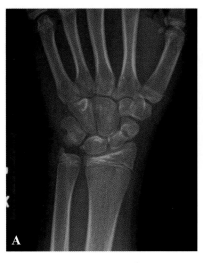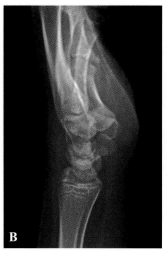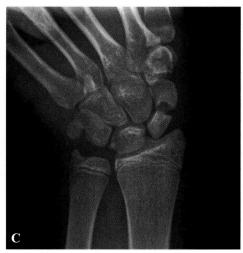

▲ 图 50-1　腕关节正位片（A）和侧位（B）X 线片，显示轻度移位的手舟骨骨体骨折
没有背侧成角畸形。然而，在骨折部位周围已经发生硬化以及骨折部位的骨吸收。手舟骨体位片（C）显示骨折部位的阶梯和移位，患儿生长板仍然是开放的，生长潜力存在

将在桡骨背侧保护。纵向切开桡侧腕关节，显露近端。在切口远端切口向桡侧转为横向，切开呈倒 L 形，便于显露骨折端。注意术中不要伤及桡动脉的腕背侧支，保证手舟状骨的血供。这血管可以通过进入手舟骨背脊的血管周围组织的形态来识别，一般在手舟骨的体部远端。

由于骨折已 4 周，骨折部位很容易确定。可用微型剥离器清除断端两面骨痂，直到直视下可见原舟骨。然后，使用一枚 0.045 英寸（约 1.14mm）直径的克氏针，在手舟骨的远端和近端穿孔以促进骨愈合。在桡骨远端干骺端、Lister 结节近端用 1cm 的截骨器截骨，打开骨皮质，收集松质骨准备植骨。将收集的松质骨打包植入骨折部位，并通过透视证实骨缺损完全填充。然后小心地将桡骨远端骨皮质放置在原位。

为了顺利看到导针的入针点（与舟月韧带相邻），手腕关节弯曲到 90°，手腕关节掌侧可见 3 条横纹。手腕关节弯曲到 90°，透视下确定导针的入针点，埋头加压螺钉沿着导丝沿舟骨轴的中心位置，一直固定到远端关节面的近端。在透视再次确认骨折位置，留出足够的空间，并在背侧打入第二枚旋转导针，以便置入埋头加压螺钉。

螺钉长度根据测深尺测量确定，并从这个数字中减去 4mm，以消除骨折部位加压和将螺钉埋入软骨下的损耗情况。由于儿童患者的软骨较厚，在透视下螺钉可能出现穿透了关节，但其实其仍在软骨下。然后用空心钻根据导针进行开路。虽然这一步往往用在成人患者身上，但作者发现，骨密度较高的患儿通过转孔开路这一步有助于螺钉置入，特别是当较大直径的近端螺钉置入舟状骨；开路失败可能导致近端骨块碎裂。去除电转，准备更换导针，导针常常会和空心钻嵌顿在一起而不小心一起取出。然后将适当大小的埋头加压螺钉通过导针顺行穿过骨折部位。然后在透视下评估螺钉的位置（特别注意螺钉的长度），并取出导针和防旋克氏针。最后 C 形臂透视。在腕关节屈曲位打入螺钉时，很难获得标准的舟骨图像。

用可吸收缝线修复关节囊。第三间室进行松散地修复以防止腕伸肌腱活动受限；如果腕伸肌腱活动受限，第三间室就不需缝合。逐层缝合皮下组织和皮肤，使用短臂拇指外展位夹板固定。术后 1 周取出夹板，行 X 线片检查及观察切口情况，然后用拇指外展位石膏固定 6 周。

【基本原则】

1. 手舟骨骨折在小学生中是十分罕见的，常与大的创伤和同侧肢体损伤伴随发生。大多数儿童手舟骨骨折见于青少年；骨折类型和发生率与成年人相似（Waters 和 Stewart，2002）。

2. 示指儿童舟状骨骨折移位或不稳定，是手术指征。

3. 经皮内固定是急性骨折的一种选择。

4. 近端手舟骨骨折一般行背部入路，而远端舟状骨骨折最好采用掌侧入路。舟状骨体部骨折可以通过掌侧或背侧进行，只要手术医生注意不要损伤背侧血管。

【术中影像】

见图 50-2。

【技术要点】

1. 当使用手舟骨的背部入路时，注意术中不要伤及桡动脉的腕背侧支，保证手舟骨的血供，

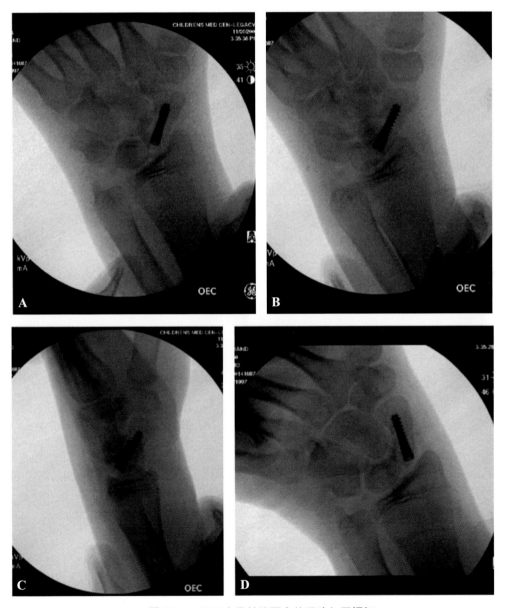

▲ 图 50-2 沿手舟骨轴线固定的埋头加压螺钉

正位（A）、斜位（B）、侧位（C）和舟状骨位（D）证实骨折复位，植骨充分充填缺损，螺钉固定好

因为这个分支是手舟骨的主要血液供应血管。

2. 置入埋头加压螺钉导丝的入针点是注意屈曲尺偏腕关节。

3. 选择比导丝测量深度短 4mm 的螺钉，以便螺钉加压到关节软骨面以下。

4. 在拧入埋头加压螺钉时，采用防旋转钢针临时固定可以防止骨折的旋转移位。

5. 在儿童患者中，腕骨仍未完全骨化，软骨面较厚；螺钉长度要比所测长度减去 4mm，以防止螺钉穿透关节面。

【术后影像】

见图 50-3。

【风险规避】

1. 采集桡骨远端取骨时需透视检查，以确保取骨部位在生长板近端，防止骨骺早闭。

2. 在入针点位置使用埋头钻，可使直径较大螺钉近端螺纹进入，这样可以防止入针点碎裂。

3. 选择太长的螺钉会导致在加压过程中骨折部位碎裂。

【病例参考】

病例 67 短臂石膏固定。

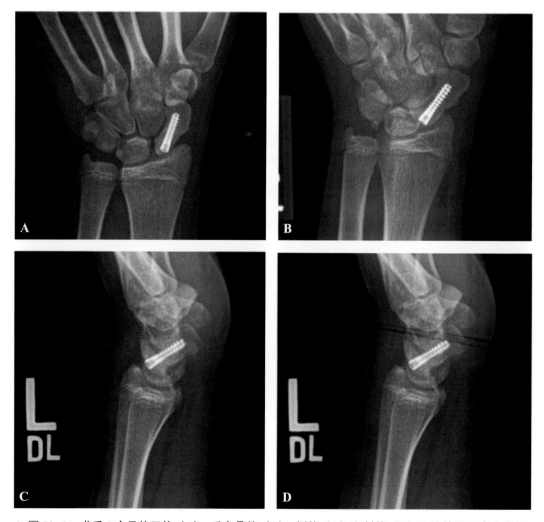

▲ 图 50-3 术后 5 个月的正位（**A**）、手舟骨位（**B**）、侧位（**C**）和斜位（**D**）X 线片显示愈合良好，植骨融合，无缺血性坏死。术后 3 个月，患者活动能力完全恢复

手舟骨骨折不愈合（掌侧入路）
Scaphoid Nonunion: Volar Approach

Christine A. Ho 著

贾国强 袁 毅 译

概 要

患儿是一名 14 岁健康男孩，6 个月前右腕关节受伤后出现右手舟状骨远端骨不连及近排腕骨背伸不稳定（DISI）。治疗上采用腕关节掌侧入路切开复位内固定，植骨矫正背侧成角畸形。患儿术后使用短臂拇指外展石膏固定 6 周，6 周复查时见明显骨痂形成更换短臂拇指外展支具。术后 3 个月骨折愈合，患者恢复完全的自主活动，无疼痛及其他不适感。

【病史简述】

一位 14 岁的健康男孩在一场足球比赛中跌倒，导致右手腕疼痛 6 个月。家人曾被告知有"扭伤"，但没有进行 X 线片检查。患儿坚持完成了本赛季余下的比赛。由于足球赛季结束后患儿腕关节持续的疼痛，患儿家属开始到医院就诊，行 X 线片检查显示右手舟骨骨不连，囊性改变，侧位可见 DISI 畸形。由于骨折时间较长和影像学明显改变，和家属讨论了行手术治疗。由于骨折远端骨不连和 DISI 畸形，因此决定采用经掌侧入路切开复位植骨内固定治疗骨不连。

【术前影像】

见图 51-1。

【术前评估】

1. 手舟骨远端骨折不愈合。

2. 矫正 DISI 畸形。

3. 手术入路——背侧或掌侧。

4. 需要植骨。

5. 骨折固定的选择。

【治疗策略】

患儿选择了门诊手术，上肢使用止血带，防止术中出血过多，采用掌侧手术入路。在桡侧腕屈肌腱（FCR）上作标准的 Russe 切口，沿着腕关节远端向远侧延伸，在鱼际隆起和背侧皮肤间切开至大多角骨。切开 FCR 腱鞘并向尺侧牵拉肌腱以保护正中神经，显露腕关节囊和韧带。在近端，显露拇长屈肌腱并拉向尺侧切开旋前方肌以显露桡骨远端进行取骨。桡动脉的掌侧支拉向桡侧保护。纵向切开关节囊，桡月韧带和桡舟头韧带向远端分开，显露舟三角骨关节。

保持腕关节牵引和尺偏更容易显露手舟骨骨

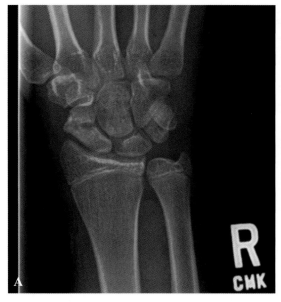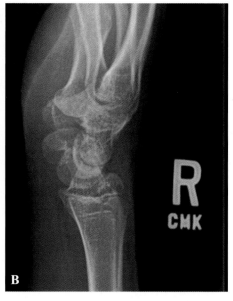

▲ 图 51-1　**A.** 右腕关节正位片示手舟骨远端骨不连，囊性变，部分连续性骨痂形成。考虑到骨折有部分愈合的迹象，可以选择石膏固定。**B.** 侧位 X 线片显示舟骨 DISI 畸形，舟骨 - 头状骨角度为 **85°**（正常：30°～60°）。手舟骨体部和近端并没有坏死的迹象，且患儿骨骺未闭合。由于标准的舟状骨斜位并不能提供更多的信息改变手术计划，因此并没有进行拍摄

不连部位。术中透视确定大量软骨覆盖的骨不连部位。用微型刮匙剥离骨不连多余增生的骨痂，直到手舟骨原来的松质骨。注意不要破坏背侧连续的骨皮质。透视下屈曲腕关节，直至侧位片显示月骨处于中间位置，将一枚 1.5mm 克氏针从桡骨远端顺行固定至月骨，将月骨固定于中间位置。一枚 1.5mm 的克氏针固定在手舟骨远端，作为操纵杆辅助复位。使用操纵杆将手舟骨复位后，纠正背弓畸形，使远端骨片旋后伸展。测量掌侧骨缺损，从桡骨远端取相同大小带松质骨的皮质骨块进行骨移植。再取足够的松质骨并植于缺损区，皮质骨块小心地填入掌侧骨不连部位，作为骨缺损区的支撑骨。

在透视下证实畸形矫正，并将导针从三角骨打入手舟骨三角骨关节，置于手舟骨中心轴，并穿过舟骨进入舟骨远端。之后，打入第二枚防旋转导针，注意不要阻挡原来的螺钉路径。使用空心钻在多角骨入口上钻孔，之后使用测深尺测量舟骨固定长度，在此基础上减去 4mm，以抵消

加压和埋头的损耗。由于小儿骨质致密，用空心钻头通过导针钻入手舟骨远端，然后将适当大小的埋头加压螺钉穿过导针拧入手舟骨，直到加压满意。透视检查证实螺钉的螺纹完全穿过不愈合部位以达到加压。去除导丝，最后拍摄 X 线片确定骨不连复位，骨不连部位植骨完全，螺钉位置佳。冲洗伤口，用不可吸收缝线修复关节囊和韧带。然后逐层缝合皮肤和皮下组织，并用短臂拇指外展夹板固定。

【基本原则】

1. 儿童手舟骨骨不连的非手术治疗，包括舟状骨远端骨不连，和成人愈合率相似。

2. 在术前 X 线片上要注意 DISI 畸形，并且在术中要进行植骨恢复骨的正常结构。

3. 手舟骨远端骨折最好采用掌侧入路。

4. 入路时应明确并保护好桡动脉掌侧分支。

【术中影像】

见图 51-2。

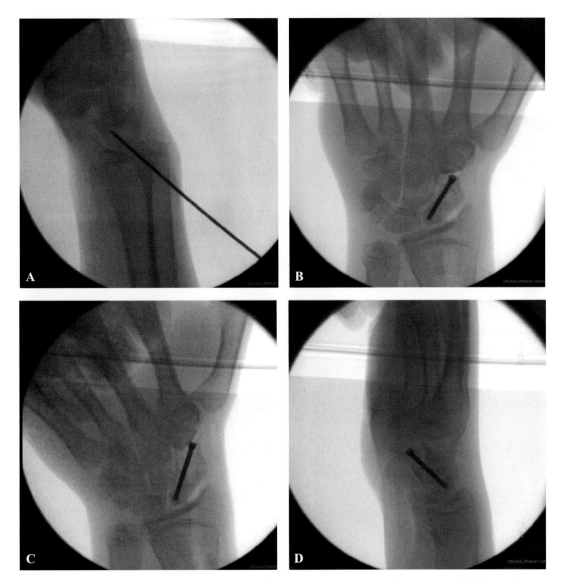

▲ 图 51-2　透视侧位（A）显示使用克氏针矫正舟骨近端和月骨成角畸形。正位（B）和手舟骨位（C）显示埋头加压螺钉穿过舟骨的中心位置。拔出导针后的透视侧位（D）显示 DISI 和背弓畸形矫正，掌侧可见明显的皮质骨植骨，撑起骨缺损结构

【技术要点】

1. 当矫正 DISI 畸形时，将月骨（如果舟骨韧带完好）固定在中间位置，然后用克氏针操纵杆技术将远端固定到解剖位置是十分有用的。

2. DISI 畸形最容易通过掌侧入路矫正。

3. 当从掌侧入路逆行打入埋头加压螺钉时，可切除多角骨的掌侧边缘，使用剥离子将多角骨移向背侧，或将导针穿过多角骨并钻孔。

4. 在儿童患者中，腕骨大部分都未骨化，表

面包裹厚厚的软骨成分，螺钉长度应该从测量的螺钉深度减去 4mm，可以防止螺钉穿透关节。

5. 防旋转克氏针固定可以防止螺钉置入时骨折断端旋转。

【术后影像】

见图 51-3。

【风险规避】

1. 虽然手舟骨的大部分血液供应来自于桡

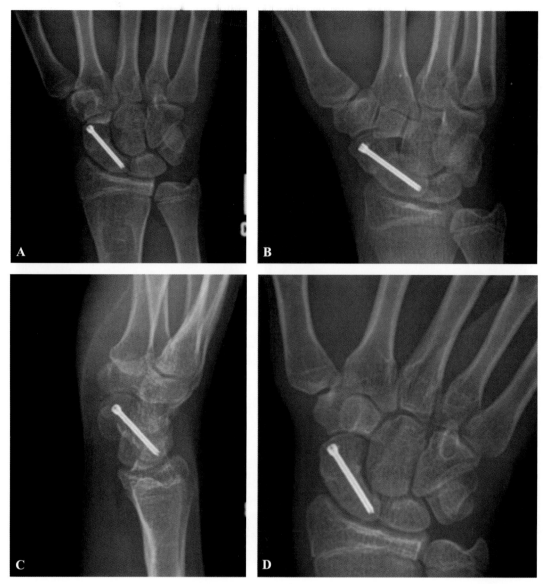

▲ 图 51-3　术后 4 个月复查时正位（A）、斜位（B）、侧位（C）和手舟骨位（D）X 线片
显示骨愈合和 DISI 畸形矫正无舟骨缺血性坏死发生。患儿腕关节活动完全正常，无疼痛，并于 1 个月前恢复春季足球训练

动脉的背侧分支，但掌侧入路也要注意保护该血管。

2. 手术时要注意不要破坏完整的背侧皮质，否则会使骨不连部位更加不稳定。

3. 采集桡骨远端取骨时注意进行透视检查，以确保取骨部位在生长板近端，防止骨骺早闭。

4. 如果不去除三角骨掌侧部分边缘，将导针置于手舟骨中心是不可能的。或将导针穿过三角骨。

5. 对于骨质致密的儿童患者，应对入针点进行扩大钻孔，这样可以当加压埋头螺钉进入舟状骨时，可以防止骨碎裂，也可防止骨不连部位的过度加压。

【病例参考】

病例 50　手舟骨骨折（背侧入路）。

第一掌骨基底骨折
Thumb Metacarpal Base Fracture

Rameez A. Qudsi　Nancy J. Moontasri　Jennifer M. Ty　著

贾国强　袁　毅　译

概　要

◆ 一名13岁男孩，运动损伤拇指。X线片检查结果显示第一掌骨基底部轻度移位的关节内骨折。患儿行拇指外展位石膏固定1个月，复查时见患儿拇指无疼痛等症状，去除外固定并恢复正常活动。

◆ 一名14岁女孩，也是急性运动损伤拇指。X线片显示第一掌骨基底部关节外骨折。初始治疗时采用夹板固定。然而，患儿后期复查时发现骨折成角畸形，遂行闭合复位经皮穿针固定治疗。患儿于4周复查时拔出克氏针，7周复查时完全恢复了正常活动。

【病史简述】

病例 52-1

患儿，13岁，左优势手男孩，在打棒球时，伤及右手。伤后患儿继续玩耍，但第二天发现疼痛和肿胀加剧，患儿遂急诊就诊，检查发现患儿右手拇指骨折，无明显畸形或神经血管损伤。X线片显示第一掌骨基底部 Salter–Harris Ⅲ型轻度移位骨折（图 52-1）。患儿行拇指外展位夹板临时固定并转到骨科就诊。

病例 52-2

患儿，14岁，右优势手女孩，在踢足球时被踢到了右手拇指上。患儿伤后遂至急诊就诊，检查证实患儿拇指闭合性损伤，没有神经血管损伤。X线片显示拇指掌骨基底部关节外中度移位

骨折，和远端指骨关节内无移位骨折（图 52-2）。

【术前影像】

见图 52-1 和图 52-2。

【术前评估】

1. 病例 52-1 为第一掌骨基底部关节内闭合骨折。

2. 病例 52-2 为第一掌骨基底部关节外闭合骨折。

【治疗策略】

手是儿童最常见的受伤部位之一，幼儿多见于挤压伤，青少年多见于运动相关损伤。拇指是第二常见的手指骨折（小指第一），掌骨是第二常见的骨折部位（指骨第一）（Vadivelu

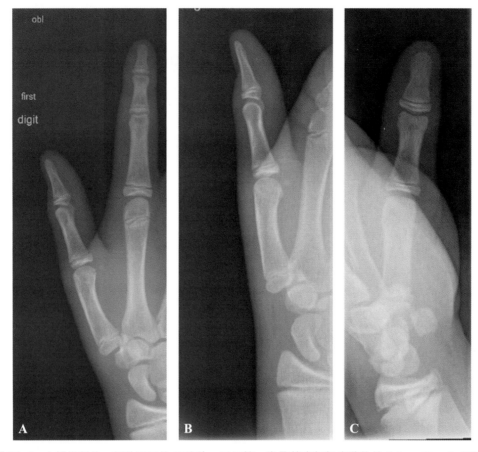

▲ 图 52-1　右拇指斜位、侧位和正位 X 线片，显示第一掌骨基底部轻度移位的 Salter-Harris Ⅲ 型骨折

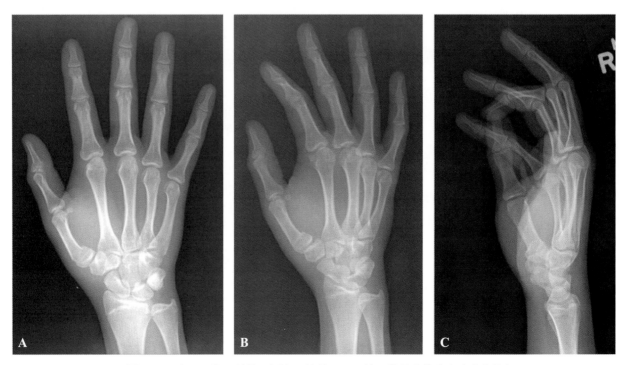

▲ 图 52-2　右手正位、斜位和侧位 X 线片，显示第一掌骨关节外中度移位骨折

等，2006）。与其他掌骨不同，第一掌骨的骺板位于近端，增加了正确认识和治疗该类损伤的重要性。

一旦确定了第一掌骨基底部骨折，可以通过骨折位置、累及生长板情况和关节损伤情况进行进一步分类（Kozin，2006）。这些骨折可以分为不同的类型。这些骨折可以分为近端干骺端未累积生长板骨折，或累及生长板骨折。生长板损伤可能是关节外 Salter-Harris（SH）Ⅱ型骨折，伴有内侧或外侧部分干骺端或关节内 SH Ⅲ或Ⅳ型骨折。随着患者骨骼逐渐成熟，可以看到越来越多的成人型损伤，如 Bennett（部分关节）或 Rolando（完全关节）骨折。幸运的是，这种情况在儿童中并不常见。

位移程度、成角畸形和骨折稳定性决定了治疗方式。拇指腕掌关节呈马鞍形，允许在几乎所有的平面上进行活动。第一掌骨基底部骨折属于生长板外骨折，在骨发育不成熟的患者中有很高的自我塑形能力。这个位置的许多骨折都可行非手术治疗，长期随访无畸形或腕关节功能减退。在未累积生长板的骨折中，有生长潜力的患儿最多可以接受 30° 的成角畸形。在较大儿童中，最多可以接受 20° 的成角畸形。在骨骼发育不成熟的儿童中，超过 30° 成角非手术治疗有 50% 的失败率而最终仍接受了手术治疗（Jehanno 等，1999）。

这些骨折的移位通常都有一个共性，即由于肌肉附件所表现出的近端骨折向桡侧移位，而远端骨折内收。外展长肌（APL）止点于近端掌骨，牵拉近端骨块外展，而内收短肌（APB）、内收肌（AP）和屈肌（FPB）的牵拉导致远端骨块的呈内收和屈曲状。

典型的轻度移位的第一掌骨基底 SH Ⅱ型骨折可行原位固定，或者行闭合复位来恢复移位和成角畸形。然而，伴有外侧干骺端骨折块的 SH

Ⅱ型骨折可能需要穿针手术治疗以获得足够的复位和固定效果（Godfrey 和 Cornwall，2017）。累积关节骨折（SH Ⅲ和Ⅳ型）需要进行综合评估，因为这些骨折可能不稳定，在关节内移位，常常需要切开复位手术治疗。轻度移位骨折可采用短臂拇指外展位石膏固定治疗，并每 5～7 天进行一次密切随访。但明显移位骨折多采用闭合复位或切开复位经皮穿针固定来维持复位稳定。

在手术室中，对于伴有内侧干骺端骨块的关节外骨折或 SH Ⅱ型骨折，闭合复位通常容易成功。复位手法主要包括拇指的纵向牵引、外展、背伸和内旋，并直接挤压畸形的顶端。经皮克氏针固定可以采用逆行交叉针技术，使用两枚桡侧针或桡侧尺侧交叉针。然后使用短臂拇指外展位石膏固定。在术后 3～4 周的时候可以复查 X 线片，见骨痂大量形成可拔出克氏针。

关节内 SH Ⅲ或Ⅳ型骨折或伴有外侧干骺端 SH Ⅱ型骨折，可能需要进行切开复位在拇指底部做桡侧弧形切口，可以充分显露骨折端，有利于复位和克氏针固定。在儿童通常不使用钢板固定。

去除石膏后，患者可以进行短期的功能康复，以恢复拇指的活动范围和力量。通常在 4～8 周后可恢复全部活动。

1. 病例 52-1

由于患儿骨折对位对线可以接受，遂采用了短臂拇指外展位石膏固定治疗医生充分交代家属患儿需要密切随访，并且存在再移位和骨骺损伤的风险。1 周后，患儿进行复查，去除石膏并进行影像学检查，骨科专科医生在透视下确定患儿骨折轻度移位可以接受，并更换了短臂拇指外展位石膏。（图 52-3A 和 B）。患儿于伤后 3.5 周后再次随访，并进行了 X 线检查，显示骨折对位对线好，骨折无移位（图 52-3C 至 E）。经检查，患儿腕部没有畸形，拇指被动和主动活动时无疼痛，不稳定和感觉障碍。建议患者改用可自行去除的拇指外展位夹板固定 2 周，加强功能锻炼。

2. 病例 52-2

与患儿和家属充分沟通，告知患儿骨折为轻度到中度的移位，骨折生长潜力大，及相关风险等，患儿最终选择了拇指石膏固定和密切的随访。1 周后患儿复查，X 线片显示成角畸形加大，此时决定手术治疗（图 52-4）。入院后第二天，患儿于手术室行闭合复位经皮桡侧两枚克氏针穿针固定（图 52-5）。术后使用短臂拇指外展位石膏外固定。

术后 1 周，患儿随访，查体见无感染及神经血管损伤征象。X 线片示骨折对位对线好（图 52-6A）。患儿更换了新的短臂拇指外展位石膏再固定 3 周。在手术后 4 周，患儿拍片时骨折处大量骨痂形成，骨折愈合（图 52-6B 至 D），门诊拔出克氏针。拔出克氏针后患儿使用可拆卸的拇指外展位夹板固定，以日常保护。

在伤后 6 周的最后随访中，患儿拇指无感觉障碍，拇长伸肌（EPL）、长屈肌（FPL）的活动，拇指内收和外展活动不受限，骨折端无压痛和肿胀所有体位拍摄的 X 线片证实骨折愈合（图 52-6E 至 G）。患儿去除夹板固定，使用柔软的泡沫球来增强拇指握力，并允许在可耐受的情况下逐渐恢复所有活动。

【基本原则】

- 拇指掌骨基底骨折通常发生在大龄儿童，且多发生于体育活动中。
- 准确评估骨折类型和移位，重要的是对拇指（而不是手）进行适当的影像学检查。
- 由于指骨的生长板位于近端位置和拇指腕掌关节是鞍状关节，可以多方向运动，所以儿童的拇指掌骨基底骨折重塑潜力强，长期的功能恢复良好。

- 大于 30° 成角的生长板外骨折，伴有外侧干骺端骨块的 SH Ⅱ 型骨折和移位超过 1~2mm 的 SH Ⅲ 型和Ⅳ型骨折通常需要手术复位和穿针固定。
- 闭合性复位和经皮穿针是手术治疗的主要方法，通常用于关节内骨折、伴有外侧干骺端骨块的 SH Ⅱ 型骨折或任何闭合复位不可接受的情况。

【术中影像】

见图 52-3 至图 52-6。

【技术要点】

1. 影像学：虽然 X 线片可以提供高质量的分辨率图像，但有时很难获得理想的投照角度。在这种情况下，骨科医生可以自行摆设体位透视，对骨折和移位程度做出最好的评估。

2. 闭合复位：复位手法主要包括拇指的纵向牵引、外展、背伸和内旋，并直接挤压畸形的顶点。

3. 切开复位：取拇指底部的桡侧弧形切口，可提供足够的术野来复位。如果需要，手术切口可以延伸至腕掌关节，对于关节内移位的骨折，必须确保直视下复位或良好的影像学 X 线片来确定关节内复位。

4. 穿针：对于大多数骨折切开复位手术而言，逆行交叉穿针固定是合适的。单纯桡侧穿针固定和桡尺侧交叉固定可以根据骨折类型选择，但桡侧穿针固定可以避免尺侧掌部神经血管损伤，更加安全。

对于关节面附近或累积关节面的不稳定骨折，如果近端有一小骨折块，可用光滑的克氏针固定腕掌关节，以提供足够的固定性。

5. 石膏固定：通常，这些骨折用短臂拇指外展位石膏一直固定到拇指尖。如果骨折明显移位，单纯石膏固定可能无法维持良好的复位，而

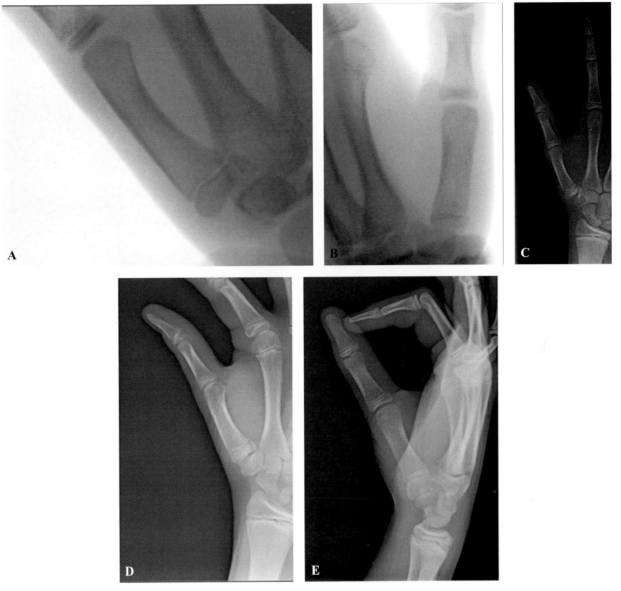

▲ 图 52-3　病例 52-1 伤后第 1 周（A 和 B）和第 4 周（C 至 E）的随访 X 线片，显示经非手术治疗未见再移位

克氏针固定有助于维持骨折复位的稳定。在使用石膏时，必须注意避免皮肤受压。

【术后影像】

见图 52-6。

【风险规避】

1. 第一掌骨基底骨折需要合适的拇指 X 线片来充分评估的。在一般情况下，两种位置的透视就足够了（正位和侧位），而斜位也能很好的用于评估拇指掌骨基底骨折。

2. 对非手术治疗的骨折进行密切随访可有效及时的发现在骨折的再移位。我们建议在初始复位和（或）石膏固定后 5～7 天内复查。

3. 第一掌骨基底骨折的生长板外骨折可能具有明显的重塑潜能。在低年龄儿童中，某些畸形愈合的骨折仅仅需要复查监测骨折重新塑形，而不需要行手术治疗。然而，在年龄较大的患儿中，典型的远端骨块的屈曲和内收可能导致第一掌指间隙变窄和掌指关节过度外展。这种情况可以通过截骨术来矫正。

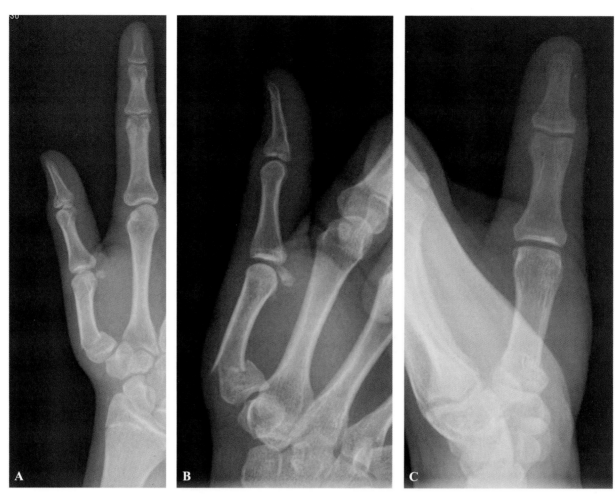

▲ 图 52-4　病例 52-2 随访 1 周的 X 线片显示，掌骨基底骨折移位和成角畸形。无移位的远节指骨骨折无变化

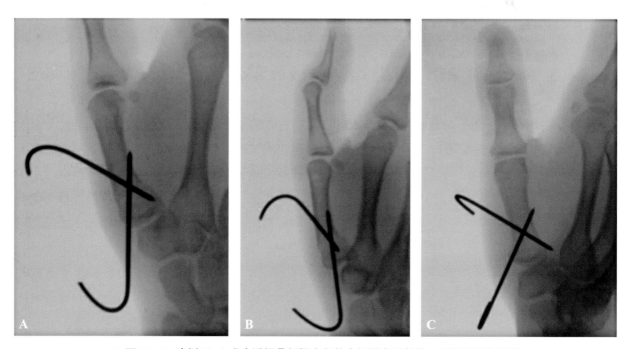

▲ 图 52-5　病例 52-2 术中透视骨折闭合复位穿针固定后斜位、侧位及正位图像

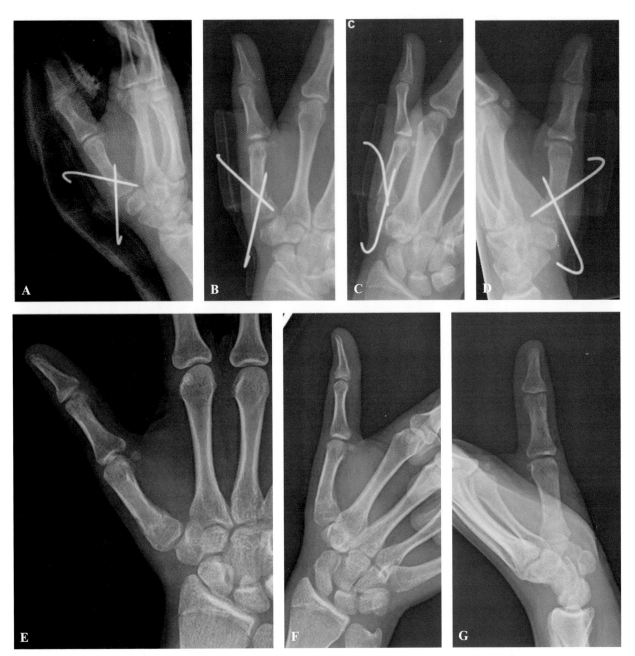

▲ 图 52-6 病例 52-2 术后 1 周随访 X 线片（A）及拔针后 4 周随访 X 线片（B 至 D）。手术后 6 周随访最终 X 线片（E 至 G），显示骨折愈合良好，对位对线好

病例 53

掌骨干骨折（切开复位治疗）
Open Treatment of Metacarpal Shaft Fractures

Joshua A. Gordon　Apurva S. Shah　著

谢　康　译

概　要

14 岁，男孩，打篮球时右手受伤。临床和影像学评估显示右手示指和中指的掌骨干骨折。根据患者的整体临床状况及其受伤的严重程度制定术前计划。手术治疗采用切开复位内固定法被认为是最佳的。骨折用拉力螺钉固定。患者获得完全康复。术后唯一值得注意的问题是僵硬，可以通过康复锻炼解决。患者能够恢复正常的活动和运动。

【病史简述】

14 岁，男性，既往有右臂丛神经损伤史，在打篮球时摔倒失去意识。在这个过程中，摔伤右手致右手肿痛。右手背触诊明显触痛。应用肌腱固定术检查手指弯曲；腕关节背伸时手指相应屈曲，无旋转畸形。通过观察手指和指甲的位置与对侧未受伤的手指进行比较来评估。其余手指和前臂未见肿胀，表皮均未见破损。右手的 X 线片提示右手示指掌骨干长斜行骨折和中指掌骨干粉碎性长斜行骨折。

【术中影像】

见图 53-1 至图 53-4。

【术前评估】

1. 示指掌骨干螺旋长斜行骨折。

2. 中指掌骨干粉碎性螺旋骨折。

【治疗策略】

掌骨骨折的治疗策略是多种多样，取决于患者的年龄、骨折的特点、掌骨骨折的数量、移位程度、合并的软组织损伤和患者的期望。

在这个病例中，患者年龄大于 10 岁，生长板融合。相对于年龄小于 10 岁的患儿，掌骨干骨折矢状面成角在 20°～30° 可以通过重塑而被接受的，而此患儿可接受最大成角在 10°～20°。示指和中指掌骨干骨折可接受畸形上限为 10° 矢状面成角，这与环指和小指掌骨干骨折可接受 20° 的矢状面成角不同（Lindley 和 Rulewicz，2006）。关于骨折短缩的指导原则目前不明确，理想状态是轻微的短缩，因为存在相关伸肌滞后的风险。只有轻微的掌骨旋转畸形是可以接受的。相邻掌骨骨折和多发掌骨骨折会有更多问题，因此可以作为手术内固定的相对指征。

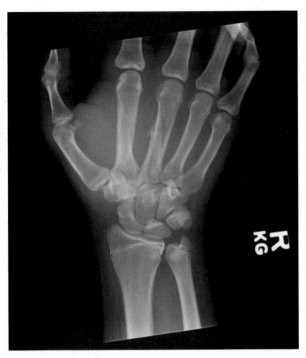

▲ 图 53-1　正位 X 片提示右手示指掌骨螺旋长斜行骨折和中指掌骨桡侧粉碎性螺旋骨折

评估掌骨骨折的一系列 X 线片（如图 53-1 至图 53-3 所示的手正位、斜位和侧位 X 线片）。在斜位 X 片中，手旋后位能更好地观察到示指和中指的掌骨，而手握持位则能更好地观察到环指和小指的掌骨。两掌骨骨折均有短缩

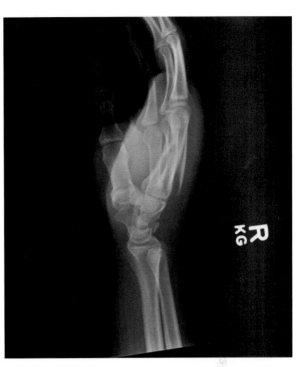

▲ 图 53-2　侧位片提示示指和中指掌骨骨折均有屈曲畸形

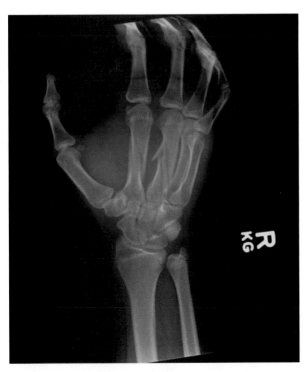

▲ 图 53-3　旋后斜位片显示示指和中指掌骨骨折

在此角度看，掌骨有一定程度的短缩畸形。此外，桡侧粉碎骨块表现为向掌侧桡侧方向的蝶状碎片

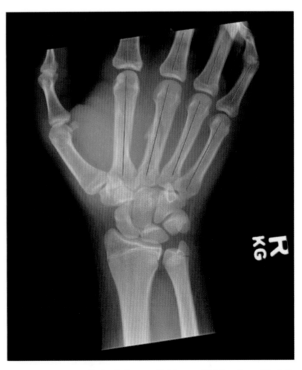

▲ 图 53-4　指骨线试验显示尽管可见骨折，但正常对齐（如图 53-1 所示；Campbell，1990）

这例患者，示指和中指掌骨骨折有明显的屈曲成角畸形约 25°，示指和中指掌骨同时受累，以及示指作为边缘位置的掌骨骨折均表明有手术指征。临床表现和骨折形态的固有不稳定性提示需要切开复位和稳定固定，而不是克氏针固定，后者通常适用于单根掌骨干骨折。在这里，根据螺旋形骨折，短缩且需要早期关节活动，我们选择拉力螺钉固定对两处掌骨骨折。值得注意的是，如果是稳定的骨折，进行非手术治疗是一种合适的治疗方法，需石膏固定时，掌指关节屈曲约为 90°，并且近节指间关节屈曲约为 20°。

【基本原则】

掌骨骨折常可采用闭合复位固定治疗。对于较严重的损伤，可能需要经皮穿针或切开复位固定。指导治疗的原则取决于相关解剖结构、骨折类型、软组织损伤程度、不稳定骨折的存在及评估患者在无并发症的情况下恢复正常功能的能力。准确地说，掌骨骨折的典型分类是描述性的，包括骨折的位置、移位程度、角度和旋转、是否累及骨骺以及关节面的骨折（Cassel 和 Shah，2015）。年龄较大的儿童和离生长板较远的儿童骨折，其重塑能力降低，这是另一个重要的需要考虑的因素在确定手术干预的必要性时。需要注意的是到拇指掌骨骨骺位于近端，而其余手指掌骨骨骺位于远端。在掌骨干骨折和掌间韧带失稳的临床情况下，如相邻掌骨骨折或多发掌骨骨折，稳定性也会降低。掌骨骨折伴关节脱位或 20% 关节面受累的骨折需要复位和外科固定以恢复掌指关节面（Weinstein 和 Hanel，2002）。由于轴面重塑能力有限，临床上任何程度的旋转畸形均需要纠正。

【术中图片】

见图 53-5 至图 53-9。

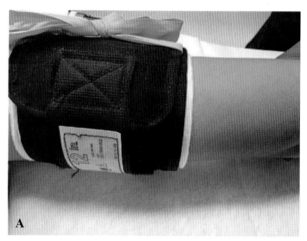

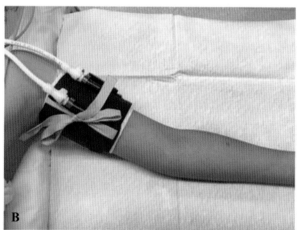

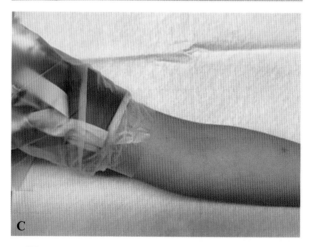

▲ 图 53-5　展示了在手架上的适当位置，并在上臂近端使用止血带。在止血带的远端周围包裹一个塑料胶布，以避免术前消毒液体聚集在止血带下面；手的位置现在准备好和悬垂放置

【技术要点】

在年龄较小的患儿中，优先选择全身麻醉，而年龄较大儿童，可以使用局部麻醉。为便于手

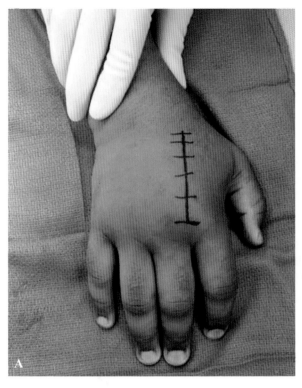 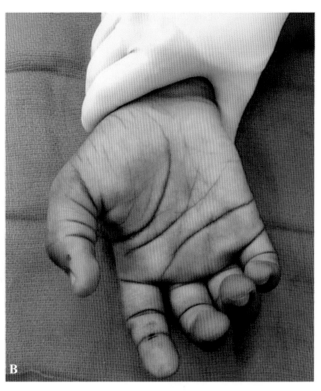

▲ 图 53-6 A. 切口标记表示计划在第二和第三掌骨间切口，允许通过单个切口进入两个掌骨。可见手中度肿胀。B. 术中可见手掌侧出现广泛瘀斑

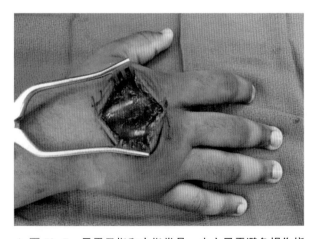

▲ 图 53-7 显露示指和中指掌骨，小心显露避免损伤桡神经浅支的分支

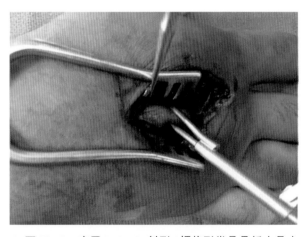

▲ 图 53-8 应用 Lalonde 斜形 / 螺旋形掌骨骨折小骨夹时，使用 Freer 鼻中隔剥离器进行骨折碎片的复位。这种夹钳可以在不造成过多骨膜剥离的情况下实现良好的骨块挤压和稳定

术操作，建议使用手架台。小型 C 形臂便于以最小的辐射获得 X 射线。固定肌腱法多次检查评估掌骨对线情况，触诊掌骨间软组织确保是均是软组织，并重新检查软组织以避免软组织损伤的漏

诊，如果合并开放性骨折应及时处理。掌骨骨折的手术路径，选择位于掌骨间的一个线性切口，分离软组织可以从一个单一的切口移动到多个掌骨，且此切口足以提供掌骨骨折近端和远端骨块

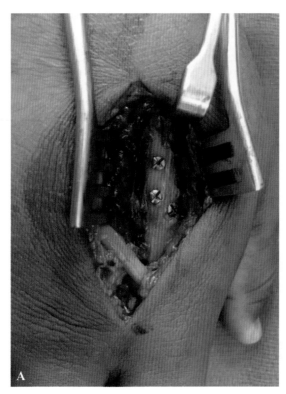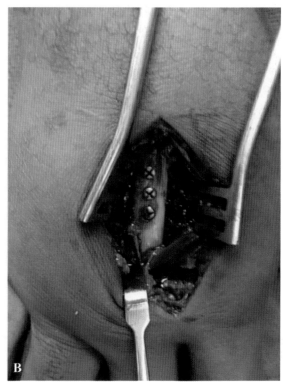

▲ 图 53-9　垂直于断裂面置入 2.0mm 拉力螺钉
A. 三枚螺钉固定示指掌骨骨折处；B. 三枚螺钉固定中指掌骨骨折处

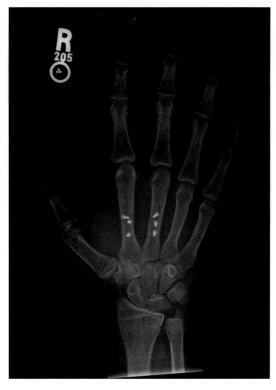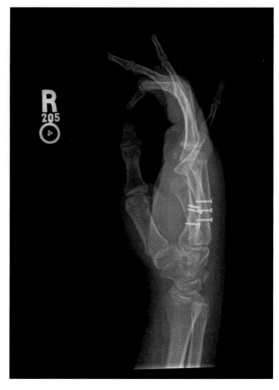

▲ 图 53-10　术后正位 X 线显示骨折解剖复位　　　▲ 图 53-11　显示矢状面线形近解剖恢复的术后侧位片

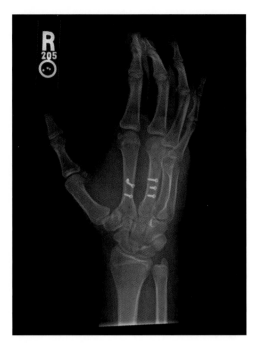

▲ 图 53-12　术后斜位 X 线片确定骨折完全复位和拉力螺钉固定在位

的操作。在置入拉力螺钉的情况下，重要的是此种入路的显露在使用克氏针进行临时固定，同时仍留有螺钉固定的空间。切口可至皮下，但始终要小心以避免损伤桡侧的桡神经浅支和尺侧的尺神经背侧感觉支。显露软组织使其有足够的活动性，以便通过每个掌骨的单独窗进行骨膜下剥离。需将游离小骨块固定至主要骨块，如果存在蝶状游离骨块，应首先固定至主要骨块上，这样更容易骨折复位。在使用复位钳或其他复位工具之前，使用锐口牙刮匙或 Freer 鼻中隔剥离器帮助调整骨碎片也可以促进复位。本例采用 Freer

鼻中隔剥离器和 Lalonde 斜形 / 螺旋形掌骨折小骨夹辅助。在放置确定的内固定之前，临时的克氏针固定保持骨折位置通常是非常有用的。在这种情况下，无须钢板，因为拉力螺钉固定可获得足够的稳定性，同时由相关骨折类型和掌骨干螺旋形骨折作用的。横行和短斜行骨折通常更不稳定，优先选择钢板固定治疗。闭合前，应重新评估手指的位置，特别注意有无旋转畸形。建议在关闭切口时可吸收线缝合筋膜，以加强术后肌腱滑动，减少形成粘连的风险。

【术后影像】

见图 53-10 至图 53-12。

【风险规避】

仔细评估可以避免两个主要的陷阱，即筋膜间隔综合征和开放性骨折。如果是钝器损伤致严重肿胀和软组织损伤的患者，使用针测压法可以准确评估腔室压力。详细检查是否开放性伤口或筋膜间隔综合征时需要及时手术切开减压。由于最常见的并发症是术后僵硬，在切开复位和内固定的情况下，应尽早进行康复治疗。如果有严重粉碎性骨折，骨折轴向力线不完全复位可能导致手指屈曲时力线重叠交叉。这种并发症是可以通过检查手指关节连接，如果必要的话，与对侧比较。最后，值得注意的是，在骨折愈合后，残存屈曲畸形的可能会增加再骨折的风险，特别是掌骨干横断骨折。

儿童掌骨颈骨折

Pediatric Metacarpal Neck Fractures

Krister Freese **著**

谢 康 **译**

概 要

下面将介绍掌骨颈骨折的治疗。掌骨颈骨折是最常见的儿童手部骨折之一。通常是保守治疗。然而，在某些情况下，外科手术是首选。旋转和成角畸形不治疗会对手功能产生不利影响。如果有旋转和成角畸形，可以进行手法闭合复位石膏固定或手术内固定。在下面的文章中，我们将对掌骨颈骨折的成功治疗进行讨论。

【病史简述】

患者，男，9岁，打棒球时右手示指外伤。患儿握拳时棒球击中了右手示指掌骨的远端。患儿即刻出现疼痛，随后在示指掌骨的远端出现肿胀和瘀斑。在外院予以行 X 线片检查，并用夹板原位固定。当被送到手外科诊所时，他的示指掌骨颈部有压痛，并伴有活动疼痛。与对侧手相比，示指无明显的旋转或成角畸形。然而，右手第二掌骨头骨折向掌侧移位。

【术前影像】

见图 54-1 和图 54-2。

【术前评估】

右手示指掌骨颈骨折伴明显的背侧成角。

【治疗策略】

考虑到骨折的位置、患者年龄和骨折明显成角，骨折重塑能力不足将骨折力线恢复至可接受的范围。相对于示指尺侧的手指，示指掌骨骨折更不能接受成角畸形。该患儿骨折手法复位良好，并患儿手指在良好塑形的石膏中固定3周。随后，改用更舒适的夹板固定，在较高骨折移位风险期间再固定3周。在这段时间，患儿开始手部关节活动锻炼。6周后复诊，掌指关节可完全自主活动。功能恢复良好。

【基本原则】

掌骨骨折是儿童最常见的手部骨折。在掌骨骨折中，27.5%的骨折发生在干骺端（Vadivelu 等，2006）。掌骨颈骨折常采用非手术治疗，疗效满意。这种骨折典型地表现为背侧成角，与掌骨干、掌骨基底部骨折相比，更容易出现旋转和成角畸形。

一般来说，从手的桡侧到尺侧，掌骨颈骨折的成角可接受范围逐渐增加。环指和小指的腕掌

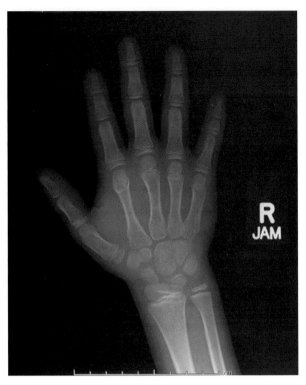

▲ 图 54-1　右手示指掌骨颈骨折（第二掌骨颈骨折）

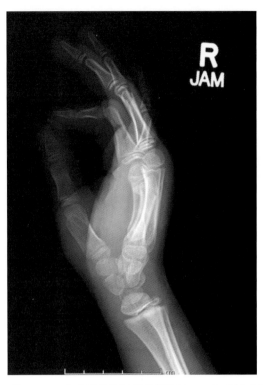

▲ 图 54-2　右手侧位片显示掌骨颈约 50° 的背侧成角

关节活动比示指和中指的腕掌关节得活动范围更大。环指和小指腕掌关节活动度能够代偿其成角畸形。当旋转畸形、成角畸形或骨折角度大于可接受的范围时，应进行闭合复位或手术治疗。在骨骼发育近成熟的患者中，示指和中指掌骨颈骨折 10°～20° 成角是可接受的。而环指和小指掌骨颈可最大接受 60° 的成角。骨骼发育不成熟的骨折根据患者年龄、骨折位置和骨折平面的不同，具有不同程度的重塑潜能。关节运动平面上的骨折成角比旋转具有更大的重塑潜力，旋转畸形基本上无重塑能力。10 岁以下的儿童，具有骨折成角 20°～30° 重塑能力。10 岁以上的儿童能够重塑 10°～20° 骨折成角（Kozin 和 Waters，2010）。

【术中影像】

见图 54-3。

【技术要点】

达到并维持可接受的骨折手法闭合复位对避

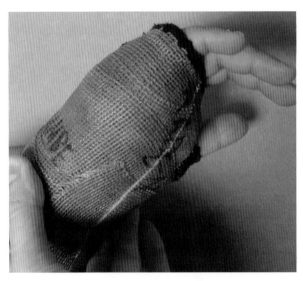

▲ 图 54-3　显示"长"短臂石膏的临床照片

免手术治疗至关重要。成功的手法闭合复位经常需要采取指神经阻滞的有效镇痛。最常见的手法复位是 Jahss 手法。屈曲掌指关节以提供背侧张力，对骨折成角部位施加反作用力有助于复位。有多种方式可提供有效的固定。传统的固定方法是使用尺侧或桡侧半石膏固定。其他选择包括一个 "长" 的短臂石膏，使指间关节保持自由活动，或一个基于手的矫形支具（Davison 等，2016）。大龄患儿，必须将手固定在正位，掌指关节屈曲在 70°～90°，指间关节伸展。这可防止术后掌指骨关节僵硬。

【术后影像】

见图 54-4 至图 54-7。

【风险规避】

掌骨颈骨折的治疗并发症相对少见。在某些情况下，尽管骨折在影像学上有较好的力线，手术治疗可能优于非手术治疗。如需要有力抓握或抓住较大圆柱形物体（如球拍、工具等）的患者，有时会被手掌侧突出的掌骨头所困扰。其他潜在问题包括石膏并发症和骨折复位失败。这两个问题都可以通过良好手法复位技术和塑形好的石膏固定而避免。

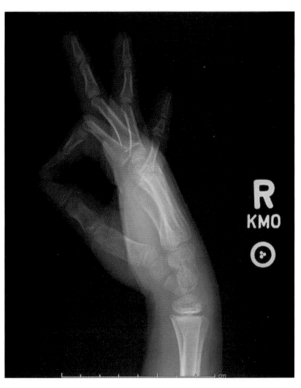

▲ 图 54-5　右手侧位 X 线片显示掌骨颈骨折力线良好，成角纠正

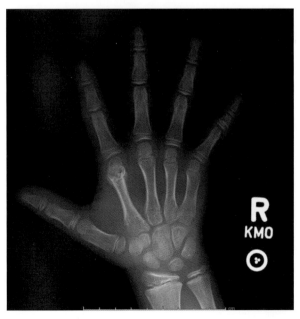

▲ 图 54-4　右手前后位 X 线片显示右手示指掌骨颈骨折愈合伴大量骨痂形成

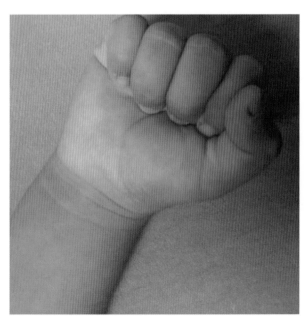

▲ 图 54-6　拆除石膏后右手示指活动不受限，无明显旋转畸形

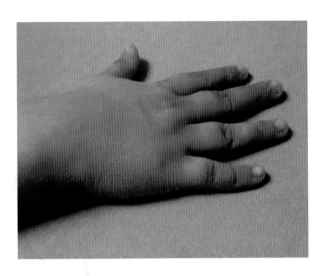

◀ 图 54-7　去除石膏后未发现成角畸形

病例 55

掌指关节和指间关节脱位

Metacarpophalangeal and Interphalangeal Joint Dislocation

Felicity G. L. Fishman　著

谢　康　译

概　要

患儿，15 岁男孩，掌指关节（metacarpophalangeal，MCP）向背侧明显脱位伴掌骨头骨折。在急诊室进行了多次手法闭合复位，没有成功。掌指关节脱位通过单纯多次水平牵引手法复位困难。患者随后被转到儿科医院接受进一步治疗。由于这种损伤的复杂性，予以安排手术治疗。对于不可复位的掌指关节向背侧脱位，可根据手术医生的偏好和并发伤，采用掌侧或背侧入路。骨折块向背侧移位，需要背侧入路进行切开复位和内固定，这也有助于避免在 MCP 关节入路中出现掌侧神经血管束损伤。由于掌板是相互连续的，松解掌板后掌指关节复位。然后用两枚 1.3mm 螺钉固定掌骨头骨折。术后石膏夹板固定，2 周内开始早期的功能锻炼，几周内恢复了功能运动，骨折愈合良好。

【病史简述】

患儿，15 岁男孩，右手为优势手，在踢足球时，右手第二掌指关节（MCP）脱位，掌骨头部骨折。在外院急诊室，多次尝试闭合复位均未成功。转院接受进一步治疗，予以安排手术治疗，采取切开复位示指掌指关节，1.3mm 螺钉固定掌骨头骨折。

【术前影像】

见图 55-1。

【术前评估】

1. 指掌指关节背侧脱位。

2. 并发掌骨头骨折。

3. 切开复位方法的选择——背侧与掌侧。

4. 骨折块固定方法的选择——螺钉与克氏针。

【治疗策略】

掌指关节和指骨间关节脱位可尝试局部镇痛下手法闭合复位，但对于幼儿需要镇静。腕关节弯曲以解除屈肌腱的张力，然后在轻柔的纵向牵引下，将中节指骨（近节指间关节脱位）或近节指骨（掌指关节脱位）分别复位到近节指骨和掌骨上。对该患者多次尝试闭合复位均未成功。手术入路可以是背侧或掌侧，这取决于手术医生的

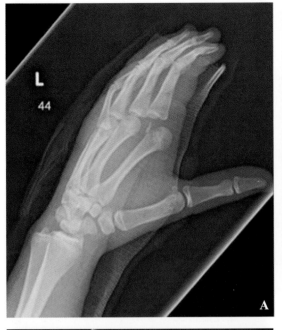

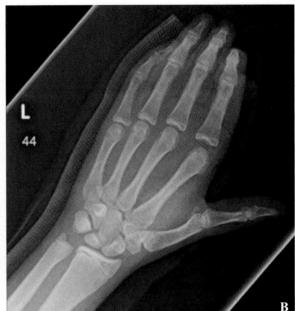

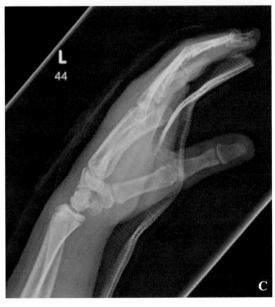

▲ 图 55-1 X 线片显示右手第二掌指关节脱位伴掌骨头骨折（前后位、斜位和侧位 X 线片）

偏好和伴随的损伤。在这种情况下，掌骨头骨折块向背侧移位需要背侧入路。

【基本原则】

1. 复杂的脱位通常需要切开复位。

2. 掌侧入路治疗 MCP 关节背侧脱位可直接显露最常见的阻碍复位的结构（掌横韧带、屈肌腱、掌板）。指神经与该入路所使用的掌侧切口非常接近。

3. 背侧入路治疗 MCP 关节背侧脱位允许切开掌板，以便在不接近指神经的情况下复位。

4. 合并伤，如骨折，应与牢固的内固定同时治疗，以便术后早期活动。

【术中影像】

见图 55-2。

【技术要点】

1. 并非所有 MCP 关节或指间关节脱位都需

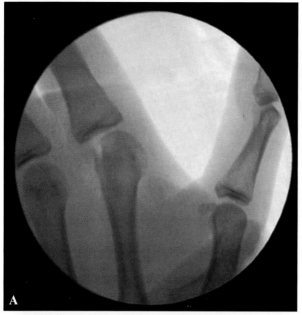

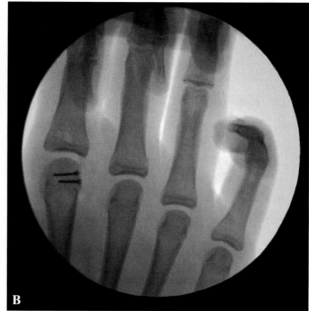

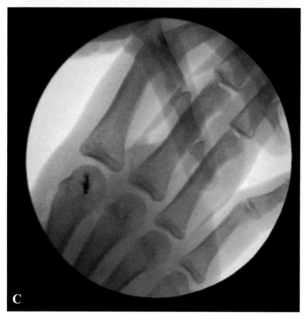

▲ 图 55-2　术中透视显示右手第二掌骨头骨折用 1.3mm
螺钉固定，掌指关节脱位复位

要切开复位。

　　2. 闭合复位应包括腕关节屈曲，以解除屈肌
腱的张力，手指屈曲，以与脱位相反的方向轻轻
挤压复位。不要直接牵引，因为这会使可复位的
MCP 或指间关节脱位变成不可复位的脱位。

　　3. 背侧入路的优点包括掌板的显露和避免指
神经损伤。

　　4. 掌侧入路的优点包括直接显露典型的背侧
脱位结构和指神经。

【术后影像】

见图 55-3 和图 55-4。

【风险规避】

　　1. 在闭合复位 MCP 或指间关节脱位时，不
要直接牵引。

　　2. 掌侧入路：当神经血管束被卡压在脱位的
掌骨或指骨上，此入路可浅显显露。

　　3. 复位后可能不稳定，应通过关节活动来

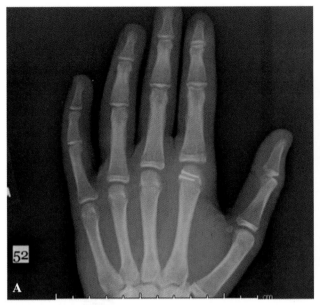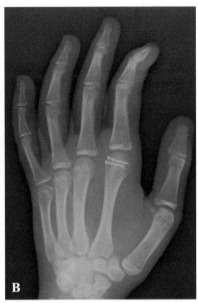

▲ 图 55-3　术后 2 周的右手前后位（A）和斜位（B）X 线片显示第二掌骨头骨折切开复位和 MCP 脱位复位

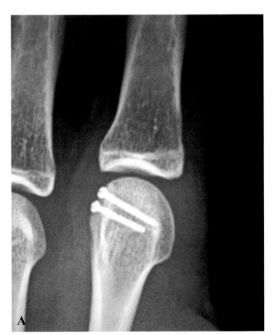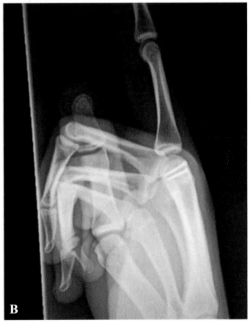

▲ 图 55-4　术后 5 个月右手斜位（A）和侧位（B）X 线片显示右手第二 MCP 关节脱位复位及掌骨头骨折内固定在位

评估。

4. 闭合复位或切开复位后早期关节活动，防止关节僵硬。

5. 在骨骼发育不成熟的患儿中，骨骺生长停滞是指间关节脱位或 MCP 关节脱位的潜在并发症。

【病例参考】

病例 59　指骨关节内骨折。

病例 57　指骨干骨折。

病例 67　短臂石膏固定。

超八度骨折
Extra-Octave Fractures

Nancy J. Moontasri　Jennifer M. Ty　著

谢　康　译

概　要

患儿，9岁女孩，"超八度骨折"，即左手小指近节指骨近端闭合性骨折。骨折紧邻骨骺端并向桡侧成角和掌侧移位。患者经过评估后，予以指神经阻滞麻醉，通过对骨折远端屈曲和内收来手法复位，前臂石膏固定。骨折愈合良好，3周后去除石膏固定。

【病史简述】

约9岁女孩，左手在阻挡足球传球时，小手指受到一个外展和伸展的力量，导致小指疼痛和畸形。患者急诊初步予以环指和小指绷带邻指固定后，建议转至骨科医院。初步评估，患者有明显的左小指过伸和外展畸形。骨折部位有压痛，皮肤无破损，左手小指感觉未见异常。

【术前影像】

见图56-1至图56-3。

【术前评估】

1. 邻近骨骺的近节指骨骨折。

2. 骨折复位固定术。

关于这类骨折一直存在一些争议。文献中报道这类骨折为近节指骨的 Salter-Harris Ⅱ型骨折（Leclercq 和 Korn，2000）。然而，Al-Qattan 和其他作者报道这种骨折被更好地描述为紧邻骨骺骨折，仔细检查 X 线片通常显示一个三角形的干骺端骨块，骨折线从生长板延伸至干骺端 1.2mm（Al-Qattan，2002）。最常见的情况是，骨折累及小指，小指呈过伸尺偏畸形。这通常被描述为"超八度骨折"，指的是小指在外展状态下使弹钢琴跨键距能力增强。

【治疗策略】

患者初次就诊时，与家属沟通建议在小指神经阻滞麻醉下进行骨折闭合手法复位。

在掌骨颈部水平进行指神经阻滞。0.2% 罗哌卡因用于镇痛，作用时间长。也可使用 0.5% 利多卡因。对于尺侧小指选择 1.5 英寸（约 3.81cm）长 27 号针头从小指尺侧缘掌颈部水平进针至掌侧皮下组织。通过在掌骨颈部水平进行指神经阻滞，确保麻醉骨折部位。根据孩子的体重和年龄大小，可以用这种方式使用 2~4ml 的局麻药。在手指两侧阻断桡神经和尺神经。另外 1ml 的局

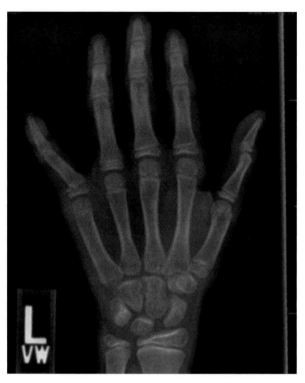

▲ 图56-1 左手前后位 X 线片显示小指近节指骨近端骨折
骨折紧邻骨骺端并向桡侧成角和掌侧移位

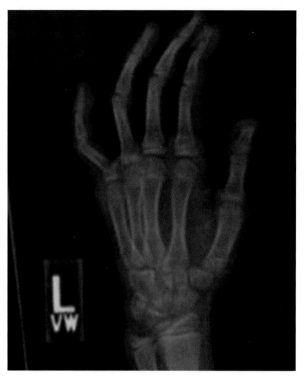

▲ 图56-2 左手斜位 X 线片显示小指近节指骨近端骨折
骨折紧邻骨骺端并向桡侧成角和掌侧移位

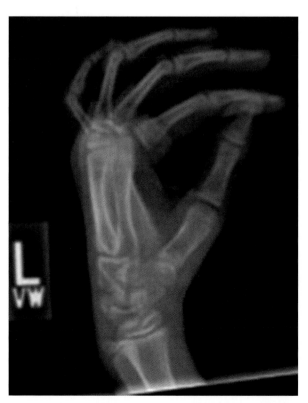

▲ 图56-3 左手侧位 X 线片显示小指近节指骨近端骨折
骨折紧邻骨骺端并向桡侧成角和掌侧移位

麻药可以注射皮下形成皮丘，以覆盖小指尺侧。最后，可以在掌骨头背部皮下注射1ml的局麻药，阻滞小指背侧感觉神经。应注意确保麻醉总剂量不超过最大安全麻醉剂量（按重量计）。

"铅笔技术"通常被推荐用于骨折复位。这包括在指间放置一支铅笔，作为复位的支点。然而，考虑到解剖结构，这项技术需将支点放在骨折成角处。

首选方法是屈曲掌指关节（MCP）并将内收小指。这使得 MCP 两侧支持韧带能够紧缩并稳定骨折近端。在实际骨折复位过程中，小指可以在环指下方屈曲内收复位。由于尺侧骨膜连续性完好，一般不会过度矫正。小指可以暂时用绷带和环指固定。建议使用 U 形胶带，从环指的背侧开始，到小指的背侧，再到小指的掌侧，最后到环指的掌侧。这可确保肿胀不会造成缺血坏死（如环周胶带固定则可能发生缺血坏死）。然后可以行小指的临床和影像学检查，以确定骨折复位和力线。

建议使用前臂石膏，将尺侧四个手指内收位置一起固定在尺侧半石膏中3周。环小指两个手指固定在石膏夹板或尺侧半石膏中需要中环指外展，骨折内收复位的位置有丢失的风险，这样环指相对于小指外展，而不是小指相对于环指内收。3个手指（中指、环指、小指）尺侧半石膏固定可减少骨折复位丢失的风险，而4个手指内收位固定于尺侧半石膏中可消除这种风险。

【基本原则】

1. 小手指是儿童最常受伤的手指（Cornwall和Ricchetti，2006；Al-Qattan，2002）。

2. "超八度骨折"描述了小指近节指骨的外展和尺偏移位的骨折（Al-Qattan等，2008）。这被认为是用来描述弹钢琴时手指伸展度增加而达到另一个键的能力。

3. 为了骨折复位，屈曲掌指关节（MCP）并将内收小指，使用U形胶带临时固定环小指，最后将四指固定在尺侧半石膏中。

4. 大多数儿童手部骨折在2～3周内愈合，功能恢复良好（Mahabir等，2001）。

【术中影像】

见图56-4和图56-5。

【技术要点】

1. 通过在掌骨颈部水平进行神经阻滞，确保小指包括损伤区神经阻滞。

2. 闭合复位时，应屈曲掌指关节（MCP）并将内收小指。这有利于解决典型的外展和伸直型骨折畸形。"铅笔技术"复位技术经常被推荐使用，即将支点放在骨折成角顶点复位。

3. 骨折复位，使用U形胶带临时固定环小指，最后将四指固定在尺侧半石膏中。用U形

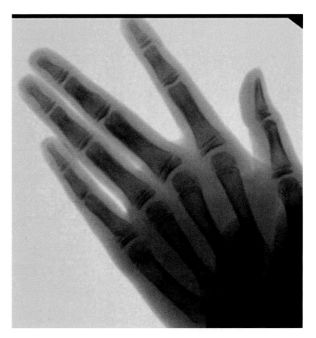

▲ 图56-4 骨折复位

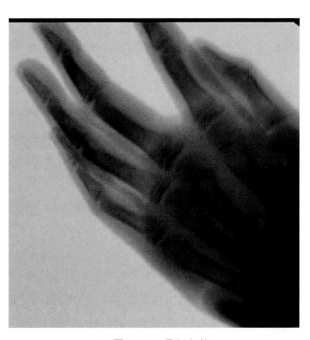

▲ 图56-5 骨折复位

胶带固定手指，桡侧敞开，防止血运障碍。由于小指骨折外展，石膏固定四指需保持最大内收位置。如果选择尺侧半石膏或管型石膏，建议对三指（中指、环指、小指）固定于尺侧半石膏或管型石膏，以尽可能减少小指外展。

4. 石膏固定3周。

【术后影像】

见图 56-6 至图 56-8。

【风险规避】

1. 由于手指区域处于远端，很难能提供满意麻醉，局麻药应注射在掌骨颈部水平。

2. 通过"铅笔技术"的远端支点闭合复位。复位时建议屈曲 MCP 关节并将内收小指。这使得 MCP 两侧支持带能够紧缩并稳定骨折近端。骨折复位需小指屈曲内收。在复位过程中，小指可以在环指下方屈曲内收复位。由于尺侧骨膜连续性完好，一般不会过度矫正。

3. 环指和小指两个手指固定在石膏夹板或尺侧半石膏中需要中环指外展，骨折内收复位的位置有丢失的风险。为了避免这个问题，四个手指内收位固定于尺侧半石膏。

4. 通过骨折的残余过伸畸形会造成"假爪形手"畸形（掌骨关节明显过伸和指间关节屈曲）。

5. 目前对于骨折残余角度或畸形是多少可以接受还没有定论。这取决于孩子的年龄，因为年龄小的孩子有更多的重塑潜力。典型的骨折重塑在关节活动中畸形逐渐纠正。由于 MCP 关节除了屈伸外，还有一定的内收外展，远端残余偏桡侧掌侧畸形有可能随着持续生长而在一定程度上得到纠正。评估患者小指内收情况。如果小指可以内收到环指上，即使稍有残余外展畸形可以接受。应评估小指伸展程度，以避免"假爪形手"畸形。

6. 有报道称，极不稳定骨折或软组织嵌入导致的不可复位骨折需要复位后克氏针固定。

7. 尽管小指骨折是最常见的指骨骨折，且经典的是骨折向桡侧和掌侧成角畸形，但所有的近节指骨均可有近干骺端骨折，骨折畸形可以是桡侧成角或尺侧成角。

【病例参考】

病例 57 指骨干骨折。

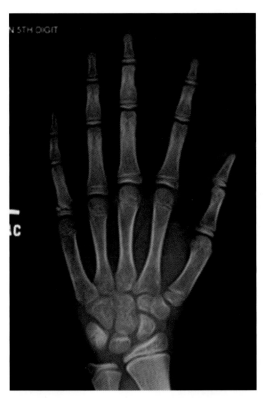

▲ 图 56-6 3 周时的手正位 X 线片

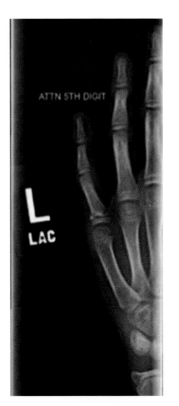

▲ 图 56-7 3 周时的斜位 X 线片

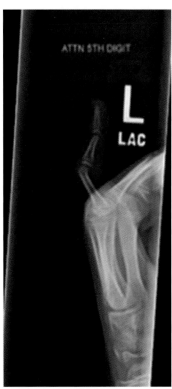

▲ 图 56-8 3 周时的侧位 X 线片

指骨干骨折

Phalangeal Shaft Fractures

Kevin J. Little 著

谢康 译

概　要

儿童用手探索和接触周围事物，这容易伤到手。指骨骨折是儿童最常见的手外伤。小指和拇指是儿童骨折最常见的部位。许多婴幼儿在家中手部受伤，但与运动有关的手部损伤的发生率会随着年龄增加，到 12 岁达到高峰。通常，隐匿骨折骨折因其稳定性可以很容易被忽略。指骨干和指骨颈骨折通常发生在运动相关活动的年轻患者，或手指挤压伤的患者（Abzug 等，2016）。由于损伤较轻以至于受伤几天未察觉。大多数患者表现骨折处肿胀和瘀斑，最常见的是近节指骨。因疼痛、肿胀或骨折移位，而关节活动受限。指骨干骨折通常是不稳定的，需要手术干预来保证骨折力线和防止骨折移位。旋转畸形或剪切是常见的且不会重塑，必须予以识别和处理（图 57-1）。一般指骨干骨折都可以通过闭合复位经皮克氏针固定治疗，切开复位内固定通常仅适用于开放性骨折或骨折处软组织嵌插。

【病史简述】

患者，女，12 岁，打篮球时伤及右手环指。急诊行 X 线片检查显示近节指骨骨折后用夹板固定（图 57-1 和图 57-2）。患者转至手外科医院，评估患者右手环指闭合性损伤，肿胀伴有中度瘀斑。体检右手环指活动受限伴旋转畸形。5 天后患者行骨折闭合复位经皮克氏针内固定术。

【术前影像】

见图 57-1 和图 57-2。

【术前评估】

• 移位、成角、不稳定的指骨干骨折。

• 骨折位于指骨干，不利于传统简单逆行克氏针内固定。

• 克氏针尾留于皮外，便于取出。

• 术后用石膏或夹板固定。

【治疗策略】

手术治疗的目的是骨折复位，使指骨骨折的力线在矢状位、冠状位和水平位上正常。复位是通过屈曲 MCP 固定近节指骨基底部和手法复位远段骨折来完成的。一旦骨折解剖复位，2 枚交叉克氏针固定骨折。该患者逆行进针很难固定骨折块。从指骨桡侧基底部开始进行前交叉进针。置入第一枚克氏针暂时固定骨折（图 57-3），然

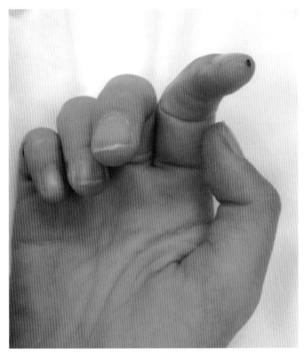

▲ 图 57-1　患者，12 岁，女，示指骨折（译者注：原著为环指，译者改为示指）处有明显的瘀斑和旋转畸形

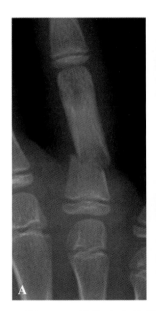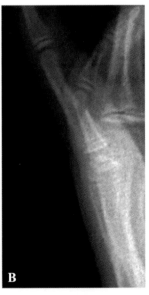

▲ 图 57-2　正位（A）和侧位（B）X 线片显示 12 岁女孩右环指近节指骨干骨折，有移位成角

后从近端骨骺尺侧置入第二枚克氏针（图 57-3B）。将针尾折弯并剪短后石膏固定（图 57-4）。石膏牢固可靠，以保护克氏针不被意外取出。术后 4 周取下石膏，X 线片证实骨折愈合良好后拔除克氏针（图 57-5）。术后 6 周开始关节功能锻

炼，无须专业康复治疗。

【基本原则】

夹板或石膏固定可用于无移位、不完全断裂的指骨干骨折，无须后续 X 线片确定临床愈合，临床体检关节活动恢复正常，无压痛即可确定临床愈合。10 岁以下儿童的运动平面有重塑能力。近节指骨可在矢状面（屈伸）和冠状面（外展 / 内收）运动，而中、远节指骨仅可在矢状面运动。稳定的无移位骨折，如干骺端屈曲骨折或者 Salter-Harris Ⅱ型骨骺骨折不需要每周进行复查。应用胶布和含棉衬垫石膏固定复位后的旋转不良骨折是稳定的。骨折畸形愈合的早期复位可以通过经皮克氏针折骨技术复位（Waters 等，2004）。应用两枚或更多的克氏针实现骨折远端到近端的稳定固定。通常情况下，对于斜行骨折采用发散针固定，对于横断骨折和指骨颈骨折采用交叉针固定。切开复位内固定（ORIF）是很少的，通常是在骨折完全移位伴软组织嵌入阻碍复位的情况（图 57-7）。切开复位内固定可提供稳定的固定，需早期关节功能锻炼。

【术中影像】

见图 57-3 至图 57-7。

【技术要点】

对于非移位指骨骨折的闭合复位治疗，在开始治疗之前必须仔细评估骨折成角和旋转畸形。稳定的屈曲骨折或 Salter-Harris Ⅱ型骨折可以用胶带，可拆卸夹板，或石膏稳定固定。对于需要复位的不稳定骨折，屈曲 MCP 关节稳定侧副韧带，使指骨干或颈部骨折复位时达到解剖力线。经皮复位是首选的，可以避免软组织剥离减少指骨头血管损害。经皮穿把持钩可用于指骨干斜型骨折的解剖复位（图 57-8A）。对于此类骨折克氏针逆行进针经骨折断端或是交叉固定或发散固

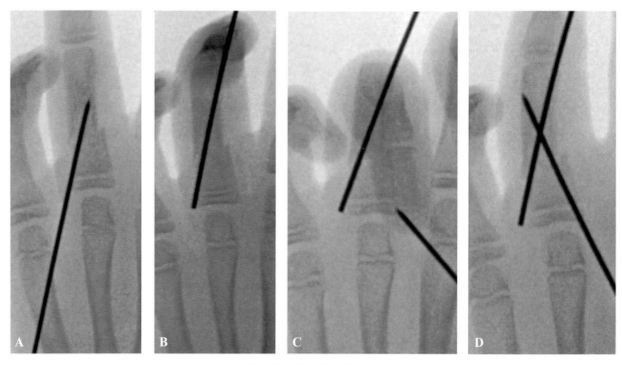

▲ 图 57-3 正位 X 线片显示难复指骨干骨折内固定技术

A. 直径 1mm 克氏针从桡侧近端骨骺进针，经过骨折，纠正力线和旋转。B. 克氏针通过对侧皮质远端推进，然后从尺侧皮质出来，直到克氏针尾端刚好在骨骺外面。C. 克氏针自尺侧近端骨骺为进针点。D. 将克氏针推进至远端桡侧皮质，再次确定骨折力线和旋转已纠正

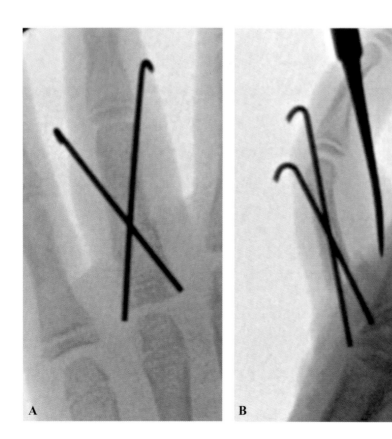

◀ 图 57-4 正位（A）和侧位（B）透视图显示骨折固定后克氏针在皮外折弯并剪短

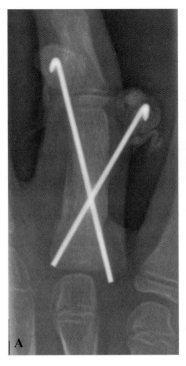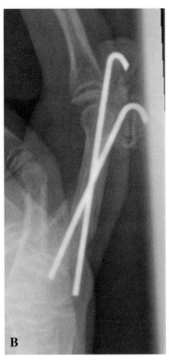

◀ 图 57-5　正位（A）和侧位（B）X 线片显示骨折愈合和稳定的固定

门诊拔除克氏针后开始关节功能锻炼。术后 6 周功能恢复正常，无须康复治疗

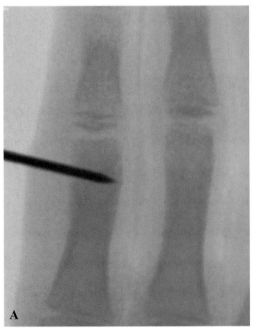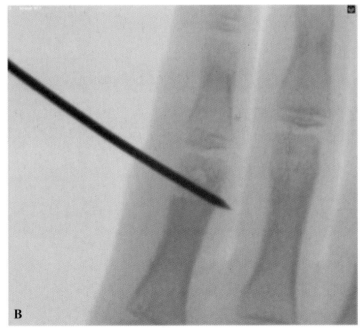

▲ 图 57-6　正位透视图像显示辅助骨折复位的撬拨术

A. 经皮克氏针穿过骨折部位插入至对侧皮质；B. 将骨折部位撬开以维持复位

定（图 57-8B 至 E）。在骨折难以维持复位情况下，也可沿指骨干纵向逆行进针（类似于长骨骨折的弹性髓内针）。将克氏针弯曲并剪短，然后石膏外固定。可是自通常固定 4 周以确保骨折初步愈合，并且在门诊容易取出。

【术后影像】

见图 57-8 至图 57-10。

【风险规避】

几乎所有的指骨干和颈骨折只要在临床重塑

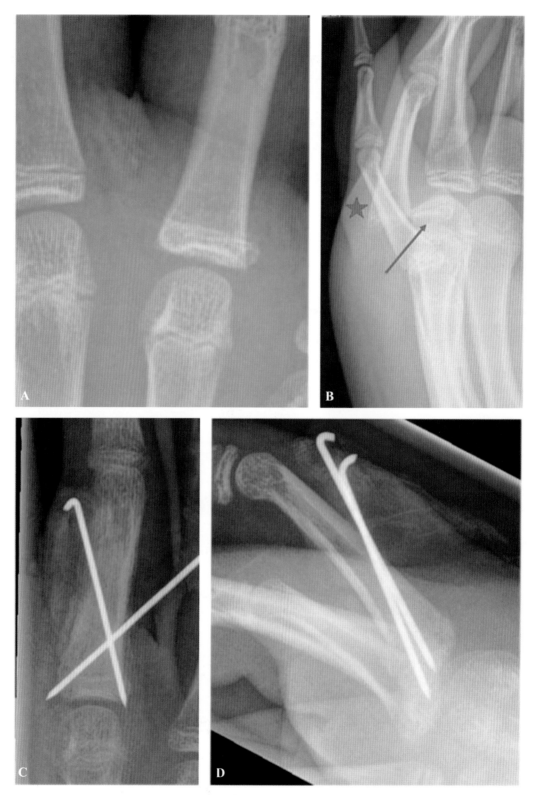

▲ 图 57-7　**12 岁女孩的正位（A）和侧位（B）X 线片，显示环指近节指骨完全移位的 Salter-Harris Ⅱ 型骨折。骨骺（箭）与干骺端完全移位（★）。由于伸肌腱卡压于骨折断端，需通过背侧入路切开复位和克氏针固定骨折（C 和 D）**

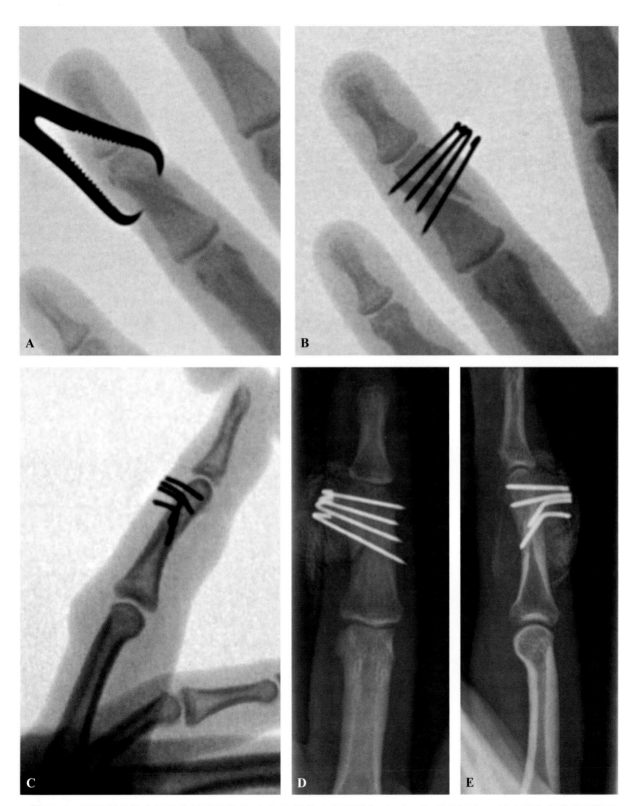

▲ 图 57-8　透视显示经皮把持钩辅助复位术（A）和发散克氏针固定（B 和 C）用于固定 16 岁女孩的指骨骨干骨折。术后 5 周正位（D）及侧位（E）X 线片显示骨折愈合良好和骨折力线无改变。取出克氏针术后 6 周关节功能完全恢复，无须康复治疗

的参数范围内维持力线，就能恢复至正常的活动范围。指骨干、颈骨折手术治疗后最常见的并发症是手指关节僵硬。大多数患者可以自行恢复运动功能，在开始正式的康复治疗之前，应该允许患者在家锻炼几周。关节僵硬更常见于开放性损伤和伴随肌腱撕裂的患者。因此，在骨折愈合期间，专业的康复治疗越早越有益。指骨骨折畸形愈合常导致邻近关节功能障碍。此种情况在经过几年的骨折重塑，关节功能可以改善（Puckett 等，2012），但这不适用于骨折初期畸形愈合。应避免开放性损伤或切开复位术后出现手指的缺血性坏死。指骨骨折中很少发生针道感染（Abzug）。

【病例参考】

病例 56　超八度骨折。

病例 59　指骨关节内骨折。

病例 58　指骨颈骨折。

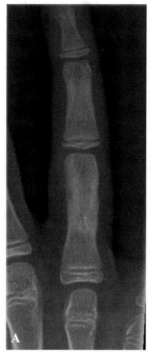
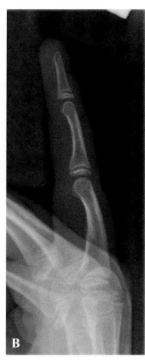

▲ 图 57-9　术后 9 个月正位（A）和侧位（B）X 线片
骨折已完全愈合，并重新塑形接近解剖力线

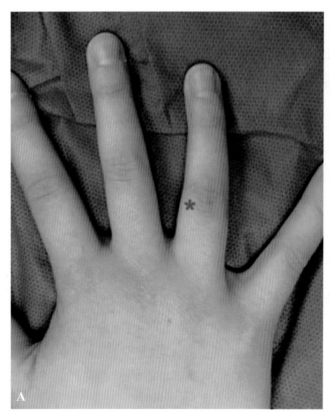
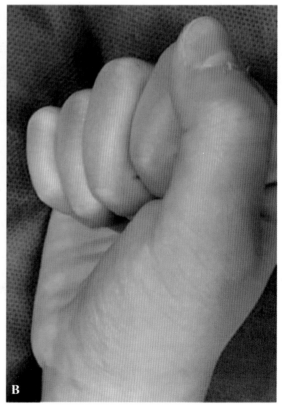

▲ 图 57-10　术后 9 个月临床照片显示了手指伸展（A）和屈曲（B）活动恢复良好。针眼部（＊）愈合良好

指骨颈骨折

Phalangeal Neck Fractures

Julie Balch Samora 著

金 瑞 译

概 要

指骨颈骨折主要好发于儿童，经常被忽视，这会导致愈后较差。类型包括头下、髁突下和指骨髁上骨折。这些骨折多发生在近节指骨或中节指骨的末端，最常累及小指。X线片至少包括正位和侧位，在侧位上的骨折位移更明显。指骨颈骨折最常见的移位是远端掌侧成角，也可发生旋转。除了非移位性骨折（必须密切关注）外，这些损伤需要及时复位和固定。

【病史简述】

患者是一名右手为优势手的 15 岁男性，在打棒球时左手环小指受伤，表现出剧烈的疼痛和手指的肿胀。环指旋转畸形（图 58-1）。

【术前影像】

见图 58-2。

【术前评估】

1. 过敏史。

2. 手术史：扁桃体切除术和腹股沟疝修补术。

【治疗策略】

Al-Qattan（2001）提出一个分类方法来帮助指导临床。绝大多数急性指骨颈骨折可在损伤后 1～2 周通过闭合复位克氏针固定。除此之外，骨折复位可能需要折骨术（Waters 等，2004）或切开技术。在骨折 2 周后干预有相当大的髁突缺血性坏死（AVN）的风险（Topouchian 等，2003）。如果不进行复位和固定，移位的骨折愈合后会导致髁下窝闭塞，无法完全弯曲，可以预防手指屈曲。复位手法包括牵引、屈曲并根据骨折的具体情况轻柔操作。针以逆行方式放置，横向骨折推荐交叉克氏针固定。然而，有时在其中一个髁突上没有足够的支撑物，这可以在斜行骨折中观察到，因此必须使用平行或扇形固定（图 58-3）。大多数骨折可用 0.035 英寸克氏针固定，但大小的选择取决于孩子的年龄和体重。石膏固定 4 周后，在门诊拔针。

【基本原则】

维持韧带附着以保持髁突的血液供应是很重要的，特别是如果采用开放入路。尽量减少关节碎片的创伤，通过的针越多，可以形成的粘连就

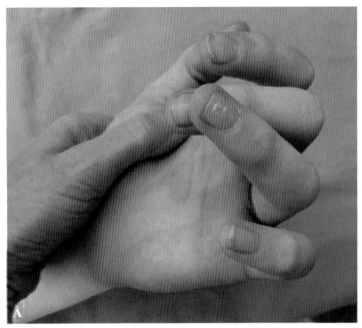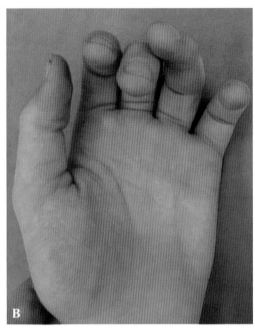

▲ 图 58-1　临床畸形明显，可表现为环指与中指交叠，小指外展

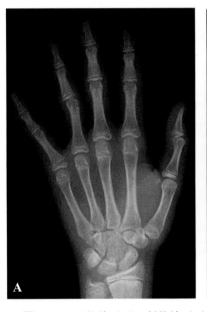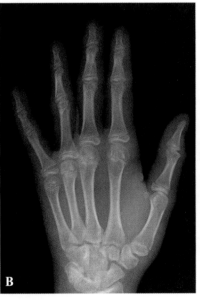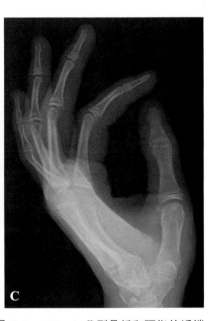

▲ 图 58-2　正位片（A）、斜位片（B）、侧位片（C）图像显示小指的近端指骨 Salter-Harris Ⅱ型骨折和环指的近端指骨颈骨折

越多。如果可能的话，避免过度操纵。

【术中影像】

见图 58-4。

【技术要点】

如果复位困难，可使用点对点复位夹进行复位。

逆行针的进针点要尽可能远离骨折断端。

如果需要撬拨复位，可将克氏针插入骨折处，利用向上的力量，不仅可以分离组织，还可以尝试将骨折碎片移动到需要的位置方向。

中指指骨颈骨折治疗更为困难，因为远端指

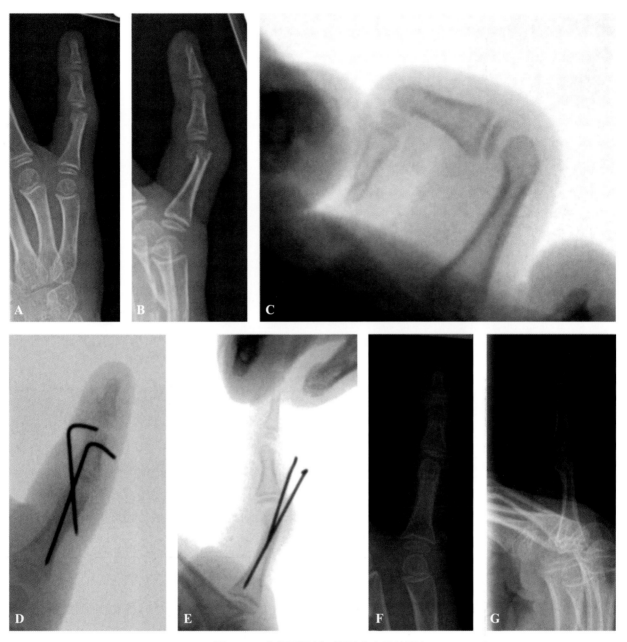

▲ 图 58-3 指骨颈骨折，不适合交叉针固定

斜位（A）和侧位（B）X线片显示移位的指骨颈骨折。复位技术包括牵拉和屈曲（C）。从桡侧逆向进针固定骨折远端并保持复位（D 和 E）。最后随访正位（F）和侧位（G）X线片显示髁突下窝愈合和重塑

间关节（DIP）过度屈曲可导致医源性锤状指畸形（图 58-5）。

【术后影像】

见图 58-6。

【风险规避】

有时为了达到复位，过度屈曲是必要的，在

近端指间关节处通常没有问题，但对于中指骨颈骨折，在 DIP 关节处可能会出现问题。如果持续 4 周的过度屈曲，就会导致屈曲挛缩。必要时可采取中立屈曲位固定，如后期仍有屈曲挛缩畸形，可以行积极的功能锻炼及伸直夹板进行治疗。

髁突缺血性坏死最常见的表现为挤压损伤、

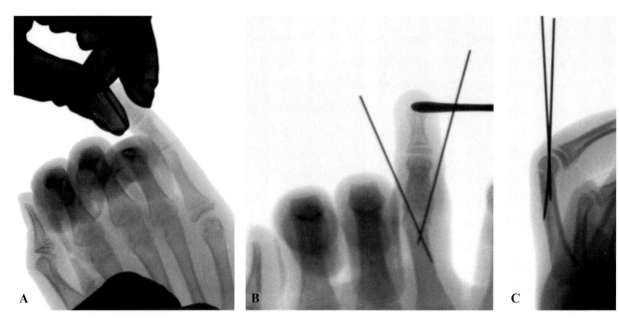

▲ 图 58-4 近端小指骨基底骨折闭合复位（A），掌指关节内收有时屈曲。近节指骨颈骨折闭合复位经皮穿针正位（B）及侧位（C）图像

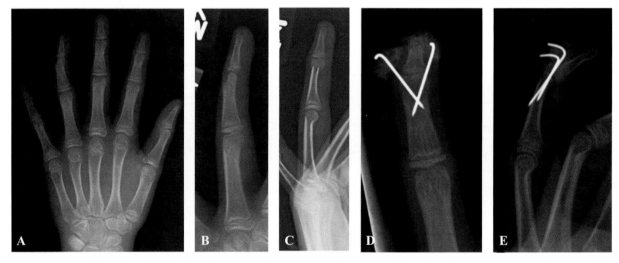

▲ 图 58-5 移位的中指指骨颈骨折的正位（A）、斜位（B）和侧位（C）X 线片。进行闭合复位和经皮穿针（D），侧位（E）图像显示实现复位所需的屈曲。有时这会导致医源性屈曲挛缩

局部缺血、充血、闭合性复位时头部碎裂，以及反复穿入克氏针（Al-Qattan，2010）。这是一个非常难处理的并发症，因此如果病程超过 2 周，需要早期干预，尝试折骨复位，避免损伤血供是预防缺血性坏死的最佳选择。

【病例参考】

病例 56　超八度骨折。

病例 59　指骨关节内骨折。

病例 57　指骨干骨折。

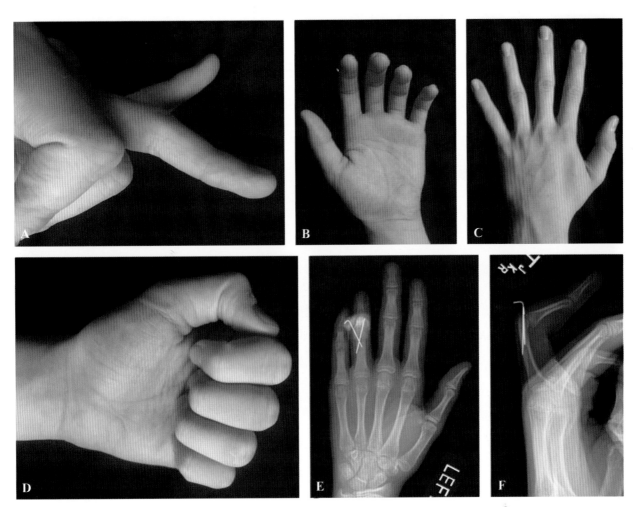

▲ 图 58-6　最终的临床（**A** 至 **D**）和影像学（**E** 和 **F**）图像，显示良好的复位和愈合

指骨关节内骨折

Intra-articular Phalangeal Fractures

Helen Shi　Kevin J. Little　著

金 瑞　译

概 要

一名 12 岁女孩，指骨头关节内骨折，这种骨折通常是由于控球运动中对指间关节承受剪切或扭转力引起的。这种骨折也见于跌倒、挤压伤或直接撞击导致。这些骨折最初可能没有移位，但随着时间的推移，在没有手术干预的情况下时常会移位，非手术治疗的患者需要密切随访。移位的髁突骨折手术治疗通常包括闭合复位经皮穿针（克氏针），或切开复位内固定使用拉力螺钉或克氏针。术后尽可能早期主动运动，减少关节僵硬和保持受伤关节的活动范围。骨折在 4 周内愈合，6 周后通过功能锻炼完全恢复关节活动。

【病史简述】

一名 12 岁的女孩在篮球训练中发生指骨头关节内骨折。起初，她以为自己的手指只是卡住了，受伤后好几天都没有就诊。伤指表现为以受累关节为中心的水肿和瘀斑，由于疼痛和水肿，导致关节活动范围受限。她的手指在骨折部位压痛。由于骨折的移位导致手指旋转活动受限（图 59-1）。由于指骨关节内骨折，需要对患指进行闭合复位经皮穿针（图 59-2）。在这个病例中尽可能进行闭合复位经皮穿针，避免切开复位，从而避免潜在的并发症包括关节僵硬和缺血性坏死。

【术前影像】

见图 59-1 和图 59-2。

【术前评估】

1. 近端指间关节不稳定、移位的骨折。

2. 因骨折平面倾斜及病情延误从而使骨折复位困难。

3. 骨折内固定和术后固定的选择。

4. 术后康复来完全恢复手指功能。

【治疗策略】

这种不稳定骨折不能用夹板或石膏治疗。患者伤后 5 天接受手术，向尺侧偏移牵引来尝试闭合复位，但这不能对齐关节面。采用复位钳辅助复位，复位成功，恢复关节面平整（图 59-3）。采用克氏针经皮固定（CRPP）闭合复位，骨折稳定后取出复位钳。第一根克氏针置于远端并平

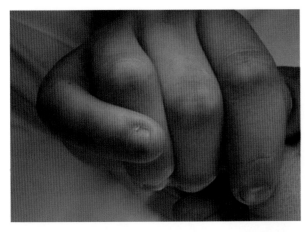

▲ 图 59-1　12 岁女孩，手指髁状突骨折，小指表现为剪刀样动作导致手指旋转不良

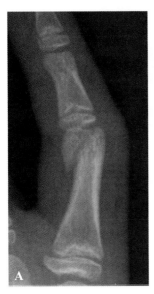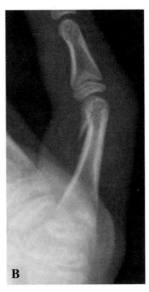

▲ 图 59-2　12 岁女孩右小指移位单髁骨折患者正位（A）及侧位（B）X 线片

行于关节面。另外扇形置入 2 枚克氏针稳定骨折断端。正侧位透视检查确认骨折充分复位，将克氏针弯曲并剪断置于皮肤外，以方便取出（图 59-4）。患者 2 根手指放置于尺侧半石膏中，4 周后取出针。

【基本原则】

1. 手术治疗的目的是复位骨折保持关节面平整，同时提高骨折稳定性以便愈合。复位常采用闭合复位或用复位钳夹持复位。

2. 有时候可能需要纵向牵引和伸指来复位骨折。骨折平面通常斜向矢状面或冠状面，因此克氏针应垂直于这些骨折平面，以获得最大程度的稳定。

3. 将克氏针折弯并剪短，然后石膏固定。这些克氏针通常保留 4 周，以确保骨折的愈合并且方便在门诊取出。

4. 如果需要切开复位，背侧切口能够更好地显露关节面。骨折断端常与侧副韧带相连，可通过直接和间接相结合来进行复位。一旦解剖对位，用 2～3 枚拉力螺钉（1.3～2.0mm）或克氏针固定骨折。

【术中影像】

见图 59-3 至图 56-6。

【技术要点】

1. 对于无移位髁突骨折的闭合复位石膏治疗，需要进行定期复查摄片，以确保没有发生微小的移位或畸形。大多数髁状突骨折会向掌侧和近侧移位。

2. 经皮复位是首选的，可避免软组织剥离，保护髁突血供，也可以用复位钳或克氏针来完成。

3. 对于冠状面骨折，在保证掌侧神经血管束不受损伤的前提下，克氏针应从掌侧的起始点置入（图 59-5）。

4. 如果克氏针阻碍了侧副韧带的活动，手指被动活动受限，在手术室内可以将克氏针从手指的对侧穿出（图 59-5G）。

5. 髁间粉碎性骨折需要多根克氏针来固定所有的骨折碎片（图 59-6）。

【术后影像】

见图 59-7 至图 59-9。

【风险规避】

1. 骨折保守治疗后再移位是很常见的现象。

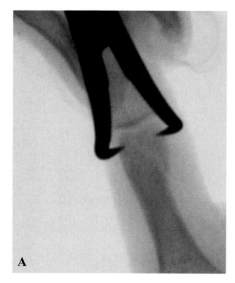
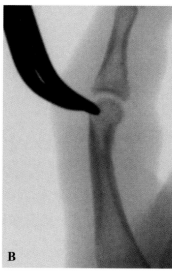

▲ 图 59-3　为同一患者的正位（A）和侧位（B）透视图像，如图 59-2 所示，使用复位钳复位骨折并恢复关节面平整

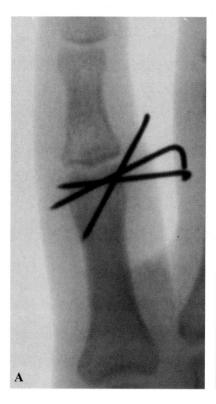
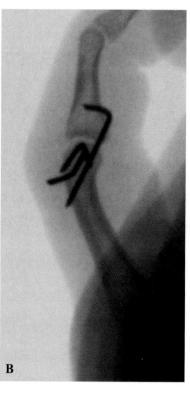

▲ 图 59-4　与图 59-2 同一患者置入克氏针后的正位和侧位透视图像

如果骨折碎片没有通过手术固定，许多在初期没有移位的骨折也会移位。

2. 一些单髁指骨折使用单根克氏针治疗容易移位。通过使用两个或更多的克氏针或拉力螺钉积极治疗非移位骨折可以减少骨折的移位。

3. 部分闭合复位经皮穿针和大部分切开复位内固定术后患者需要进行专业的康复治疗，以恢复手术后手指的运动功能（图 59-8）。

4. 近端指间关节僵硬是这种损伤最常见的并发症。通过稳定的固定和早期手指主动运动可以减少僵硬（Bergeron 等，2005）。

5. 在单髁骨折患者中已经发现缺血坏死现象，特别是骨折移位明显的患者（图 59-9）。可以通过限制髁突骨折软组织的剥离量来降低这种

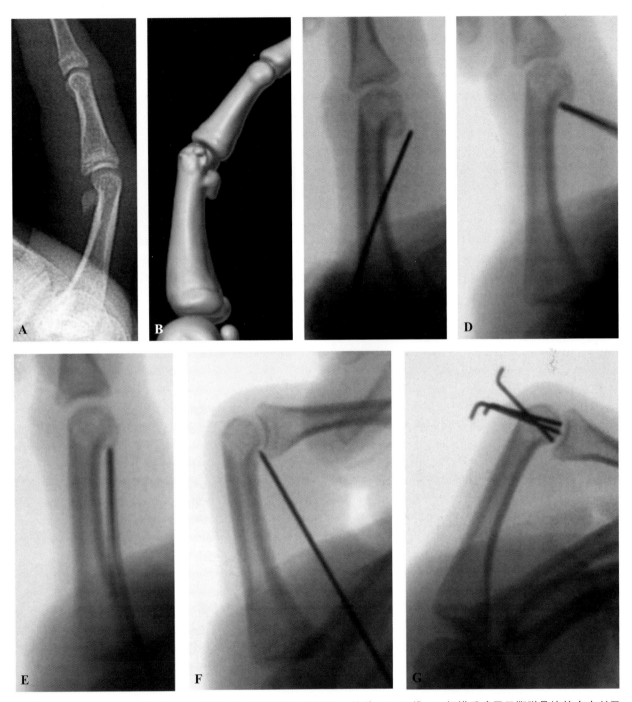

▲ 图 59-5 A. 一名 12 岁男性右小指移位的冠状面骨折的侧位 X 线片。B. 三维 CT 扫描重建显示撕脱骨块的大小以及外侧髁上的缺损，这在 X 线片上很难评估。C 至 F. 术中 X 线透视显示近端指间关节内冠状面骨折经皮复位，然后在指间关节屈曲下稳定和使用克氏针固定。G. 将针尾保留于背侧皮外，以防止压迫侧副韧带

风险。如果出现这种症状，需要行关节融合术。

6. 在长期随访期间，患者有时有畏寒和一些慢性疼痛症状，但这些症状并不常见，很少需要手术干预（Freeland 和 Sud，2001）。

【病例参考】

病例 58 指骨颈骨折。

病例 57 指骨干骨折。

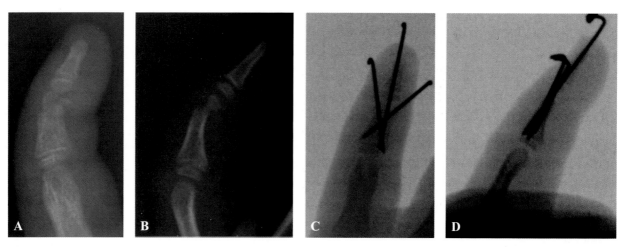

▲ 图 59-6　3 岁患者左小指因挤压伤致闭合性移位髁间骨折的正位（A）和侧位（B）X 线片。针插入后以稳定髁间骨折的正位（C）和侧位（D）透视图像

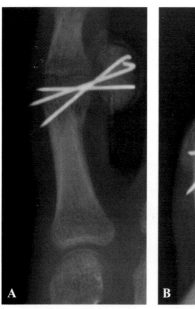
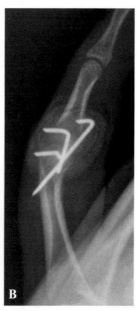

◀ 图 59-7　与图 59-2 同一患者术后 1 个月的正位（A）和侧位（B）图像
此时拔针，开始功能锻炼

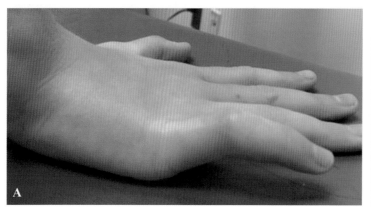
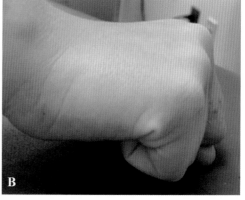

▲ 图 59-8　与图 59-2 同一患者术后 3 个月的伸直位（A）和屈曲位（B）图像
她恢复了关节的全部被动运动，近端指间关节轻度伸直受限，能够完全主动伸直。这需要专业的康复治疗

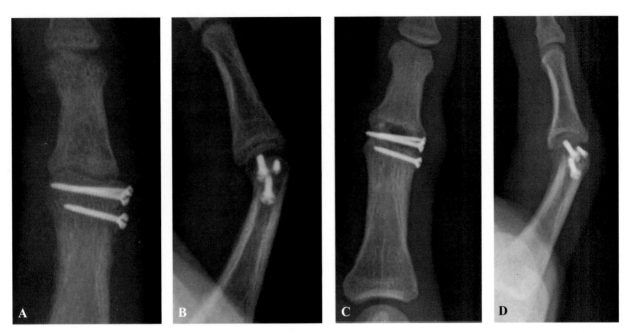

▲ 图 59-9　进行切开复位内固定的髁突冠状面骨折的患者前后位（A）、侧位（B）及术后 1 个月和 1 年（C 和 D）的 X 线片

后期出现了髁突的缺血坏死与关节面的破坏和关节僵硬。患者可以参加体育运动，没有明显的症状，故选择不做进一步的手术

Seymour 骨折（远端指骨开放性骨折）

Seymour Fracture (Open Physeal Fracture of the Distal Phalanx)

Suzanne Steinman 著

金 瑞 译

概 要

Seymour 骨折是一种移位的远端指骨桡骨骨折（Salter–Harris Ⅰ 型或 Ⅱ 型），并伴有指甲床损伤。因为甲床受伤，这是开放性骨折，必须进行相应的治疗。其诊断常被漏诊或延误，导致长期并发症，包括骨髓炎、指甲生长障碍和远节指骨生长阻滞。诊断时需明确其受伤机制。临床上，这种损伤类似于槌状损伤，但指甲通常躺在角质层上或从角质层出血。X 线片可以证实远端指骨骨折存在移位。这种骨折必须像任何其他开放性骨折一样用抗生素、反复冲洗和清创，必要时稳定复位，并适当固定。

【病史简述】

13 岁女孩在划船时，因右手小指被卡住而导致远节指骨过度屈曲，手撞到吊杆上。当即感到疼痛，手指甲呈槌状畸形，并从右小指的角膜处出血。立即被送到急诊室接受治疗（图 60-1 至图 60-3）。

【术前影像】

见图 60-1 至图 60-3。

【术前评估】

1. 开放的 Salter–Harris Ⅱ 型右小指远节指骨骨折。

2. 甲床损伤，骨折部位位于生发基质。

【治疗策略】

移位的远节指骨骨折涉及指骨并伴有甲

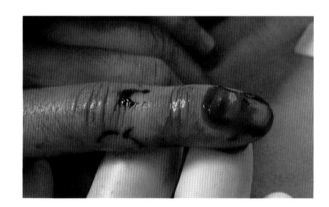

▲ 图 60-1 手指受伤照片

远端指骨表现为槌状屈曲畸形。注意，指甲和远端指骨位于指甲上皮皱褶的顶部

床损伤称为 Seymour 骨折（Al–Qattan，2001；Seymour，1966）。由于甲床的裂伤，Seymour 骨折必须作为开放性骨折处理。插入远端指骨骨骺的伸肌腱和插入干骺端的指深屈肌腱的独特解剖

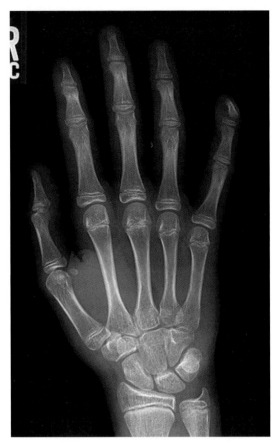

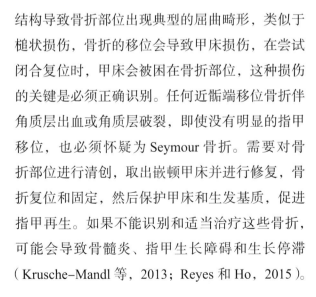

▲ 图 60-2　损伤的正位 X 线片，远端指骨 Salter-Harris Ⅱ型骨折

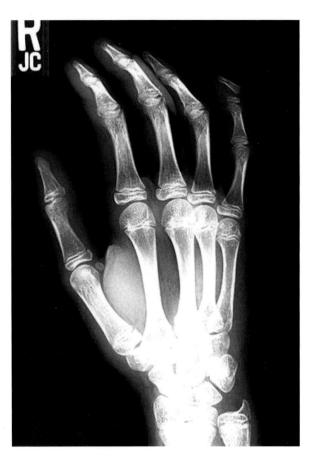

▲ 图 60-3　损伤侧位 X 线片，远端指骨 Salter-Harris Ⅱ型骨折

结构导致骨折部位出现典型的屈曲畸形，类似于槌状损伤，骨折的移位会导致甲床损伤，在尝试闭合复位时，甲床会被困在骨折部位，这种损伤的关键是必须正确识别。任何近髂端移位骨折伴角质层出血或角质层破裂，即使没有明显的指甲移位，也必须怀疑为 Seymour 骨折。需要对骨折部位进行清创，取出嵌顿甲床并进行修复，骨折复位和固定，然后保护甲床和生发基质，促进指甲再生。如果不能识别和适当治疗这些骨折，可能会导致骨髓炎、指甲生长障碍和生长停滞（Krusche-Mandl 等，2013；Reyes 和 Ho，2015）。

【基本原则】

首先，需要对受伤手指进行充分的影像学检查（正位和侧位 X 线片）以确定骨折（图 60-2

和图 60-3），然后应该像任何其他开放性骨折一样使用适当剂量的静脉抗生素进行治疗。不能通过简单地在骨折部位伸直手指来复位。因为这将导致甲床嵌入骨折断端，使骨折部位得不到清理（图 60-1）。为了更好地显露，应该去除指甲以显露骨折部位。然后，骨折部位过度弯曲，显露出卡住的甲床。通常，切口需要从甲沟旁向近端延伸，以充分显露甲床裂伤（图 60-4）。取出嵌顿甲床，彻底冲洗骨折部位和清创。接下来，通过拉伸骨折断端来复位骨折。如果骨折是不稳定的，可能需要用一枚指骨针穿过骨骺或穿过 DIP 关节来保持稳定（图 60-5 和图 60-6）。一旦骨折稳定复位，使用可吸收缝线修复甲床（图 60-7）。接下来，将清洁过的指甲或一片金属箔（如果指甲不可用）作为支架放置，以保护生发基质（图60-8）。最后，修复需要得到保护。应在受累的手指上使用掌侧夹板来维持骨折复位，然后使用连指套来保护修复的指甲。如果不担心可能的感染，

那么患者应该在3周后进行随访，以便有足够的时间让甲床修复以愈合，不会因换药而脱落。对于担心感染的污染损伤，则应尽早随访，进行伤口检查，并可能需要口服抗生素才能出院。骨折通常在6周后愈合（图60-9和图60-10）。

【术中影像】

见图60-4至图60-8。

【技术要点】

1. 使用足够的镇静及局部麻醉药。

2. 使用止血带。

3. 取下指甲，显露骨折部位，修补甲床。留针以后做支架。

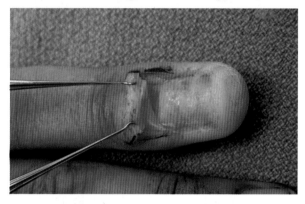

▲ 图 60-4 延伸的甲沟切口显露甲床裂伤

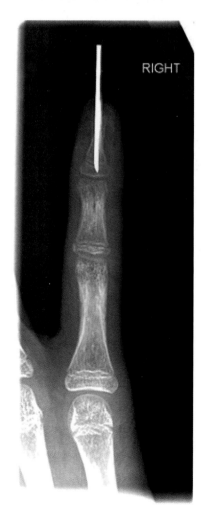

▲ 图 60-5 骨折指骨针固定后的正位片

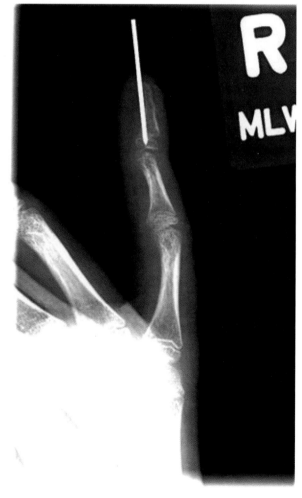

▲ 图 60-6 骨折指骨针固定后的侧位片

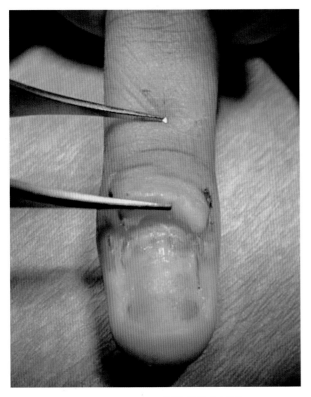

▲ 图 60-7 **6.0 无损伤线修复甲床**

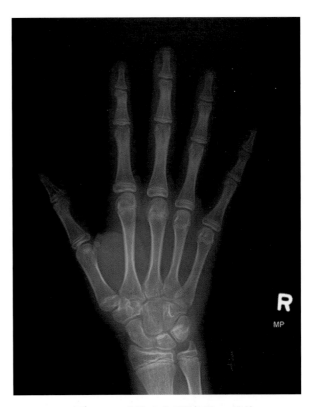

▲ 图 60-9 损伤愈合后的正位 X 线片

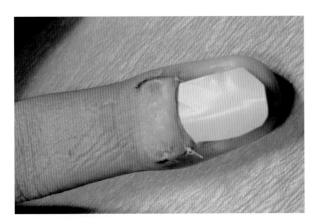

▲ 图 60-8 支架的位置，以保护修复后的甲床和生发基质

4. 如有需要，沿甲沟近端切开以充分显露。

5. 用克氏针固定骨折。

6. 甲床修补及支架置入使用可吸收缝线。

7. 用夹板和连指石膏保护。

8 术后临床照片和摄片。

【术后影像】

见图 60-9 至图 60-15。

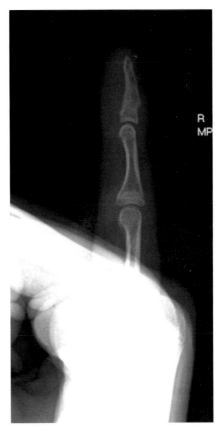

▲ 图 60-10 损伤愈合后的侧位 X 线片

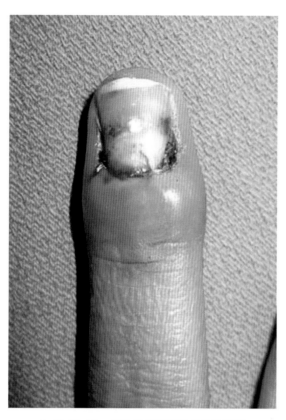

▲ 图 60-11 骨缺损伴骨髓炎的临床图像

【风险规避】

这种损伤的最大风险之一是感染和骨髓炎（Reyes 和 Ho，2015）。这可以最好地避免通过识别损伤和初步适当的治疗与冲洗和清创和甲床修复。感染的迹象包括疼痛，肿胀和手指红斑或甲旁感染（图 60-11）。放射学检查通常会显示骨髓炎发生在骨折部位的骨质破坏（图 60-12 和图 60-13）。治疗需要对感染的骨折部位进行冲洗和清创，修复甲床，更换指甲或金属箔支架，适当的固定和抗生素。Seymour 骨折的其他风险包括骨骺的早期闭合和指甲生长障碍（图 60-14 和图 60-15）细致的骨折治疗、固定及甲床修复将降低这种风险（Krusche-Mandl 等，2013；Reyes 和 Ho，2015）。

【病例参考】

病例 63 甲床损伤。

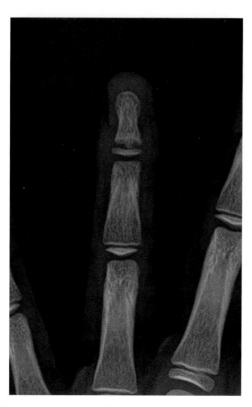

▲ 图 60-12 Seymour 骨折伤后 6 周未见骨髓炎的正位 X 线片

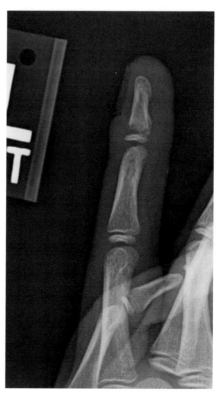

▲ 图 60-13 Seymour 骨折伤后 6 周未见骨髓炎的侧位 X 线片

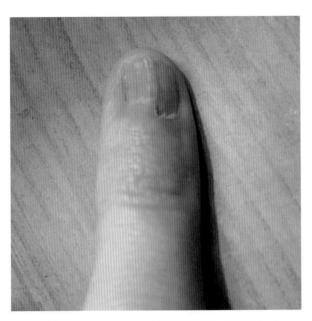

▲ 图 60-14 Seymour 骨折后指甲生长障碍（一）

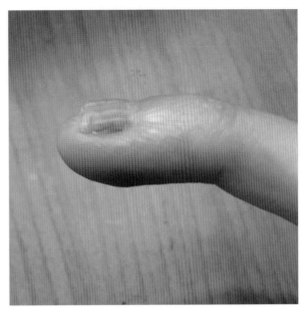

▲ 图 60-15 Seymour 骨折后指甲生长障碍（二）

槌状指骨折
Bony Mallet Fractures

Charles L. Long　Jennifer M. Ty　著

金　瑞　译

概要

一名 14 岁的男子在足球训练中左中指受伤呈槌状指样表现。骨折碎块约占远侧指间关节关节面的 50% 且移位大于 2mm。患者在局部麻醉下进行经皮穿针术。4 周时去除克氏针，开始行功能锻炼。术后 8 周，手指活动恢复了正常，可以参加体育运动。

【病史简述】

一名 14 岁的左手优势男性因在 1 周前的足球练习中"卡住"了他的左手中指，出现了左中指远端指间关节（DIP）疼痛和畸形。最初在当地的急诊科就诊，X 线片检查提示患者左中指远端指骨关节内骨折。在手术室用手指夹板固定后，转院进一步治疗。为了手部清洁卫生，他自行拆除了手指夹板。在临床检查中，患者的中指远端指间关节呈屈曲状，关节伸直受限。手指呈粉红色，灌注良好，未伤及上覆软组织或甲床。左中指远端指间关节处疼痛和肿胀。X 线片显示伸肌腱撕脱骨折、指间关节远端骨质槌状骨折。骨折涉及约 50% 的关节面，碎片移位超过 2mm。

【术前影像】

见图 61-1。

【术前评估】

1. 槌状指骨折：指骨远端撕脱性骨折，累及指伸肌腱末端。

2. 手术和非手术治疗方案。

【治疗策略】

小儿远端指骨骨折的年发病率为 2.7%（Naranje 等，2016）。其中约 18% 是槌状指损伤（Lankachandra 等，2017）。损伤通常是由于远端指间关节偏心强力屈曲时轴向受力所致。

道尔分类描述了一系列槌状损伤（Lin 和 Samora，2018b）。远端指骨生长板在 13—16 岁之间闭合（Chen 等，2018）。因此，在儿童和青少年人群中的槌状指骨折可表现为骨骼发育成熟者的关节内骨折，或骨骼发育不成熟者的骨骺损伤。这些是典型的青少年 Salter-Harris。Ⅲ型骨骺骨折（见图 61-2）或不太常见的小儿的

Salter-Harris Ⅰ 型或 Ⅱ 型骨折。骨槌状骨折可能是过渡期骨折一种代表，因为它们通常似乎累及骨骺骨桥形成。（Chen 等，2018）。最常见的是中指，其次是环指和示指，男性比女性更容易受到影响（Lin 和 Samora，2018a）。

治疗的总体目标是恢复积极的 DIP 伸直功能，维持 DIP 屈曲功能，防止天鹅颈畸形的形成，并尽量减少创伤后骨骺生长停止或关节炎的风险。

通常，在急诊室或急救中心，槌状指骨折最初治疗是用夹板固定远端指关节进行治疗

对于槌状指骨折的手术治疗与非手术治疗的适应证存在争议。骨碎片的大小、DIP 关节受累的数量、骨碎片的移位和关节半脱位都是治疗的决定因素。传统的手术指征是关节面的骨折碎片大于 30% 和远节指间关节半脱位（Lin 和 Samora，2018b）。

然而，最近对成人软组织和骨槌状损伤的外科和非 外科治疗的系统回顾（Lin 和 Samora，2018b）得出结论，没有足够的证据来确定何时进行手术，总的来说，无论是否手术，预后均无太大的差别。

单独回顾儿科软组织和槌状指损伤（Lin 和 Samora，2018a）报道了使用伸直矫形器治疗的总体良好结果。然而，这是一项回顾性研究，主要集中在残余伸肌滞后作为一种结果测量。值得注意的是，作者确实描述了他们报告的一例患者结果较差，晚期出现骨折，涉及近 50% 的关节面。唯一手术治疗的病例是一例骨折，涉及 50% 的关节面和掌 侧半脱位。同样，作者的结论是，手术的适应证仍然不清楚。

我们与患者及其家属讨论了治疗方案，并考虑到关节受累的程度，建议手术治疗。

许多不同的经皮和开放手术技术已经应用于治疗槌状指骨折。作者的偏好是对 Ishiguro 最初描述的背侧克氏针固定技术（Ishiguro 等，1997）。将患者在手术室诱导全麻。使用 0.2% 罗哌卡因局部麻醉。近端指间关节（PIP）和 DIP 关节弯曲程度最大。一根 0.035 英寸或 0.045 英寸克氏针穿过骨折片上方 1.2mm 的伸肌腱，直接进入中节指骨头部。然后用背部定向力将 DIP 关

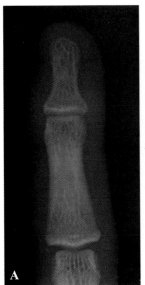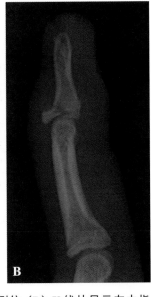

▲ 图 61-1　正位（A）和侧位（B）X 线片显示左中指远节指骨移位骨折。骨碎片累及关节面的 50%，移位大于 2mm

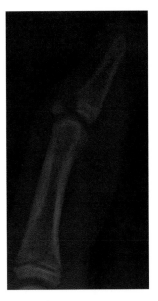

▲ 图 61-2　Salter-Harris Ⅲ 型槌状指骨折，最小的骨骺板未闭的 1 例

节伸展，并将第二根克氏针（0.035 英寸或 0.045 英寸）自远端指骨尖端逆行置入，在伸直位穿过指间关节及中指骨将 DIP 关节固定。随后，石膏固定以保护克氏针。

【基本原则】

1. 治疗的总体目标是恢复积极的 DIP 伸展，保持 DIP 屈曲，防止天鹅颈畸形的发展，避免 DIP 关节半脱位，并尽量减少创伤后生长停止或关节炎的风险。

2. 传统的手术指征包括骨折碎片大于关节表面的 30%～50%，移位＞2mm。

3. 碎片大小超过 30%～50% 的关节面被认为会使患者处于晚期关节半脱位的风险（图 61-3 和图 61-4）。

4. 最近的系统回顾表明，有证据表明这些治疗指征是不够的，而且很多非手术治疗对患者效果良好。一些研究表明，关节面严重受累甚至远端指骨半脱位的患者可能有良好的结果。

5. 患者通常有轻微残留的远侧指间关节伸肌滞后 6°～8° 但他们通常有很好的临床结果（Lin 和 Samora，2018b）。

【术中影像】

见图 61-5 至图 61-7。

【技术要点】

1. 手术治疗

（1）术前应告知患者可能发生轻度的伸直延迟和"肿块"（骨折水平上方的骨或软组织突出）。

（2）对于 Ishiguro 技术，要点在于，折弯背部克氏针时要小心，如果从骨折处弯曲阻挡针，它可能会失去阻挡力，因此骨折处可能会移位。这可以通过不弯曲阻挡针或向骨折方向弯曲阻挡针来避免。

（3）亚急性（3～5 周）的骨折可能需要切开复位和造成骨折断端新鲜，通过轻刮骨折断端，以消除纤维组织嵌入骨折部位。术中注意避免损伤中节指骨关节面。

（4）许多其他开放和经皮固定技术已经被描述用于治疗槌状指骨折。

（5）开放性手术可能会因感染或生发基质损伤而导致指甲畸形而使得问题复杂化。

（6）克氏针通常可以在 4 周内取出固定，并开始进行功能锻炼。

2. 非手术治疗

（1）与手术处理一样，应告知患者在骨折处可能会出现轻微的伸肌延迟或"隆起"。

（2）非手术治疗槌状指骨折通常包括全天夹板在完全伸展或轻微过伸固定 4 周，然后夜间夹

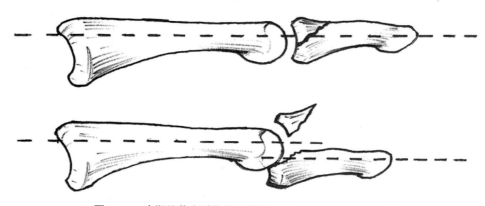

▲ 图 61-3 晚期关节半脱位的图解（图片由 Charles L.Long 绘制）

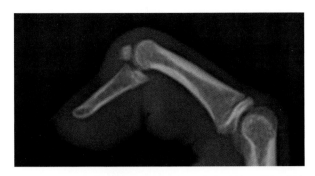

▲ 图 61-4 不同患者的侧片显示关节半脱位，骨折碎片约占关节表面的 40%

板 2 周（图 61-8）。

（3）可以使用市售夹板，如矫形器、定制热塑性矫形器或为患者定制的铝夹板。

（4）夹板可能产生皮肤刺激导致皮肤破损。

（5）遵守全程佩戴可能是儿科和青少年人群的一个问题。研究表明，遵守全程佩戴夹板是相关的残余伸肌滞后程度较小，并发症较少。

（6）由于年龄、行为或精神疾病的并发症而导致全时夹板治疗不依从的高风险患者可以使用定制的铝制夹板固定，该夹板被石膏覆盖并加以保护。

（7）有一些数据表明，即使是"错位"的槌状指骨折或"骨不连"槌状指骨折的患者，关节高度受累，甚至关节半脱位，在临床上也可能表现功能良好。在这种情况下，晚期出现的锤状指可能受益于非手术治疗的尝试。

【术后影像】

在 4 周的 X 线片显示骨折愈合的证据。此时在门诊拔除克氏针，并指导患者开始运动范围的练习（图 61-9）。

在 8 周时，患者返回进行临床评估。据指出，他在 DIP 关节正常运动。他被允许返回体育和活动（图 61-10）。

【风险规避】

总的来说，槌状指骨折的手术和非手术治疗通常有不同的手术结果。轻微伸肌滞后 5°～10°

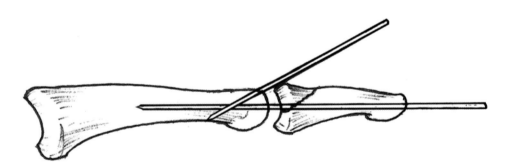

▲ 图 61-5 Ishiguro 技术的示意图（图片由 CharlesL.Long 绘制）

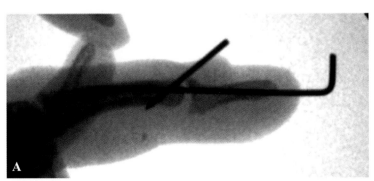

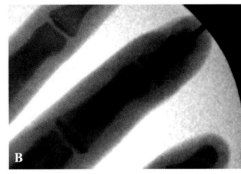

▲ 图 61-6 侧位（A）和正位（B）术中透视图像

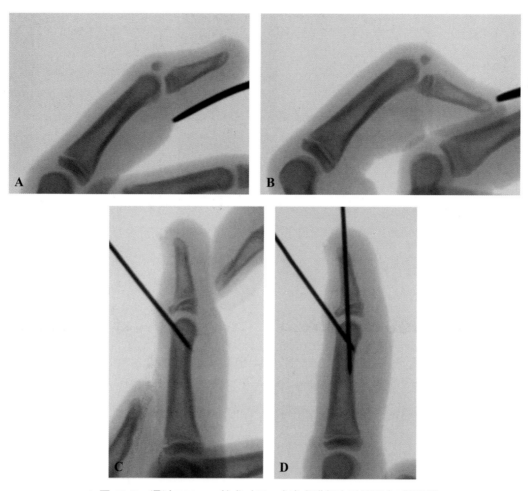

▲ 图 61-7　通过 Ishiguro 技术对另一个患者进行克氏针固定时的图像

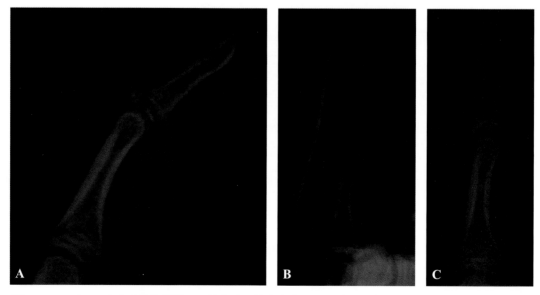

▲ 图 61-8　一名 13 岁右手优势男性，既往有明显的注意缺陷多动障碍病史，表现为左环指槌状指骨折损伤
A. 侧位片，将手指置于一个定制的铝夹板，以保持 DIP 的完全延伸。考虑到患者的年龄，疾病史，以及家庭对依从性的估计，夹板覆盖包括中间，环指和小手指。B. 治疗期间侧位片，夹板和石膏在 4 周后拆除，患者用可移除的夹板治疗。佩戴这种全程夹板固定，为了手卫生，只需再穿 2 周。C. 患者在 6 周时被发现有骨折愈合的证据，被允许提前活动

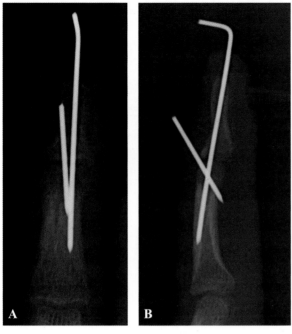

▲ 图 61-9　A. 正位 X 线片；B. 4 周后侧位 X 线片

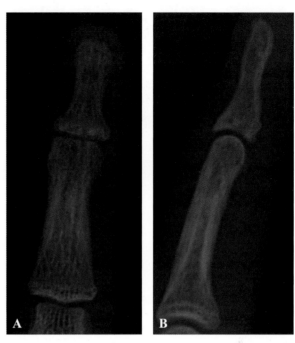

▲ 图 61-10　A. 正位；B. 8 周后侧位 X 线片

及残留的背侧"隆起"是常见的，但其临床意义尚不清楚。一些数据表明，残余伸肌滞后与患者满意度评分无关（Lin 和 Samora，2018b）。同样，有证据表明，"错位"、骨不连骨槌状骨折，甚至伴有远端指骨半脱位的槌状损伤可能会有很好的功能。

皮肤破裂可能会使夹板治疗复杂化。不坚持全程夹板似乎也与更大程度的伸肌滞后相关。伤口感染和指甲畸形是最常见的手术并发症；这些问题可以通过细致的技术和微创入路和内固定而降到最低。

远端指尖离断伤：局部伤口护理

Distal Fingertip Amputations: Local Wound Care

Nancy J. Moontasri   Rameez A. Qudsi   Jennifer M. Ty   著

金 瑞 译

概　要

一名 11 岁的右手优势男孩出现左拇指指尖横行离断伤。X 线片示没有任何骨性缺损。患者接受局部伤口护理。在 6 周时，伤口已经部分愈合。在他 6 个月的随访评估中，获得了良好的外表和功能。

【病史简述】

一名 11 岁的男孩在早些时候将拇指夹在折叠椅后，左手拇指尖被横向离断（图 62-1）。患者最初是在当地的急诊室进行治疗，在那里冲洗伤口并包扎。家属带来了用冰敷料包裹的离断伤部分。缺血时间估计约为 4h。在检查时，患者能够主动伸屈拇指指间关节。手指呈粉红色，灌注良好。伤口干洁，出血少。X 线片显示无骨受累（图 62-2）。

【术前影像】

见图 62-1 和图 62-2。

【术前评估】

1. 远端指尖离断伤。

2. 治疗方案

(1) 微血管指尖再植。

(2) 修整、离断伤和一期创面缝合推移。

(3) 皮瓣或局部皮瓣。

(4) 断端作为复合组织移植物，进行再回植。

(5) 通过护理使局部伤口愈合。

【治疗策略】

儿童的指尖离断伤是一种相对常见的损伤，可以通过几种方式来处理。为了达到良好的功能和美容效果的总体目标，治疗应侧重于保持长度和敏感性，防止或尽量减少指甲畸形，避免疼痛的神经瘤或萎缩的指尖。

对于指尖离断伤可以立即进行修复断段和伤口闭合。然而，这往往是需要缩短手指，以允许伤口关闭。推进皮瓣和区域皮瓣也可以进行，但这些通常需要至少一次或者两次的手术程序，并可能需要一个长时间的固定（Lee 等，2013）。

一些医学中心报道，在指尖水平上的微血管再植取得了成功（Yamano，1985；Kim 等，1996）。然而，修复这种小血管的技术挑战、有

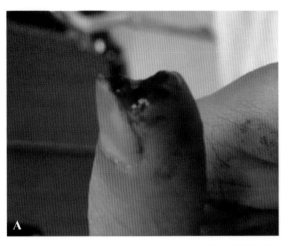
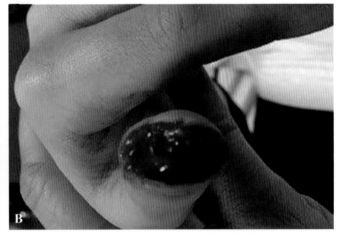

▲ 图 62-1　一名 11 岁男孩，拇指远端离断伤，局部伤口的护理，拇指在初始呈现时的照片

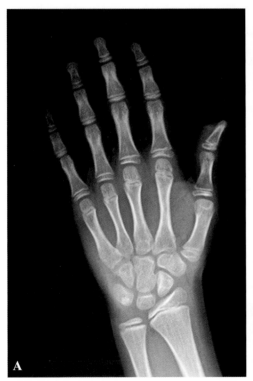
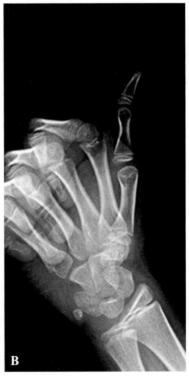
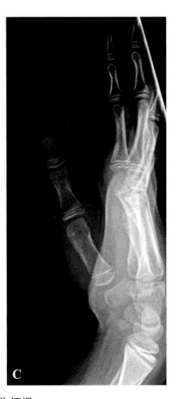

▲ 图 62-2　X 线图像显示拇指远端指尖离断伤，没有骨损伤证据

时需要长时间的住院治疗来进行监测和护理，以及不那么复杂的治疗方式的可用性都限制了这种做法的普及。

更常见的情况是，采用复合组织再植法将远端指端部分再植，而无须微血管再植。尽管这些复合移植物经常不能存活或只能部分存活，但据报道其美容和功能效果良好，患者满意度高，需要额外重建手术的可能性低（Borrelli 等，2018；Eberlin 等，2014）。指尖作为复合移植物的再回植可以很容易地在急诊室进行局部麻醉或有意识的镇静，最大限度地降低治疗成本。

远端指尖离断伤也可以通过局部伤口护理和

缓慢愈合来解决。有报道称，即使在骨头外露的情况下，儿童和成年人也会再生很大一部分指尖（Krauss 和 Lalonde，2014；Hoigne 等，2014）。任何一种伤口护理方式都可以选择，以保持清洁、潮湿和密闭环境促进肉芽组织和指尖再生。

鉴于总体良好的报告结果和简单的治疗，作者倾向于治疗远端指尖离断伤，要么将分离段重新回植作为复合组织移植，要么通过积极换药局部伤口护理促进愈合。这两种选择都可以与家属讨论，家庭对离断伤部分再植的偏好和（或）进行局部伤口护理的意愿和能力可能会影响关于治疗的选择。

这家人选择进行当地的伤口护理。向患者及家属讲解如何每天进行两次伤口清洁及换药，促进肉芽组织及愈合。该家庭接受以下伤口护理协议的指导。

1. 用次氯酸伤口护理液浸泡拇指尖，清洁伤口 2min，然后轻轻拍打伤口干燥。

2. 在伤口上涂抹少量水凝胶，以保持湿润的愈合环境，并用非黏性液体石蜡浸渍网敷料包扎伤口，然后用纱布包裹。

患者每周随访一次（图 62-3A 至 E）。在 5 周的随访中，有一些肥大肉芽组织的生成（图 62-3F 和 G）。这与水凝胶的停用和类固醇软膏的日常应用（0.05% 丙酸氯倍他索软膏）有关。观察伤口在 6 周愈合（图 62-3H）。

【基本原则】

- – 指尖离断伤是儿科人群中常见的损伤。
- 微血管指尖再植，立即修整离断伤和伤口关闭，以及局部推进或区域皮瓣创建都可以用来解决指尖离断伤。然而，这些治疗可能需要正式的手术干预和（或）住院，或需要缩短手指。
- 离断伤节段的再回植作为复合组织移植和局部伤口护理换药缓慢愈合通常有良好的临床结

果报告。即使在骨外露的情况下，局部伤口护理往往会导致良好的组织再生和覆盖。治疗可以在门诊进行和管理，从而花费最小化。

【术中影像】

见图 62-3。

【技术要点】

1. 在儿科人群中，指尖离断伤可以简单地在门诊的基础上通过局部伤口护理换药或离断伤部分作为复合移植物重新回植。

2. 没有明确的证据表明任何一种治疗是最优的。患者和家属对离断伤部分再植的偏好和进行伤口护理的意愿可能会影响治疗方案的选择。

3. 需告知家属可能出现并发症，如寒冷不耐受，指尖敏感，指甲畸形或其他美容问题。他们可以放心，所报告的用这些治疗方式进行额外重建手术的需求很低。

重新回植作为一种复杂的程序，其技术要点如下。

1. 应使用罗哌卡因或利多卡因进行数字阻滞。年幼的孩子通常受益于有意识的镇静。伤口要彻底冲洗干净。

2. 应检查切除的部分。这也应该清洗和清创。应清除杂物和明显坏死的组织。

3. 复合移植物用 4-0 缝合线间断缝合。

4. 应用无菌敷料和石膏或夹板。

5. 应该向广泛的家庭成员咨询，认为复合移植物可以在随访期间部分或完全出现无法存活。尽管移植物的外观很差，但愈合通常发生在不可存活的组织下。目前尚不清楚这是否是由于部分回植物存活和直接接触手指的底层组织，还是由于回植物只是作为生物敷料而发生缓慢愈合。

6. 第一周进行伤口检查。

7. 作者更喜欢在第一周更换石膏，总共 10～14 天的固定，以使回植物稳定。此时，可以

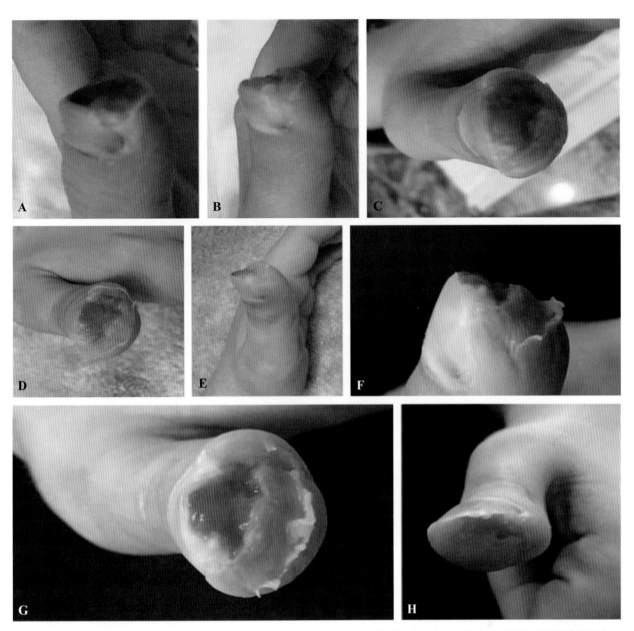

▲ 图 62-3　临床图像在 1 周（**A**）、3 周（**B** 和 **C**）、4 周（**D** 和 **E**）、5 周（**F** 和 **G**）、6 周（**H**）随访。类固醇软膏在 5 周时使用，以证明肥大肉芽组织

减小敷料，并且允许孩子恢复活动。如果移植物不采用生物敷料，它可能需要 5～6 周的痂脱落。残指通常在这个时候几乎完全愈合。

有关伤口处理的技术要点如下。

1. 大多数描述局部伤口护理和愈合的研究通过换药，旨在保持指尖清洁和潮湿，以优化愈合，无论是每天更换敷料或封闭敷料。

2. 手指或手为基础的夹板可以用来保护创面。

3. 家人可以被告知，手指最初对敷料变化的敏感性通常会迅速改善（1～2 天内），敷料的改变耐受性通常良好。

4. 为了尽量减少频繁的复查的需要，可以指示家庭每周发送指尖的照片进行评估。

【术后影像】

见图 62-4 和图 62-5。

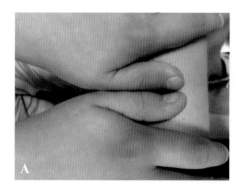
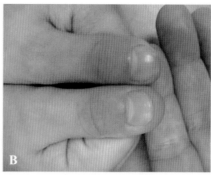
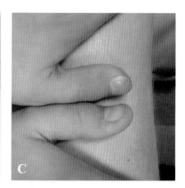

▲ 图 62-4　在受伤后 6 个月，患者有良好的功能和良好的运动范围
手指具有良好的敏感性，没有超敏反应和良好的美容效果

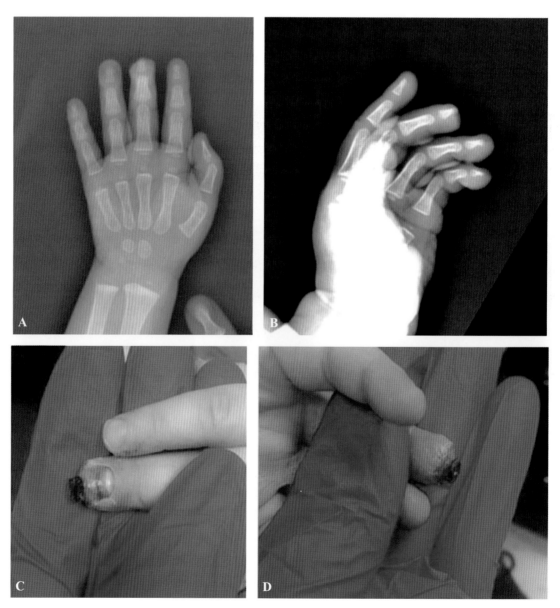

▲ 图 62-5　一个 14 月龄的女性患儿，左中指指尖离断伤与外露的指骨。用复合组织移植代替指尖
A 和 B. 显示软组织损伤程度的 X 线片。C 和 D. 复合组织移植物未"取走"。然而，在 3 周后，软组织再生良好，指尖轮廓良好。
原来坏死的被替换的指尖只剩下一小部

【风险规避】

1. 在指端愈合过程中，局部的伤口护理可导致肉芽增生或持续性肉芽增生。过度的肉芽组织会阻碍伤口的上皮化。这可以通过每天在肉芽组织中应用少量皮质类固醇软膏来解决。如果是年幼的儿童，应用低效力类固醇，如氢化可的松1%，最初是为了尽量减少类固醇的全身吸收的潜在影响。

2. 如果损伤发生在甲床，则会出现钩状趾畸形（图62-6）。愈合过程中缺乏骨支撑和伤口挛缩会导致指甲基质长过指尖。当症状轻微时，可以很好地耐受（图62-6）。已经描述了几种外科技术来处理钩状畸形。

3. 据报道，寒冷耐受不良通常与指尖受伤有关，但可以向家属说明，这种情况通常随时间自发改善。

4. 如果软组织包膜不能充分再生，失去远端指尖的缓冲可能会导致疼痛的萎缩指尖。也可能发生神经瘤。这些并发症可以通过手术探查、神经瘤切除和更多的近端神经阻滞、翻修截肢或局部皮瓣修复来解决。

【病例参考】

病例63　甲床损伤。

病例60　Seymour 骨折（远端指骨开放性骨折）。

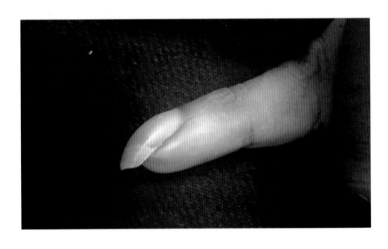

◀ 图62-6　局部伤口护理和远期愈合治疗远端指端离断伤后轻度钩状畸形
虽然临床上很明显，但患者的手指没有任何功能问题，而且家属也不太关心外观，不想通过手术来解决这个问题

甲床损伤

Nailbed Injuries

Nikita Thakur　Julie Balch Samora　**著**

顾　然　**译**

概　要

指甲的作用是保护指尖，操纵小物件，并提供触觉。如果没有指甲，会导致两点间辨别距离增宽。甲床损伤很常见，通常由直接创伤导致，如挤压，刺伤，或锐器伤。包括甲床撕裂，撕脱，或甲下血肿。患者通常表现为疼痛，有出血时，表现为甲下血肿或甲旁活动性出血。由于远端指骨簇状骨折、Seymour 骨折和远端指间关节脱位可导致甲床损伤，应利用 X 线片评估其骨骼情况。损伤的检查应包括感觉、运动功能和血供。甲床损伤通常在门诊、急诊治疗，旨在恢复甲床的正常生长和防止继发性畸形。是否使用抗生素需根据情况而定，通常取决于损伤程度和受伤时间。甲床损伤后指骨或关节显露时，通常应使用抗生素。为了评估甲床情况而拔除甲板仍然存在争议，但也有一些情况需要拔甲，如急性 Seymour 骨折，以及当甲床自指甲上皮撕脱时。甲床的修复可以通过缝合或皮肤黏合剂来实现。甲床的预后取决于其愈合能力和损伤类型。严重的损伤可能会导致指甲瘢痕、畸形和不附着。指甲通常需要数月的时间来重塑。

【病史简述】

一名 15 岁的男孩因刀割伤致右手拇指指甲外伤，甲板呈连续性切开，裂伤延伸到指甲基质。X 线提示没有明确骨皮质损伤。

【术前影像】

图 63-1 显示了拇指甲板延伸至指尖的损伤。

【术前评估】

无过敏史。

无手部及指甲外伤史。

既往体健。

【治疗策略】

并不是所有外伤都需要拔甲来评估甲床的损伤程度。近年来，在出现甲下血肿时，不同的医生有不同的处理方式。传统的方法是，如果出血覆盖的甲床表面超过 50%，则应拔甲来评估甲床（Tos 等，2012）。然而，最近提倡的是不那么激进的治疗方法（Ramirez 和 Means，2011）。当存在慢性甲下出血造成的血肿，通常是不需要拔除指甲的。然而，在早期，可以用 18 号针、薄刀

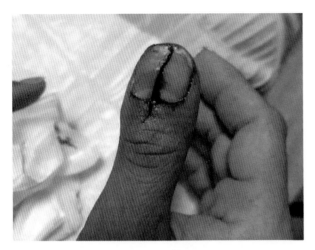

▲ 图 63-1　纵向裂伤直接通过甲板进入甲下基质

片或电灼装置在指甲甲板上穿孔，使血液排出，以降低压力减轻疼痛。

图 63-2A 显示甲下血肿则不需要拔甲。在 Seymour 骨折或当甲床位于指甲上皮表面时（图 63-2B），建议拔甲。如果发生撕裂伤或指尖和指甲的创伤性损伤（图 63-2C），可以选择拔甲，以评估对甲床的损伤并修复撕裂伤。

一旦决定拔甲，应先将甲板拔除，再修剪指甲上皮。使用快速起效的麻醉剂如利多卡因行手指阻滞麻醉。然后，可以使用小剪刀或剥离器逐渐旋转逐步抬高剥离甲板（Tos 等，2012）。注意

应将器械朝向甲床相反方向（或背侧），以免造成进一步损伤。甲板移除后应浸泡在酮碘中，以备再次使用。

取除甲板后，可在指甲上皮处垂直切开，以充分评估甲床情况（图 63-3）。甲床裂伤可以用 6-0 可吸收缝线（图 63-4A）或用组织黏合剂（如 Dermabond）进行修复（Singer 等，2008；Quinn 等，1997；Beam，2008）。一项随机对照试验发现，损伤甲床经组织胶修复与缝线修复的患者在疼痛和功能方面没有统计学差异（Beam，2008）。甲下基质对齐后即可应用组织胶水黏合，并使用无菌敷料包扎 7~10 天（Ramirez 和 Means，2011）。为了防止粘连，应使用原指甲或非生物支架固定指甲皱襞（图 63-4B）（Tosti，2018；Bharathi 和 Bajantri，2011）。如果指甲不可修复或甲板完全撕脱，可使用柔性聚丙烯箔（如铬箔）、非黏附纱布或聚氨酯海绵覆盖保护。

使用三联抗生素软膏或新斯波林涂抹创面，可以在第一次门诊换药时更容易取下敷料。婴幼儿患者，应使用石膏保护甲床修复。成年患者，可以使用大的夹板固定。常用的铝泡沫夹板不足以提供充分的保护。

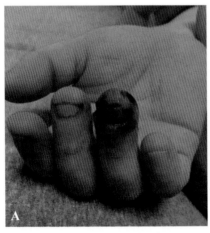
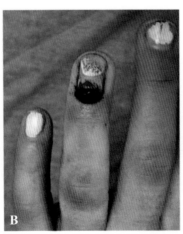
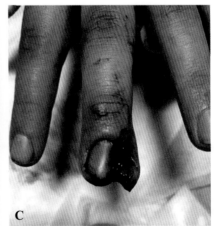

▲ 图 63-2　A. 这是甲下血肿的病例，并不需要去除甲板。但是如果坚持取除甲板来评估甲床损伤情况也不应该认为是错误的。B. 12 岁女孩，甲板位于指甲上皮上方。这种情况下甲板拔除，并且检查甲床是否需要修复。这种临床表现常见于 Seymour 骨折。C. 这是一个开放式伤口的病例，被树篱修剪器损伤了中指，导致指甲上皮、甲板、甲床的损伤。在这种情况下，应拔甲，以评估对甲床的损伤，并修复损伤

【基本原则】

为了防止对甲下基质的破坏，拔甲时应该仔细操作。在缝合甲床时，应将线结打在足够远的地方以避免张力（Tos 等，2012）。损伤的程度与预后成正比，创伤越大，尤其是跨越整个甲床者预后越差。

【术中影像】

见图 63-2 至图 63-6。

【技术要点】

当遇到难以修复的甲床时，简单的对合伤口并使用少量组织胶水黏附即可。需要注意的是在组织胶完全干燥前不要更换甲板或甲板替代品。儿童患者应石膏固定患肢以保护修复。如果甲床的一部分连接到撕脱的指甲，它可以作为复合组织回植。疼痛明显的甲下血肿患者，拔甲或钻孔

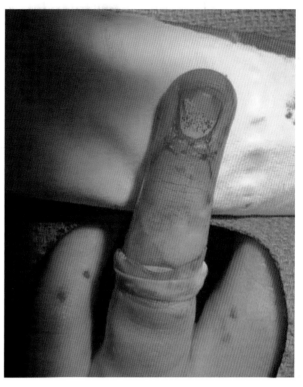

▲ 图 63-3　切口垂直于指甲上皮，以充分评估甲床

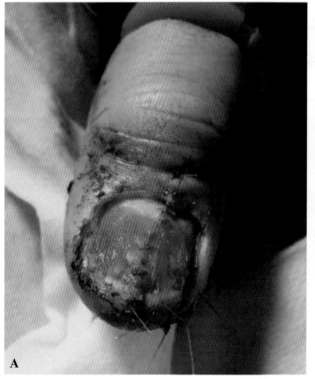

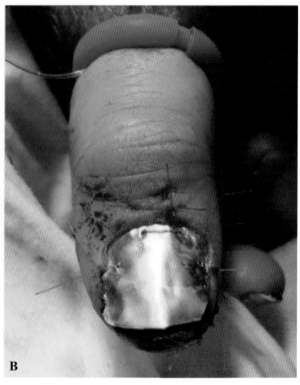

▲ 图 63-4　甲床裂伤（A）用 6-0 可吸收线修复。由于指甲无法使用，所以从可吸收线包装上剪下箔片，并将其放置于指甲上皮下方，以防止粘连（B）

均可改善症状。然而，在这个过程中避免损坏甲床是很重要的（Ramirez 和 Means，2011）。

【术后影像】

见图 63-5。图 63-5A 显示了当新指甲开始生长时，用作支架的甲板随时间向外移动的外观。图 63-5B 显示指甲畸形，这种畸形可发生于甲床损伤。

【风险规避】

甲床对于指甲的正常生长是很重要的，损伤会导致指甲的畸形。甲床通常在 2 周内开始愈合，在此期间应使用夹板或石膏进行保护（Bharathi 和 Bajantri，2011）。2～3 个生长周期后，才能知道指甲的功能和恢复情况（Ramirez 和 Means，2011）。指甲需要 3～5 个月的时间才能完全长到正常大小和形状（Ramirez 和 Means，2011）。

虽然瘢痕和畸形的发生是由于损伤引起，但仔细的缝合可以将畸形的程度降到最低。甲床表层的瘢痕可造成指甲不透明条纹；甲床生发层的瘢痕导致指甲生长停止或分裂；而甲床成熟区的瘢痕化可导致远端损伤部位的分裂或脱离（Tos等，2012）。防止指甲上皮皱褶附着在甲床基质上有助于防止指甲的畸形生长和粘连。

如有甲床缺失，可以取相邻甲床的刃厚甲床皮片移植。如果患者大面积甲床缺损，可取第一足趾甲床移植。但是除非十分有必要，否则需慎重考虑。

如果远端甲床缺失或骨外露，可用局部 V-Y 推行皮瓣覆盖。然后可以在皮瓣的前缘放置一个甲床移植物。劈开的指甲可以通过去除指甲和移植或修复甲床来去除瘢痕（Bharathi 和 Bajantri，2011）。钩状畸形可由远节指骨的缺失引起，而远节指骨是指甲正常生长所必需的。为了预防钩状畸形，医生可以在原创伤处重建甲床（Tos 等，2012）。如果手指末端骨外露需要截骨，要注意

骨皮质修剪时不要超过甲床的边缘。如果没有骨骼，甲床将没有支撑，会导致潜在的钩状畸形（图 63-6）（Kumar 和 Satku，1993）。

【病例参考】

病例 62 远端指尖离断伤：局部伤口护理。

病例 142 姆趾趾骨关节内骨折。

病例 55 掌指关节和指间关节脱位。

病例 57 指骨干骨折。

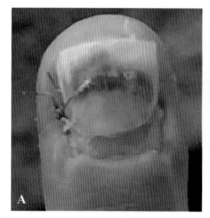
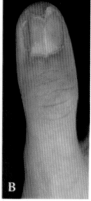

▲ 图 63-5 A. 甲床修复后指甲生长情况。应告知患者指甲最终会脱落。B. 指甲畸形的例子

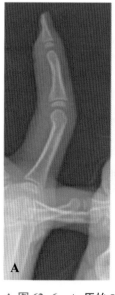
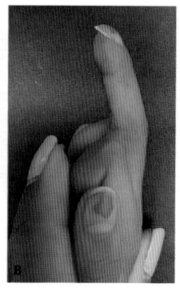

▲ 图 63-6 A. 原始 X 线片显示软组织缺失，但没有发生甲床畸形。B. 临床图片显示原发损伤数月后，伴钩状指甲畸形

手部筋膜间隔综合征
Compartment Syndrome of the Hand

Julie Balch Samora 著

顾 然 译

概 要

筋膜间隔综合征是为数不多的真正的骨科急诊之一。在临床治疗中需要高度警惕，尤其是在儿科人群中。筋膜间隔综合征的定义是，筋膜室压力升高，导致灌注压下降，造成组织低氧血症。筋室综合征的治疗不足或漏诊可导致严重的并发症，如神经功能障碍、肌肉挛缩、截肢可能、横纹肌溶解、慢性疼痛，甚至死亡。急诊筋膜切开术是必要的，通常需要多次手术。术后康复对恢复功能至关重要。

【病史简述】

一名 10 岁男孩因抓钩机（大型农用设备）造成左手挤压伤。患者于伤后 3 天就诊，最初由另一名骨科医生进行治疗，原计划在本周内晚些时候对其多发性掌骨骨折进行手术。伤后第 3 天评估患者时，担心发生筋膜间隔综合征，紧急将患者送到我院急诊室进行评估和处理。

检查时，患者明显感到不适。症状主要为手部弥漫性水肿张力大。背侧可见一个大的骨折张力性水疱，掌侧形成多个小的骨折张力性水疱。手指屈曲位，被动伸指时感到疼痛，示指、中指和环指的感觉也发生了变化。他可以轻微主动活动手指，但非常疼痛。

【术前影像】

见图 64-1 和图 64-2。

【术前评估】

疑似手部筋膜间隔综合征。

多发性掌骨骨折。

骨折张力性水疱。

【治疗策略】

延误筋膜间隔综合征的手术时机会导致永久性残疾。长期以来，人们认为应在 6～12h 内进行筋膜切开术，否则在手术清除坏死组织时，可能引起坏死肌肉内的细菌血行播散造成全身严重炎症反应，导致更大的伤害（Ouellette 和 Kelly，1996）。尽管如此，仍有一些作者发现从诊断至筋膜切开术的时间与最终功能恢复之间无相关性（Kanj 等，2013；Bae 等，2001）。当然，许多人认为手部需要延迟进行筋膜切开术。

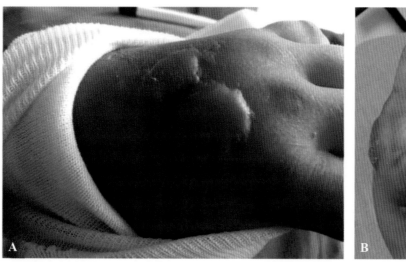
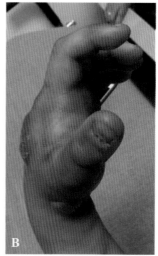

▲ 图 64-1 伤后 1 天（A）和伤后 2 天（B）的手外观照，可见明显的肿胀、张力性水疱及手内收位

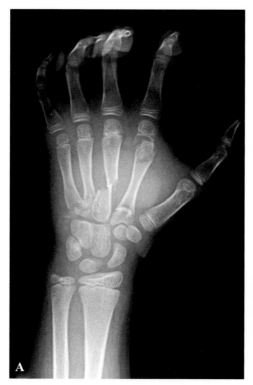
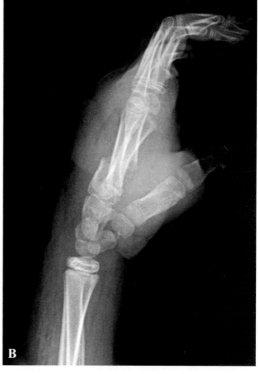

▲ 图 64-2 正位（A）和侧位（B）X 线片提示第二至第五掌骨骨折及明显的软组织肿胀

虽然该患者在受伤后 3 天就诊，但他仍然有手部肌肉功能，筋膜间隔综合征实际上何时开始并不是很清楚。这种情况适用于紧急手部筋膜切开、腕管松解和骨折内固定手术。手部共有 10 个间室，即小鱼际、鱼际和内收肌间室，4 个背侧骨间室，3 个掌侧骨间室。有人认为手指的筋膜隔层（被 Cleland 韧带和 Grayson 韧带所束缚）也应该切开减压，但应根据具体情况决定，且在这种情况下不适用。

手术计划是进行筋膜切开减压术，固定骨折，并在根据术中情况决定是否进行一期缝合，还是在 2 天后再行冲洗和清创术。

【基本原则】

筋膜间隔综合征通常由创伤造成，但也可能在没有潜在骨折的情况下发生（McQueen 等，2000）。热损伤、感染、过紧的敷料、手术体位压迫、横纹肌溶解、出血紊乱或液体外渗（如医源性静脉注射外渗）均可导致急性间室综合征。儿童上肢筋膜间隔综合征最常见的原因是肱骨髁上骨折，静脉注射后外渗，挤压伤和石膏过紧。对于出现"浮动肘"或伴桡骨远端骨折伴同侧肘关节骨折的患者，应高度怀疑上肢筋膜间隔综合征。在儿童患者中，传统的"5P"记忆法（疼痛、苍白、感觉异常、瘫痪和无脉搏）被"3A"（烦躁、焦虑和对止痛药的需求增加）所取代（Bae 等，2001）。如有任何临床诊断问题，可以测量间室内压，并通过压差（舒张压 – 间室内压）指导治疗，其正常压差 ≥ 30mmHg（Whitesides 等，1975）。

当缺血超过 6h，就会发生不可逆的变化，并可能导致严重的功能损伤。前臂 Volkmann 挛缩会导致肌肉纤维化，运动丧失，力量减弱和爪型手畸形。

【术中影像】

见图 64-3 至图 64-8。

【技术要点】

儿童筋膜间隔综合征的诊断不明确，常常被延误，手术医生必须保持高度警惕，牢记 3A 征。多发性掌骨骨折或挤压伤会增加手部筋膜间隔综合征的发生率。

一期缝合伤口还是延期缝合很难决定，主要取决于损伤机制、是否伴有骨折、术中情况及整体临床表现。如果有任何临床不确定性，都需要开放切口。

当肌肉活性出现问题时，应每 48h 重复进行一次冲洗和清创术。

负压辅助伤口闭合（VAC）疗法是覆盖开放性伤口的一种选择，可减少住院时间，减少植皮的需要，并降低感染发生率。

术后可使用经关节固定的克氏针帮助手部固定于功能位，以减少挛缩及改善预后功能。

如果发生前臂筋膜间隔综合征，有多种切口选择可用于三腔室的减压。作者偏好的掌侧切口见图 64-9A，可以有较大的皮瓣来覆盖正中神经。松解腕管，保护纵向静脉，尽量减少对皮神经的损伤，并可同时进行深、浅筋膜室的减压。尽管一些手术医生认为减压腕管也会释放 Guyon 管内的压力，但另一些手术医生则认为这两个腔室

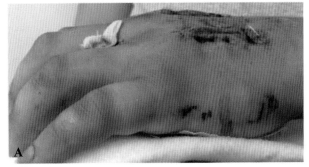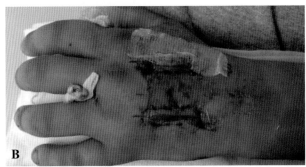

▲ 图 64-3 两个背部纵向切口，一个选择为示、中指和环、小指指间或直接在示指和环指上方，这样可以充分松解所有间膜室。直接在第二掌骨上的切口有一个优势，可以在钝性剥离第二掌骨时进入第一个掌侧骨间肌和拇内收肌。水肿明显减轻（A）初次手术时有松散的缝合（B）保护开放性骨折。针尾弯曲，剪断，并用碘仿纱布包裹保护

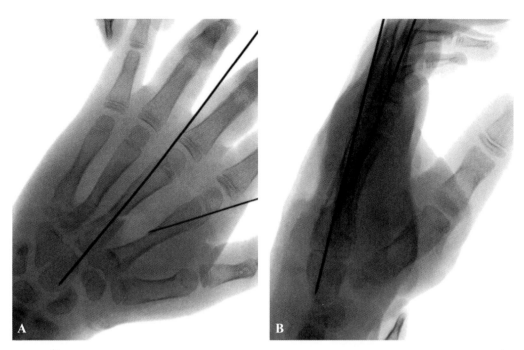

▲ 图 64-4 术中正位（A）和侧位（B）X 线片显示，环指和小指掌骨基底骨折闭合复位，示指和中指掌骨骨折经皮穿针。中指掌骨骨折不稳定，将指骨针转入头状骨增加了稳定性，无须更多内固定

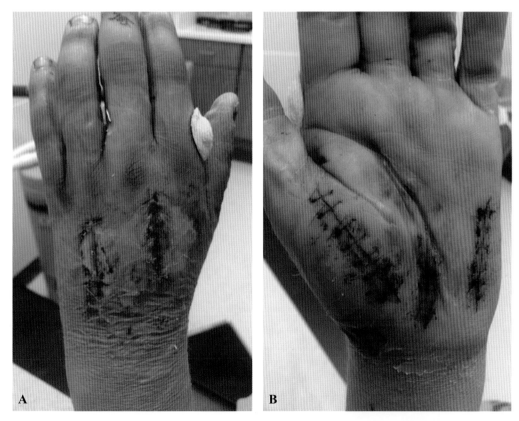

▲ 图 64-5 手的外观 [背侧（A）和掌侧（B）] 术后 2 周切口愈合良好，肿胀明显改善，但仍处于休息位。检查时，他的所有神经分布存在感觉改变。拇指外展、指间关节伸屈活动可，但由于剧烈疼痛和僵硬，尺侧四指活动极小。手指被动弯曲时疼痛。这次随访开始康复治疗

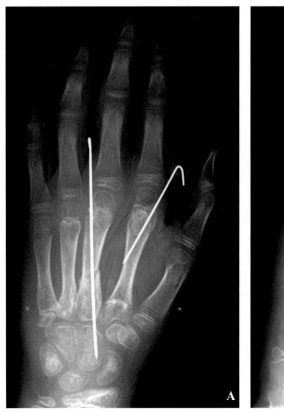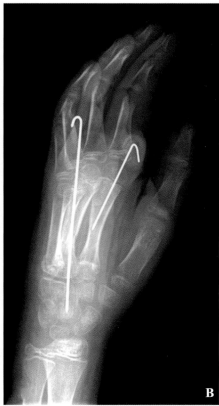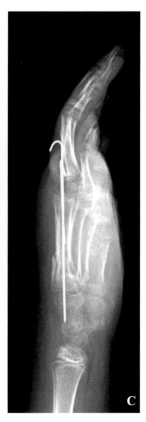

▲ 图 64-6 6 周时，X 线片显示骨折愈合，取出克氏针。开始包括了为静态和动态夹板固定的治疗，但他被动（PROM）和主动活动（AROM）练习时存在极度疼痛。他被转到疼痛科考虑星状神经节阻滞

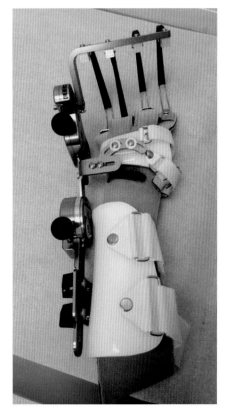

◀ 图 64-7 患者疼痛治疗中使用了萘普生、神经素和羟考酮。无星状神经节阻滞。伤后 2 个月开始手部持续被动运动（CPM）治疗。CPM 装置如图所示

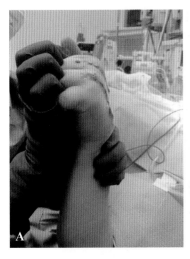
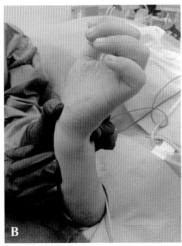
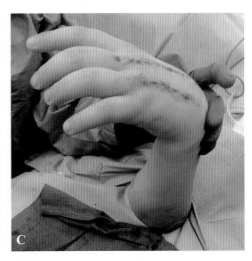

▲ 图 64-8 **3 个月时进行肌腱松解术**

术中，掌指关节完全屈曲（A）。观察到肌腱固定良好，伸肌腱滑动良好（B 和 C）。术后第 1 天开始积极的主被动功能锻炼

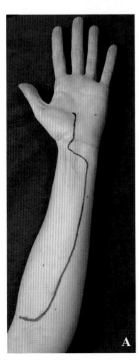
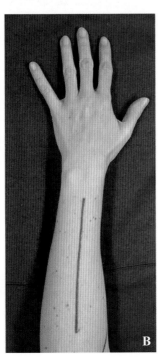

▲ 图 64-9 前臂间隔室综合征的掌侧（A）和背侧（B）皮肤切口

均应减压。在前腔室，浅层由尺侧腕屈肌、掌长肌、桡侧腕曲肌和旋前圆肌组成；中间层包括指浅屈肌；最常受影响的深层肌肉包括指深屈肌、拇长屈肌腱和旋前方肌。背侧入路（图 64-9B）可以是一个简单的纵向切口，以便进入 Henry 活动肌团（肱桡肌、桡侧伸腕长肌和桡侧伸腕短肌）

和背侧间室（指总伸肌腱、小指固有伸肌腱和尺侧伸腕肌腱）。在急性前臂间隔室松解的情况下，VAC 治疗是一个很好的选择，注意不要在任何显露的神经、肌腱或大动脉上放置白色海绵。

【术后影像】

见图 64-10。

【风险规避】

早期诊断和干预是预防筋膜间隔综合征的关键。

严重挤压伤或动脉损伤的患者通常预后较差。在上肢筋膜间隔综合征中，患者可能会出现肘关节屈曲、前臂旋前、腕关节屈曲、拇指内收位。挛缩分为轻度、中度或重度（Tsuge，1975），Volkmann 挛缩属于后者，伴有肢体肌肉坏死。在这些病例中，如果功能障碍严重，手术需要彻底切除坏死组织，松解正中神经和尺神经以及肌腱。屈肌 / 旋前肌滑块有助于手的定位，对于不太严重的病例，肌腱转移是一种可行的选择。

【病例参考】

病例 126 小腿筋膜间隔综合征。

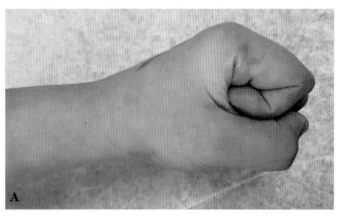
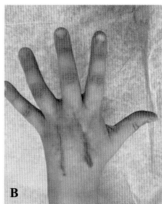

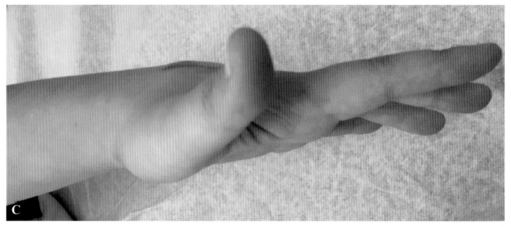

▲ 图 64-10　手术 5 个月后，患者每天仍有剧烈疼痛。行星状神经节阻滞术后疼痛消除，完全恢复了活动，停止所有口服药物，恢复了运动和工作

长臂石膏固定

Long Arm Cast

Julieanne P. Sees　Lucio Ricieri Perotti　著

顾 然 译

概 要

患者，7岁女孩。因从单杠上摔落致右前臂损伤后被送往急诊室（ER），诊断为右侧尺桡骨中段骨折。骨折复位后，用长臂石膏固定6周。

【病史简述】

患者，7岁女孩，右侧为优势手，在托儿所的单杠上摔落后就诊于我院急诊科。摄片后诊断为桡骨近端 1/3 骨折和尺骨中段骨折。尽管正位片提示骨折对位良好，但侧位片可见桡骨和尺骨分别有 30° 和 25° 的背侧成角畸形（图 65-1）。神经血管无损伤，手指活动无受限。在透视下手法复位后长臂石膏固定（图 65-2）。复查正侧位片提示复位后桡骨和尺骨已经纠正为可以接受的 18° 和 5° 背侧成角（图 65-3）。前 3 周每周复查正侧位片（图 65-4），伤后 6 周，拆除石膏后复查前臂正侧位片，提示对位对线良好（图 65-5）。9 个月后，旋前及旋后功能均恢复到 80° 左右。

【术前影像】

见图 65-1。

【术前评估】

1. 桡骨近段 1/3 骨折和尺骨中段骨折。

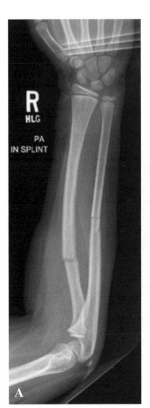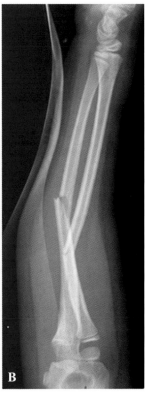

▲ **图 65-1** 正位（A）和侧位（B）X 线片提示桡骨和尺骨干骨折

2. 前臂骨折背侧成角和旋转移位。

3. 复位前臂双骨折。

【治疗策略】

前臂骨折治疗的目标是恢复长度、对线和纠正旋转移位，骨愈合和重塑后恢复正常功能（Pace，2016）。复位后的前3周需每周复查摄片。长臂石膏可在复位后很好地固定前臂骨折。

【基本原则】

闭合复位和石膏固定是小儿前臂骨折治疗的金标准。儿童前臂骨折可以在清醒镇静下手法复位。恢复尺桡骨对位对线非常重要。石膏固定应遵从三点成形、充足的绵纸保护及足够的石膏强度等原则。三点成形主要操作手法为首先复位骨折，石膏固定后分别挤压骨折端及骨折的远、近端形成三点固定。石膏指数的定义为石膏的矢状面与冠状面宽度的比值，该值对预测保守治疗是否成功具有重要意义（图65-3）。骨折再移位与石膏塑形不良相关（石膏指数较高）。

【术中影像】

见图65-2和图65-3。

【技术要点】

1. 镇静对石膏塑形很有帮助。三点成形技术可理解为如果远端骨折块向背侧成角，顶点在掌侧，可以用左手顶住掌侧骨折顶点，用右手推动远端骨折块使之复位，用膝盖或让助手固定肘关节完成三点成形。

2. 青枝骨折必须使用三点成形石膏塑形技术。

3. 石膏指数可作为青枝骨折甚至完全性尺桡骨双骨折复位效果的良好参数。

4. 明确有骨痂形成后，可在伤后3~4周拆除长臂石膏。

【术后影像】

见图65-4和图65-5。

【风险规避】

1. 骨折复位以恢复对线并矫正旋转不良和成角为原则，镇静可以帮助在复位后进行石膏塑形。

2. X线透视（迷你C形臂）可以提高复位质量，减少辐射显露，并减少了二次手术的概率。

3. 正确塑形石膏对前臂骨折的成功治疗至关重要。

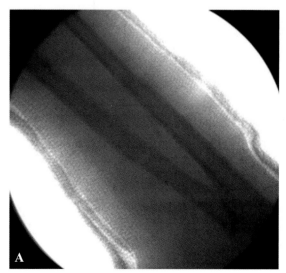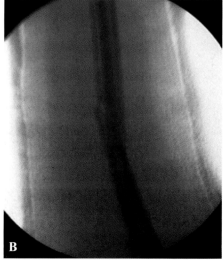

▲ 图 65-2　复位后的尺桡骨正位（A）和侧位（B）X线片

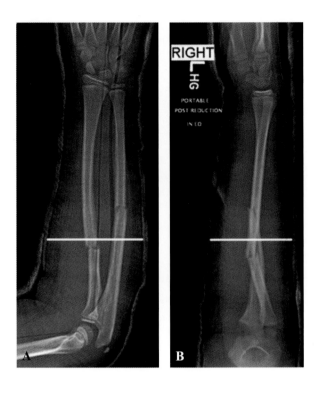

◀ 图 65-3 骨折复位后的正位和侧位 X 线片
白线表示石膏的冠状面（A）和矢状面（B）宽度

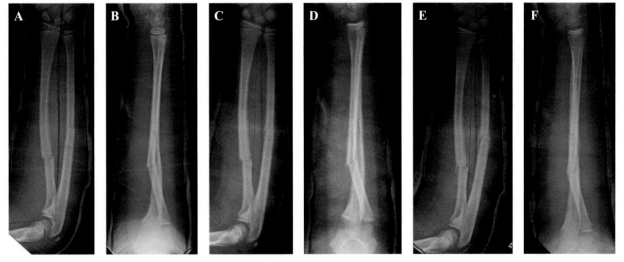

▲ 图 65-4 1 周后复查（A 和 B）X 线片复查示骨折复位无丢失。第 2 周（C 和 D）和第 3 周（E 和 F）显示复位可接受和骨痂已形成（E 和 F）

4. 石膏托或石膏夹会增加骨折移位的风险。

5. 镇静后需观察神经血管损伤情况。

6. 患者出院时需严肃告知抬高患肢，并警惕筋膜间隔综合征的发生。

7. 出院前告知石膏护理，如保持石膏清洁干燥，避免向石膏内插入木棍，硬币等物。

8. 为保证骨折复位效果前 3 周需每周复查，这样可以及时发现移位并进行石膏调整。

【病例参考】

病例 66 Munster 石膏固定。

病例 67 短臂石膏固定。

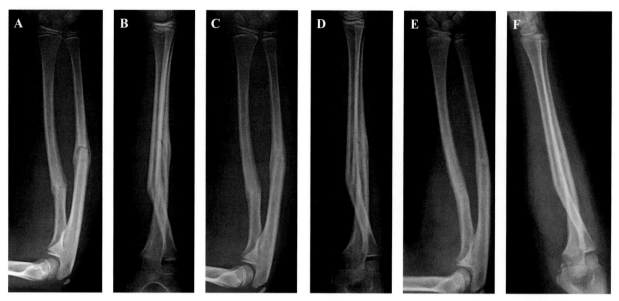

▲ 图 65-5　复位后 6 周（A 和 B）、10 周（C 和 D）和 9 个月（E 和 F）显示骨折愈合，并重塑背侧成角

Munster 石膏固定

Munster Cast

Julieanne P. Sees Lucio Ricieri Perotti 著

顾 然 译

概 要

患者为一名 8 岁男孩，在体育课上摔伤后出现右前臂疼痛。就诊于我科急诊，诊断为右桡骨中段骨折伴成角畸形。骨折复位后，患者长臂石膏固定 3 周后继续应用 Munster 石膏固定 3 周。目前仍在持续观察治疗。

【病史简述】

患者为一名 8 岁男孩，右侧为优势手，在体育课上摔伤右前臂后急诊就医。患者无神经血管症状。右前臂 X 线片示右桡骨中段骨折成角畸形，诊断为右桡骨中段掌侧 20° 成角，需要手法复位治疗（图 66-1）。在透视下，予骨折手法复位后长臂石膏固定，复查正侧位片示骨折复位满意（图 66-2）。伤后 10 天复查 X 线片，骨折无移位（图 66-3A 和 B）。3 周后复查正侧位片示解剖复位，可见少许骨痂生长（图 66-3C 和 D）。此时将长臂石膏拆除更换为 Munster 石膏继续固定 3 周，以便限制前臂旋前和旋后的同时锻炼肘关节屈伸功能（图 66-3E）。伤后 6 周，体检前臂无压痛，X 线片示前臂骨折愈合良好（图 66-4）；此时可恢复主动活动。

【术前影像】

见图 66-1。

【病情评估】

1. 桡骨中段骨折伴轻度成角畸形。前期成功手法复位后使用长臂石膏固定。

2. 后期更换 Munster 石膏来控制前臂的旋前 / 旋后，同时可以锻炼肘关节功能。

【治疗策略】

前臂骨折治疗应恢复长度、旋转和力线，骨愈合和重塑后功能正常。许多骨折都可以在急诊通过手法闭合复位达到解剖复位。对于儿童前臂双骨折复位后长臂石膏固定时间长短，特别是与控制前臂旋转方面的关联，目前尚无共识。更换为 Munster 石膏可以在锻炼肘关节功能的同时继续控制前臂旋转。

【基本原则】

闭合复位和石膏固定是小儿前臂骨折治疗的金标准。儿童前臂骨折可以在清醒镇静下手法复

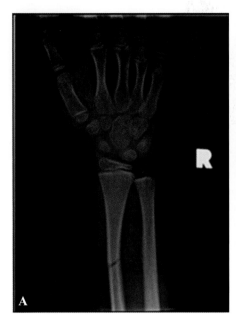 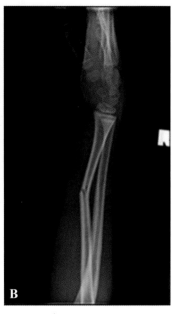

◀ 图 66-1 右前臂正位(A)和侧位(B) X 线片显示桡骨中段成角骨折和尺骨无移位骨折

位。恢复尺桡骨对位对线非常重要。石膏固定应遵从三点成形、充足的绵纸保护及足够的石膏厚度等原则。控制前臂旋前和旋后对前臂骨折的愈合非常重要，而长臂石膏可以最大限度地限制不必要的活动（Kim 等，2012）。但是长臂石膏在提供前臂稳定的同时也限制了肘关节的活动。所以，有研究表明，当仅需要限制前臂旋转而不需要严格的控制肘关节活动时，可更换为 Munster 石膏。

【术中影像】

见图 66-2。

【技术要点】

1. 仔细评估成角角度，并向成角相反方向复位。

2. 镇静和 X 线透视引导有助于解剖复位。

3. Munster 石膏是从掌指关节远端距掌折痕 2.5cm 处固定至鹰嘴近端 7.5cm 处。更换石膏前必须确认有骨痂形成，并且固定后需保证在限制前臂旋转活动时肘关节活动度良好。

【术后影像】

见图 66-3 和图 66-4。

【风险规避】

1. 骨折复位需恢复力线并矫正旋转和成角畸形，镇静可以在复位后进行良好的石膏塑形。

2. X 线透视（迷你 C 形臂）提高了复位质量，减少了辐射显露，并减少了二次复位的概率。

3. 正确塑形石膏对前臂骨折的成功治疗至关重要。

4. 患者出院时需严肃告知抬高患肢，并警惕筋膜间隔综合征的发生。

5. 出院前告知石膏护理，如保持石膏清洁干燥，避免向石膏内插入木棍，硬币等物。

6. 10 天内复查摄片，以评估有无骨折再移位或需要调整石膏。

7. 如果愈合良好，将长臂石膏更换为 Munster 石膏可以控制前臂的运动，同时允许肘关节早期运动避免僵硬。

【病例参考】

病例 65 长臂石膏固定。

病例 67 短臂石膏固定。

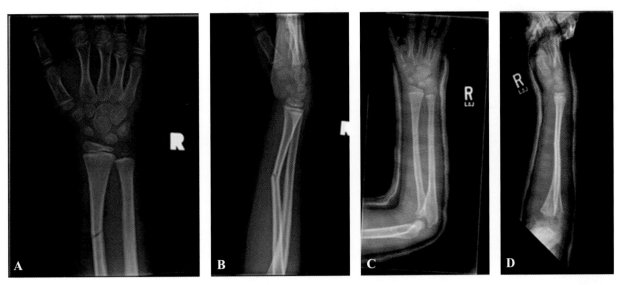

▲ 图 66-2 外院正位（A）和侧位（B）片提示复位前桡骨中段骨折成角畸形；正位（C）和侧位（D）示石膏塑形后骨折对位情况

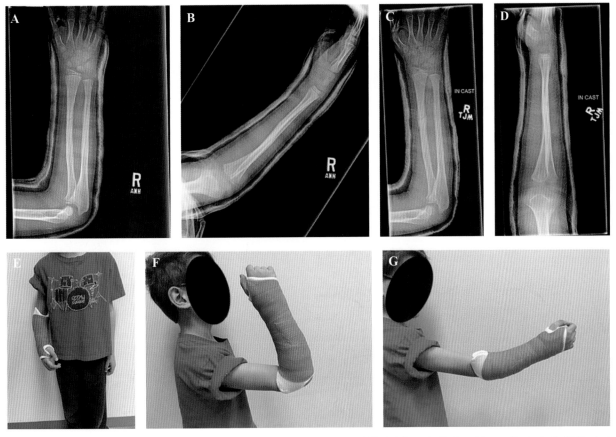

▲ 图 66-3 复位后 10 天，正位（A）和侧位（B）X 线片示解剖复位维持良好。复位后 3 周，正位（C）和侧位（D）示骨折解剖复位维持稳定，可见骨痂形成，此时儿童更换长臂石膏为 Munster 石膏（E 和 G）。石膏限制前臂旋转，同时可锻炼肘关节功能

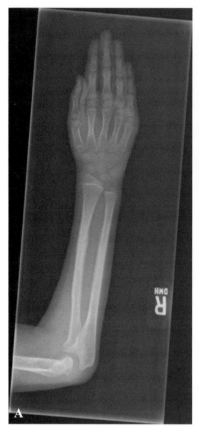 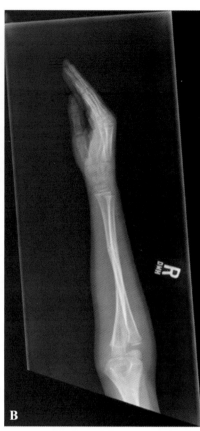

◀ 图 66-4 拆除 Munster 石膏后示骨折愈合良好

短臂石膏固定

Short Arm Cast

Julieanne P. Sees　Lucio Ricieri Perotti　著

顾　然　译

病
例
67

概　要

患者，9 岁男孩，从滑板跌落致右前臂损伤。后被送往急诊室（ER），诊断为右侧尺桡骨远端骨骺骨折。骨折复位后，用短臂石膏固定 4 周。

【病史简述】

患者为右侧优势手的 9 岁男孩，从滑板上跌落后就诊于我科急诊。因右前臂远端疼痛并向背侧成角变形就诊。右前臂正侧位 X 线片诊断为右桡骨远端 Salter-Harris Ⅱ 型骨折。正位片显示桡侧成角 25°，侧位片示骨骺与干骺端完全分离，且向背侧成角 45°。患者神经血管完好，右手指屈伸正常。在 X 线透视下，行手法复位短臂石膏固定骨折（图 67-2）。复查正侧位片提示骨骺骨折复位，腕关节力线恢复（图 67-3）。石膏指数（CI=x/y）提示塑形良好（图 67-4）。在复位后第 4 天和第 12 天复查 X 线片（图 67-5）。复位后 4 周，再次复查 X 线片，显示解剖复位（图 67-6A 和 B）。拆除石膏后体检右桡骨远端无压痛。右前臂支具固定 2 周，可自主活动不受限。9 个月后桡骨远端 X 线片显示骨折愈合（图 67-6C 和 D），没有生长停滞的迹象（图 67-7）。

【术前影像】

见图 67-1。

【术前评估】

1. 桡骨远端完全移位的骨骺骨折（Salter-Harris Ⅱ 型）。

2. 腕部向背侧和桡侧成角畸形。

3. 患者复位成功，对骺板无损伤。

【治疗策略】

前臂骨折治疗以恢复长度、旋转和力线，使骨愈合和重塑后腕关节功能正常为宜。急诊室内在镇静和 X 线透视下操作，并在骨骺损伤最小的情况下进行解剖复位。有移位的骨骺骨折必须在复位后 5～7 天复查摄片，以了解骨折复位情况。之后，如果需要再次复位则会增加生长停滞的风险。对于儿童桡骨远端骨折使用长臂或短臂石膏固定尚未达成共识。当塑形良好且石膏指数 ≤ 8 时，短臂石膏可以稳定地固定骨折。

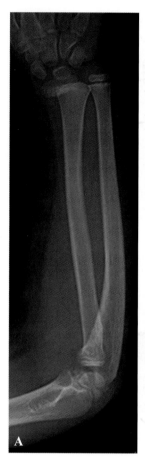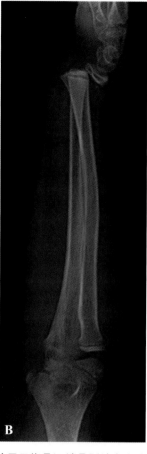

▲ 图 67-1　右前臂正侧位片显示桡骨远端骨骺端完全移位（Salter-Harris Ⅱ型），手腕有背侧成角畸形

【基本原则】

闭合复位石膏固定仍然是儿童前臂骨折治疗的金标准（Jones 和 Weiner，1999）。复位可在镇静下进行。重建尺桡骨力线非常重要。因此，石膏固定时三点成形、充足的绵纸保护及足够的石膏厚度非常重要（Vopat 等，2014）。石膏指数的定义为石膏矢状面与冠状面宽度的比值（图67-4），其在预测闭合复位是否成功中非常重要（Kamat 等，2012）。儿童桡骨远端骨折再移位与骨折移位、非解剖复位和石膏塑形不良（石膏指数较高；CI＞8）有关（Asadollahi 等，2015；Webb 等，2006）。

【术中影像】

见图 67-2 至图 67-4。

【技术要点】

1. 仔细评估成角度数，并向成角相反方向复位。

2. 清醒下镇静和 X 线透视引导有助于解剖复位。

3. 复位前牵引以拉伸肌肉有助于复位并减少对骨骺的进一步损伤。

4. 复位必须一次性并精确完成（见【技术要点】1）。

5. 短臂石膏必须在复位后固定，固定前需先放置弹力袜套，使其延伸到手指和肘部以外，确保弹力袜区域得到很好的保护。再从掌指关节的近端到肘关节缠上纤维衬垫，每圈衬垫覆盖上一圈的 1/2～1/4，然后再覆盖石膏材料，最后使用三点塑形技术塑形石膏。三点塑形技术示例，如果远端骨折块向背侧成角，顶点在掌侧，可以用左手掌部顶住掌侧骨折顶点，用右手推动远端骨折块使之复位，用膝盖或让助手固定肘关节完成三点成形。

【术后影像】

见图 67-5 至图 67-7。

【风险规避】

1. 骨折复位必须恢复对线并矫正旋转和成角，清醒下镇静可以帮助复位后进行石膏塑形。

2. X 线透视（迷你 C 形臂）提高了复位质量，减少了辐射显露，并减少了二次复位的概率。

3. 正确塑形石膏对前臂骨折的成功治疗至关重要。

4. 石膏托或石膏夹会增加骨折移位的风险。

5. 患者需在急诊室镇静后观察血管及神经损伤情况。

6. 患者出院时需严肃告知抬高患肢，并警惕筋膜间隔综合征的发生。

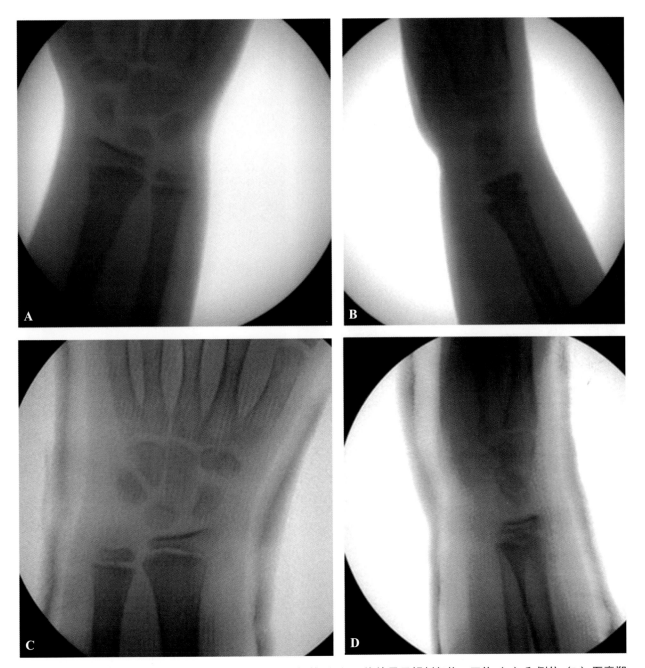

▲ 图 67-2　桡骨远端移位骨折复位后，正位（A）和侧位（B）X 线片显示解剖复位。正位（C）和侧位（D）石膏塑形后确认骨骺的位置

　　7. 出院前告知石膏护理，如保持石膏清洁干燥，避免向石膏内塞入木棍，硬币等物。

　　8. 必须在 5～7 天内复查；任何骨折再次移位和复位都可能对骨骺造成额外损伤，并导致骨骺早闭（生长停滞）。

　　9. 如果在闭合复位和石膏固定后再移位，应

严格讨论手术内固定器械的选择。

【病例参考】

病例 65　长臂石膏固定。

病例 66　Munster 石膏固定。

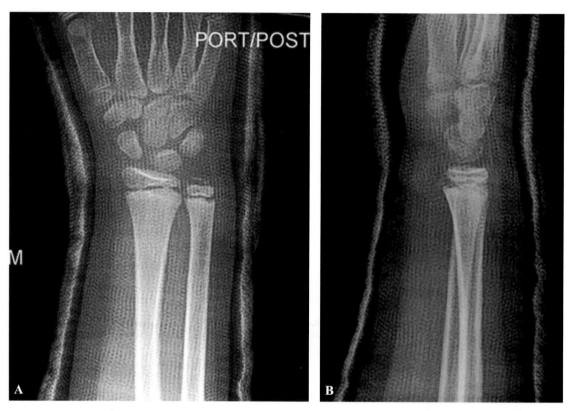

▲ 图 67-3　腕关节正侧位片提示石膏塑形后解剖复位

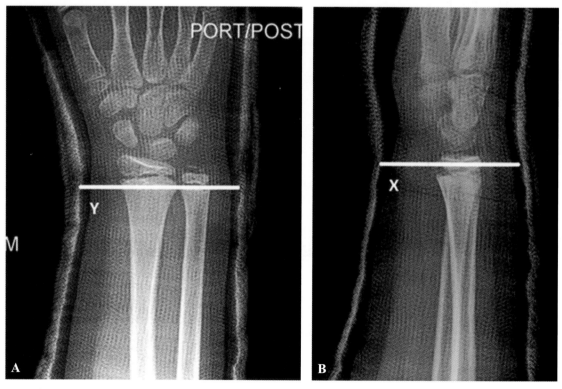

▲ 图 67-4　石膏指数 ≤ 8（CI=x/y；CI ≤ 8）

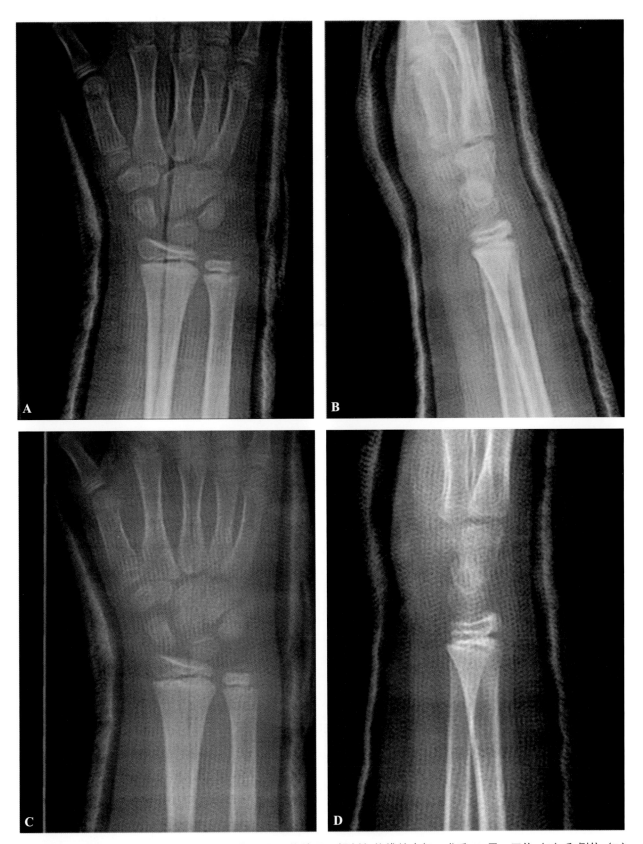

▲ 图 67-5　复位后 4 天，正位（A）和侧位（B）X 线片显示解剖复位维持良好。术后 12 天，正位（C）和侧位（D）确认骨骺位置保持不变

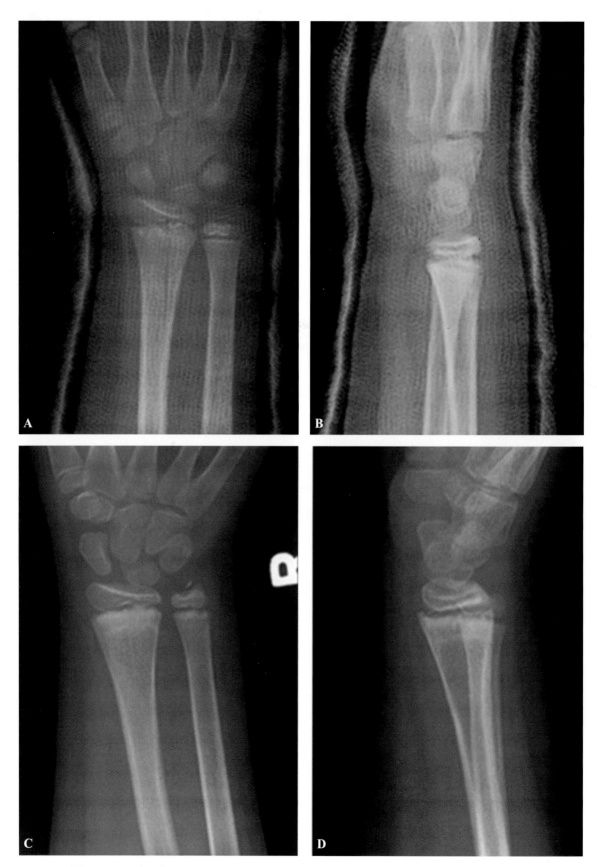

▲ 图 67-6　石膏固定 4 周后（A 和 B）拆除石膏，伤后 9 个月 X 线片显示骨折愈合良好（C 和 D）

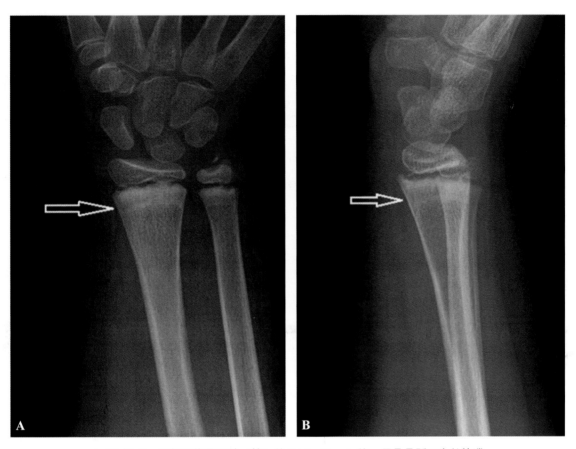

▲ 图 67-7　平行于桡骨远端（箭）的 Park-Harris 线，尺骨骨骺无生长停滞

第三篇

脊 柱
Spine

儿童 Halo 架应用

Pediatric Halo Application

Eric D. Shirley　Veronica Mai　著

董琛 孙军 译

概　要

一名患有点状软骨发育不良（chondrodysplasia punctate）的 4 岁男孩出现进行性严重的脊柱后凸畸形。为了防止后凸畸形进行性加重和保持脊柱生长潜力，需行脊柱生长棒治疗。术前，全麻下在置钉安全区安装八钉 Halo 架，持续牵引四周，以降低脊柱畸形的程度。

【病史简述】

一名 4 岁男童在 2 年内出现进行性脊柱后凸畸形，明确诊断为点状软骨发育不良。体格检查示身材矮小、严重的脊柱畸形和神经系统检查正常。

【术前影像】

见图 68-1。

【术前评估】

1. 脊柱侧弯。
2. 点状软骨发育不良。
3. 身材矮小。

【治疗策略】

治疗方案包括继续观察、支架治疗、前后路联合、融合和生长棒固定。因患儿年幼、生长空间大，选择生长棒技术。由于椎弓根直径小、生长棒固定点有限，使术中矫形和内固定植入困难，而选择术前 Halo 架重力牵引。术前仔细评估包括全面的体格和神经系统检查，磁共振成像未见椎管内异常；术前麻醉科会诊明确有无任何气道问题或其他潜在问题。

【基本原则】

1. 应用 Halo 架适应证包括治疗特定的颈椎骨折或寰枢椎半脱位、颈椎融合术后固定，或在术前改善严重的脊柱畸形。

2. 必要时可术前行计算机断层扫描（CT），确保足够的骨厚度，以及有无先天性畸形存在。

3. Halo 钉放置于足够颅骨厚度的安全区。

4. 患者的体形决定钉的数量：体形小或骨质疏松患者可以使用 8～10 钉，体格大的患者可以使用 4 钉（因为他们允许更大程度的拉伸）。

5. 钉的扭力取决于患者的体形及其骨密度。

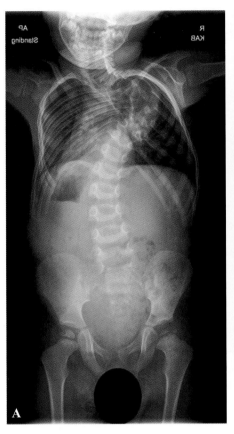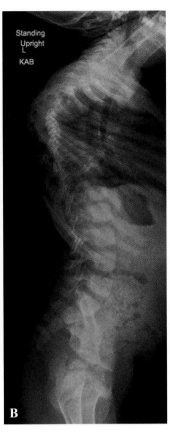

◀ 图 68-1 全脊柱正侧位片示脊柱后凸 95°、侧弯 75°。

【术中影像】

图 68-2 至图 68-6。

【技术要点】

1. 术前，将耳朵上方的部分头发剃掉。在置钉时，将剩余头发用橡皮筋固定。

2. 术前行周围神经及脑神经检查并详细记录。

3. 对儿童患者建议在全麻下行 Halo 架安装术；当患者在清醒状态下安装时，应闭上双眼并放松额头以避免皮肤牵拉。

4. 助手备齐以下器具，包括皮肤清洁液、聚维酮碘、钉、Halo 环和拧紧工具。

5. 安装时 Halo 环距颅骨 2cm，临时固定钉将环固定在适当位置。

6. 清洁液清洁前、后颅骨处皮肤。

7. 聚维酮碘消毒置钉处皮肤。

8. 前颅骨处最佳置钉位置为距眼眶上缘 1cm 外 2/3 区域（Botteet 等，1996）。该安全区内侧可避开眶上神经和滑车上神经及额窦，外侧可避开颞肌和颞窝。

9. 最佳后钉置钉位置是颅骨最大周径下缘后外侧在 4 点钟位置和 8 点钟位置（大约在耳上缘 1cm）。

10. 将对称的钉渐次拧紧（<3 岁为 2~5 英寸磅；≥3 岁为 6~8 英寸磅）（1 英寸磅≈0.113Nm）。严重骨质疏松的患者可能需要更小的扭力（1 英寸磅或徒手拧紧），然后安装螺帽并拧紧。

11. 术毕，再次进行神经系统检查（包括脑神经）。

12. 术后 24h，再次检查螺钉松紧并定期钉眼护理。

【术后影像】

见图 68-7。

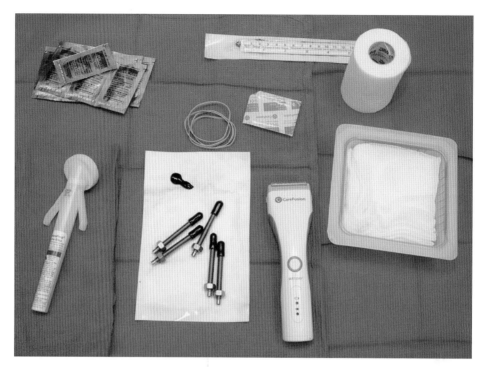

▲ 图 68-2　Halo 架安装时的大致用品

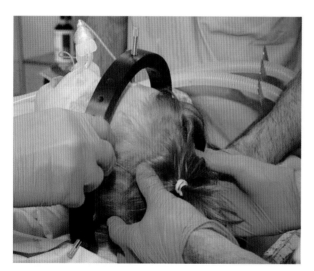

▲ 图 68-3　选择合适的 Halo 环，使之距颅骨约 2cm，然后用临时固定钉固定

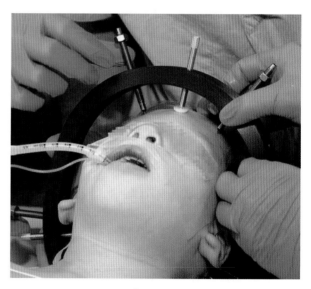

▲ 图 68-4　前钉放置的颅骨安全区

【风险规避】

1. 选择植入适当的螺钉，避免扭力过大穿透颅骨内板。

2. 应进行仔细全面的神经系统检查。

3. 及时治疗钉眼感染。

4. 因跌倒致硬膜穿破是一罕见的并发症，可能在钉周围渗液明显。更换螺钉后，撕裂往往愈合。

【病例参考】

病例 69　寰椎骨折。

病例 71　齿状突骨折。

病例 70　小儿寰枢椎旋转半脱位。

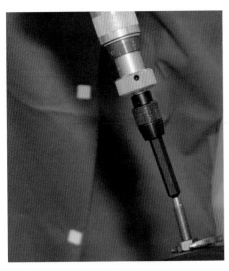

▲ 图 68-5　拧紧螺钉

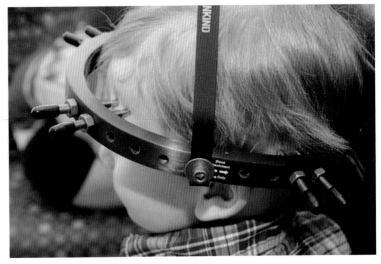

▲ 图 68-6　根据患者的体形、牵引预期、牵引时间选择八钉固定

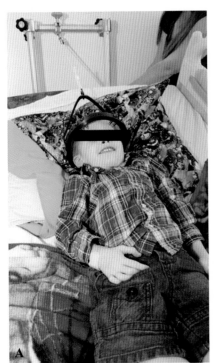

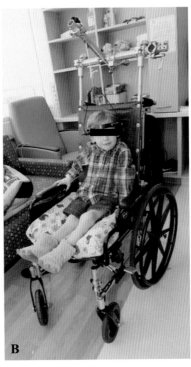

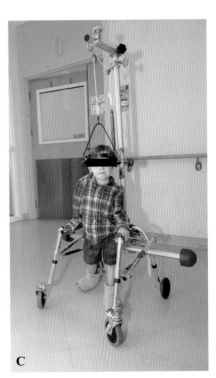

▲ 图 68-7　示孩子在床上（**A**）、轮椅（**B**）和助行器（**C**）的情况下如何轻松承受牵引力

寰椎骨折

Atlas Fractures

Philipp Aldana　Kelly Gassie　著
董琛 孙军 译

概　要

寰枢椎后路内固定术是治疗成人上颈椎不稳定性疾患的一种众所周知的手术方式。虽然在儿童人群中也有述及，但与成人相比，骨骼形态较小、骨软骨存在及病变范围广泛使该技术更具挑战性。鉴于此，我们描述了一位年轻的女性患者，既往行枕骨大孔扩大术合并 C_1 后弓切除术，本次以"外伤致 C_1 前弓骨折"再次入院，并行 C_1 侧块和 C_2 椎弓根螺钉内固定术以稳定其上颈椎。术前行矢状面重建薄层 CT 扫描和颈椎 MRI 检查，全面评估椎动脉解剖、C_2 椎弓根和 C_1 侧块的长度和直径。本章节重点讨论在儿童人群中进行 $C_1 \sim C_2$ 固定的适应证、注意事项和技术要点。

【病史简述】

该 17 岁女性患者明确诊断为 Chiari Ⅰ 型畸形（图 69-1），同时患有 Wilms 肿瘤（已接受肾切除和化疗治疗）、发育迟缓、脑瘫和癫痫发作。其接受了枕骨大孔扩大术合并 C_1 后弓切除术，术后即刻神经功能恢复正常，数日后病情稳定予以办理出院。术后 2 个月，狂欢节时，因头颈部反复、剧烈、猛烈的运动导致左侧颈部进行性疼痛而再次至我院急诊科就诊。

【术前影像】

见图 69-1 至图 69-3。

【术前评估】

1. C_1 前弓骨折。

2. 脑瘫后遗症。

3. Chiari 畸形，减压术后。

4. 偏头痛。

5. 阵发性室上性心动过速。

6. 癫痫发作。

7. 肾母细胞瘤（Wilms 肿瘤）。

【治疗策略】

头颅和颈椎的 CT 和 MRI 扫描（图 69-2 和图 69-3）显示上次 Chiari 减压术达到了预期的术后变化包括 C_1 椎板切除术后减压彻底。本次因 C_1 前弓骨折（骨折间隙为 2～3mm）予以颈托临时固定。本拟行 Halo 支架坚强外固定制动，然而，鉴于前次手术造成的后颈环广泛性缺陷，考虑到前弓骨折不可能愈合。因此，最终选择行后

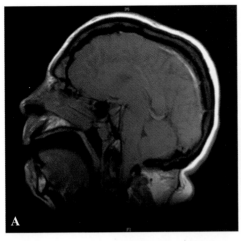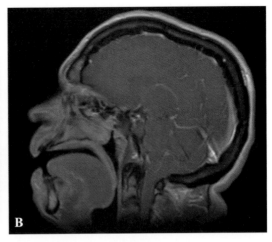

▲ 图 69-1　显示 C_1 下方小脑扁桃体疝的影像学表现
A. T_1 矢状位像（无钆对比剂）；B. T_1 矢状位像（有钆对比剂）

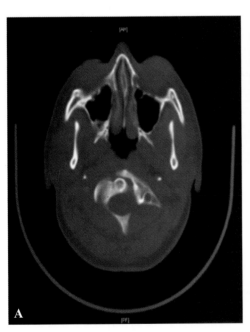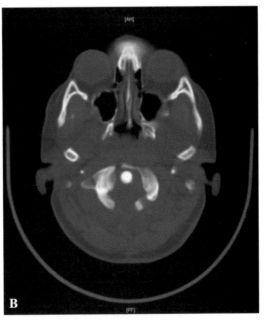

▲ 图 69-2　CT 扫描显示 C_1 右矢状位旁前弓的皮质不连续

路 C_1 侧块联合 C_2 椎弓根螺钉的内固定融合术。

【基本原则】

　　传统的 Chiari Ⅰ型畸形外科治疗包括枕骨大孔扩大术和 C_1 后弓切除术。切除的范围由小脑扁桃体疝出的程度决定，根据扁桃体下降的水平，有些术者会将减压范围扩大到 C_2 和 C_3。关于椎板切除术后是否继发颈椎不稳定或稳定颈椎的最佳技术知之甚少。

　　小儿脊柱骨折最常累及上颈椎。寰椎骨折常因轴向载荷过大引起（Anderson 等，2007）。后弓缺损降低了寰椎的稳定性和坚强程度，易使 C_1 前弓遭受骨折。儿童的寰椎前弓骨折通常与前弓或后弓先天性缺陷相关。因治疗 Chiari Ⅰ型畸形行 C_1 后弓切除术及枕骨大孔扩大减压术后出现寰椎前弓骨折罕见（Haque 等，2009）。

　　Oshaughnessy 等报道了 1 例 C_1 椎板切除术

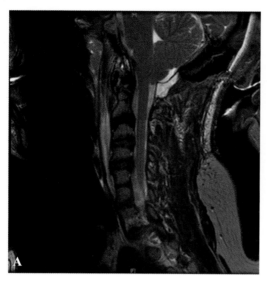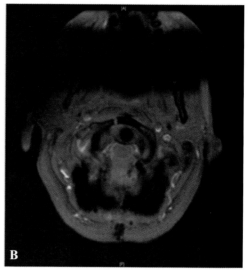

▲ 图 69-3　脊柱矢状位（A）和轴位（B）MRI T_2 像显示 C_1 右矢状位旁前弓移位骨折，无横韧带断裂或异常软组织肿胀影

后寰椎前弓骨折的患者，其在术后 5 个月剧烈咳嗽后出现（Haque 等，2009）。该患者早期行硬质颈托保守治疗，继而进展为颈椎不稳定及寰椎前弓骨折移位，并最终行后路融合术。

有多种手术技术可用于儿童患者 $C_{1\sim2}$ 的固定，包括 $C_1 \sim C_2$ 关节突螺钉、C_1 侧块、C_2 侧块、椎弓根、椎板螺钉或线缆技术。在进行任何手术技术操作前，全面的术前影像学检查至关重要，可避免潜在的灾难性血管损伤，并获得 $C_1 \sim C_2$ 解剖结构并明确安全植入螺钉的方位。

由于解剖结构不同、骨骼较小且不熟悉适用于儿童颈椎的内固定器械等原因，在儿童的寰枢椎节段进行坚硬的内固定历来充满争议。然而，现在随着薄层 CT 扫描的使用和立体定位方法的发展，可确定安全植入螺钉的轨迹，为儿童患者行后路器械融合内固定术提供了保障。

对于以下所有技术，患者均为俯卧位，颅骨与手术台牢固固定。

1. $C_1 \sim C_2$ 经关节突螺钉固定技术

在解剖学上允许的情况下，$C_1 \sim C_2$ 经关节突螺钉是合适的选择。该固定涉及 4 个皮质表面，并且在解剖学和技术上有很高要求（Dickman 等，1991）。全面的术前影像学检查至关重要。对于椎动脉的位置阻碍了螺钉的安全植入（如 C_2 横突孔使 C_2 狭部变窄）、骨厚度不足以植入 3.5mm 螺钉等不适用该技术。C_2 的入钉点在 C_2 下关节突下缘上方 2~3mm 与椎板和侧块交界处外侧 2~3mm 的交点，矢状面内倾 2°~5°、冠状面 C 形臂透视下由下向上朝向 C_1 前弓的上 1/2，该轨迹沿 C_2 峡部的中轴线固定 C_2 关节突关节。最终的螺钉轨迹应包括 C_2 椎弓根、C_2 峡部、$C_1 \sim C_2$ 关节间隙及 C_1 侧块（Brockmeyer 等，2000）。

2. C_1 侧块联合 C_2 椎弓根螺钉

颈椎首先从枕骨隆突显露至 $C_3 \sim C_4$。（Harms 和 Melcher，2001）C_1 和 C_2 之间有一个丰富的静脉丛，可以通过双极电凝和止血剂止血。在 C_2 峡部的上表面小心仔细分离，显露 C_1 侧块螺钉的解剖点。通常，将 C_2 神经根向尾端适当牵开以显露 C_1 侧块，同时，术者可触诊 C_1 后弓与侧块的连接处，并在侧块中心作为入钉点、钻头在正位像内倾 10°、侧位像指向 C_1 前结节。钻孔应在 C_1 前结节附近，以防止侵犯咽后间隙。

植入 C_2 椎弓根螺钉。螺钉入钉点为椎板上缘水平面下 3mm 及下关节突外侧 3mm 的交点，螺钉方向为头侧 45°～60°、内倾 10°～15°，在横突孔附近停止。术者可以椎弓峡部内侧边界标记螺钉轨迹的内侧边界。

3. C_2 椎板螺钉

Wright（2005）描述的跨椎板的螺钉固定技术，相较于其他方法，对技术的要求较低，对椎动脉的损伤风险较小。由于术中可直接看到椎板，不需要术中影像透视辅助定位。在棘突和 C_2 椎板的交界处，可以使用高速磨钻穿透皮质骨。将螺钉在椎板下坡处安全植入松质骨内，万向螺钉尾正对 C_2 棘突。对于儿童，椎板的直径会限制螺钉在任一椎板中的位置。

4. $C_{1\sim2}$ 骨性融合

通过椎板下线缆将棘突间骨移植物牢固捆扎固定，可增加 C_1～C_2 节段的固定强度和提高骨性融合的概率。虽然强度不及钉棒系统，但在别的技术无法应用时，C_1～C_2 线缆捆扎融合技术仍可以提供足够的固定强度（Dickman 等，1991）。单个双皮质移植物与钛缆一起使用，该钛缆通过 C_1 后弓下并绕过 C_2 棘突，骨移植物楔入 C_1 和 C_2 之间以进行棘突间融合。移植物最常取自髂后上棘，但也已描述来自同种异体骨移植物。如果 C_1

或 C_2 的后环不完整（如该患者），则此技术不适用。另外，在 C_1～C_2 关节突关节经显露、刮除和外层皮质骨打磨后，可将粉碎的骨移植物植入进行关节突植骨融合。如果 C_1 后弓两侧有残端，镶嵌式骨移植物嫁接 C_2 椎板和 C_1 后弓残端。

【术中影像】

见图 69-4。

【技术要点】

- 获得全面的影像学资料，包括颈椎轴向薄层扫描＋矢状面重建及颈椎 MRI 检查。
- 使用影像学研究
  - 确定与 C_1 和 C_2 有关的椎动脉走向。
  - 确定 C_2 峡部的长度和直径。估计 C_2 峡部内的螺钉轨迹。测量 C_1 和 C_2 中螺钉轨迹的大小，以确定安全的入钉深度及螺钉长度。
  - 观察 C_1 侧块，以确定螺钉在侧块中的走向。
- 保持颈部处于中立位。
- 手术显露应从枕骨大孔至 C_3～C_4。
- 侧位透视辅助引导 C1 侧块螺钉的放置。立体定向图像引导在解剖异常时是有帮助的。
- C_2 神经根周围的静脉丛非常丰富，在显露

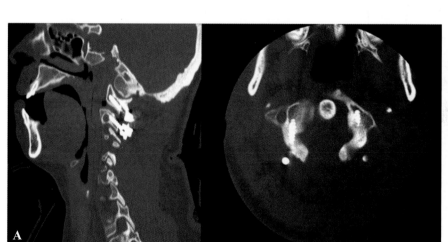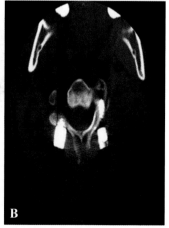

▲ 图 69-4 轴位和矢状位 CT 扫描显示 C_1 侧块（A）和 C_2 椎弓根螺钉（B）

C_1 侧块螺钉在进入螺钉植入前，可使用双极电凝止血。

- 内固定植入后，修整骨移植物以最大限度地使其与 C_1 和 C_2 的后柱契合。

【术后影像】

见图 69-5。

【风险规避】

- 如果 C_1～C_2 固定不充分或难以进行，应向头、尾端扩展融合范围。

- 了解 C_1～C_2、枕骨、下颈椎固定的其他替代技术。

- 准备螺丝植入时要保持正确的轨迹，并且不要超过预定的钻孔深度和长度。

- 如果在放置 C_2 椎弓根钉时怀疑椎动脉受伤，请继续植入螺钉（前提是提供良好固定）。如果未放置对侧螺钉，则应放弃该螺钉的植入，以防止双侧椎动脉损伤。使用 $C_{1\sim2}$ 线缆提高固定强度。通过脑血管造影以评估椎动脉损伤和侧支循环状态。

- 对于颈椎椎体骨质更小的年幼儿童，如果内固定和植骨不足以提供稳定固定，可使用 Halo 环和支具固定。

【病例参考】

病例 68　儿童 Halo 架应用。

病例 72　小儿创伤性枢椎滑脱。

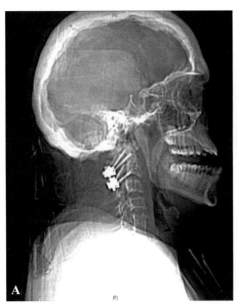
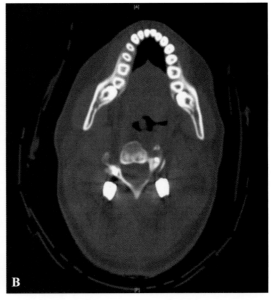

▲ 图 69-5　A. 末次随访颈椎矢状位显示 C_1 侧块和 C_2 椎弓根螺钉；B. C_2 椎弓根螺钉的轴向像。异体松质骨片放置在 $C_{1\sim2}$ 后柱两侧

儿童寰枢椎旋转半脱位

Pediatric Atlantoaxial Rotary Subluxation

Kevin M. Neal 著

张亚鹏 刘永 译

概　要

- 寰枢椎旋转半脱位（AARS）是一种相对罕见的儿童疾病，其特点是急性发作的固定性斜颈。其病因仍不明确，通常被认为因感染、自身免疫反应或创伤所致的继发的炎症所致，导致 AARS 的创伤程度不一，从重大伤害（如跌倒或机动车事故）到轻微创伤（如手术中头部或颈部的碰撞）。治疗的重点是复位寰枢关节，方法包括颈围、牵引、切开复位。下面展示了 1 例儿童 AARS 病例进而说明作者首选的治疗策略。

- 一名 7 岁男童就诊时急性固定性斜颈病史 1 周，试图伸直颈部感疼痛明显，其否认有近期感染、上呼吸道疾病、抗生素使用或近期手术等病史。神经系统检查正常，门诊行颈椎 X 线片未见明显异常。诊断为急性 AARS，其最初接受颈托和抗炎药治疗。2 周后症状未见好转，行颈椎 MRI 检查证实寰枢关节半脱位，排除感染可能。继而，患者入院行枕颌带牵引，并给予苯二氮䓬类药物以放松颈部肌肉。牵引 2 周后，斜颈未能减轻。又再次在全麻下行 Halo 架安装术，颅骨牵引 1 周后，症状消失，改为 Halo 背心继续固定 3 个月。3 个月后去除外固定架，患者的颈椎活动范围恢复正常。

【病史简述】

一名 7 岁男童在和弟弟玩耍时不慎撞到头部。次日初醒时，头颈部如"知更鸟"样（图 70-1），试图伸直颈部感疼痛明显。1 周后仍未好转，其父母带至医院就诊。其否认近期感染、上呼吸道疾病、抗生素使用或近期手术病史，体格检查示神经系统正常，行颈椎 X 线片示未见明显异常。

【术前影像】

见图 70-1。

【术前评估】

急性寰枢关节旋转半脱位。

【治疗策略】

AARS 是典型的临床诊断。正常情况下，当颈部旋转时，寰枢关节可处于半脱位。因此，根

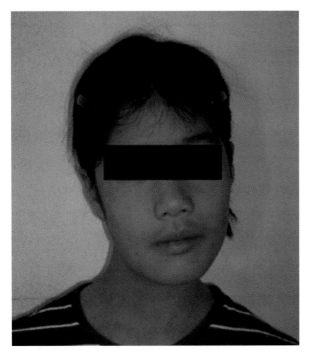

▲ 图 70-1 患者的外观像："知更鸟"畸形

经 Wolters Kluwer 许可，改编自 Spine, Ken Ishii, Morio Matsu-moto, Suketaka Momoshima, et al., Remodeling of C_2 Facet Deformity Prevents Recurrent Subluxation in Patients With Chronic Atlantoaxial Rotatory Fixation: A Novel Strategy for Treatment of Chronic Atlantoaxial Rotatory Fixation, 2011

据定义，固定性斜颈表现为寰枢关节半脱位。如果怀疑 AARS 因感染性炎症所致，应行实验室检查如 CBC、ESR 和 CRP 等。影像学检查通常正常，但可用于排除更严重的损伤，如颈椎骨折。过去曾提倡使用 CT 扫描，但其无助于治疗方法的选择，而且可能给正在成长期的患者颈部带来不可接受的辐射剂量。如果怀疑因感染所致咽后脓肿，可行磁共振扫描。

治疗方式的选择通常基于症状持续的时间，包括使用颈托和抗消炎药缓解颈部肌肉，使寰枢关节自发性复位；使用枕颌带或颅骨牵引和苯二氮䓬类药物缓慢复位寰枢关节，或切开复位内固定。对症状<2 周的患者，通过佩戴颈托和口服非甾体抗炎药，绝大部分患者均可自愈。

如果佩戴颈托后症状仍持续，可入院严格枕颌带牵引和苯二氮䓬类药物放松颈部肌肉。初始时小重量牵引，每日牵引重量增加 2～3 磅，最大可达体重的 50%。颈椎牵引患者需定期行神经系统检查，包括脑神经检查。如果枕颌带牵引成功，出院后需颈托固定 3 个月，防止复发。

如果枕颌带牵引失败，需改行颅骨牵引。作者首选方法是全麻下行 Halo 安装术。对于儿童，因颅骨发育未成熟、骨板薄，需行 6～8 钉固定。置钉时应注意避开颞肌和眶上神经。牵引重量逐渐增加，同时行一系列的神经系统检查，方法与枕颌带牵引相同（图 70-2）。如果牵引成功，需行 Halo 背心固定 3 个月，以防止复发。

如果上述治疗方法均失败，需行切开复位和 C_1～C_2 关节融合术。

【基本原则】

Halo 架牵引的基本原则如下。

1. 对于儿童，应在全麻下行 Halo 架安装术。

2. 因儿童颅骨发育未成熟，可使用 6～8 钉固定，扭力为 2～5 英寸磅。

3. 用氯己定消毒置钉部位。

4. 颅前两侧距眉弓上缘 1cm 各置两钉。

5. 颅后距耳上缘两侧 1cm 各置 1～2 钉。

6. 钉眼处每日用皂液和水清洁。

7. 初始牵引重量 5 磅，逐日增加 2～3 磅，最多至体重的 50%（图 70-2）。

8. 需定期行神经系统检查，包括每次增加牵引重量后，包括脑神经检查。

9. 通常，行切开复位和 C_1～C_2 融合前，需行 2 周颅骨牵引辅助 AARS 复位。

10. 一旦实现了 AARS 复位，Halo 架牵引可转换为 Halo-Vest 固定，以维持复位 3 个月。

【术中影像】

见图 70-2 和图 70-3。

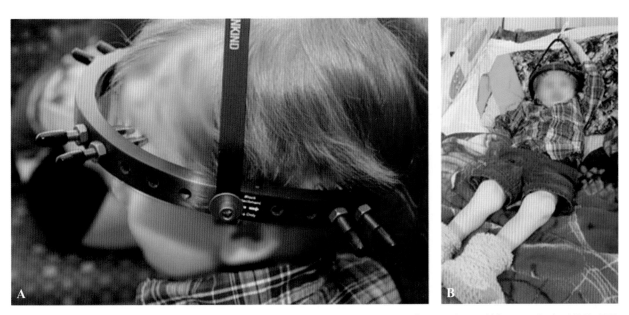

▲ 图 70-2　**A.** 安装 **Halo** 支架的外观照，分别为眉弓上缘及耳上缘约 **1cm** 的两钉；**B.** 患儿平躺行 **Halo** 架牵引的外观照

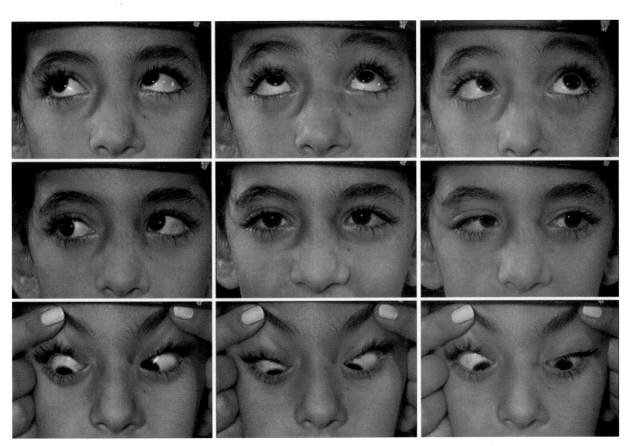

▲ 图 70-3　当患者试图向右侧看时，右眼的异常侧视，表明外展神经麻痹；当患者试图把舌头伸直时，舌头不正常的推力，这表明舌下神经麻痹

【技术要点】

1. Halo 环应该放置在颅骨最大周径的下方。

2. 耳后头发要剃掉，以免缠绕置钉。

3. Halo 环安装术后次日，使用扭矩扳手重新检查螺钉扭力，确保无松动。

4. 应持续牵引。必要时，可安全地去除牵引重量，用于洗澡、上厕所或睡眠。

5. 最常见的脑神经麻痹是外展神经引起的侧视丧失，以及舌下神经引起的舌头不对称（图70-3）。

6. 重量可以每天移除和更换，以便对斜颈进行检查，以确定患者的耐受性。

【风险规避】

1. 在安全区准确置入前钉以避开颞肌和眶上神经。

2. 颈椎牵引患者应定期进行神经系统检查，包括检查脑神经，特别是外展神经和舌下神经。

【病例参考】

病例 69　寰椎骨折。

病例 71　齿状突骨折。

病例 68　儿童 Halo 架应用。

病例 73　单侧颈椎关节突骨折 – 脱位。

齿状突骨折

Odontoid Fractures

John F. Lovejoy　Jeffrey E. Martus　Megan M. Mizera　著

张亚鹏　刘永　译

病例
71

概 要

儿童齿状突骨折罕见，任何有颈椎损伤风险的儿童均应怀疑其存在可能。即使在相对低能量的损伤如平地摔倒时也有伤及齿状突的可能。儿童患者颈椎运动支点位于 C_2～C_3 时，具有更大可能出现上颈椎骨折的风险，7 岁以下的儿童，最常见的齿状突骨折是位于齿状突和椎体间的骨骺处。青少年当骨骺融合后齿状突骨折根据 Anderson–D'Alonzo 分型并给予恰当的治疗，全面的临床和影像学评估至关重要。骨骺分离可以通过有效的外固定治愈。不愈合罕见，对于保守治疗失败、复位丢失、不愈合或者出现神经症状的患者行手术治疗。如果齿状突骨折漏诊，随着齿状突的发育及寰枢椎不稳可能发生骨不连。本章节讨论保守和手术治疗、影像学研究，以及儿童齿状突骨折潜在的并发症。

【病史简述】

一名 3 岁男童做在汽车安全座椅上，发生车祸，汽车撞树翻车，气囊打开。当时，神清、反应可，四肢活动自如。予以颈托固定后送至当地医院（图 71-1）。CT 扫描显示移位的齿状突骨折（图 71-2）。脊柱的预防措施继续进行，他被救护车转移到一个儿科创伤中心接受最终治疗。

【术前影像】

齿状突骨折最常见的是向前移位成角。侧位片足以做出诊断；然而，X 线片可能会出现遗漏。对于任何无反应、插管、临床检查有阳性神经系统表现的儿童，或者尽管有正常的 X 线片，但仍有很高的颈椎损伤临床怀疑的儿童，应考虑增加横断面成像（CT 或 MRI）。冠状面和矢状面重建的 CT 扫描对于鉴别齿状突骨折和其他颈椎损伤是有效的。或者，磁共振成像既能识别骨折，又能确定软组织损伤的程度，避免患者受到额外的辐射。

【术前评估】

无神经症状的移位的齿状突骨折。

【治疗策略】

儿童齿状突骨折的主要治疗方法是保守治

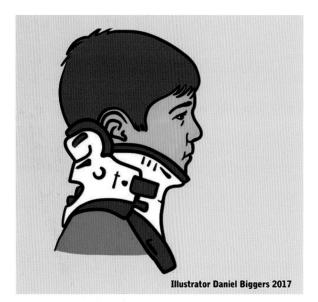

▲ 图 71-1　早期使用专用于儿童的颈托制动

由于 8 岁以内的儿童头部过大，应使用带有枕隐窝的后托，以避免过度的颈椎屈曲

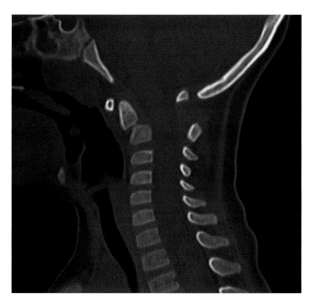

▲ 图 71-2　矢状面 CT 扫描证实移位的齿状突骨折通过骨骺

疗。可以使用 Halo-Vest（图 71-3）或 Minerva 石膏固定 6～12 周（图 71-4 和图 71-5）。骨骺处骨折采用外固定治疗能可靠愈合。经适当治疗的齿状突骨折不愈合在幼儿中很少见。对于因保守治疗失败如复位丢失、骨不连或出现神经症状的患者常需手术治疗。手术治疗对于体形较小，且仍具有生长潜力的患者会带来潜在的并发症。必要时，C_1～C_2 关节融合术采用内固定，包括后路椎板间植骨钢丝捆扎、寰枢关节螺钉或 C_1 侧块螺钉和 C_2 关节突螺钉。值得注意的是，儿童上颈椎融合术的长期效果尚不清楚。

【技术要点】

在透视下轻柔过伸颈椎复位 C_2 齿状突骨骺分离。一旦复位成功，给予固定。Minerva 支具是有效地，特别是对婴儿，然而，它确实需要熟练的操作技巧。充分填充并避免对骨突和耳朵施压对于避免皮肤压疮至关重要。另外，Halo-Vest 是一种极好的治疗选择，既可以提供非常好的稳定性，又可以使看护者更容易接触到患者。安装 Halo 环时，记住前钉插入的安全区域非常重要，

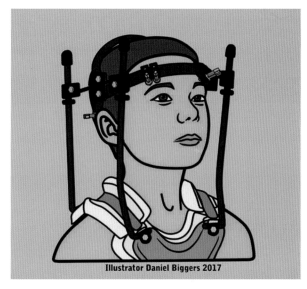

▲ 图 71-3　儿童 Halo 支架及前外侧 2 枚固定钉示意图

该区域正位于眉毛上缘的外侧 2/3（图 71-7）。在插入前钉时，闭上眼睛，并轻柔地推移皮肤，以免造成皮肤与颅骨间的卡压。后钉应与前钉相对放置，注意 Halo 环和耳朵之间留出间隙。

对于大于 6 岁的患者，可以使用标准的四钉固定（前外侧 2 个、后外侧 2 个），以 6～8 英寸磅的扭矩拧动螺钉。对于年幼的患者，必须更改

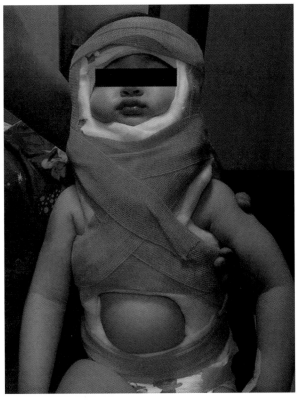

▲ 图 71-4 一名 13 月龄大的 Minerva 石膏的冠状面图

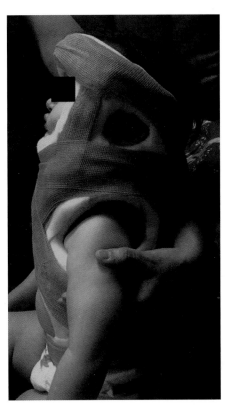

▲ 图 71-5 一名 13 月龄大的 Minerva 石膏的矢状面图

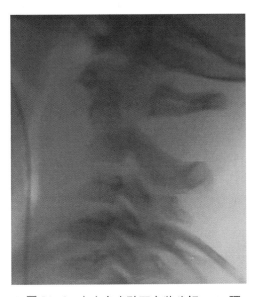

▲ 图 71-6 在全身麻醉下安装八钉 Halo 环，将钉扭至 3 英寸磅。通过术中透视实现齿状突骨折复位并应用 Halo-Vest 固定

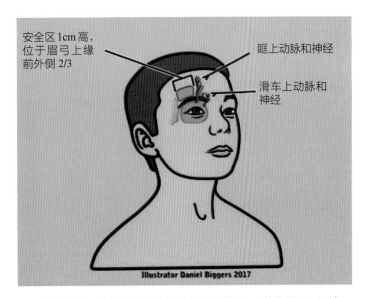

▲ 图 71-7 前侧置钉安全区为眉弓上缘 1cm 前外侧 2/3 区域

螺钉置入技术，以限制穿破颅骨的风险。可以以较低的插入扭矩放置更多数量的螺钉（前外侧最多4个，后外侧最多6个）。一般指导原则是婴儿可以手动拧紧螺钉，对于6岁以下患者，逐年递减1英寸磅的扭矩。佩戴石膏或Halo架的站立位X线片对于确定充分复位至关重要（图71-8）。然后定期行X线片随访。一旦通过X线片和（或）CT扫描明确骨质愈合，便拆除石膏或Halo支具背心固定，并给予颈托固定。在接下来的几周内，患者逐渐停用。1个月后，通过颈椎侧位像确认骨折部位无运动或其他不稳定性（图71-9至图71-11）。

在儿童齿状突骨折的治疗中很少发生骨不连。然而，在大龄青少年中，即使Halo-Vest充分固定，也有发生骨不连的可能。

【风险规避】

儿童齿状突骨折治疗中面临的问题与治疗技术选择有关。

1. 非手术治疗（Minerva 石膏或 Halo-Vest 固定）

术前头部CT仔细检查有无颅骨骨折或解剖变异，这可能与halo环放置及螺钉植入位置有关。在使用Halo环时，由于眶上和滑车上神经和动脉的存在，避免在眉弓前内侧1/3处置钉。

在治疗期间仔细观察是否有皮肤破裂的迹象。当患者穿戴Halo背心时，限制活动至关重要，因为一旦摔倒可能导致颅骨骨折或其他并发症。钉道感染较为常见，可以通过日常的钉道护理减少感染发生。如果发现浅表感染，短期口服抗生素通常足以清除感染。

2. 手术治疗（$C_1 \sim C_2$ 关节融合术）

潜在的手术并发症包括但不限于浅表或深部感染、椎动脉或颈内动脉损伤、神经根或脊髓损伤、骨不连、植入物错位和内固定失败。

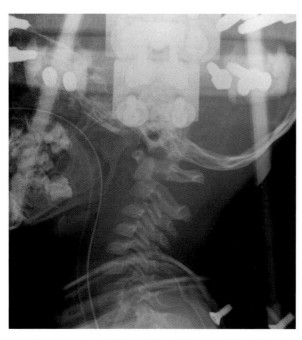

▲ 图 71-8　站立侧位 X 线片示齿状突骨折的充分复位

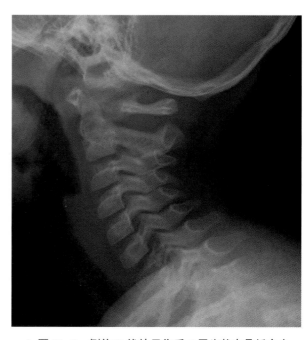

▲ 图 71-9　侧位 X 线片示伤后 6 周齿状突骨折愈合

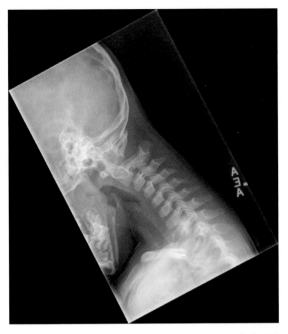

▲ 图 71-10　侧屈 X 线片显示伤后 10 周无不稳定迹象

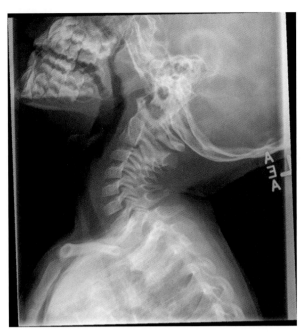

▲ 图 71-11　伤后 10 周侧伸片显示无不稳定迹象

小儿创伤性枢椎滑脱

Pediatric Traumatic Spondylolisthesis of the Axis

Alexandra D. Beier 著

张亚鹏　刘永 译

概　要

一名 18 月龄男童因机动车事故致脊柱椎体滑脱症。伤后未能早期明确诊断，3 个月后，表现为 C_2~C_3 半脱位和后凸畸形需手术干预。下面将重点讨论与 C_2 椎弓根骨折患儿治疗相关的注意事项。

【病史简述】

一名 18 月龄男童因出现严重机动车事故，就诊于外院并行颈椎计算机断层扫描（CT），因缺乏儿科专家，CT 结果被认为正常（图 72-1），却忽视了颈椎反 C 形征，并且在无颈托保护下予以办理出院。后因颈椎活动尤其是屈伸受限明显，而接受物理治疗。由于上述症状无改善以及持续性的屈伸活动受限，伤后 3 月再次至初次医院就诊，行侧位 X 线片示 C_2~C_3 半脱位伴后凸、成角畸形（图 72-2）。予以颈托保护后，转至我院行进一步评估。除下肢腱反射亢进外，余神经系统检查正常。

【术前影像】

见图 72-1 至图 72-4。

【术前评估】

• 一名 20 月龄大的创伤性 C_2~C_3 椎体滑脱患者。

• 缺乏适合此年龄段的前柱骨移植物或内固定。

• 愈合和拉长的峡部及椎间盘间隙限制复位。

• 创伤性假性硬脑膜膨出限制复位。

• 假性硬脑膜膨出导致的骨质破坏。

• 适合年轻患者的神经电生理监测的可靠性。

【治疗策略】

治疗的首要目的是在神经电生理监测下，通过 Halo 架稳定颈椎并尝试复位 C_2~C_3 半脱位，进而改善颈椎生理曲度（图 72-3）。术前 MRI/MRA 显示假性硬脑膜膨出（图 72-4）。因此，在尝试闭合复位时神经电生理信号出现波动。继而决定通过稳定复位前的颈椎，行切开复位、融合内固定术。因 C_3 椎板太薄，不能容纳钛缆，且侧块太小，无法容纳螺钉。术中通过行 C_2 椎弓根螺钉和 C_4 和 C_5 椎板下钛缆复位固定 C_2~C_3 半

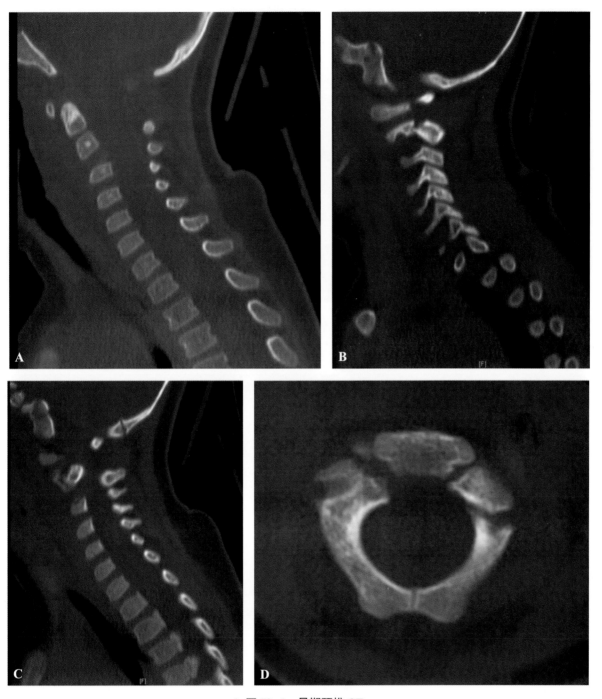

▲ 图 72-1　早期颈椎 CT

A. 正中矢状位像示 $C_2 \sim C_3$ 椎间隙增宽，伴有轻度成角。B. 右旁矢状位像示 C_2 右侧处椎弓根 / 椎板骨折。C. 左旁矢状位像示 C_2 左侧椎弓根骨折。D. C_2 轴位像示双侧椎弓根骨折

脱位和 $C_2 \sim C_5$ 节段融合，并减压假硬脑膜膨出，放置引流管利于伤口愈合。因 $C_2 \sim C_3$ 复位受限于前方融合的椎间盘，此年龄段难以放置前方椎间融合器，且由于患者神经系统完整，整体生理弧度改善，此颈椎弧度可以接受（图 72-5）。术

后 Halo 架固定 6 周，继而颈托固定 4 个月，术后半年，行 CT 扫描示 $C_2 \sim C_5$（图 72-6）椎板及关节突关节骨质融合，因屈伸位 X 线片未见椎间不稳而中止佩戴颈托，体格检查示神经功能完好，反射亢进缓解。

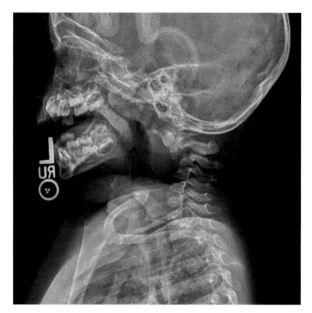

▲ 图 72-2　伤后 3 个月，颈椎侧位 X 线片示 $C_2 \sim C_3$ 半脱位伴后凸和成角畸形

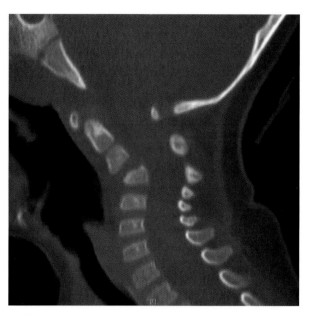

▲ 图 72-3　伤后 3 个月，颈椎正中矢状位 CT 像示 $C_2 \sim C_3$ 半脱位伴后凸和成角畸形

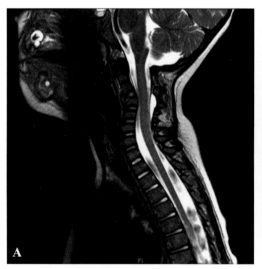

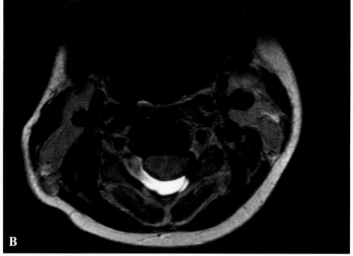

▲ 图 72-4　伤后 3 个月颈椎磁共振成像（MRI）

A. 正中矢状位像示从 $C_2 \sim C_3$ 到 $C_4 \sim C_5$ 假性脑膜膨出，与先前描述的 $C_2 \sim C_3$ 半脱位一致；B. 在 $C_3 \sim C_4$ 的轴位图显示假性脑膜膨出引起的脊髓撞击

【基本原则】

创伤性 C_2 椎体滑脱在儿童中很少见，可因机动车事故（MVA）所致。对于儿童上颈椎损伤，尤其是 2 岁以下的儿童，由于头部与躯干比例不相称，必须保持高度警惕。

有文献报道 C_2 椎弓根骨折发生的最小年龄是 7 周，发病机制为颈椎过度伸展和轴向负荷，与成人相似，其中 MVA 仍是主要致病因素。典型病例表现为单纯骨折分离导致椎管扩大，不伴有神经功能损害；$C_2 \sim C_3$ 椎间盘和后纵韧带可出现严重损伤。因为骨软骨的存在（在 7 岁前不融合），在影像学上易于漏诊，斜位 X 线片可以明确诊断。此外，< 8 岁的儿童在侧位 X 线片可表现为假性半脱位。

此种骨折分类最初由 Effendi 描述，并由 Levine 和 Edwards 做进一步阐述。文献中对成人此类型骨折共分为 5 型：Ⅰ型是椎弓根骨折，无成角，伴或不伴微小移位；Ⅰa 型是骨折线波及椎体，伴或不伴微小移位或成角。Ⅱ型是骨折有明显成角和移位。Ⅱa 型是伴有明显成角的斜行骨折，伴或不伴微小移位。Ⅲ型是骨折伴双侧关节面脱位。在报道成人的文献中，典型的Ⅰ型和Ⅰa 型骨折给予颈托固定，Ⅱ型和Ⅱa 型需要复位和 Halo 架固定，而Ⅲ型需要手术干预。然而对于儿童患者，由于在年龄、骨骼结构、承受 Halo 架能力及对定制矫形器的需求等方面存在很大个体差异，因此应对每位患者采用个性化治疗方案。与成人相似，如果 $C_2 \sim C_3$ 没有明显半脱位，通常行颈托固定；如果 C_2 向前移位 >3mm，给予行坚强固定如 Halo 环是合适的。

【术中影像】

见图 72-5。

【技术要点】

- 确保对遭受机动车事故的儿童颈椎进行仔细的评估。
- 行 CT 检查以评估骨折和骨质容纳内植入物的能力（如果需要融合）。
- 进行 MRI 检查，以评估椎间盘和韧带损伤情况。
- 进行 MRA 检查，确保无血管损伤。
- 对不稳定骨折在进行闭合复位时行神经电生理监测。
- 如果需要手术干预，选择包括以下几种情况。
  - C_2
- Pars 螺钉。
- 椎弓根螺钉。
- 椎板钛缆。
- 骨移植材料。
  - $C_3 \sim C_7$
- 侧块螺钉。
- 椎板钛缆。

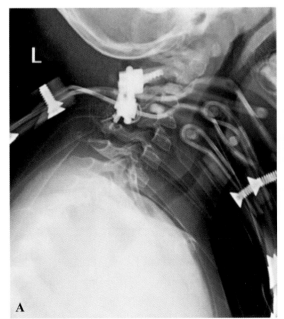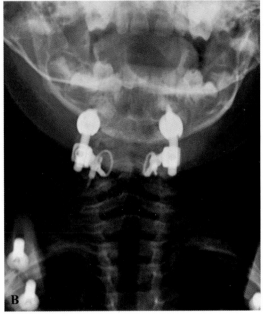

▲ 图 72-5 融合术后早期 X 线片
A. 颈椎侧位 X 线片显示半脱位改善明显和内固定在位；B. 颈椎正位 X 线片示内固定牢靠，位置满意

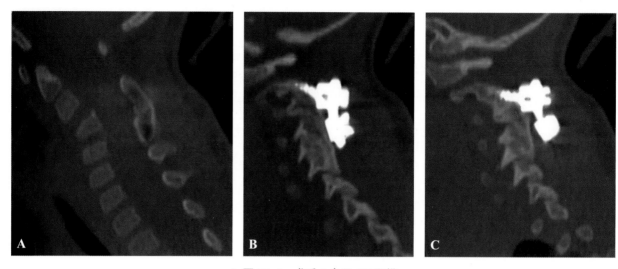

▲ 图 72-6　术后 6 个月 CT 颈椎

A. 正中矢状面图像显示稳定对齐和后路融合；B. 右侧矢状位图像显示 $C_2 \sim C_5$ 小关节突关节骨融合；C. 左侧矢状位图像显示 $C_2 \sim C_5$ 小关节突关节骨融合

• 骨移植材料。

【术后影像】

　　见图 72-6。

【风险规避】

• 对患者定制个性化矫形器，因为标准尺寸的 Halo 架可能容易脱落。

• 根据患者年龄和脊柱骨质的大小评估内植物选择。

• 内固定术后建议行硬质支具固定。

单侧颈椎关节突骨折 – 脱位

Unilateral Cervical Facet Fracture–Dislocation

Brian E. Kaufman   John A. Heydemann   Suken A. Shah   著

张亚鹏   刘 永   译

概 要

单侧颈椎关节突骨折 – 脱位在幼儿中少见，但在 8 岁以上的发生率接近成人。因关节面水平和缺乏钩椎关节使未成熟的脊柱在矢状面和冠状面上的运动增加，单侧关节突脱位通常因机动车事故或高空坠落等高能量损伤引起的屈曲和旋转暴力所致，然而临床表现往往较轻微，儿童仅抱怨颈部疼痛。需进行仔细的体格检查，以确定神经功能受损情况。高级的影像学检查有助于诊断，CT 扫描可确定骨质损伤情况，同时为手术方式制订提供参考，磁共振成像（MRI）可评估椎间盘突出症和后纵韧带复合体损伤。单侧关节突脱位以健侧关节突为中心出现旋转不稳定。事实证明，在成人，非手术治疗可出现持续性的不稳定和症状进行性的加重。虽然闭合复位和长时间 Halo 架固定治疗单侧关节突骨折 – 脱位似乎是可行的，但坚强内固定仍是儿童患者的首选，即可获得满意的关节融合，没有脊髓损伤，且获得长期满意的结果。

【病史简述】

一名 14 岁的女性体操运动员在离地面 5 英尺（约 1.5m）的高处倒立时不慎摔倒，头颈部着地，即刻失去知觉，片刻醒转后，主诉颈部轴向痛、右臂酸痛、拇指麻木。神经系统检查无运动功能障碍，右侧 C_6 根性轻度感觉异常，未引出反射亢进或病理反射。予以颈托局部制动后，行 CT 检查示 $C_5 \sim C_6$ 右侧关节脱位，C_6 右侧椎弓根和侧块骨折，向前移位 5mm（图 73-1）。MRI 显示脊髓在损伤层面消失，无椎间盘突出，伴有后纵韧带断裂（图 73-2）。

【术前影像】

见图 73-1 和图 73-2。

【术前评估】

1. 单侧 $C_5 \sim C_6$ 关节突骨折 / 脱位、向前移位、脊髓消失、后纵韧带断裂。

2. 右 C_6 感觉异常，无运动功能障碍

【治疗策略】

治疗单侧关节突骨折 – 脱位的主要目的是恢复和维持颈椎序列，同时尽可能减少对脊髓和神经根的损伤。单侧关节突损伤从微小移位的上

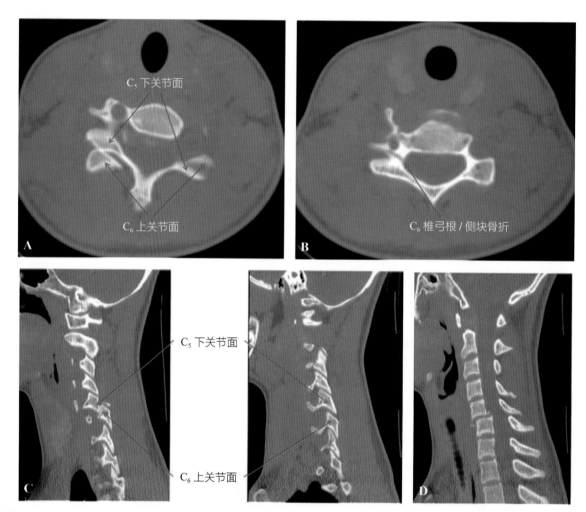

▲ 图 73-1　A. 经 $C_5 \sim C_6$ 关节突平面的横断面图像显示 C_5 右侧下关节面前脱位；B. 经 C_6 椎弓根横断面图像显示右侧椎弓根和侧块骨折；C. 矢状面图像显示 $C_5 \sim C_6$ 单侧关节面脱位；D. 正中矢状面图像显示 C_5 向 C_6 前方移位

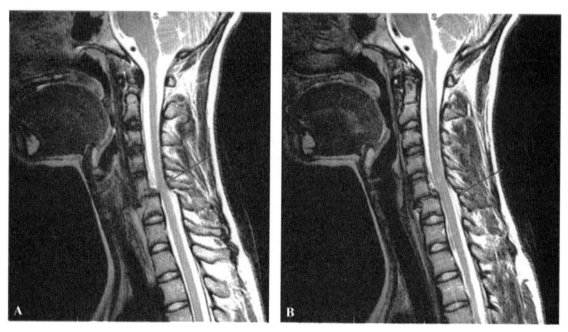

▲ 图 73-2　矢状面 T_2 像显示脊髓受压（A，箭）和后纵韧带水肿，提示韧带撕裂（B，箭）

关节面骨折到完全脱位，往往表现为骨骼－椎间盘－韧带的损伤。（Dvorak 等，2007）。在成人，对于诊断、复位时机和方式以及复位后稳定的最佳内固定方式的选择等方面存在较大争议（Dvorak 等，2007；Sellin 等，2014）。儿童颈椎关节面损伤的发病率在文献中很少报道，治疗方式更不明确（Parada 等，2010；Chen 等，2013；Sellin 等，2014）。

有作者报道对于无神经系统损伤、医从性高的成人患者通过颅骨牵引闭合复位是安全可行的（Kwon 等，2006）。然而，最近研究表明，非手术治疗会恶化有关的疼痛和残疾评分指数（Dvorak 等，2007）。上述报道与生物力学研究结果一致：表明闭合复位和外固定预后出现持续不稳定，因此建议在儿童群体中使用坚强内固定进行手术治疗（Sellin 等，2014）。

【基本原则】

术前，进行神经系统检查尤为重要。在麻醉下进行复位时，必须使用体感诱发电位（SSEP）和经皮运动诱发电位（tcMEP）进行神经监测。应评估仰卧位和俯卧位后的电位。术中应用 Halo 环可以适时调整颈椎的生理弧度。

通过颈椎轴向牵引，先轻度屈曲继而轻度过伸，并通过 C 形臂机辅助下颈椎侧位实时成像确认关节突对位和复位情况，可以实现单侧颈椎关节突脱位闭合复位 (Rathjen 和 Herring，2014)。切开复位的指征包括闭合复位失败、存在关节突骨折－脱位、椎间盘突出导致神经压迫等。对于儿童，可通过颈椎前路或后路实现解剖复位（Sellin 等，2014）。前路，椎间盘切除后通过相邻椎体内放置牵引针并适当撑开，复位后行椎间植骨融合钢板内固定术；后路，可通过牵张棘突或椎板，复位后通过侧块螺钉、椎板间钢丝捆扎、侧块钢板或椎板行关节融合术（Kwon 等，

2006；Chen 等，2013；Sellin 等，2014）。术后，建议行硬质颈托或支具固定至少 3 个月，并密切进行临床和影像学随访，确保维持复位。

【术中影像】

见图 73-3。

【技术要点】

对成人进行闭合复位时，许多作者建议对头部施加 10～15 磅的牵引重量，每多一个损伤节段增加 5～10 磅（Kwonet 等，2006）。值得注意的是，尚未在儿科人群中确定安全的牵引重量，Halo 架牵引重量依据术者的经验和 SSEP、tcMEP 监测共同决定。

如果经颈后路进行关节突开放复位困难时，可以切除部分上关节面辅助复位关节面，但增加了复位后的关节面的不稳定性；（Kwon 等，2006）。

可以通过遵循 Roy-Camille 或 Magerl 技术安全地对儿童患者行侧块螺钉内固定（Roy-Camille 等，1989；Jeanneret 等，1991）。

【术后影像】

见图 73-4。

【风险规避】

对于儿童，因高能量损伤引起的颈椎过度屈曲伴或不伴旋转暴力所致的颈痛，临床医师应高度怀疑单侧关节突脱位可能，并行颈椎 X 线片甚至高级的影像学检查有助于诊断。复位时，术中行神经电生理监测对于避免神经损伤至关重要。SSEP 或 tcMEP 信号的改变提示术者评估潜在的椎间盘突出或神经根受压情况。

最近的文献证实，对儿童患者可以安全的通过前路或者后路进行坚强的内固定，既减少了复位后不稳定发生的风险，又具有优于保守治疗的结果（Dvorak 等。2007；Sellin et al.2014）。

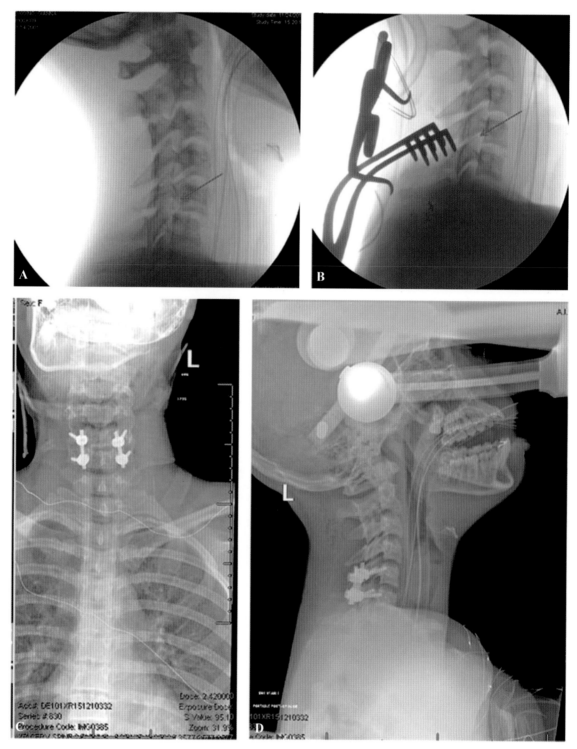

▲ 图 73-3　术中影像学证实复位前（A，箭）和复位后（B，箭）单侧 C_5 关节突脱位。术后正侧位像（C 和 D）显示 C_5～C_6 后路单节段侧块螺钉内固定植骨融合术

【病例参考】

病例 69　寰椎骨折。

病例 71　齿状突骨折。

病例 72　小儿创伤性枢椎滑脱。

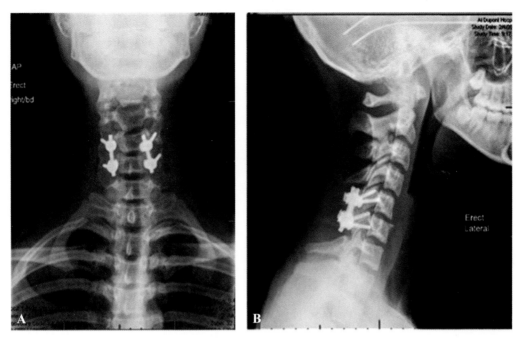

▲ 图 73-4　术后 3 个月，前后位（A）和侧位（B）X 线片示关节突侧块早期融合和复位满意

病例 74

胸腰椎压缩性骨折
Thoracic and Lumbar Compression Fractures

Brian E. Kaufman　著

刘　永　张亚鹏　译

概　要

胸腰椎骨折相对少见，仅占所有儿童骨折的 0.6%～3%。受伤机制决定骨折类型。压缩性骨折多因高处坠落引起的轴向前屈暴力引起椎体前柱压缩、楔形变；如果躯干过伸，整个椎体承受的暴力较为对称均匀，可能导致爆裂性骨折。仔细的体格检查至关重要，以排除神经系统受累或相关损伤的可能。脊柱正侧位 X 线片可作为诊断压缩性骨折的首选；CT 可以诊断隐匿性骨折；MRI 可显示上终板下水肿，提示新鲜骨折，也可以评估后纵韧带的受伤情况。对于无明显后凸畸形的压缩性骨折多采用支具固定的非手术治疗方法，对于儿童压缩性骨折，由于椎体的长期潜在塑形潜能，椎体楔状畸形可能会重塑。

【病史简述】

一名 10 岁男孩从单杠上摔下伤及背部。摔后，其即刻出现中段胸背部疼痛，无神经症状；否认意识丧失或其他部位损伤。体格检查示无运动和感觉异常，中段胸背部压痛（＋），无明显台阶，棘突间压痛（－），病理征反射未引出。X 线片显示 T_7 上终板轻微楔形变，提示压缩性骨折（图 74-1）。为进一步明确诊断行 MRI 检查示 T_7 的上终板下发现水肿，证实为压缩性骨折（图 74-2）。予以止痛、支具固定等对症治疗。

【术前影像】

见图 74-1 至图 74-3。

【术前评估】

T_7 椎体压缩性骨折伴有椎体高度丢失及轻度楔形变。

【治疗策略】

对于儿童压缩性骨折，绝大部分均可以采用非手术治疗，主要包括支具外固定和止痛。该患者因疼痛和定制支具而入院就诊。以前，使用过伸位支具（Jewett 型）较为常见。而我们对于单纯压缩性骨折的儿童定制胸腰椎支具（TLSO）时仅维持伤椎轻度过伸。孩子允许在支具保护下自由活动，一旦疼痛缓解后予以办理出院。由于压缩性骨折通常为稳定骨折，睡眠时可不予

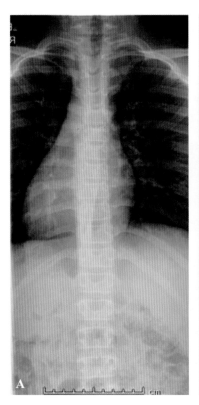
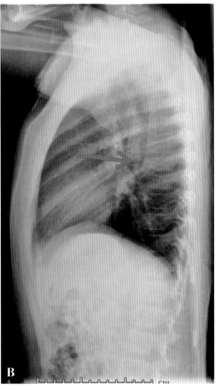
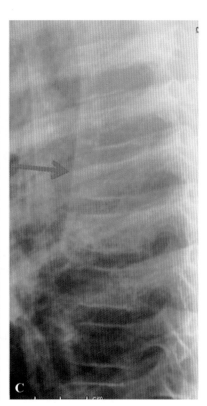

▲ 图 74-1　脊柱正侧位片

累及 T_7 椎体（红箭），T_7 椎体矢状位比例为 0.810

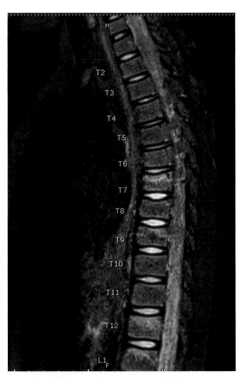

▲ 图 74-2　矢状位 MRI 检查示 T_7 椎体上终板下水肿，证实椎体压缩性骨折，无后纵韧带累损伤

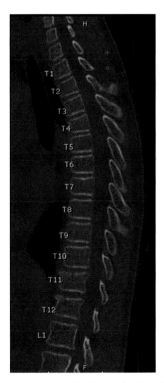

▲ 图 74-3　另一位因汽车相撞而主诉胸腰背部疼痛的患者的 CT 扫描

显示 T_{11} 和 T_{12} 椎体上终板断裂，椎体轻微楔形变。诊断为 2 处压缩性骨折，并予以 TLSO 固定 6 周

佩戴。

通常建议支具佩戴 6 周，在第 2 和第 6 周进行影像学随访明确在伤椎有无明显后凸畸形（图 74-4 和图 74-5）。在第 6 周时，因患者无明显疼痛，建议患者在无支具保护下可适当运动，不可大负荷运动以保护伤椎的愈合过程，伤后 3 个月，患者可恢复自由活动。

【基本原则】

1. 压缩性骨折是因脊柱遭受轴向负荷导致脊柱屈曲暴力损伤（Newton 和 Luhmann，2015）。未成熟脊柱的髓核含水量越高，椎间盘就越能起到减震器的作用，从而降低骨质损伤的风险（Akbarnia，1999）。

2. 根据定义，压缩性骨折大多仅累及椎体前柱。这意味着椎体终板的后部保持完整。上终板受累是下终板的 2 倍。即使椎体压缩 50%，也很少见累及后纵韧带（Akbarnia，1999）。

3. 椎体压缩可发生在冠状面和矢状面。侧方压迫导致轻度脊柱侧弯，通常为稳定且无进展的骨折（McPhee，1981；Pouliquen 等，1997）。

4. Gaca 等描述的矢状面指数。可用于区分儿童和青少年胸椎和腰椎的压缩性骨折和生理性楔形变 (Gaca 等，2010)。这些作者认为，如果椎体前部与后部的高度之比小于 0.893，就不太可能是生理性的。MRI（图 74-2）和 CT 检查（图 74-3）可用于确诊疑似压缩性骨折。

5. 治疗目的是防止椎体楔形变引起的后凸畸形加重。急性楔形压缩小于 40° 的骨折可以保守治疗（Newton 和 Luhmann，2015）。

6. 使用支具固定 6 周可为保守治疗的患者提供足够的支撑。可以使用 TLSO 或 Jewett 支具（Akbarnia，1999；Newton 和 Luhmann，2015；Singer 等，2016）。本研究建议在支具去除后再进行 6 周的活动限制，以防止再次受伤。

7. 单节段或多节段脊柱后凸畸形超过 40° 的骨折可采用后路脊柱融合治疗（Newton 和 Luhmann，2015）。

8. 患者受伤时骨骼发育越不成熟，椎体重塑的可能性就越大。年龄小于 12 岁或 Risser 征小于 2 度的患者很可能会随着时间的推移重建大部分椎体高度（Magnus 等，2003；Singer 等，2016 年）。一些作者认为椎体终板的破坏可能导致早期椎间盘退变，机制尚不明确（Kerttula 等，2000）。

【术中影像】

见图 74-4。

【技术要点】

1. 骨折水平决定所用支具的类型。T_6 及以上节段的骨折需要延长支撑，包括颈椎（CTLSO 或 Minerva 型支具），以提供足够的固定。T_7 以下椎体压缩性骨折用 TLSO 治疗，单纯腰椎压缩骨折也可以腰骶椎矫形器（LSO）治疗。

2. 在骨折处将 TLSO 塑成轻微的伸展位可以提供额外的疼痛缓解，理论上可以防止急性后凸畸形的进行性加重。

3. 作者通常在伤后 2 周对患者进行站立位 X 线片检查。考虑到压缩性骨折的内在稳定性，暂时移除支具进行 X 线片检查，可以对伤椎进行更好的成像。

4. 评估这些损伤时，最好使用全长脊柱正侧位片，以便充分确定矢状面平衡。

【术后影像】

见图 74-5 和图 74-6。

【风险规避】

1. 多发性连续压缩性骨折患者发生后凸畸形的风险更高。应考虑更频繁地用 X 线片监测这些患者或延长支具固定时间。

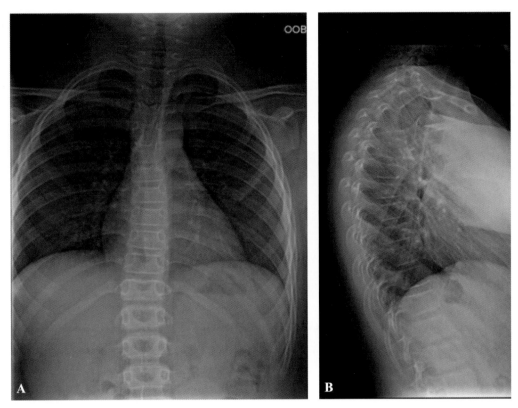

▲ 图 74-4　伤后 2 周正位（A）和侧位（B）X 线片

均为去除 TLSO 后拍摄，显示 T$_7$ 椎体的楔形程度与最初的 X 线片没有变化

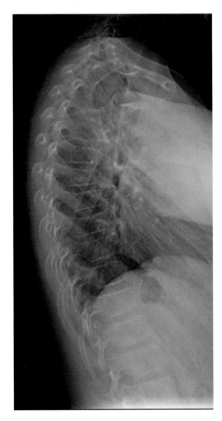

◀ 图 74-5　TLSO 固定 6 周后行侧位 X 线片

显示 T$_7$ 的前缘高度正常，没有出现楔形变和后凸畸形。本
次随访时患者无疼痛，予以去除 TLSO 外固定

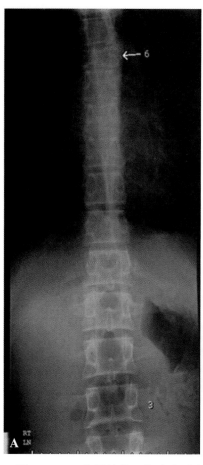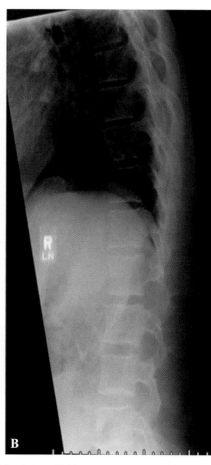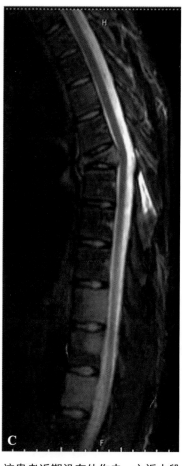

▲ 图 74-6　17 岁男性的正位（A）和侧位（B）X 线片显示 T_6 明显的压缩性骨折，该患者近期没有外伤史，主诉中段胸背痛，无神经症状。MRI（C）显示 T_6 处病理性爆裂性骨折伴局限性后凸。未发现实质性脊髓压迫。在 $T_{10} \sim T_{12}$ 椎骨中可见信号增强。进一步检查发现全身有多处转移病灶，穿刺活检后，最终诊断为转移性横纹肌肉瘤

2. 停止支具固定后 6 周内限制活动可以减少再次损伤的风险。在确诊后，所有患者需要总共 3 个月的活动限制。

3. 在没有严重的轴性损伤的情况下，应警惕出现压缩性骨折的可能。多发性压缩性骨折可能是潜在骨量减少、感染或肿瘤的征象（图 74-6）。

在这些情况下，还需要额外的影像学检查和实验室研究。

【病例参考】

病例 78　无放射影像学异常的脊髓损伤（SCIWORA）。

骶骨动脉瘤样骨囊肿
Sacral Aneurysmal Bone Cyst

Chase C. Woodward　Patrick Cahill　Alex Arkader　著

刘　永　张亚鹏　译

病例 75

概　要

一名 14 岁男孩在棒球比赛中滑倒后出现持续性下腰痛及右下肢无力 2 个月。影像学检查提示，在骶骨上部发现一巨大的囊性病变，侵犯了右骶神经根，提示动脉瘤样骨囊肿。鉴于患者出现神经功能症状，其被及时安排外科手术治疗。术前 1 天，患者接受选择性动脉栓塞以最大程度减少术中出血。术中彻底减压后行活检及术中冰冻切片，明确诊断后切除动脉瘤样骨囊肿，在植骨之前用高速磨钻和电刀消融空腔，并固定受累的脊柱节段。术后，下腰痛及神经功能得到改善，术后 1 年随访无复发。

【病史简述】

一名 14 岁健康男孩在棒球比赛中滑入本垒后出现下腰痛和右下肢无力 2 个月。初期接受了物理疗法后上述症状未见明显改善，后转入骨科行进一步评估。疼痛呈间歇性、锐痛，主要位于下腰部右侧，放射至右臀区，伴有右小腿和足部麻木。否认会阴部感觉及大小便异常、发热、体重减轻或夜间痛等。

体格检查时，患者表现良好，脊柱平衡正常。右下肢跛行步态，脊柱检查发现骶骨上部有一"酒窝征"，右侧骶髂关节处触诊饱满。神经系统检查显示右踝关节背屈和跖屈肌力 4 级，右小腿和足部感觉减弱，右侧跟腱反射消失。对侧肢体肌力、感觉和反射正常。双下肢肌阵挛和 Babinski 征（–）。

初期行腰骶椎 X 线片显示骶骨上部有一明确的溶骨性病变。鉴于神经功能异常，进一步行 MRI 检查示 S_1 和 S_2 后部见膨胀性病变，通过右侧椎弓根延伸到骶骨的前部，并压迫周围的神经组织。病灶内有多处液平线，但无软组织肿块，提示为动脉瘤样骨囊肿（ABC）。安排了快速活检明确诊断后行包括术前血管栓塞、神经减压、肿瘤切除和固定融合等治疗。

【术前影像】

见图 75-1 至图 75-3。

【术前评估】

1. S_1、S_2 节段动脉瘤样骨囊肿。

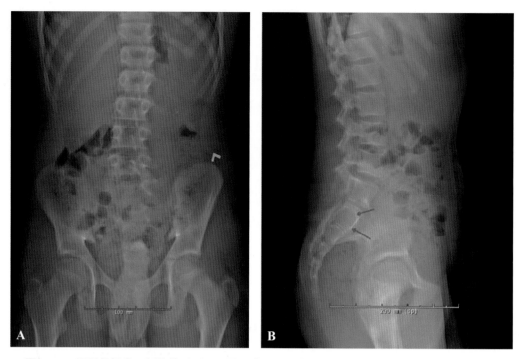

▲ 图 75-1　腰骶椎标准正侧位片（A），S$_1$ 区压痛（+）。在 S$_2$ 椎体及附件内可见一溶解性病变（侧位片，B 中箭）。S$_2$ 椎体后皮质外有病变扩大，这是动脉瘤性骨囊肿的特征性表现

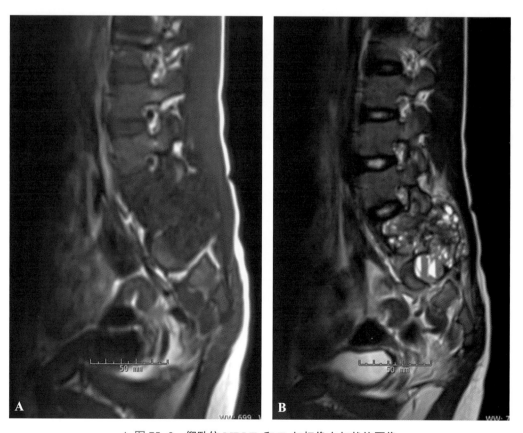

▲ 图 75-2　仰卧位 MRI T$_1$ 和 T$_2$ 加权像右矢状位图像
显示在 S$_1$、S$_2$ 椎体及后柱可见一巨大、不均质的囊性变，符合动脉瘤样骨囊肿的影像学特征，T$_1$ 加权像呈低信号、T$_2$ 加权像高信号，且在 T$_2$ 加权像可见多个液平线

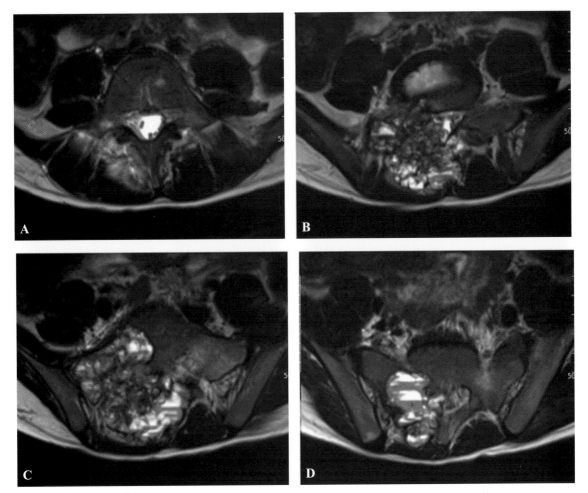

▲ 图 75-3 　显示通过 L_5（A）、L_5 / S_1 椎间隙（B）、S_1（C）和 S_2（D）轴状面 MRI T_2 加权像

一巨大不均质囊肿主要侵及 S_1 和 S_2 右侧、病变轻度越过中央管和后柱；病变累及右侧骶骨翼大部，且紧邻右侧骶髂关节（C）。L_5 右侧神经根和骶神经根受压。$L_5 \sim S_1$ 椎间盘正常（B），符合脊柱 ABC 的特征，在 S_2（D）可以清楚看到多个液平线

2. 右侧 L_5、S_1、S_2 神经根受累出现相应神经压迫症状。

3. 肿瘤切除后出现潜在脊柱骨盆不稳可能。

4. 术后肿瘤复发的监测。

【治疗策略】

在检查中出现新发背痛和神经功能异常的患者应引起对潜在脊柱病理学的怀疑，并应迅速进行诊断。在本例中，一次低能量创伤（即棒球滑倒）导致诊断为骶骨上部巨大肿瘤。

动脉瘤样骨囊肿（ABC）是一种良性骨肿瘤，具有潜在的局部侵袭性。ABC 是一种典型富血管的膨胀性病变，常见于整个中轴骨及四肢骨骼，

血管壁充盈变薄，其内未见内皮细胞。通常，原发良性脊柱肿瘤非常罕见，约占所有原发性骨肿瘤的 1%，其中，ABC 是最常见的肿瘤之一。多发于 10—20 岁，通常在新发背痛之后才能确诊。在某些情况下，患者由于中枢神经受压导致神经功能异常，X 线片难以准确评估，但可显示受累椎体的溶骨囊性病变；MRI 具有更高的敏感性，并且可以显示多房性病变，其在 T_1 加权像低信号，而在 T_2 加权像高信号，典型征象为具有多个液平线。

最常见的是，ABC 位于脊柱的后部，但可以扩展至前方椎体及多个节段，不累及椎间盘，无特异性的实验室指标。该 14 岁男孩的病史和影

像学检查表明 ABC 在 S_1 和 S_2 节段，且累及右侧 L_5、S_1 和 S_2 神经根。治疗方案包括神经根减压、术中活检、肿瘤切除和消融以及受累的脊柱及骶髂关节固定融合。鉴于 ABC 的富血管化，术前介入科会诊行选择性动脉栓塞术以减少术中出血量；术中，脊柱外科及神经外科医师联合显露脊髓和神经根减压。术中神经电生理监测保证最大限度减少医源性神经损伤的风险。术中活检明确 ABC 诊断后，行病灶内肿瘤切除术，高速磨钻和电刀烧灼残留的病变肿瘤组织腔隙后，同种异体骨及松质骨条填塞空腔。最后，术中评估脊柱和骨盆的稳定性确定最佳的融合固定节段。通常，因肿瘤切除可能导致脊柱骨盆不稳定，术前应重点关注靠近右骶髂关节处的病变。内固定方式包括全后路椎弓根螺钉和骶髂螺钉，必要时，行椎体间植骨增加稳定性和融合区域。

【基本原则】

1. 动脉瘤样骨囊肿是一种良性骨肿瘤，可发生于脊柱，有潜在局部侵袭性。因其常不会自行消退，大多数有症状的患者需接受治疗，包括药物治疗、栓塞、硬化治疗、放射治疗或手术切除。

2. MRI 常用于 ABC 的诊断，可以使术者明确病灶的局部解剖及与周围软组织（包括脊髓及神经根）的关系。

3. 术者在治疗肌骨系统肿瘤时，手术医生必须仔细进行鉴别诊断。特别是对于扩张性囊性变病例，手术医生必须排除毛细血管扩张性骨肉瘤，其是一种罕见的恶性骨肉瘤，可能与 ABC 有相似的 MRI 影像。在彻底切除 ABC 前，必须进行病理活检，其可以通过单独的活检术完成，也可以在手术切除活检和冰冻切片时实现。如果不能明确病理，应推迟手术治疗。

4. 术前选择性动脉栓塞术可显著减少术中出

血量，应在 ABC 切除术前考虑。

5. 根据术前症状、MRI 表现和术中狭窄征象，必要时行中央管和神经根管扩大减压术。

6. 为了降低 ABC 复发的风险，应进行扩大边缘的病灶内切除术（由于脊柱复杂的神经解剖学，通常不可能进行病变整块切除）。仔细刮除后，辅以联合应用如氩束凝结、高速磨钻，胶结或施加苯酚等。

7. 手术医生必须仔细考虑肿瘤切除术后出现脊柱不稳定的风险，尤其是对于巨大 ABC、多节段病变、关节突关节或韧带组织的大部切除情况下。所产生的肿瘤腔应植骨填充，对于任何不稳定节段均行椎间融合内固定术。

8. ABCs 的复发率高，达 7%～42%（Bolliniet 等，1998；de Kleuver 等，1998；Dormans 等，2004；Erol 等，2015；Gibbs 等，1999；Ozaki 等，1996；Vergel De Dios 等，1992）。因此，需要定期进行术后随访和影像学检查，了解肿瘤复发情况。大多数作者建议术后定期复查至 2 年。如果需要行 MRI 检查，钛植入物因金属伪影较低，优于不锈钢（Torpey 等，1995）。

【术中影像】

见图 75-4。

【技术要点】

1. 术前选择性动脉栓塞术可以减少术中出血。栓塞和肿瘤切除间隔时间应少于 48h。通常，患者在术前一天接受介入栓塞治疗。

2. 术中应用神经电生理监测，降低医源性损伤的风险（即减压、内固定植入或畸形矫正时）。

3. 术者在彻底切除病变前应明确诊断为 ABC（如术中进行冷冻活检以供检查）。

4. 多节段 ABC 通常不累及椎间盘组织。本病例 L_5～S_1 和 S_1～S_2 椎间隙正常，为肿瘤切除提供了重要的解剖学标志。

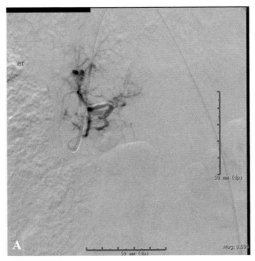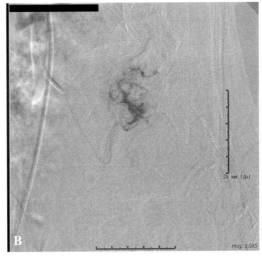

▲ 图 75-4　通过数字减影血管造影技术获得骶骨正侧位图像

注射对比剂后在右侧骶髂区立即出现肿瘤样腮红。微导管经左侧股动脉逆行进入腹主动脉后进入右髂内动脉，经髂腰动脉，用聚乙烯醇颗粒成功栓塞供养肿瘤的小动脉

5. 完整切除肿瘤后，高速磨钻和电刀烧灼空腔；辅以上述佐剂，继而空腔内填充骨移植物。

6. 术前仔细考虑巨大肿瘤及病变靠近右侧骶髂关节处。考虑到骶髂关节可能存在不稳定，在骶髂关节远端使用了 S_2 骶骨螺钉固定。这种脊柱 - 骨盆固定技术的优点是位置低，可直接连接到位于较近椎弓根螺钉中的杆（即不需要传统髂骨螺钉通常需要的偏置连接件），并且具有极好的生物力学强度。

7. 通过对螺钉施加压力并挤压骨盆，术中评估脊柱内固定的稳定性。如果怀疑脊柱有任何不稳定的可能，需要进行椎体间植骨融合，必要时，可植入髂骨螺钉以增强脊柱 - 骨盆的稳定性。

8. 当正常的脊柱解剖结构出现严重扭曲畸形时（如破坏性骨肿瘤或严重畸形的情况下），可考虑使用术中导航来植入内固定器械。

9. 钛植入物优于不锈钢，因为术后 MRI 检查时金属伪影少。

【术后影像】

见图 75-5 和图 75-6。

【风险规避】

1. 以新发背痛和神经功能异常为表现的患者应警惕可能出现脊柱病变。

2. 因其影像学表现与毛细血管扩张性骨肉瘤相似，在治疗前明确 ABC 诊断至关重要。

3. ABC 是富血管化肿瘤，术前行选择性动脉栓塞术可减少术中失血。

4. 当切除累及脊柱的肿瘤时，应采用术中神经电生理监测以降低医源性神经损伤的风险。

5. 术者一定要仔细评估肿瘤切除对相应脊柱节段稳定性的影响，如果术后可能出现不稳，术者应对相应节段行椎间植骨融合术，钛植入物优于不锈钢植入物，因为术后行 MRI 检查时金属伪影少。

6. ABC 切除术后复发率高。为了减少复发的风险，肿瘤腔应该进行机械和（或）化学消融，然后用骨移植物填充。术后，患者应定期进行影像学检查以监测复发情况。

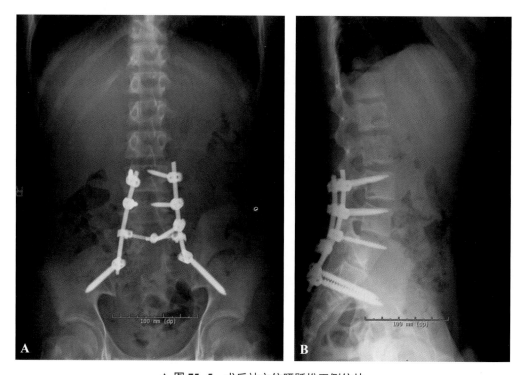

▲ 图 75-5　术后站立位腰骶椎正侧位片

在 L_5、S_1 和 S_2 行椎板切除术，在 L_4、L_5 行椎弓根内固定和左侧 S_1 固定、S_2 节段双侧髂骨螺钉固定（即无须偏置连接器，通常需要传统的髂骨螺钉）和出色的生物力学强度

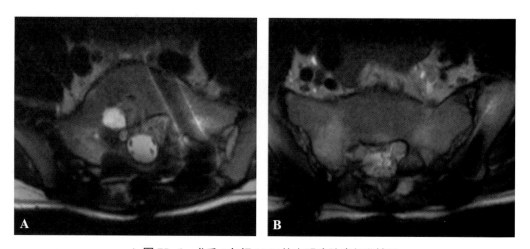

▲ 图 75-6　术后 1 年行 MRI 检查明确肿瘤复发情况

图中 S_1（A）、S_2（B）节段轴位 T_2 加权像示 S_1 椎体囊性变稳定，ABC 病变刮除植骨区已融合；没有中枢神经压迫征象；可见 S_1 左侧椎弓根钉和 S_2 双侧髂骨翼螺钉伪影

儿童及青少年胸腰椎爆裂性骨折

Management of Pediatric and Adolescent Thoracolumbar Burst Fractures

José Ramírez　Heather Hansen　Craig Eberson　著

刘永　张亚鹏　译

概　要

胸腰椎爆裂骨折在儿童和青少年人群中相对罕见。从事高风险活动的年长儿童更有可能遭遇此类骨折。其发生机制为轴向的暴力通过椎间盘作用于椎体终板，最终使椎体破裂，并累及胸腰段脊柱的前柱和中柱。本章定义了胸腰椎稳定和不稳定的损伤，并概述了爆裂性骨折手术治疗的适应证。我们提出了进行脊柱后路内固定时进行节段选择的基本原理，并分享了为实现骨折复位和累及的相关压迫节段减压而采用的技术。

【病史简述】

一名 16 岁的女性发生车祸后被送往急诊室。检查时，她主诉右侧大腿疼痛，并有膝伸肌无力和双侧小腿感觉异常。未累及直肠的运动和感觉。影像学显示 L_2 爆裂性骨折。由于骨折本身的不稳定和出现的神经系统症状，选择了手术治疗。术后即刻，患者的感觉异常完全恢复，但右 L_3 神经根支配的肌力为 4 级。术后 1 年，她的运动功能完全恢复。X 线片显示 L_2 椎体的矢状位和冠状位完全恢复。

【术前评估】

见图 76-1。

【术前评估】

不稳定腰椎爆裂骨折伴神经损伤。

【治疗策略】

爆裂性骨折在儿科人群中并不常见，但会导致严重的并发症。往往合并 42% 的腹部损伤和 30% 头部损伤。因此，对这些患者的评估必须根据高级创伤生命支持（ATLS）协议确定。应进行皮肤运动和感觉检查。此外，检查者应检查整个脊柱是否存在台阶、压痛、瘀斑或开放性骨折等可能。这些发现已显示出对检测胸腰椎脊柱骨折的敏感性高达 87%，特异性高达 75%。如果怀疑有脊柱外伤，则需要对整个脊柱进行 X 线平片检查，以评估可能伴随的损伤。胸腰椎损伤分类和严重程度（TLICS）评分为评估爆裂性骨折以及手术决策提供了依据。最近已在儿科患者中证明了其有效性。爆裂性骨折必须与 Chance 骨折相鉴别，后者是由牵张而不是压缩引起的。对后

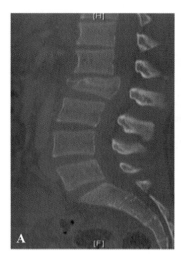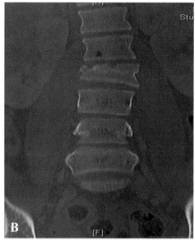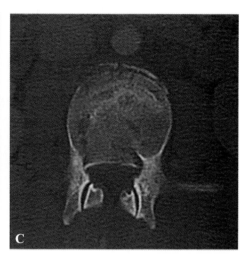

▲ 图 76-1　腰椎 CT 扫描显示 L_2 爆裂性骨折伴有明显的侧后凸畸形和椎体后壁突向椎管

纵韧带复合体（PLC）损伤的怀疑和评估对于避免误诊至关重要。

我们建议对圆锥延髓下方最不稳定的腰椎骨折进行外科手术干预的方法是后路器械融合内固定术，通过韧带旋转术间接复位或通过后柱碎片的前夯实术直接复位。导致脊髓受压的骨折或无法通过后路复位的爆裂型骨折可能会因前路减压植骨融合内固定而受益。最后，对于术后脊柱活动和支具的使用提供指导，直到骨折完全恢复正常。

【基本原则】

1. 轴向暴力通过作用于椎间盘进而通过椎体终板作用于椎体导致椎体破裂并累及脊柱的前柱和中柱而导致爆裂性骨折。

2. 影像学检查用于评估脊柱潜在的不稳定性以及后柱损伤，如椎板及椎弓根骨折和关节突脱位。不稳定的指标包括局部脊柱矢状面后凸（＞30°）或冠状面畸形，伤椎侵入椎管（＞50%）和椎体高度丢失（＞50%）。

3. 通过 CT 检查可以确定伤椎侵入椎管程度（图 76-1）。MRI 扫描可以确定神经受压情况及 PLC 的完整性。

4. PLC 未受累的稳定性骨折，没有相关的神经损伤或明显的后凸或后移。这些损伤通常通过胸腰骶椎支具（TLSO）进行 8～12 周保守治疗。

5. 对于具有生物力学不稳定骨折的患者，建议进行后路脊柱内固定术，必要时行融合术。我们倾向于对明显前凸的中下腰椎进行短节段固定。长节段固定（上下两个水平）被认为在生物力学稳定性上更有优势，常用于胸腰交界处或邻近节段的损伤。对于明显不稳定性骨折伴或不伴后柱骨折或脱位的患者常同时行椎间融合治疗。

6. 在一些脊柱中心，首选在骨折愈合后去除脊柱内固定的非融合外科治疗。前路减压通常用于严重的椎管损伤、椎体高度丢失及后凸畸形和（或）胸椎损伤。

7. 术后通过胸腰骶椎支具（TLSO）进行 8～12 周保守治疗。

8. 逐渐恢复活动并辅以物理疗法。

9. 建议进行至少 1 年的临床随访（图 76-3 和图 76-4）。术后发生假关节的概率很罕见，但保守治疗的患者可能出现进行性的后凸畸形。

【术中影像】

见图 76-2。

【技术要点】

1. 患者俯卧位，并利于术中透视。

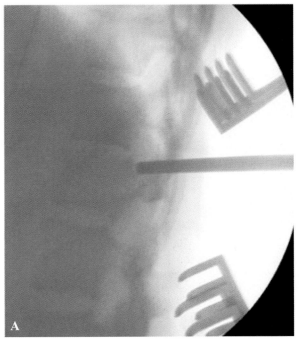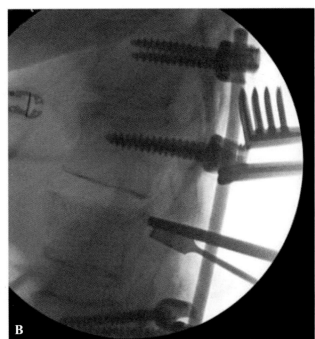

▲ 图 76-2 术中透视显示复位器可以还纳骨折碎片（A），本病例通过神经根牵开器侧后方直视下辅助侧方骨折碎片复位（B）

2. 我们倾向于利用术中神经电生理监测来减少医源性神经损伤的机会。

3. 我们的实践是在减压前植入椎弓根内固定。

4. 皮肤切口长度应包括伤椎邻近椎体 1~2 节段并逐层显露至椎板。

5. 与伤椎邻近节段的后柱骨折应避免植入椎弓根螺钉。

6. 植入椎弓根螺钉。

7. 然后安装适当弯曲的连接棒后安装并拧紧螺帽。横链增加了结构的稳定性。

8. 符合脊柱生理弧度的连接杆和椎间适当撑开可间接进行椎管减压，此种操作可以通过术中透视确定；必要时需行椎管造影明确有无残余的脊髓压迫，如果存在，需行直接减压术。

9. 值得注意的是，通过硬膜切开术减压后，神经纤维可能疝入椎板缺损处。因此，术前进行影像学检查明确有无后柱骨折尤为重要，如果有明确的后柱损伤且伴有神经系统异常，需行椎板切开减压术。

10. 硬脊膜切开减压术后需用 6-0 单丝缝合线 8 字间断缝合，并用纤维蛋白密封胶增强。

11. 然后执行减压。在腰椎，硬脊膜囊被适当牵开并保护以显露位于腹侧的凸向椎管的骨折块。对于小的游离的碎骨块可直接用直角咬骨钳咬除。使用荧光透视法，对于较大的骨块用直型的或弯曲的"脚踏"轻轻地敲打使骨折块进入椎体原骨折处，并通过术中影像学确认夯实后的位置（图 76-2）。通过外侧隐窝椎间孔扩大切开术进行神经根的间接减压。

12. 大量生理盐水冲洗后，放置引流管并在皮下局部使用万古霉素粉末后逐层缝合伤口。

【术后影像】

见图 76-3 至图 76-4。

【风险规避】

1. 胸腰段椎弓根入路的位置在轴面和矢状面上各不相同。了解这些解剖差异将确保沿椎弓根

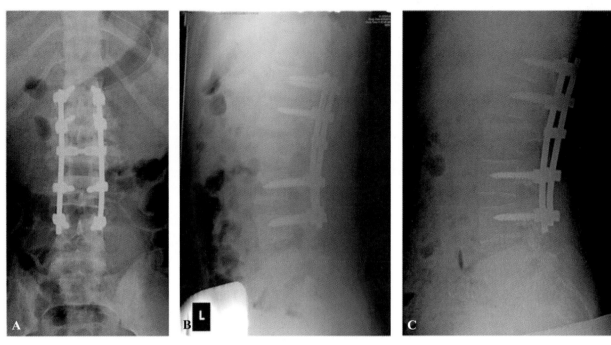

▲ 图 76-3　术后正位片显示行长节段固定后脊柱后凸畸形矫正和腰椎前凸恢复（A）及冠状面改善（B）。术后 1 年侧位片（C）示各椎体序列恢复满意

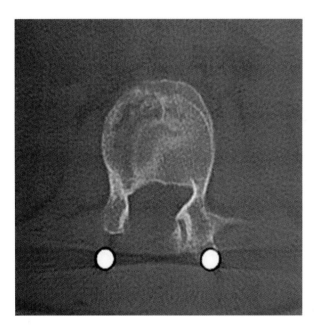

◀ 图 76-4　术后 1 年椎管爆裂性骨折轴状面显示椎管重塑

轴安全置入螺钉。

2. 杆断裂和（或）持续疼痛可能提示假关节病。具有切开探查和内植入物更换的指征。补充 BMP 和骨移植替代物的骨移植有助于实现融合。

【病例参考】

病例 74　胸腰椎压缩性骨折。

胸腰椎屈曲过伸性损伤（Chance 骨折）

Thoracolumbar Flexion–Distraction Injuries: Chance Fracture–Dislocations

Kevin M. Neal 著

刘 永 张亚鹏 译

病例
77

概 要

◆ 在儿童中，胸腰椎屈曲 – 过伸性损伤相对罕见。它们常称为"Chance 骨折"，也被称为"安全带骨折"，其最常见的损伤机制是发生机动车事故时，因安全带的阻隔，紧急刹车造成身体上部急剧前移、屈曲向前的剪切应力而导致骨折，其典型征象"安全带征"（腹前部瘀伤）的存在有助于诊断。由于剪切应力，此种损伤常伴有腹内脏器损伤，与脊柱损伤相比，可能增加更多紧急手术的可能。脊柱损伤以前柱为中心，后柱韧带或棘突受剪切力而破裂，并累及中柱，亦可达前柱。Chance 骨折可伴有脊髓损伤，如果为不完全性脊髓损伤，则预后较好。Chance 骨折本质上是不稳定性骨折。对于年幼患儿，非手术治疗加石膏或支具外固定可能是有效的，但更多见的是需要手术稳定，常见的手术方式是有限的脊柱后路融合椎弓根内固定术。

◆ 一名 14 岁男孩因车祸伤被送至急诊室。当车高速行驶撞向水泥路障时其正坐在汽车后排座椅上，虽使用了安全带的腰带部分，但没有使用肩带。其临床表现有明显的前腹部瘀伤和腹部及腹后部严重疼痛，经创伤外科医师评估后确定有肝脏和脾裂伤，而专科查体双下肢肌力良好、感觉正常。影像学如腰椎 X 线、CT 和 MRI 检查示 $L_3 \sim L_4$ 屈曲 – 过伸性损伤（Chance骨折）。密切观察腹部损伤，待患者病情稳定后，给予行后凸畸形矫正，L_3、L_4 融合椎弓根内固定术。患儿术后即刻常规佩戴 TLSO 并逐渐恢复负重练习。最终患者实现稳固的椎间融合和功能完全康复。

【病史简述】

一名 14 岁男孩在一次车祸中坐在汽车后排座位上，当时汽车撞上了坚固的障碍物。他只使用安全带中的腰带部分。他作为一名创伤患者送至急诊室，通过进一步的检查发现前腹部瘀伤，以及肝和脾裂伤。影像学检查显示 $L_3 \sim L_4$ 节段局部后凸畸形，$L_3 \sim L_4$ 椎间盘和 L_3 棘突和后纵韧带分离。神经系统检查正常。他的 X 线、CT 扫描和 MRI 检查如图 77-1 所示。

【术前影像】

见图 77-1。

【术前评估】

1. 肝脾裂伤。

2. L$_{3\sim4}$ 节段屈曲 – 过伸性损伤(Chance 骨折)。

【治疗策略】

由于产生脊柱屈曲 – 过伸性损伤所需的力通常是朝前经过腹腔，医师应高度怀疑腹部内伤可能，通常包括创伤患者的复苏和治疗。如果腹腔损伤需要紧急手术，则必须在治疗脊柱损伤之前进行。在 Chance 骨折中，多达 2/3 的患者伴有严重的腹内损伤。在处理伴发损伤时，明确有无脊柱损伤对于预防脊柱的二次伤害至关重要。通过注意受伤部位是否存在前腹部瘀伤、胸腰椎后部疼痛以及可能存在的皮肤皱褶或局限性后凸畸形等有助于诊断。影像学检查包括平片，CT 扫描明确有无骨性损伤和 MRI 检查明确有无软组织及脊髓损伤。

如果是单纯骨性损伤，可以尝试进行非手术治疗，如 TLSO 支具固定（产生脊柱前凸）。骨折愈合快于韧带损伤。同样，年幼患者通常比青少年和成人的愈合快，在这个年龄段的 Chance 骨折可以考虑行非手术治疗。如果尝试进行非手术治疗，则需要在支具保护的情况下进行侧位 X 线检查，以确认其可控制损伤的任何不稳定性节段并防止脊柱后凸畸形。

更常见的是，Chance 骨折有很高的不稳定性，常建议行手术治疗。对于伴有神经系统损伤的患者，手术治疗可以为术后康复和神经系统恢复提供最佳机会。

尽管有病例报道单节段椎弓根螺钉内固定或张力带钢丝固定成功，但典型的屈曲牵张性损伤的内固定和融合将涉及损伤上下 1～2 节段。融合节段可能取决于以下因素，如术前驼背的数量、患者的骨骼质量、患者的年龄及手术医生的经验等。

通常，当患者标准体位俯卧于脊柱台上时，损伤部位的局部后凸畸形常可复位。通过后路到达手术节段，通过将针头插入棘突并获得侧位片或侧位透视，可以确认节段。分离椎旁肌后，清除骨折处血肿。依术者喜好依次植入椎弓根螺

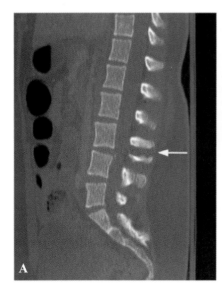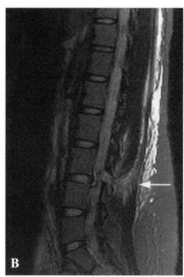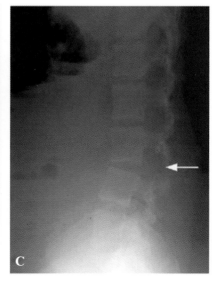

▲ 图 77-1　矢状面 X 线、CT 和 T$_2$ 加权像 MRI 证实 L$_3$ 棘突张开和后纵韧带断裂，表明为屈曲 – 过伸性损伤

钉，选取合适长度的钛棒预弯成脊柱正常的生理弧度后与椎弓根钉尾连接适当加压后纠正后凸畸形，通过咬骨钳或骨凿打磨椎板后皮质层成新鲜植骨面，有利于骨性愈合，人工骨的使用具有争议，通常不用于儿童或者青少年人群中。

术后鼓励患者早期负重，尽快恢复正常饮食。腹部损伤可能增加术后肠梗阻的风险。手术医生可能更倾向于使用额外的固定来帮助融合，如果是的话，TLSO 可以用于负重，通常持续6～12 周。

【基本原则】

1. 当患儿俯卧位于脊柱台上时，应注意脊柱的保护以免二次伤害。

2. 术中使用无菌针头及侧位像确定损伤部位。

3. 应使用标准后路手术到达后柱。

4. 从骨折部位清除血肿和任何小的游离的碎骨块。

5. 通常在损伤节段上下各一个节段进行双侧椎弓根螺钉固定；同时考虑患者的体重、骨质、需要更大的矫正后凸畸形时需增加融合固定的节段。

6. 将杆插入到脊柱两侧的椎弓根钉尾处。

7. 通过椎弓根螺钉适当加压，以保持稳定性并改善后凸畸形。

8. 鼓励术后早期在外固定保护下下床活动。

9. 术后外固定的方式多种多样，但如果需要额外的外部稳定性，则可以包括 TLSO。

【术中影像】

见图 77-2。

【技术要点】

1. 当患儿俯卧位于脊柱手术台上时术前损伤部位的后凸畸形常可减少。

2. 对于儿童和青少年，植骨是可选择的。骨移植的来源包括自体髂骨移植，同种异体移植和人工合成骨。在年幼健康的儿童和青少年中，由

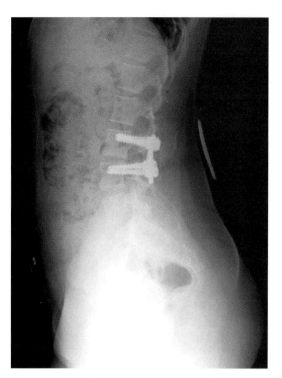

▲ 图 77-2　侧位片显示在 L_3 和 L_4 椎弓根螺钉内固定术后脊柱融合，术前脊柱后凸恢复

于其极佳的愈合和融合潜力，可能不需要植骨。

3. 椎弓根螺钉的植入方式与脊柱侧弯手术相同，包括徒手 / 解剖点定位技术、透视辅助或三维图像导航。

【风险规避】

1. 对脊柱的保护一直持续到坚强的内固定安装完成。

2. 在考虑脊柱手术之前，确保已经完成了腹部损伤的检查和治疗。

3. 在脊柱后路手术中，骨折造成的软组织破坏会显露硬脑膜。手术过程中应注意避免硬脑膜撕裂。

4. 术后早期固定有助于预防肠梗阻、静脉血栓形成和压疮，尤其是在脊髓损伤的情况下。

【病例参考】

病例 76　儿童及青少年胸腰椎爆裂性骨折。

病例 74　胸腰椎压缩性骨折。

病例 **78**

无放射影像学异常的脊髓损伤（SCIWORA）

Spinal Cord Injury Without Radiographic Abnormalities (SCIWORA)

John A. Heydemann　Brian E. Kaufman　Suken A. Shah　**著**

刘　永　张亚鹏　**译**

概　要

由于儿童脊髓延展性强，无放射学影像学异常的脊髓损伤（SCIWORA）仅见于儿童。顾名思义，临床表现为完全性或不完全性脊髓损伤，但 X 线或 CT 检查没有发现病理学证据。患有这种损伤的儿童在进行进一步的影像学检查（如 MRI）寻找软组织损伤及硬膜囊破裂之前，需要进行仔细的体格和影像学检查，髓内出血预后较差。患者通常被要求制动至临床愈合和影像学检查显示脊柱屈伸活动稳定为止，任何后期的不稳定均需要进行手术干预。

【病史简述】

该患者是一名 3 岁女孩，在发生机动车交通事故时，其正坐在副驾驶的座位上。患者被送到了外面的医院昏迷指数从 12 上升到 15。外院 CT 检查（图 78-1）显示无任何骨质损伤，后患者转入我院行进一步检查并给予标准的脊柱保护措施治疗，包括应用颈托。经专业骨科医师评估后，该患者左上肢可以移动，枕颈部及椎旁肌压痛（＋），左上肢和左下肢无力。

【术前影像】

见图 78-1。

【术前评估】

1. 左上肢或下肢无运动或感觉异常。

2. 可能出现脊髓损伤和臂丛神经麻痹（需要

进一步影像学检查）。

3. 伴发双侧肺挫伤、右肾上腺血肿、肝裂伤、腹膜炎、左侧耻骨骨折和右侧骶骨骨折等损伤。

【治疗策略】

该患者到达急诊室后，给予颈托固定并采取严格的脊柱保护措施。考虑到患者头部大小不同，应将患者放在改良的平板上，以免患者颈部出现后凸畸形（Herzenberg 等，1989）。然后应对患者进行全面的病史和体格检查并观察神经功能受损情况。拍摄标准颈椎 X 线检查，然后进行 CT 和 MRI 扫描。仔细影像学检查可能会发现局部损伤，但该患者为无放射学影像学异常的脊髓损伤，在 X 线片或 CT 检查中未发现任何损伤。明确诊断为 SCIWORA 后，行传统 Halo 架或无针 Halo 架

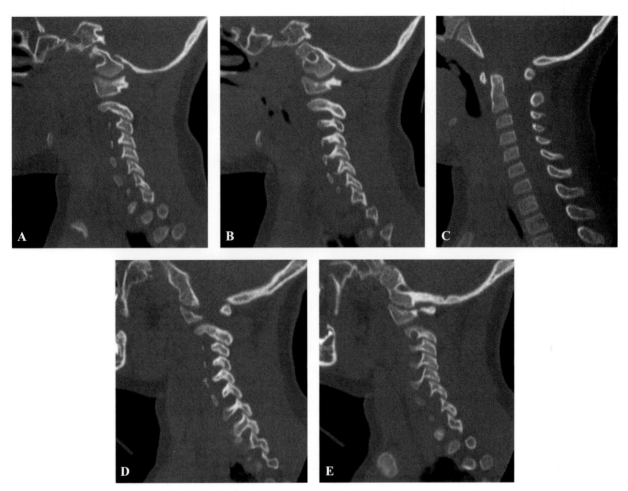

▲ 图 78-1　患者初次到达急诊室时行颈椎 CT 检查，矢状面图像证实颈椎各骨质正常

牵引 3 个月后门诊密切随访（Loder，2014）。

　　对于年龄较大知晓该治疗的重要性且能够坚持佩戴的患者，可以行硬质颈托固定治疗。该患者为了进一步评估脊髓功能行 MRI 检查（图 78-2），结果显示寰枕、寰枢关节囊韧带水肿，C_2 节段脊髓挫伤，C_6 下终板不稳定横向骨折伴韧带断裂，硬膜外血肿较薄，无脊髓压迫。其他合并损伤包括左侧耻骨支骨折和右侧骶骨骨折。经患者及其家属知情同意后，予以无钉 Halo 架固定 6 周（图 78-4），规范随访颈椎侧位片（图 78-3 和图 78-5），6 周后改行硬质颈椎支具固定（图 78-6）。

【基本原则】

　　SCIWORA 是一种在 X 线片或 CT 扫描中不伴有骨折或脱位的脊髓损伤。据报道，其发病率占所有小儿脊髓损伤的 18%～38%（Joneset 等，2011）。该病仅见于儿童，被认为与脊髓更具有延展性有关，发病原因主要包括 4 种，如过度伸展、屈曲、分离和脊髓缺血等（Loder，2014）。临床表现主要为完全性或不完全性脊髓损伤，8 岁以下儿童更为常见。患者必须在发病早期制动（Warner 和 Hedequist，2010）。MRI 是评估患者伴有神经功能异常最有效的方法（Loder，2014）。目前，对于 SCIWORA 的治疗尚未达成一致。大多数研究认为支具制动 3 月后行屈伸位 X 线片检查（Pang 和 Pollack，1989）。任何后期不稳定均应行外科手术干预（Loder，2014）。

【术中影像】

　　见图 78-2 和图 78-3。

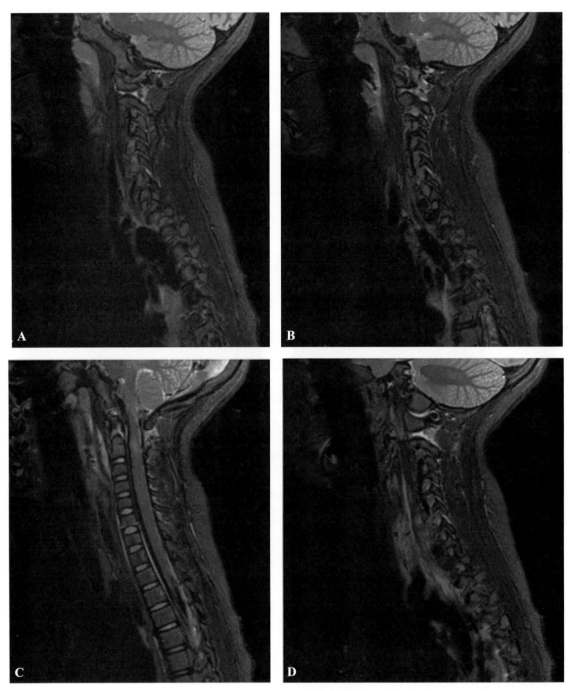

▲ 图 78-2　颈椎矢状面图像

【技术要点】

切记，确保对患者进行全面仔细的体格检查并详细记录，同时在整个治疗过程中定期开展上述体检并辅以相应的影像学检查，注意一些患者的硬脑膜破裂尤其是微小病变，髓内出血预后不良。

【术后影像】

见图 78-4 至图 78-6。

【风险规避】

一旦发生颈椎创伤，及时予以颈椎制动避免二次伤害。全面的病史及体格检查对于发现神经功能异常至关重要；仔细阅读影像学资料确保颈

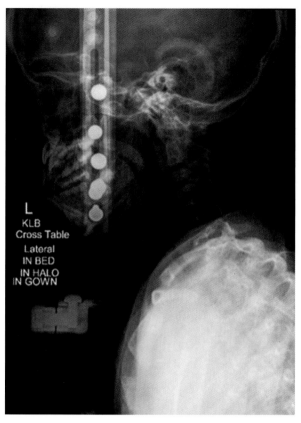

▲ 图 78-3 无钉 Halo 支架固定后侧位像

椎损伤不被遗漏。对患者进行密切随访并定期进行评估，一旦发现任何脊柱不稳征象，表明具有手术干预指征。

【病例参考】

病例 73 单侧颈椎关节突骨折 – 脱位。

笔者心得与经验

对因疑似创伤性颅脑损伤而插管并送至急诊室的幼儿应仔细评估，确保他们没有严重的脊髓损伤 / SCIWORA。如果患儿为严重完全性脊髓损伤，因呼吸中枢抑制需行气管内插管，常诊断为 SCIWORA 困难。因为不能产生自主呼吸和存在气管插管。患者常四肢瘫痪、无法用语言交流。这些患者早期常被诊断为严重创伤性颅脑损伤，然而他们可能会自主睁眼，用眼睛跟踪，并可以按指示眨眼，或向左或向右看。

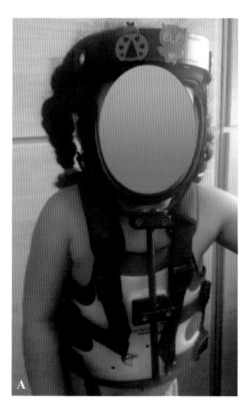

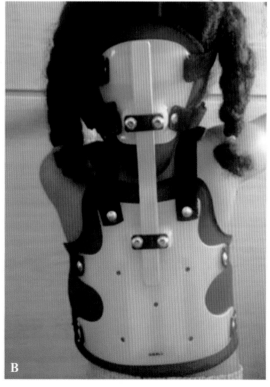

▲ 图 78-4 患者佩戴无钉 Halo 支架的外观照

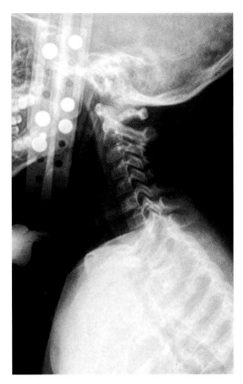

▲ 图 78-5 治疗后 2 周颈椎横位 X 线片

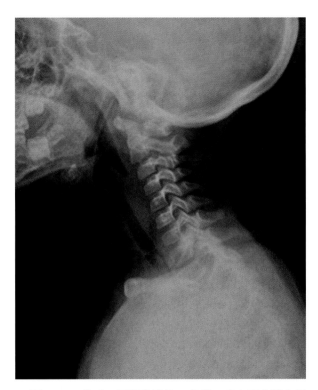

▲ 图 78-6 伤后 6 周颈椎横位 X 线片，患者现在戴上了硬颈圈

第四篇

骨盆与髋关节
Pelvis and Hip

坐骨结节撕脱骨折

Ischial Tuberosity Avulsion Fracture

Kevin E. Klingele   Jeff Otte **著**

李 阳 **译**

概　要

坐骨结节撕脱骨折是一种少见的损伤，通常见于青少年运动员在屈髋伸膝的强迫体位时。这种伤害通常伴随着疼痛的突然发作和大腿近端或臀部区域的"爆裂"感。初步检查应包括完整的病史和骨盆X线片检查。对于移位小于15mm的骨折，通常予以休息、制动和康复为主要治疗手段的保守治疗。对于骨块移位大于15mm、保守治疗失败、有症状的骨不连或有坐骨神经症状的患者，建议手术治疗。臀下入路是一种安全的入路，可以充分复位和固定碎骨块。该方法的优点包括能够在不显露坐骨神经的情况下直接显露碎骨块，而且，在需要时可以扩展切口以显露坐骨神经。患者俯卧位，髋膝关节轻度屈曲，可以使坐骨碎片间接复位。初始移位大于15mm的患者，保守治疗的常见并发症是有症状的骨不连。

【病史简述】

一名健康的、骨骼发育不成熟的14岁男性田径运动员，突然出现有大腿近端疼痛和"爆裂"感觉，导致他跌倒在地。骨盆X线片显示坐骨结节撕脱性骨折并明显移位（图79-1）。体格检查发现，患者是一名健康的青春期男性，并且在他的腿后肌群近端肌腱附着点处有压痛，有明显的缝隙。他行走屈膝时出现避痛步态。没有神经损伤表现。

【术前影像】

见图79-1。

【术前评估】

• 行走障碍。

• 限制功能性疼痛。

• 急性明显移位的坐骨结节撕脱性骨折。

【治疗策略】

建议对初始位移小于15mm的患者进行非手术治疗，包括休息、制动和康复治疗 (Kujala 和 Orava, 1993; Kujala 等，1997; Kocis 等，2003)。恢复到可充分体育运动的时间为6～12周。当撕脱的坐骨结节移位超过15mm，保守治疗失败，不论移位多少或是否有坐骨神经症状时，都应考

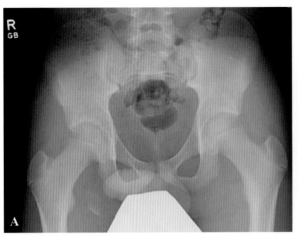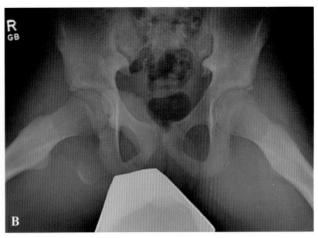

▲ 图 79-1 受伤时的 X 线片
A. 骨盆前后位片显示右坐骨结节撕脱性骨折明显移位；B. 蛙式位骨盆 X 线片显示 2.2cm 的位移

虑手术治疗（Kujala 和 Orava 1993；Vandervliet，2007；Sulko 等，2011）。在急性情况下，作者推荐通过臀下入路行切开复位内固定术。全身麻醉后，患者俯卧位，髋部和膝盖轻度弯曲，在臀部折痕内做一个 5~8cm 的横向切口。臀大肌下缘被钝性分离并向上拉开。分离臀大肌和腿后肌群间隙，并将臀大肌向近端拉开。显露位于股后侧肌腱的撕脱碎骨片，将其复位后用一到两根光滑的克氏针临时固定。在此之前，骨膜下有限显露坐骨有助于确认复位。将一个大 Hohmann 拉钩放置在肌腱 - 骨交界处并向近端撬动骨块来辅助复位。一旦复位满意就行螺钉固定。碎片大小决定了适当的内固定，但作者通常使用 4.5mm 的非空心螺钉。术后，患者在髋关节外展支具下着地负重，以防止屈髋活动，共 4 周。

【基本原则】

坐骨结节是近端腘绳肌腱复合体的起源，它由股二头肌的长头、半腱肌和半膜肌组成。这种隆起骨骺通常出现在 13—15 岁，并在 16—25 岁时与骨盆融合 (Flecker，1942)。由于骨骺一般比肌腱强度弱，容易通过骺板造成撕脱伤。坐骨结节骨骺尚未融合的青少年运动员在需要快速加速和减速的运动中，如在舞蹈、田径、足球和体操中，尤其容易出现这些损伤（Muscato 等，2001）。如果移位大于 15~20mm，这种损伤相当于完全的近端腘绳肌腱断裂，应该讨论手术干预。

【术中影像】

见图 79-2。

【技术要点】

作者推荐切开直接显露骨折块，直视下复位固定。我们发现，臀下入路可以安全、容易地接触到骨块，并能避开坐骨结节外侧的坐骨神经和股后皮神经。此外，这种入路要求患者俯卧，髋膝关节轻度弯曲，使骨块间接复位，从而切开复位更容易。如果有坐骨神经损伤或骨不连翻修手术的临床证据，可以改良臀下入路以允许显露病灶。在臀褶处使用类似切口，先把臀大肌向拉向近侧，以显露该骨折块，向外侧继续分离，则可以显露坐骨神经（Miller 等，1987）。或者，从臀部折痕向下至大腿后外侧的纵向切口可以使显露坐骨神经，并在必要时对腘绳肌腱进行 Z 形延长，可以显露、活动和复位碎骨片。

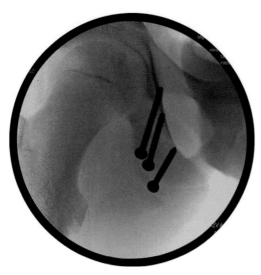

▲ 图 79-2　所示与图 79-1 为同一病例，3 枚 4.5mm 全螺纹螺钉穿过解剖复位的坐骨结节撕脱骨折患者的术中透视图像

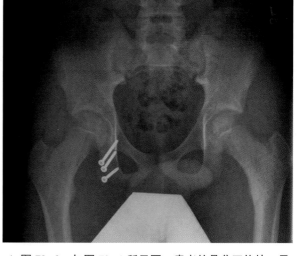

▲ 图 79-3　与图 79-1 所示同一患者的骨盆正位片，显示骨折复位良好，螺钉固定牢靠，检查时有轻微疼痛

【术后影像】

见图 79-3。

【风险规避】

如果对坐骨结节撕脱性骨折的症状有误解，可能会导致过度延迟诊断，最终可能需要更大的手术治疗（Gidwani 和 Bircher，2007）。因此，及时准确的诊断对于促进最佳治疗至关重要。除了详细的病史和临床检查外，还应对有明确创伤和临床表现的患者进行骨盆 X 线片检查。如果摄片检查不相符，超声检查或磁共振成像（MRI）可能有助于揭示软组织损伤（Gidwani 等，2004）。保守治疗的潜在并发症包括撕脱骨碎片的不愈合。由此产生的假性关节炎可能与慢性疼痛，无法长时间坐着以及运动能力显著降低有关（Kujala 等，1997）。在这种情况下，作者建议修复骨不连，如上所述延长切口，充分显露慢性损伤和（或）坐骨神经。坐骨神经症状出现在保守治疗的患者或手术治疗后并发症。如果症状不能在合理的时间内缓解，作者建议坐骨神经松解。

【病例参考】

病例 83　创伤性髋关节脱位。

病例 84　外伤性髋关节脱位合并髋臼骨折。

病例 85　外伤性髋关节脱位伴股骨头骨骺骨折。

耻骨联合分离
Pubic Symphysis Disruption

Jason W. Stoneback 著

李 阳 译

病

例

80

概 要

一名 7 岁的男孩在骑自行车时被汽车撞伤，造成多处损伤，包括闭合性头颅受伤、双侧肺挫伤、骨盆环损伤和右股骨干骨折。患者血流动力学不稳定，耻骨联合增宽，左侧骶髂关节破坏。启动骨盆骨折治疗预案。在骨盆兜固定和复苏治疗（包括输注悬浮红细胞）后，血流动力学稳定。由于严重的闭合性颅脑损伤和双侧肺挫伤，患儿的骨盆和股骨干骨折予以外固定架临时固定以稳定病情。等到患者的血流动力学稳定下来，我们讨论了骨盆的最终固定方案，包括使用不可吸收缝线与钢板和螺钉固定耻骨联合分离。考虑到左半骨盆环的不稳，采用了左骶髂关节螺钉固定以解决左骶髂关节分离移位，对耻骨联合处行切开复位钢板和螺钉内固定。术后10 周，患者左下肢仍未负重。随访 3 个月，耻骨联合分离和骨盆环损伤已愈合，骨盆对称性良好，活动无疼痛。根据患者的年龄和骨骼成熟程度，内固定物在手术后 1 年取出。

【病史简述】

这名 7 岁的男孩正在骑自行车时，被迎面驶来的汽车撞倒。出现了多发性损伤，包括闭合性颅脑损伤、双侧肺挫伤、耻骨联合和左骶髂关节分离以及右股骨干骨折。患儿的血流动力学不稳定，需要及时的创伤控制，并临时外架固定以稳定骨盆环和股骨干骨折。一旦患者病情稳定，就考虑行最终的耻骨联合固定术。耻骨联合分离的最终固定方法包括保留先前的骨盆外固定架，切开复位后耻骨联合钻孔后不可吸收缝线固定或切开复位钢板螺钉内固定。考虑到左半骨盆环

的不稳定性，我们选择了切开复位钢板螺钉内固定。

【术前影像】

见图 80-1。

【术前评估】

1. 耻骨联合分离。

2. 左骶髂关节不稳定。

3. 骨骼发育不成熟。

4. 可能的尿道损伤。

5. 患者多发性损伤伴闭合性颅脑损伤。

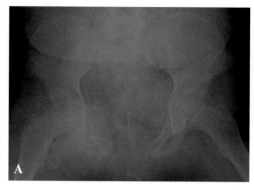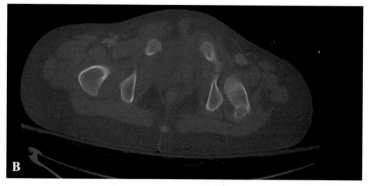

▲ 图 80-1　**A.** 骨盆前后位 **X** 线片损伤显示耻骨联合和双侧骶髂关节变宽；**B.** 骨盆兜使用之前骨盆的 **CT** 显示耻骨联合分离

【治疗策略】

经创伤急救及临时外固定架固定骨盆环后，患儿的血流动力学稳定。由于耻骨联合移位明显，在进行任何耻骨联合切开内固定术之前，都需进行逆行尿道造影以排除尿道损伤。多种技术（包括在外固定架）可以维持耻骨联合稳定。未选择维持外架固定，是因为外架固定不够稳定，无法维持解剖学复位，同时存在发生针眼感染的风险及长时间固定患儿的不耐受。切开复位和内部固定技术包括耻骨联合切开复位钻孔后不可吸收线缝合固定。该技术的优点在于可排除由于骨骼不成熟而需要的内固定取出。缺点是与钢板和螺钉固定术相比，固定不够牢固。考虑左骶髂关节不稳定，伴有对侧股骨干骨折的多发性损伤和闭合性颅脑损伤，所以选择最牢靠的固定方法。使用四孔 3.5mm 重建钢板，将两颗 3.5mm 皮质螺钉置于耻骨联合的两侧，以稳定分离的耻骨联合。要监测颅内压（ICP）和升高床头，以使颅内压保持在可接受的范围内。骨盆的最终固定术需延迟到患者颅内压稳定，并可平卧一段时间。

【基本原则】

1. 骨盆骨折的患者必须由创伤小组进行全面评估，以排除复合损伤。

2. 治疗骨盆骨折等严重创伤患者的医疗机构应制订一项处理血流动力学不稳定的骨盆骨折的应急预案。

3. 术前影像学评估包括前后位、入口和出口位骨盆 X 线片和 CT 检查。必须对后环进行仔细检查以排除损伤。

4. 应该进行彻底的体检，以诊断可能的开放性骨折或尿道损伤。任何伴有耻骨联合分离时，应放置导尿管和行逆行尿道造影。

5. 在骨盆最终固定前血流动力学应稳定。应对闭合性颅脑损伤患者监测评估颅内压，以及患者在长时间手术室内保持平卧的能力。

6. 最终的内固定方法包括耻骨联合钻孔后不可吸收线缝合。优点包括不需要去除内固定，但与钢板螺钉固定相比缺乏牢靠性。

7. 耻骨联合切开复位钢板螺钉固定可以解剖复位和牢靠的固定。根据骨骼成熟程度的不同，在伤口愈合后可能需要取出内固定。

8. 骨发育不成熟的患者伤侧术后 10 周内避免负重。然后在耐受范围内逐渐负重。

【术中影像】

见图 80-2 和图 80-3。

【技术要点】

1. 术前应放置导尿管以在手术时使膀胱减压。

2. 如果术前安置了外架，将其彻底消毒准备，

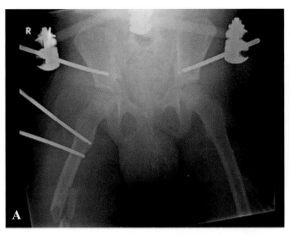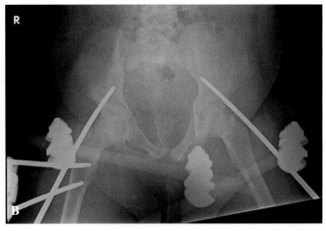

▲ 图 80-2　A. 耻骨联合复位外架固定术后骨盆前后位片；B. 骨盆入口 X 线片见外架固定术后耻骨联合复位及双侧骶髂关节间隙增宽

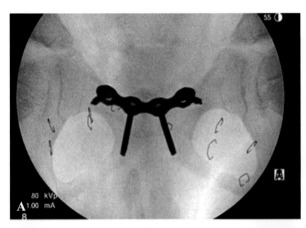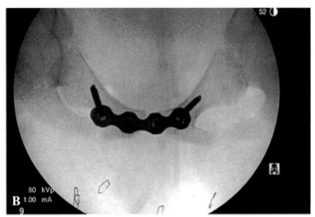

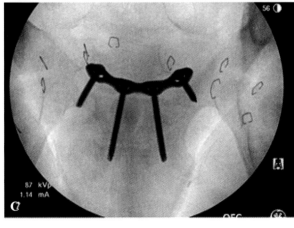

◀ 图 80-3　术中前后位（A）、入口位（B）和出口位（C）的透视图像，显示耻骨联合解剖复位重建板固定

在内固定手术中用于辅助维持耻骨联合复位。

　　3. 可透射线的牵引床有助于术中透视。

　　4. 术中在闭孔处用 Weber 钳有助于复位，并用一枚克氏针穿过耻骨联合以维持稳定后，在用钢板或缝合线固定。

【术后影像】

见图 80-4。

【风险规避】

1. 术前仔细检查以排除开放性骨折。

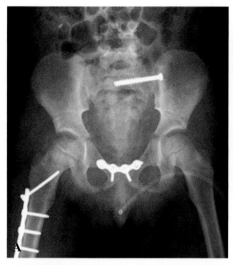
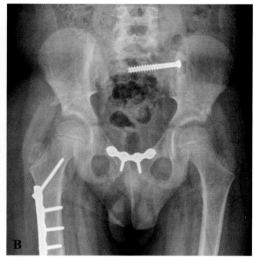
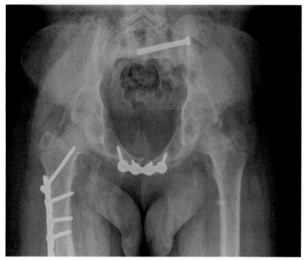

◀ 图 80-4 术后 3 个月的前后位（A）、出口位（B）和入口位（C）X 线片显示，耻骨联合重建板内固定，左骶髂关节螺钉固定和右股骨内固定

2. 耻骨联合内固定术前需行尿道逆行造影。

3. 监测术中导尿管和尿液状况，以排除医源性膀胱损伤。

4. 确保筋膜紧密闭合，以防止术后切口疝。

5. 如果有以前的腹部手术史，可以考虑请普外科或泌尿外科医师来协助手术。

【病例参考】

病例81 耻骨支骨折伴骶髂关节分离（Malgaigne 骨折）。

耻骨支骨折伴骶髂关节分离（Malgaigne 骨折）

Pubic Rami Fracture with Disruption of the Sacroiliac Joint (Malgaigne Fracture)

Omar H. Atassi   Jaclyn F. Hill 著

李 阳 译

病例
81

概 要

骨盆的垂直剪切骨折是罕见的损伤，首先由法国外科医生 Joseph-Francois Malgaigne 进行描述，常见于高能量创伤，通常是发生在从高处坠落或在足部固定的车祸中。其特征是骶髂关节损伤伴同侧垂直方向的骨盆支骨折。稳定骨盆后环的坚强韧带完全断裂，包括骶结节韧带、骶棘韧带和骶髂前/后韧带，导致完全的骶髂关节不稳定和半骨盆的垂直移位。检查泌尿生殖系统和神经血管状况至关重要。住院期间应进行积极的复苏和稳定治疗，可能需要多学科协助，包括普外科、泌尿科和骨科手术，以实现最佳治疗。损伤可使用 Young 和 Burgess 分类法进行分类。与其他小儿骨盆环损伤不同，那些影响骶髂关节的，特别是垂直不稳定的，通常需要手术。骶髂关节成功和稳定复位对于良好的远期疗效至关重要。一旦患儿充分复苏，术前影像和计划已完成，并且所有人员和设备齐全，则应在第一周内进行最终的手术治疗。手术期间应备血。有多种经皮和开放内固定方法。术中良好的透视很有必要。了解可放置螺钉的骨通道对于避免医源性神经根损伤至关重要。后遗症常与骶髂关节复位不良、下肢不等长及相关的神经或泌尿生殖系统损伤有关。

【病史简述】

该患者是一名 17 岁女孩，前排乘客，在机动车事故后出现骨盆疼痛。患者反应佳，定向感存在，血流动力学稳定，右肢体比左侧短缩。右侧下肢滚动试验时有疼痛。右半骨盆分离试验会感到疼痛和不稳定。沿骨盆周围皮肤没有变化。直肠检查提示肌张力良好、感觉完整，没有出血。阴道检查无出血。双下肢无血管神经损伤。

腹部 CT 显示 IV 级肝破裂。

【术前影像】

见图 81-1 至图 81-4。

【术前评估】

右骨盆环垂直剪切损伤（Malgaigne 骨折）。

【治疗策略】

首先要进行初次和二次检查，然后再延期进

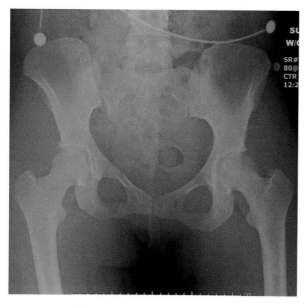

▲ 图 81-1　骨盆前后位片显示垂直方向的右耻骨上支和下支骨折，右侧骶髂关节完全断裂，导致右侧半骨盆垂直移位

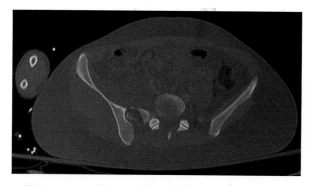

▲ 图 81-2　CT 轴向切面显示骨折的一个组成部分从骶骨外侧到椎间孔

行第三次检查，以明确所有的损伤。患者需要在就诊时和整个住院期间进行积极的复苏治疗，尤其是在第二次炎症暴发期间。开放性骨折需要立即静脉注射抗生素并在床旁冲洗创面，然后急诊进行外科清创术。必须准确诊断并适当处理神经血管损伤。腰骶神经丛和髂血管与韧带相连，半骨盆垂直骨折移位有导致其损伤的危险。因此存在大出血风险，可能会需要大量输血。应紧急处理股骨和胫骨等长骨骨折，以协助复苏并预防肺部并发症。当患者等待手术时，骨牵引有益于半骨盆骨折的复位。需要进一步的影像检查，包括骨盆入口/出口位检查和CT重建用于手术计划。CT扫描用于了解可用的骨通道以备放置螺钉。一旦患者充分复苏并准备好适当的设备和人员，患者就可以进行手术了。

【基本原则】

患者应仰卧位，并尝试进行闭合复位。最基本的方法是对患侧半骨盆进行牵引。如果闭合复位失败，则患者可能需要通过后（俯卧）或前（仰卧）入路切开复位。可以通过闭合（即牵引），经皮（即 Schanz 针）固定或安装临时外架来维持复位。透过术中透视证实复位。骨盆前后位显示屈曲/伸展和内/外旋转对齐。骨盆入口显示前/后和内/外旋转对齐。无误后再固定。手术医生的偏好和损伤模式等因素，决定了前固定和后固定的顺序。在骶髂关节完全分离时，手术医生首先固定后环。为了确定骶骨体和髂骨的合适起点，以骶骨体和髂皮质密度为横向的主要标志（Routt 等，1997）。然后，透视骨盆入口和出口，使以确保导针垂直于骨折平面进针。在骶髂关节损伤中，导针在骨盆入口位为从后到前，出口从下到上。通常需要两个螺钉来控制旋转。根据骨通道的大小，可以在第一骶骨中置入一枚螺钉，在第二骶骨中置入一枚螺钉，或者在第一骶骨中置入两枚螺钉。可以利用拉力螺钉进行加压。测量螺钉长度，钉头应终止于对侧骶骨翼。螺钉的直径大小取决于患者的解剖结构，但通常为 6.5mm 或更大。将螺钉置于垫圈上，以分散外表上方的力，防止过度穿透，而削弱固定强度。然后对骨盆施加压力，以确定是否需要额外的前方固定。通常前路固定是增加固定整体强度所必需的。如果前部损伤是通过耻骨联合，则可通过 Pfannenstiel 切口进行切开复位术，并使用 3.5mm 多孔重建接骨板和皮质螺钉进行内固定。如果损

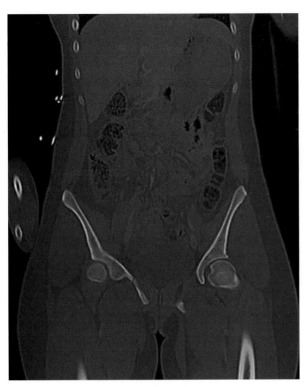

▲ 图 81-3　冠状面 CT 切面显示垂直方向的上支骨折

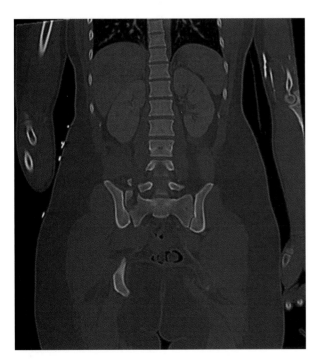

▲ 图 81-4　后环的冠状 CT 显示右骶髂关节分离脱位并导致右半骨盆垂直移位。右 L₅ 横突骨折也可见，提示腰 - 骶韧带损伤，其有助于半骨盆的垂直稳定性

伤是通过同侧耻坐骨支，这是垂直剪切骨折的典型特征，那么可以按照 Routt 等（1999）的描述，

经皮逆行放置上支螺钉。两种方法都要求患者仰卧位。在较年轻的患者，如该病例，骨膜可能仍然是完整的，不需要进一步固定。

【术中影像】

见图 81-5 至图 81-9。

【技术要点】

在 X 线透视见髂骨位于骶骨的后上方，说明骨折无法闭合复位。患者取俯卧位，取经典的右侧骶髂关节后侧入路。清除血肿和早期肉芽组织。术中利用骶骨的小骨折块和骶髂关节连接以明确复位，一枚克氏针临时固定，多角度透视确认复位后安装内固定。利用骨盆后环的外侧面确定导针的适当起点，并在骨盆入口和出口透视下监控导针进入，直达对侧骶骨翼处为止。注意确保导针仍在骨性隧道内，且方向垂直于骶髂关节。将另一枚导针置入 S₁ 中。然后安装两枚 6.5mm 部分螺纹的空心螺钉。当螺钉最终拧紧后，透视检查确认复位和加压成功。然后对骨盆行挤压试验，如果骨盆稳定，不需要前路固定。

【术后影像】

见图 81-10 至图 81-12。

【风险规避】

彻底的评估对于避免漏诊和额外的手术是至关重要的。皮肤应检查有无皮肤脱套伤或开放性伤口。应检查会阴部是否有隐性开放性骨折，直肠损伤和泌尿生殖系统损伤。泌尿生殖系统损伤可能需要逆行尿道造影，泌尿外科会诊，可能需要放置耻骨上导尿管。膀胱损伤应在手术前或手术时修复。直肠损伤可能需要行结肠造口术。术前术后详细记录患肢的神经功能关重要。应用支具来控制足下垂，直到神经功能恢复为止，以避免马蹄足样挛缩。积极的肠道准备和避免气体麻

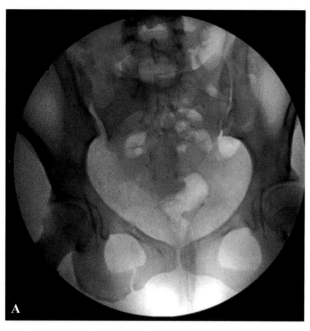

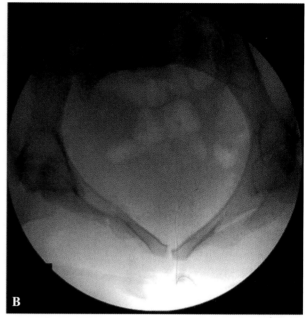

▲ 图 81-5　**A.** 骨盆前后位片提示骶髂关节左右不一致显示出右侧半骨盆垂直位移。对于年轻骨膜强健的患者，前环损伤有轻微移位并不少见，说明骨膜仍然完整。**B.** 入口位片显示骨盆环损伤前后移位，可见右侧骶髂关节不一致。再次注意耻骨支骨折轻微移位，提示骨膜完整，这些图像是在患者准备行右侧半骨盆轴向牵引前拍摄的，表明右侧骶髂关节无法闭合复位

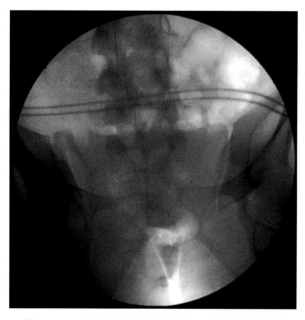

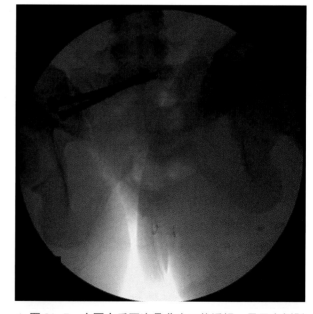

▲ 图 81-6　术中患者右侧骶髂关节切开复位后俯卧位骨盆出口位片，用于证实垂直移位已复位

▲ 图 81-7　内固定后再次骨盆出口位透视，显示右侧骶髂关节在垂直平面与对侧一致。并确保骶髂螺钉位于椎间孔外，并上下垂直于骶髂关节

醉有助于获得清晰的术中图像（Barei 等，2001）。术前应注意有无骶骨畸形，因为这可能会影响螺钉在骨通道固定的安全性（Kaiser 等，2014）。术

后神经系统检查发生变化，应进行 CT 扫描，以评估内固定是否穿过骶骨翼或骶间孔，如果存在，则需要再次手术进行内固定调整。不良的预

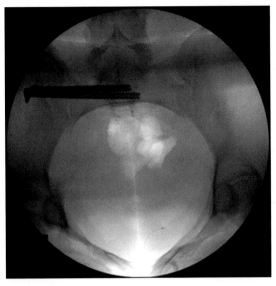

▲ 图 81-8 入口位片用于评估前后移位及内外旋转畸形
该视图还用于确定螺钉位于骨隧道内，且未穿出骶椎，否则会危及 L₅ 神经根。螺钉应垂直于骶髂关节，从后向前进入

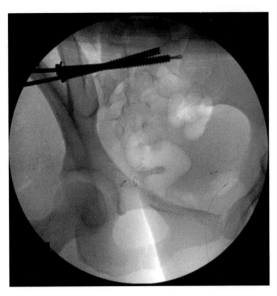

▲ 图 81-9 闭孔斜位片用于确定螺钉已完全固定于髂骨上，应注意避免螺钉过度穿透髂骨外侧骨皮质，以免降低固定强度

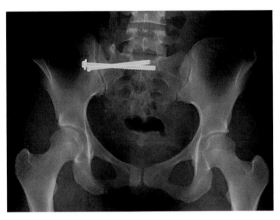

▲ 图 81-10 术后 5 个月的骨盆前后位片证实骨折愈合，没有内固定移位或复位丢失，没有屈 / 伸或内 / 外旋转畸形

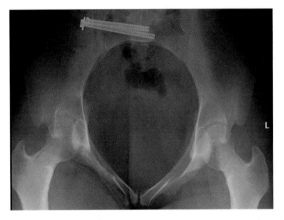

▲ 图 81-11 随访 5 个月的骨盆入口位片显示，前后移位和内外旋转畸形均纠正并维持复位

后与以下因素直接相关：神经功能障碍，泌尿生殖系统损伤，腿长差异 > 2.5cm 和骶髂关节复位不良（Tornetta 和 Matta，1996）。

【病例参考】

病例 82 Y 形软骨闭合的髋臼骨折。

病例 80 耻骨联合分离。

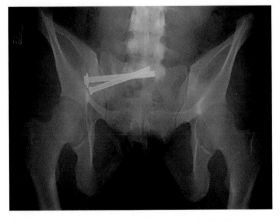

▲ 图 81-12 5 个月随访时的骨盆出口片显示垂直方向的移位已纠正并维持复位

病例 82

Y 形软骨闭合的髋臼骨折
Acetabulum Fracture with Closed Triradiate

Omar H. Atassi　　Jaclyn F. Hill　著

李　阳　译

概　要

儿童的髋臼周围骨折是罕见的损伤，通常发生在髋臼 Y 形软骨闭合后。它们多发生于高能量创伤，因此有必要进行彻底的初次和二次检查，以评估复合伤。泌尿生殖系统和神经血管状况的检查至关重要。住院期间应进行积极的复苏和稳定治疗，同时需要普外科，泌尿科和骨科等多学科协作手术治疗才能获得最佳治疗效果。Letournel 分型方法可以很好地描述伤情。闭合性髋臼周围骨折手术干预率增加。一旦患者充分复苏，术前影像和手术计划完成，人员和设备齐全，则应在伤后一周内行手术治疗。术中应备血。根据患者骨折类型和软组织情况，采用不同的体位和手术入路。术中必须要有良好的透视。关节复位是取得成功的关键。复位不良以及相关的泌尿生殖系统和神经系统损伤可造成预后不良。

【病史简述】

　　该患者是一名 16 岁男孩，他在一次越野摩托车事故后出现大腿疼痛和畸形。患者意识清晰和反应正常。右大腿血肿向外旋转，大腿后方有两处戳洞样创面。患者左下肢滚动试验时左腹股沟处疼痛。骨盆检查稳定，但旋转时疼痛。会阴部无损伤。骨骼检查未发现其他潜在损伤。四肢感觉运动检查正常。无其他复合损伤。

【术前影像】

　　见图 82-1 至图 82-5。

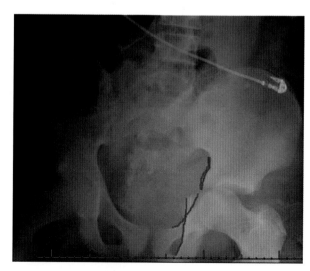

▲ 图 82-1　骨盆前后位片示左髋臼骨折伴轻度股骨头内陷。髂坐骨线（红色）和髂耻线（蓝色）的中断表明髋臼前柱和后柱均有损伤

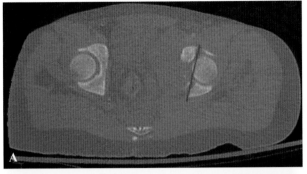

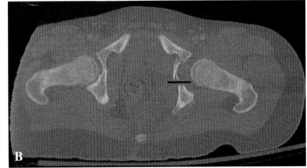

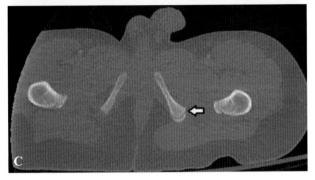

◀ 图 82-2 **CT** 轴位片显示了与横向骨折相关的垂直骨折线（红色）和与纵向骨折相关的水平骨折线（黑色），**CT** 往下平扫，见纵向骨折向坐骨下支或坐骨粗隆处(箭)走行，还应明确有无边缘撞击

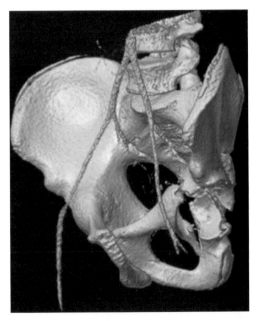

▲ 图 82-3 三维重建显示左髋臼 **T** 形骨折，横向骨折横跨前柱和后柱。横向部分是经髋臼，因为它穿过髋臼的承重部分。单独的垂直骨折将前后柱彼此分开

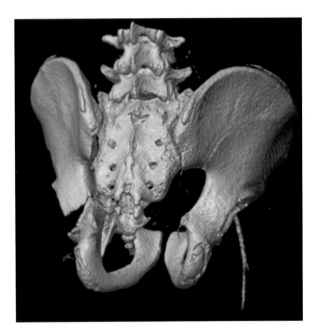

▲ 图 82-4 三维重建后视图显示后方的横行骨折

【术前评估】

1. 右侧股骨粗隆下开放性骨折（Ⅲ a 级）。

2. 左侧髋臼 T 形骨折。

【治疗策略】

首先要进行初次和二次检查，后期再进行第三次检查，以明确所有损伤。患者就诊时需要积

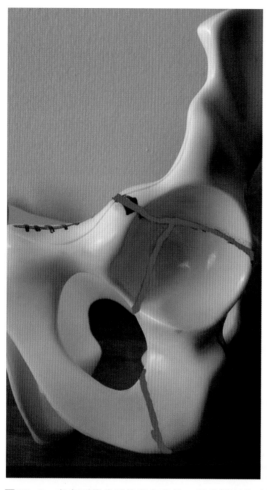

▲ 图 82-5　考虑到骨盆结构的复杂性，骨盆模型有助于制订术前计划

极复苏，特别是在第二次炎症风暴出现时。开放性骨折需要立即静脉注射抗生素和床边冲洗，然后紧急手术冲洗和清创。神经血管损伤必须及时诊断并妥善处理。坐骨神经从坐骨大切迹处穿出骨盆，位于骨折横断面后出口处附近。股骨和胫骨等长骨骨折应紧急处理，以辅助复苏和防止肺部并发症。股骨骨折在入院 24h 内用髓内针固定。如果髋臼骨折有内脱位、后侧脱位 / 半脱位、游离体或沿髋臼负重部分的关节脱落，需要骨牵引。同时做进一步的影像检查，包括髋关节，骨盆入口 / 出口和 CT 重建，以制订手术计划。一旦患者充分复苏，准备完善就可以手术。

【基本原则】

髋臼 T 形骨折通常选择后入路（Kocher-Langenbeck 入路），因为后柱参与组成后壁且移位较多见。在前柱明显移位的某些病例中，需要单独的前切口（髂腹股沟入路）或可延长的切口（外科脱位入路和扩展的髂骨股骨入路）。单独的或延长的切口都具有并发症。在髋臼骨折尤其伴有脱位病例中，应当识别并注意有无坐骨神经损伤，应切除缺血坏死的肌肉，通常是臀小肌，以预防异位骨化。清除骨折断端周围血肿和肉芽组织。打开关节清除游离体并评估关节边缘伤情。首先处理后柱，可以使用各种复位钳（包括 Jungbluth 复位钳、Weber 复位钳或大的点状复位钳）来复位骨折。根据骨折类型，夹钳的一端必须夹住四边形表面，并通过坐骨大切迹操作。必须时刻注意坐骨神经。直视结合 C 形臂透视评估骨折复位情况。一旦确认复位，应在后面安装已预弯的 3.5mm 重建接骨板。尾侧螺钉应对准坐骨，头侧螺钉应对准髋臼上区域。然后处理前柱。如果骨折位于骨膜下或未移位，则可以原位固定或无须固定。如果移位，则可以复位骨折，并使用点状复位钳或 Weber 钳通过后切口将其夹紧。透视间接评估复位情况。如果不能复位，需要另外的前侧或延长入路。骨折复位后，前柱可顺行置入半螺纹螺钉。根据患者的解剖情况，可以使用不同型号的螺钉。关闭切口，筋膜下放置引流管，筋膜及皮肤紧密缝合。

【术中影像】

见图 82-6。

【技术要点】

将患者置于右侧卧位，取 Kocher-Langenbeck 入路。显露坐骨神经并发现其严重挫伤。用一枚 Shantz 钉打入坐骨结节，牵开并清理骨折断端。

将一枚斯氏钉打入股骨远端，以牵开关节并评估关节边缘碰撞和游离体。使用 Jungbluth 钳复位骨折后，直视和 C 形臂透视下（髂骨斜位）确认。后侧放置一块 3.5mm 的重建板。钢板应紧贴在后柱骨折的前部。再用 Weber 钳将前柱复位，经皮将一枚 6.5mm 空心加压螺钉从臀内侧柱到耻骨上支顺行置入。注意确保螺钉垂直于骨折线，否则加压后会导致骨折移位。使用骨盆入口位和闭孔斜位透视评估前柱螺钉的正确轨迹。

【术后影像】

见图 82-7 至图 86-11。

【风险规避】

进行彻底的评估对于避免漏诊和额外手术至关重要。应检查皮肤是否有脱套伤或开放性伤口。会阴部应检查是否有隐性开放性骨折，直肠损伤和泌尿生殖系统损伤。生殖器泌尿系统损伤需要逆行尿道造影，泌尿科会诊以及可能的耻骨上置入导尿管。膀胱损伤应在手术前或手术时进

行修复（Wathik 等，1996）。直肠损伤可能需要转移结肠造口术。如果出现股骨头突出或脱位，每次搬运患者时，都需拍摄骨盆的 X 线片。因为在转移过程中，随着牵引力的去除，股骨头可能会脱位。术前和术后全面记录患肢的神经功能至关重要。足下垂需应用支具直到神经功能恢复以避免跟腱挛缩。积极的肠道准备和避免气体麻醉有助于获得术中良好的影像（Barei 等，2001）。异位骨化（HO）的预防仍然是一个争论的话题。预防措施包括术前或术后放疗或口服吲哚美辛（Firoozabadi 等，2017）。更大的手术入路，头部受伤和多发性创伤也与增加了 HO 的风险。术中坏死肌肉的清创，尤其是臀小肌，已被证明有助于降低患 HO 的风险（Rath 等，2002）。

【病例参考】

病例 84 外伤性髋关节脱位合并髋臼骨折。

病例 81 耻骨支骨折伴骶髂关节分离（Malgaigne 骨折）。

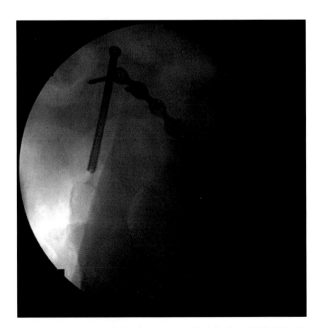

▲ 图 82-6 术中闭孔斜位图显示前柱复位，前柱螺钉保留在关节外和骨隧道内

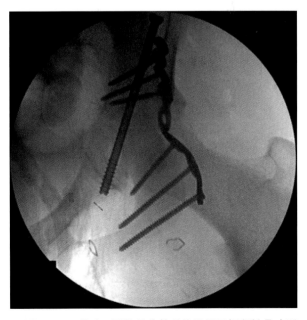

▲ 图 82-7 术后 8 周的骨盆前后位图显示间断性骨痂形成，内固定完整无松动，股骨头同心复位

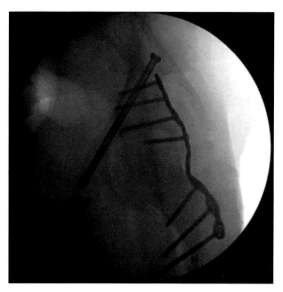

▲ 图 82-8　髂骨斜位评估后柱复位

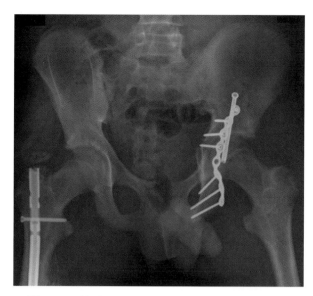

▲ 图 82-9　旋转的骨盆正位片显示髂坐骨线和髂腹线恢复，左髋臼骨折间隙愈合

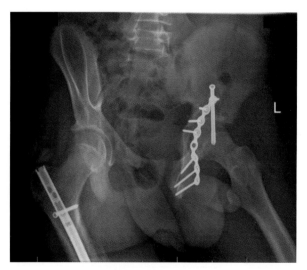

▲ 图 82-10　左髋髂骨斜位评估后柱复位。值得注意的是骨折的间隔愈合和右大转子异位骨化

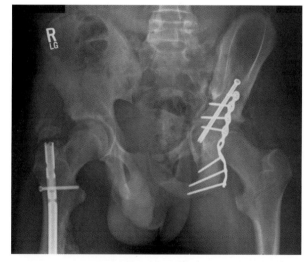

▲ 图 82-11　左髋闭孔斜位评估前柱的缩小。值得注意的是骨折的间隔愈合和左侧和右侧大转子的异位骨化

创伤性髋关节脱位

Hip Dislocation

Kenneth Bono 著

李阳 译

病例 83

概 要

儿童的创伤性髋关节脱位很少见，有可能在跌倒、运动损伤或高能量损伤（如车祸）后发生。当高能量机制发生时，它们可能并发其他部位（如头部、胸部、腹部和神经血管等）的损伤。相关的骨科损伤可能包括同侧的股骨颈、股骨干或髋臼骨折，以及髋关节内的游离体。很多时候，闭合复位可以充分治疗髋关节脱位，但是必须做好可能的切开复位的准备，特别是在合并骨折的情况下。建议尽量在6h内紧急复位，以减少这些患者发生股骨头缺血坏死的风险。

【病史简述】

一名 8 岁的男孩，坐在后排没系安全带，他们的车在被另一辆车以时速 40～50 英里（64.38～80.47km/h）的速度撞上后，发生了翻车事故。他意识清醒，只在急诊室时主诉右臀部疼痛，右髋关节屈曲、外展和外旋位。对他进行了创伤评估，生命体征稳定。X 线检查显示右髋关节前脱位，未发现任何骨折及关节内游离体。没有其他部位损伤，右下肢远端神经血管检查正常。

【术前影像】

见图 83-1 和图 83-2。

【术前评估】

右髋关节前脱位。

【治疗策略】

经创伤小组评估后，患者在镇静下闭合复位。X 线片显示没有在复位时可能移位的股骨颈骨折。特别注意术中深度镇静，以最大限度地放松肌肉。通过牵引、外展、内收、内旋等方法轻柔复位，直到感到股骨头在髋臼内稳定复位。复位后，行 X 线片及 CT 检查以确认同心圆复位，并排除其他骨折或髋关节内游离体。考虑患者为高能量损伤，被送往创伤科留观，以观察是否有其他潜在损伤。住院期间，为了减少再脱位的可能，理疗时熟知髋关节前脱位的预防措施。

【基本原则】

髋关节脱位可能发生在低能量或高能量损伤中。当高能量损伤时，必须排除其他损伤。髋关

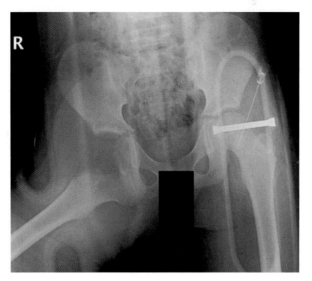

▲ 图 83-1　骨盆前后位 X 线片显示右髋关节前脱位，无骨折

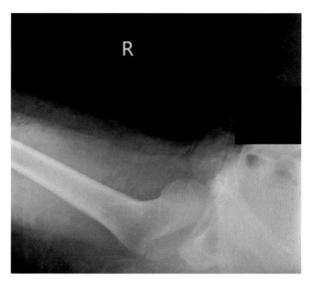

▲ 图 83-2　右侧髋关节 X 线片未显示股骨颈骨折

节脱位大约 90% 为后脱位，其余 10% 为前脱位。在尝试进行复位之前，必须对股骨近端和髋部进行充分的影像检查以排除复合伤，例如在闭合复位过程中可能移位的股骨颈骨折。如果发现这些损伤，则应考虑切开复位术，并在髋关节复位之前将股骨颈骨折固定牢固。复位前后应进行彻底的神经血管检查，以排除髋关节脱位时常见的神经血管损伤。

儿童髋关节脱位后的预后与损伤的能量有关。损伤的能量越高股骨头坏死的风险越大。

【术中影像】

见图 83-3 至图 83-7。

【技术要点】

深度镇静或全麻是必要的，以确保良好的肌肉放松，以减少可能发生的医源性骨折。因为如果孩子的肌肉痉挛，柔和可控的闭合复位是不可能做到的。

髋关节复位后应进行 CT 扫描，以确认同心复位，并排除关节中的游离体，或相关的股骨头或颈部骨折、髋臼骨折，这可能需要进一步治疗。

6h 内闭合复位可以降低缺血坏死风险和改善总体预后。

如果闭合复位失败，则需要切开复位。入路选择应靠近方便清理阻碍复位的组织嵌顿处。因此，对于后脱位应考虑采用标准后路入路（Southern 入路或 Moore 入路），对于前脱位应考虑采用前路入路（Smith-Peterson 入路）或前外侧入路（Watson-Jones 入路）。此外，我们还应该考虑到该入路能够充分显露并处理任何其他可能需要切开复位内固定的相关骨折，如股骨头或髋臼骨折。

【术后影像】

见图 83-8 和图 83-9。

【风险规避】

人们无法改变损伤机制的能量，但可以通过在髋关节脱位 6h 内复位来降低股骨头缺血坏死的风险。

在闭合复位之前，要有足够的影像来排除潜在的股骨颈骨折，以减少医源性股骨颈骨折移位的可能性，因为这将进一步增加股骨头缺血坏死的可能性。

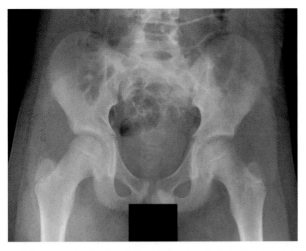

▲ 图 83-3 复位后骨盆前后位片显示右髋关节明显同心圆复位

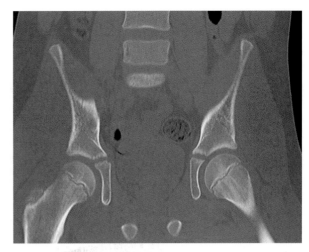

▲ 图 83-4 冠状位 CT 扫描显示右髋关节复位，无骨折或游离体

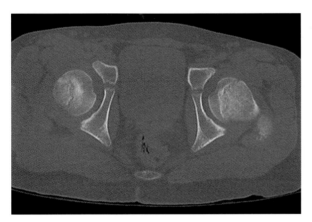

▲ 图 83-5 CT 轴位扫描显示右髋关节复位，没有骨折或游离体

（图 83-5 是穿过股骨头的最近端切片，图 83-6 是穿过股骨头的中部，图 83-7 是穿过股骨颈下方。所有三个图像可显示髋臼没有任何骨折）

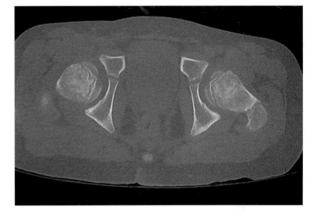

▲ 图 83-6 CT 轴位扫描图像显示右髋关节复位，没有骨折或游离体

（图 83-5 是穿过股骨头的最近端切片，图 83-6 是穿过股骨头的中部，图 83-7 是穿过股骨颈下方。所有三个图像可显示髋臼没有任何骨折）

复位后应行 CT 仔细检查，以排除复位不良或关节内游离体，或伴有可能需要切开复位内固定的髋臼，股骨颈或头部骨折。

关于髋关节脱位后的固定尚无共识。患者应该避免可能导致重新脱位的动作或体位。通常需要 4～6 周的固定或保护性负重，以使软组织和骨折开始愈合。然后，在接下来的几周内，通常会逐渐加大活动范围和负重，直到髋关节完全活动无疼痛受限。在此之后，儿童可以在耐受的情况下逐步恢复活动。根据孩子的年龄和依从性，这可能需要对很小的孩子中进行髋人字石膏制动，并考虑对大孩子进行支具制动。

必须告知患者及其家人有关股骨头缺血坏死的潜在风险，甚至伤后几年才出现。

【病例参考】

病例 84 外伤性髋关节脱位合并髋臼骨折。

病例 85 外伤性髋关节脱位伴股骨头骨骺骨折。

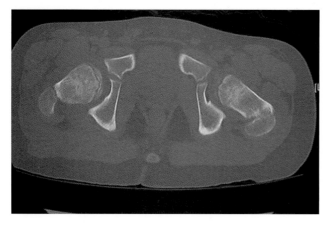

▲ 图 83-7　CT 轴位扫描图像显示右髋关节复位，没有骨折或游离体

（图 83-5 是股骨头的最近端切片，图 83-6 是股骨头的中部，图 83-7 是股骨颈下方。所有三个图像可显示髋臼没有任何骨折）

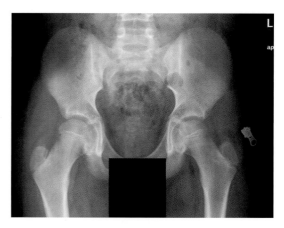

▲ 图 83-8　复位后 18 个月的骨盆前后位 X 线片未显示股骨头缺血坏死的迹象

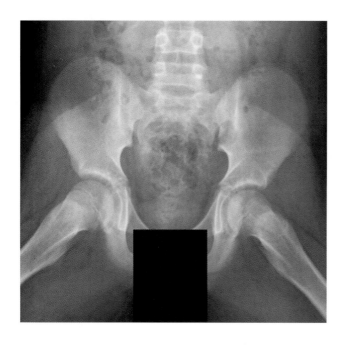

◀ 图 83-9　复位后 18 个月蛙式位 X 线片未显示任何股骨头缺血性坏死的迹象

外伤性髋关节脱位合并髋臼骨折

Hip Dislocation with Acetabular Fracture

John B. Erickson　Kevin E. Klingele　著

张思成　金　斌　译

概　要

外伤性髋关节脱位是儿童青少年罕见的损伤。处理原则是获得稳定的同心圆复位。通常行闭合复位，可在急诊或手术室进行。如闭合复位不成功，或髋关节不稳，则需要手术。最近的研究表明，该病常伴后盂唇损伤，需要手术治疗。相关损伤可包括股骨头骨折、髋臼骨折、股骨头或髋臼软骨剥脱和盂唇撕裂。下面将介绍一名 14 岁男性右髋关节脱位合并后盂唇骨软骨撕脱的治疗策略。

【病史简述】

一名 14 岁的男孩在足球比赛中被铲倒出现右髋疼痛就诊。体检时发现右下肢短缩和内旋位。没有发现其他损伤，神经血管无损伤。X 线片显示右髋后脱位伴髋臼后壁骨折（图 84-1）。患者在急诊科予以镇静下进行右髋关节闭合复位。复位后 X 线片和 CT 显示后盂唇撕脱骨折嵌入髋关节内，髋关节未同心圆复位，呈髋臼"斑点征"（Blanchard 等，2016）（图 84-2）。

【术前影像】

见图 84-1 和图 84-2。

【术前评估】

1. 右髋后脱位。

2. 后侧盂唇软骨撕脱。

3. 股骨近端骨骺未闭合。

【治疗策略】

治疗需要获得稳定的同心圆复位。通常行闭合复位，可在急诊或手术室进行。要在足够的镇静下进行复位，以尽量减少对股骨骺和髋臼盂唇的额外创伤。复位后影像应包括 X 线片以及骨盆的 CT 和（或）磁共振成像（MRI）。这些先进的成像技术是必要的，以评估髋关节稳定性，以及股骨头，髋臼和盂唇的相关损伤。骨骼不成熟的患者使用 MR，能更好地评估相关的软组织损伤及骨盆和股骨头未骨化部分（Mayer 等，2015）。该患儿复位后 CT 成像显示髋关节非中心复位与髋臼"斑点征"。外科脱位（SHD）入路切开复位，并修复嵌顿的后壁骨软骨撕脱。

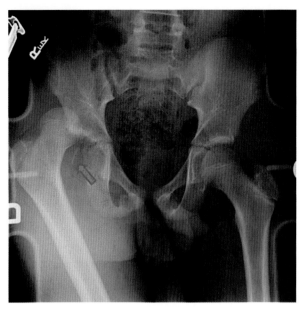

▲ 图 84-1 骨盆前后位 X 线片显示右髋后脱位合并髋臼后壁骨折（箭）

【基本原则】

外伤性髋关节脱位的患者需要急诊复位（从受伤时起 6h 内），以降低股骨头缺血性坏死（AVN）的风险（Mehlman 等，2000）。如果闭合复位不成功，或复位后髋关节不稳，需手术治疗。切开复位的手术入路通常是根据脱位的方向决定的。前脱位通常采用 Smith-Peterson 入路。后脱位通过 Kocher-Langenbeck 入路。另外，外

科脱位入路已被证实可以安全和有效地治疗儿童青少年创伤性髋关节脱位后非中心复位，残余不稳定性，关节内骨折或盂唇撕裂（Podeszwa 等，2015；Novais 等，2016；Blanchard 等，2016）。

【术中影像】

见图 84-3 和图 84-4。

【技术要点】

取外科脱位入路治疗髋关节脱位，需要注意这是一种有创性髋关节切开术。这种髋关节切开术通常保留一个大的后侧关节囊软组织瓣，从而保护梨状肌腱和股骨头的血供。股骨头脱出后，应检查股骨头和髋臼是否有额外的骨折或软骨损伤，一并处理。圆韧带经常被撕脱或撕裂，可切除以帮助髋关节复位。髋关节脱位伴髋臼骨折也可以通过这种入路手术。儿童和青少年患者合并髋臼后壁骨折的，骨折通常包含有非骨化的软骨组成的骨软骨碎片及后侧盂唇。这种损伤的固定取决于碎片的大小。较小的骨软骨唇撕脱可以用锚钉固定在髋臼后缘。较大碎片复位可以用 3.5mm 螺钉固定，必要时加缝合固定（图 84-5）。儿童和青少年巨大的后壁骨折很罕见。然而，如

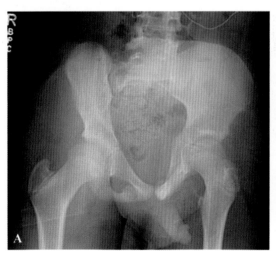
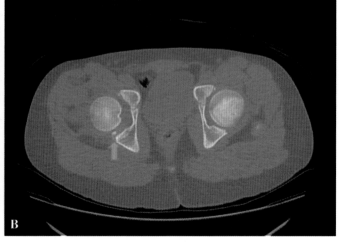

▲ 图 84-2 复位后骨盆前后位（A）和 CT 扫描（B）图像显示非中心复位（A）盂唇骨软骨撕脱嵌顿（B）的髋臼"斑点征"（箭）

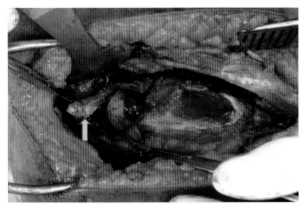

▲ 图 84-3　通过外科脱位入路术中显示撕脱的盂唇骨软骨

果患者后壁骨折块较大，向两侧延长切口进行复位和钢板固定。外科脱位入路可以直视下置入髋臼的锚钉和螺钉，检查关节外的内固定位置。术后患者应个性化处理，通常需要一段时间的负重保护和早期活动。

【术后影像】

见图 84-5。

【风险规避】

急诊处理很重要。应尽快闭合复位，以降低 AVN 的发生。如果担心复位造成无移位的股骨头骨骺骨折，透视下复位是有必要的。也可以避免股骨头骨骺骨折的进一步移位和血管损伤。如果复位后显示非同心复位，应在手术室切开复位。如果不能急诊手术，应牵引使髋关节减压，防止进一步关节软骨损伤。这对于关节内嵌顿骨软骨碎片的患者尤为重要。仔细阅读复位后 CT、MRI 对制订手术计划和选择术中使用合适的植入物非常重要。术后，随访至少 12～18 个月，X 线检查监测 AVN 的发展。

【病例参考】

病例 82　Y 形软骨闭合的髋臼骨折。

病例 83　创伤性髋关节脱位。

病例 85　外伤性髋关节脱位伴股骨头骨骺骨折。

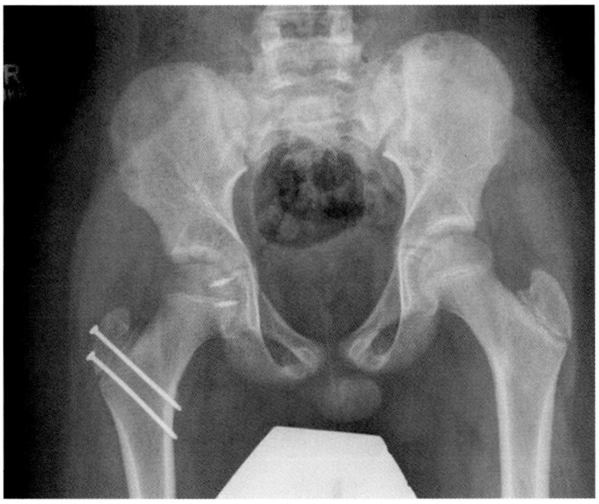

▲ 图 84-4　术后前后位 X 线片显示经髋关节外科脱位入路切开复位后侧盂唇撕脱骨折内固定后髋关节稳定复位

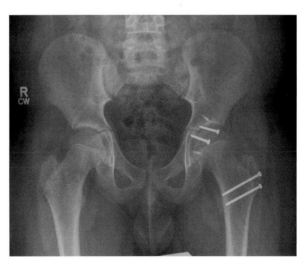

▲ 图 84-5　前后位 X 线片显示使用 3.5mm 螺钉固定小骨块

外伤性髋关节脱位伴股骨头骨骺骨折

Hip Dislocation with Proximal Femoral Physeal Fracture

Craig Smith　Kevin E. Klingele　著

张思成　译

概　要

股骨头骨骺损伤合并外伤性髋关节脱位在儿童中罕见但有潜在的毁灭性。往往是高能损伤的结果；最常见的是车祸伤。因此需要评估患者的多系统损伤。由于是骨骺损伤，发生股骨头缺血性坏死的风险很大。下面将介绍了一名 12 岁男性因摩托车车祸致股骨头骨骺骨折合并髋关节脱位的处理，尤其要注意手术入路和并发症的规避。

【病史简述】

一名 12 岁的男性因高速摩托车事故后由另一家医院转入。评估为一级创伤。患者症状为左髋关节剧烈疼痛。既往病史不明。

【术前影像】

见图 85-1 和图 85-2。

【术前评估】

1. 左股骨头骨骺分离。

2. 左髋后脱位。

3. 可疑盂唇骨软骨撕脱。

【治疗策略】

首先，重点要放在复苏及其他严重非骨科合并伤的处理。生命体征平稳后，优先处理髋关节损伤。既往报道这种损伤导致股骨头缺血性坏死

的风险很大（Walls，1992）。复位的时间是一个重要的影响因素，所以急诊处理很重要（Kellam等 .2016）。治疗的目标包括解剖复位，维持稳定，评估相关合并损伤，并尽量减少并发症的风险。这种损伤明确需要手术内固定治疗，除非手术需要延迟，一般不在急诊室进行闭合复位。手术入路的选择包括使用传统髋关节后路 Kocher-Langenbeck 入路与大转子截骨的外科脱位（SHD）入路。后入路可能会破坏股骨头血供，外科髋关节脱位入路可以更好地显露，而且不会进一步损伤髋关节的血供（Ganz 等，2001）。

建议全麻下急诊手术。患者侧卧位，取跨越大转子后外侧标准外科脱位（SHD）入路，大转子截断向前推移，大部分后关节囊瓣保留，关节囊延长切开，显露骨折部位并将股骨颈脱出。在髋关节脱位状态下直视下临时复位股骨头。保护

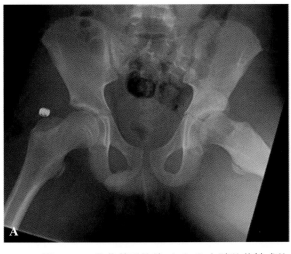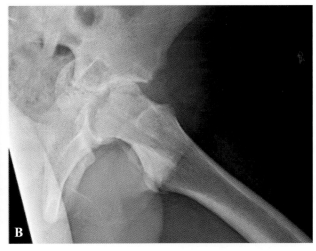

▲ 图 85-1　骨盆前后位片（A）和左髋关节蛙式位（B）X 线片显示股骨近端 Salter Ⅰ 型骨折伴股骨头后脱位

后侧的支持带和骨膜。单螺纹 2mm 克氏针通过小凹顺行穿入穿过骨骺，通过股骨外侧及股骨近端，平股骨头剪断。然后，用直径 2mm 光滑导针逆行穿入，增加临时固定。这样可以安全的使髋关节复位然后评估和处理合并的后盂唇损伤。在本病例，后盂唇骨软骨撕脱是沿后髋臼边缘锚钉缝合修复的。通过这种入路可以实现股骨头和髋臼的 360° 直视。然后复位髋关节，股骨头中心处光滑的克氏针更换为一枚 6.5mm 或 7.3mm 空心螺钉。缝合关节囊，大转子复位后用两枚 3.5mm 全螺纹皮质螺钉固定。在支具制作好之前，患肢置于外展位下肢垫中。

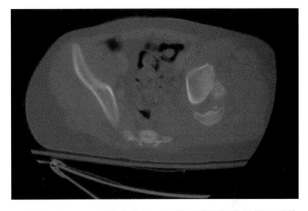

▲ 图 85-2　CT 扫描骨盆显示股骨近端骨骺骨折伴后脱位

【基本原则】

获得和维持解剖复位，同时小心保护股骨头的血供是获得良好预后的关键。无论是后入路还是外科脱位入路，必须熟悉解剖结构，并仔细分离，以避免血供的医源性损伤。

【术中影像】

见图 85-3 至图 85-5。

【技术要点】

术前进行仔细的神经检查很重要。坐骨神

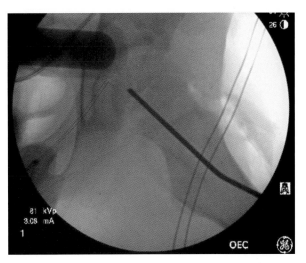

▲ 图 85-3　术中透视显示单螺纹克氏针通过小凹固定复位后股骨头，随后复位髋脱位，并去除光滑的克氏针

413

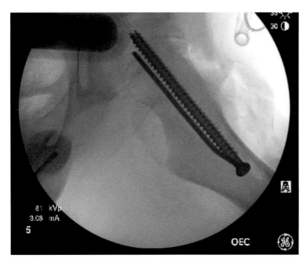

▲ 图 85-4　术中透视显示另外固定的一枚逆行 7.3mm 空心螺钉，放置在股骨头骨骺的中央部分

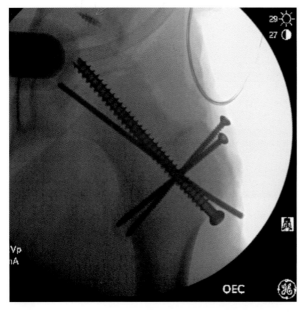

▲ 图 85-5　术中透视显示最终固定，后盂唇撕脱锚钉缝合固定

经损伤在儿童髋关节后脱位中的发生率为 5%，手术损伤发生率为 1%（Herrera-Soto 和 Price，

2009；Ganz 等，2001）。

关节囊切开后，应仔细评估后带支持带和血管。髋关节脱位状态下直视进行骨折复位，一旦骨膜修复，临时固定可以帮助髋关节的复位。

如果支持带和骨膜脱套可以修复，则应无张力缝合。还须注意不要过紧缝合关节囊，避免支持带过度紧张。

仔细评估髋臼和股骨头的关节软骨，以记录相关损伤。后盂唇骨软骨撕脱也常见，可以在手术中一并处理（Blanchard 等，2016）。

【术后影像】

见图 85-6。

【风险规避】

此类损伤股骨头坏死发生率高，术后随访很重要，至少 2 年（Hughes 和 Beaty，1994）。有症状的 AVN 的治疗在很大程度上取决于患者的年龄。较年轻的患者可能会发生类似于 Legg-Calve-Perthe's 病的改变，预后比年龄大的患者好。青少年类似于成年人的治疗，可能的治疗方法是防止股骨头塌陷，如增加包容、股骨头减压或带血管腓骨移植（Herrera-Soto 和 Price，2009）。

【病例参考】

病例 83　创伤性髋关节脱位。

病例 84　外伤性髋关节脱位合并髋臼骨折。

病例 90　股骨近端病理性骨折。

病例 87　股骨头骨骺骨折。

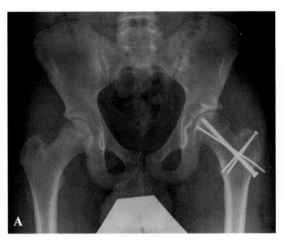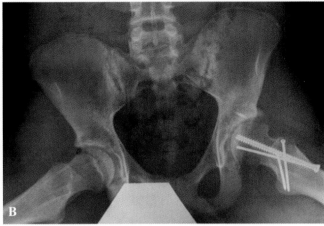

▲ 图 85-6　左髋关节前后位（A）和侧位（B）术后 2 年 X 线片显示骨折愈合，无 AVN。患者已恢复正常活动，没有功能受限

病例86

股骨头骨折

Femoral Head Fractures

Jenifer Powers　Scott Rosenfeld　著
张思成　译

概　要

股骨头骨折是儿童及青少年人群中罕见的骨折，常出现在高能创伤中，如机动车碰撞，且常并发创伤性髋关节脱位。根据 Pipkin 分类，即判断骨折相对于股骨头凹的位置和是否伴有其他骨折来分类，我们可将股骨头骨折分为如下几个类型。Pipkin Ⅰ型骨折，即发生在股骨头凹下的股骨头骨折，通常可以采取保守治疗。Pipkin Ⅱ～Ⅳ 型都通常需要手术干预来纠正关节不匹配或髋关节不稳定。针对不同位置的骨折可采取不同手术方法，但仍没有一种首选的方式。在本章节，我们将探讨一个接受外科脱位入路治疗的 Pipkin Ⅳ 型 17 岁男性患者的病例。该入路可以让我们在没有破坏股骨头血供的前提下，利用单切口实现 360° 观察股骨头及髋臼。

【病史简述】

一名 17 岁健康男孩因车祸导致的创伤性髋关节脱位。起初，该患者在社区急诊接受了闭合复位，随后被送往骨科并接受了 CT 检查，发现他有较大的股骨头骨折伴髋臼后壁撕脱骨折。随即对该患者行髋关节外科脱位，并股骨头骨折复位内固定，自体软骨移植修复股骨头软骨全层损伤和髋臼后壁修复。术后一年，该患者骨折愈合良好，关节间隙正常，无缺血坏死或异位骨化的迹象。下面将仅着重介绍针对股骨头骨折的处理措施及治疗方法。

【术前影像】

见图 86-1 至图 86-4。

【术前评估】

1. 机动车事故导致的右侧创伤性髋关节脱位。
2. 右侧移位性股骨头骨折。
3. 右侧髋臼后壁骨折。
4. 直径 1.5cm 的右侧股骨头软骨全层缺如。

【治疗策略】

尽管手术入路不同，针对股骨头骨折的治疗策略应当是一致的。手术目标是股骨头关节面的解剖复位和髋关节活动稳定。

【基本原则】

股骨头骨折的基本治疗原则是关节面解剖复

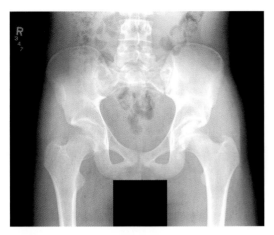

▲ 图 86-1　复位后骨盆前后位 X 线片显示右股骨头骨折移位于股骨颈内下侧

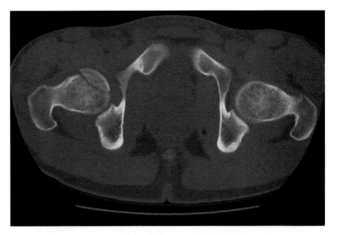

▲ 图 86-2　右髋关节轴向 CT 图像显示股骨头骨折

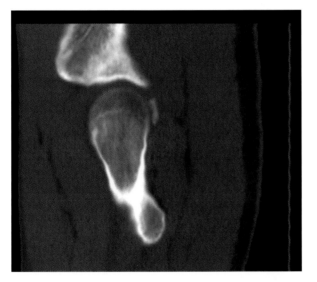

▲ 图 86-3　右髋关节矢状位 CT 图像显示后壁小骨折

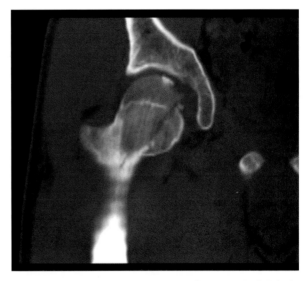

▲ 图 86-4　右髋关节冠状位 CT 图像显示股骨头骨折向下移位

位和髋部稳定。传统我们会利用两个手术入路治疗 Pipkin Ⅳ 型骨折：一个是固定股骨头，另一个是处理髋臼。髋关节外科脱位入路（Ganz 入路）可通过一个切口同时处理两处损伤。我们的首选方案是由 Ganz 描述的股骨近端外侧的髋关节外科入路。行股骨大转子截骨，梨状肌腱附着在粗隆处，臀中肌、臀小肌和股外侧肌都附着在截骨块上。在这一间隔内进行操作，对于旋股内侧动脉的深支是安全的（Masse 等，2015）。随后，屈曲外旋髋关节，使其缓慢可控地从前方脱位。当

髋关节脱出后，可以 360° 观察股骨头，也方便对骨折进行复位和内固定。应注意不要让螺钉突出关节表面。金属或生物可吸收材料螺钉都可使用；但笔者更倾向于使用金属螺钉，因为方便利用放射影像来观察以防松动或移位。

【术中影像】

见图 86-5 至图 86-9。

【技术要点】

患者侧卧位躺在可透视台上，用沙袋或夹板

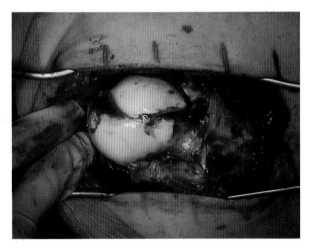

▲ 图 86-5　临床照片显示股骨头骨折和邻近软骨缺损，软骨下骨显露

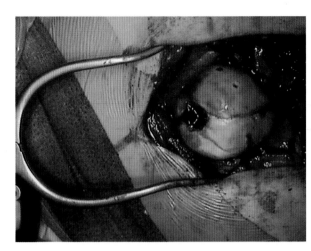

▲ 图 86-6　股骨头骨折复位固定后及软骨缺损部位软骨下骨清创后的临床照片

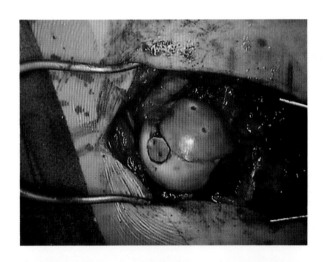

◀ 图 86-7　从股骨头颈前交界处转移到软骨缺损部位的自体骨软骨移植术后的临床照片

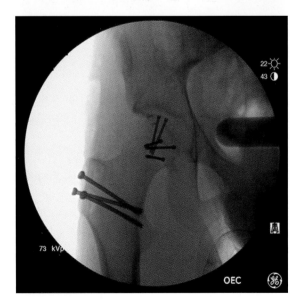

▲ 图 86-8　术中前后位片显示股骨头骨折、骨软骨转移和股骨粗隆截骨的修复复位和固定

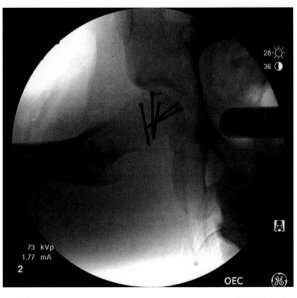

▲ 图 86-9　术中侧位像显示股骨头关节面关节复位改善

稳定。从脚趾到肋缘消毒铺巾。在患者髋部前方放置无菌袋，有助于在髋关节前方脱臼后维持肢体的无菌。作者使用由 Ganz 等（2001）首次描述的标准外科髋关节脱位入路。本篇作者更倾向在臀大肌和阔筋膜张肌之间的间隔处进入，以免直接分离臀大肌前方时损伤该处的神经。确定梨状肌腱位置，顺着其与臀中肌和臀小肌之间的间隙，定位后上方关节囊。从后侧向前侧做一个 2cm 厚的大转子截骨，截骨自梨状肌腱在大转子止点外侧进行，使其保留在大转子内侧。大转子带着股外侧肌、臀中肌和臀小肌向前牵开。在股骨外侧和前侧骨膜外剥离股外侧肌，以使剥离浅于前侧髋关节囊。T 形切开关节囊，并让髋关节屈曲、外旋至向前半脱位。一般不需要切断圆韧带，因为通常在创伤性脱位中该韧带都会被撕裂。此时就可评估股骨头骨折，作者倾向于在处理髋臼骨折前修复股骨头骨折。应先处理股骨，以便于操作和内固定。一旦股骨复位，则更容易处理髋臼部分。骨折碎片常与内侧支持带相连，尽量应保留内侧支持带，以维持骨折碎片的血流供应。将骨折碎片复位保持关节面解剖复位。作者倾向使用埋头钉螺钉来对骨折碎片进行加压。一旦骨折固定，应复位髋部，并活动来评估关节后侧的稳定性。如有必要，髋臼可以在前方重新脱位，对髋臼骨折块进行评估和固定。在本例中髋臼壁碎片较小，故用缝合锚钉修复。

【术后影像】

见图 86-10 和图 86-11。

【风险规避】

有几个潜在的并发症需要注意，包括缺血性坏死（AVN），异位骨化，髋关节脱位和骨关节炎的可能。对于不需要手术治疗的单纯创伤性髋脱位，有 10% 的 AVN 风险（Kellam 和 Ostrum，2016）。这与股骨头血管的创伤性损伤有关。股

骨头血管的损伤也可能发生在外科脱位入路操作时。在显露髋关节囊时仔细分离梨状肌腱头侧，可以保留进入髋关节囊的旋股内侧动脉。同样，可在助手的帮助下，在髋关节脱出时保持股骨与地面平行，这样可以保护旋股内侧动脉免受撕脱伤。这些技术要点将有助于最小化由外科脱位入路引起的 AVN 风险。根据以往的文献，在外科治疗创伤性脱位后股骨头骨折的 AVN 发生率为 6%~20%（Droll 等，2007）。且其中有些患者在发生创伤时而非手术时，已有血管损伤。

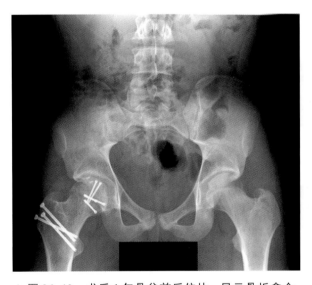

▲ 图 86-10 术后 1 年骨盆前后位片，显示骨折愈合，关节间隙良好

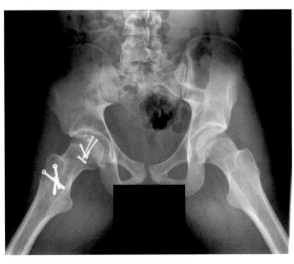

▲ 图 86-11 蛙式位显示骨折愈合，关节间隙良好

取决于报告和使用的手术入路，异位骨化发生率在6%～64%（Droll等，2007），从前侧入路发生异位骨化的概率最高。且Ganz等发现，在仅使用外科脱位入路时，发生率为15.3%。为了防止异位骨化，我们建议在没有禁忌证的前提下，预防性使用1个月的吲哚美辛。

在创伤发生时或在手术时因过分牵拉或使用牵引器，可导致坐骨神经损伤。术后关节脱位既可以发生在前侧也可以发生在后侧。因大多数创伤性髋关节脱位的患者都是后侧脱位，我们应该针对后侧采取预防措施以防再脱位。尤其需要注意的是，患者应当尽量避免做髋部的高度屈曲和内收动作。也因术中进行了关节囊的前侧切开和

脱位，患者也有发生前侧脱位的风险并且应当在伸髋时避免外旋。在转子截骨愈合前也应当建议患者避免进行髋部主动外展，以免导致大转子移位。即使解剖复位，认真处理软组织及适当的康复锻炼，患者仍然有很大概率患有创伤性关节炎。对此，多数最终的最佳治疗方法是后期的全髋关节置换术。

【病例参考】

病例82　Y形软骨闭合的髋臼骨折。

病例88　儿童股骨颈骨折。

病例83　创伤性髋关节脱位。

病例84　外伤性髋关节脱位合并髋臼骨折。

股骨头骨骺骨折

Transphyseal Fracture of Proximal Femur

Megan Mignemi　Jon Schoenecker　Vince Prusick　著

张思成　译

病例
87

概　要

股骨头骨骺骨折（Delbet Ⅰ型股骨颈骨折）很罕见，通常是高能损伤的结果，如车祸伤或从高处坠落伤，仅占儿童骨折的不到 1%。由于是高能损伤，通常合并有其他相关损伤需要治疗。在这类骨折中，常出现缺血性坏死（AVN）（80%～100% 的风险），因此解剖复位是很重要的。这里介绍一例 11 岁男性股骨头骨骺骨折，闭合复位经皮螺钉内固定。

【病史简述】

一名 11 岁的男性在一次车祸中右侧髋关节着地。出现急性右髋关节疼痛且无法承重。患者既往无右髋疼痛史。右下肢短缩，外旋内收位。X 线片显示右股骨颈骨折（Delbet Ⅰ型）（图 87-1 和图 87-2）。儿外科创伤小组对其进行了全面创伤检查，没有发现其他损伤。

【术前影像】

见图 87-1。

【术前评估】

右股骨颈骨骺骨折（Delbet Ⅰ型）。

【治疗策略】

非手术治疗股骨近端骨骺骨折具有重要的历史意义。如果仅仅用石膏固定，则有高达 35% 的复位丧失和导致内翻畸形的风险（Herring，

2014）。鉴于 AVN 发生率较高，解剖复位（闭合或切开）坚固内固定（通过克氏针或空心螺钉）是首选的治疗策略（Flynn 等，2015）。通过患者的年龄和体格来决定大小合适的植入物。

【基本原则】

患者应放置在可透视手术床上，在术前必须透视以了解骨折状况。手术者可根据喜好选择使用牵引床或普通手术台。在腿部消毒铺巾准备时，使用开叉的手术巾显露整个髋部，以防骨折不能闭合复位，便于切开复位。患肢先牵引，再依次外展，屈曲，内旋来进行轻柔的复位。透视确认闭合复位满意后，将一个合适大小的空心螺钉的导向针放置在中心位置。然后，将第二个空心螺钉放置在稍后下的位置。透视下置入导针和螺钉。侧位像能够更准确地评估螺钉头部与关节表面的距离（图 87-2 至图 87-4）。当所有的螺钉

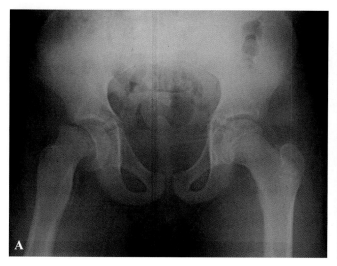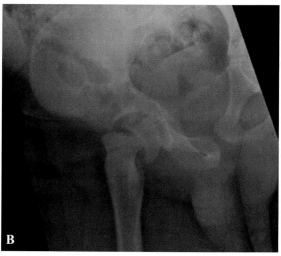

▲ 图 87-1　受伤时前后位和侧位 X 线片显示股骨近端骨骺骨折伴移位

植入完成，螺钉退回技术可确保没有传入关节。无论是通过抽吸还是关节囊切开术，都应该采取关节囊减压术将血肿从关节囊内排出，从而降低囊内压力和发生 AVN 的风险。

【术中影像】

见图 87-2 至图 87-4。

【技术要点】

手术者可根据偏好选择使用牵引床台或普通手术台。在准备手术铺巾是要考虑足够的透视位置是很重要的。手术中最重要的是完成解剖复位。如闭合复位不能实现，则必须切开复位。作者偏好用前外侧（Watson-Jones）入路进行切开复位；但是 Smith-Peterson 方法也是可以使用的。克氏针可用于年幼或体格较小的儿童，而空心螺钉则是大龄儿童的首选。对青少年来说，6.5mm 或 7.3mm 螺钉最为合适，而较小的螺钉（4.5mm）可用于较小的患儿。2 枚螺钉可以提供足够的稳定性；然而，如果股骨颈有足够的空间，可以倒三角放置 3 枚螺钉。螺钉固定术后一般不需要再进行石膏固定。对使用克氏针的年幼儿童，或在术后不能遵循避免负重的儿童，应当考虑使用髋人字石膏固定。

【术后影像】

见图 87-5 至图 87-7。

【风险规避】

股骨头骨骺骨折最常见的并发症是股骨头缺血性坏死（AVN）。与成人相比，儿童特有的骨骺使得干骺端和骨骺端的血供相互独立。因此，当骨骺血管被损伤时，骨骺不能从干骺端重新获得血供。鉴于这一特征，在这种类型骨折中 AVN 发生率在 80%～100%，而且往往是灾难性的。根据经验看，急诊紧急治疗对于避免股骨颈骨折中的 AVN 是十分必要的。然而，最近的研究表明，外侧骨骺供血的破坏更有可能是由于创伤本身造成的，而不是手术固定的时机。实现解剖复位对于减少 AVN 发生是很重要的。如果不能通过闭合复位，则必须采用切开复位。并且放置螺钉时应注意：①位于小转子近端，以避免产生应力上升和继发骨折；②位于转子间线外侧，以尽量减少螺钉断钉的风险（Mencio 和 Swiontkowski，2014）。

密切随访是必要的，以监测这些患者 AVN 的发展。在创伤发生后几个月时就可发现典型的 AVN。然而不幸的是，到了这个时候，大多数孩子下肢已经到了完全负重的地步，这会导致股骨

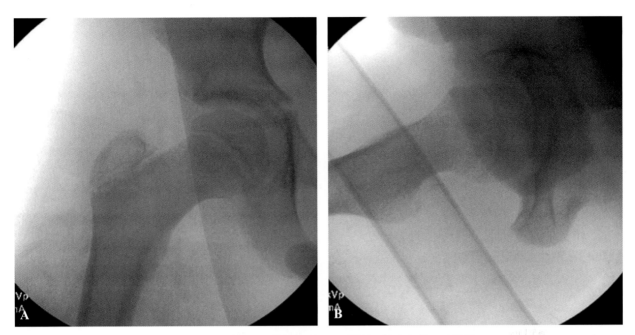

▲ 图 87-2　前后位和侧位透视显示骨骺已闭合复位至干骺端

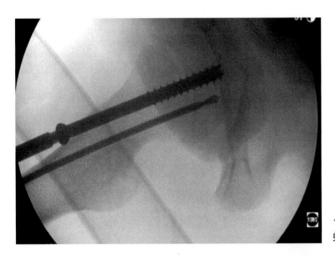

◀ 图 87-3　透视侧位显示在第二导针的辅助下放置中央螺钉

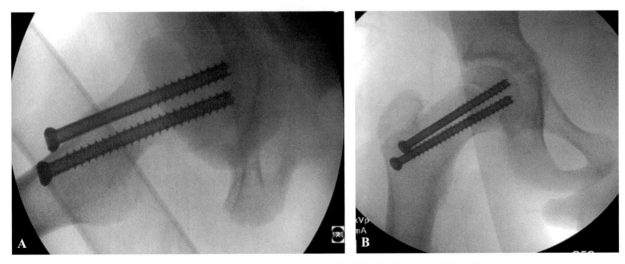

▲ 图 87-4　前后位和侧位透视显示骨骺骨折复位良好内固定在位

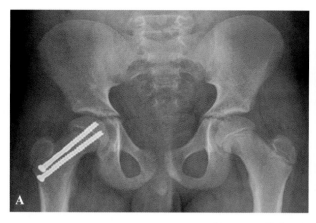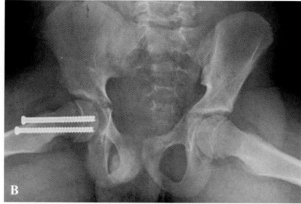

▲ 图 87-5　术后 1 个月前后位和侧位 X 线片

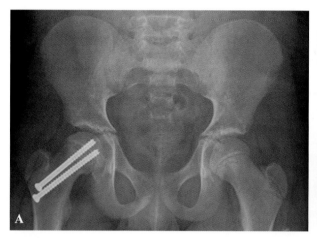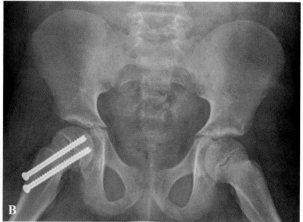

▲ 图 87-6　术后 5 个月前后位和侧位 X 线片

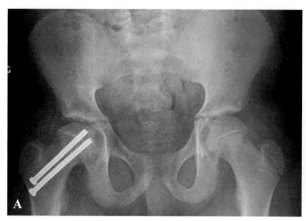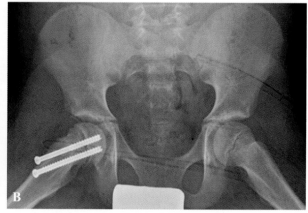

▲ 图 87-7　术后 7 个月前后位和侧位 X 线片

头的早期塌陷。为了最大限度地降低 AVN 发生的风险，最好在手术过程中确定骨骺供血状况。作者利用输液皮条穿过导管进入骨骺，并连接到动脉线监测仪，以评估骨折复位和固定后骨骺血流量。虽然这种方法尚未得到验证，但他们已经获得成功（图 87-8）。核素扫描结合 X 线片可以评估术后股骨骨骺的血流情况。骨扫描也可用于评估骨折部位的血流情况（骨折愈合的必要条件）。作者会采取限制患者负重，直到血液流向股骨骺，骨扫描证实骨折已经愈合。

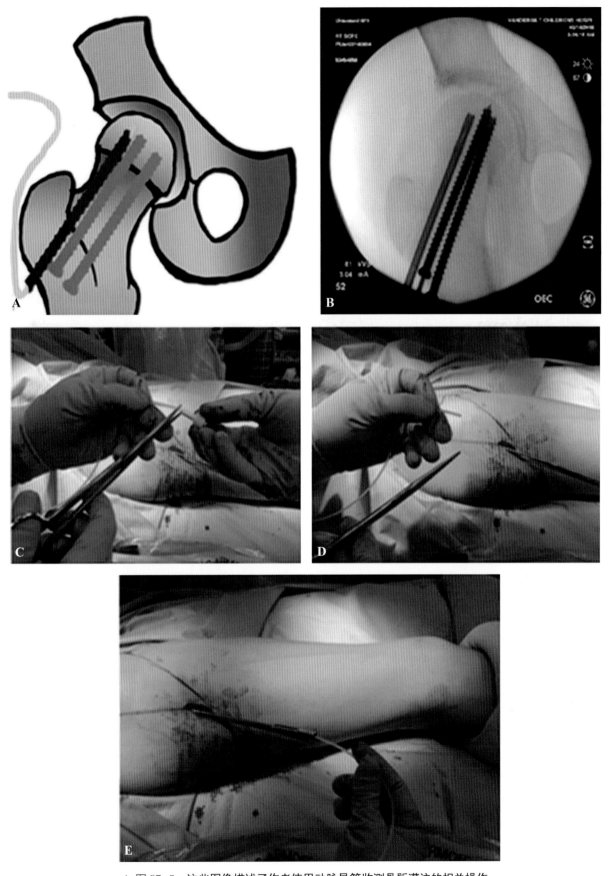

▲ 图 87-8　这些图像描述了作者使用动脉导管监测骨骺灌注的相关操作

病例 88

儿童股骨颈骨折

Femoral Neck Fractures in Children

Michael Fisher　Patrick Riley Jr.　Kenneth Bono　著

张思成　译

概　要

◆ 股骨颈骨折在儿童中是罕见的损伤，占所有儿童骨折不到1%。损伤机制通常是高能量损伤或高处坠落伤。与所有高能量损伤一样，常伴发头颅、内脏或其他严重损伤。合并伤会使治疗具有挑战性。普遍认为早期复位和稳定内固定是减少并发症的关键。最常见也是最可怕的并发症是股骨头缺血性坏死。

◆ 下面以一个典型的小儿股骨颈骨折为例介绍该损伤的手术处理。该患者是高能量车祸伤造成Delbet Ⅲ型股骨颈基底部骨折。通过该病例展示了一种手术治疗方法及后续随访解决可能的并发症。我们提出了儿童股骨颈骨折治疗的临床决策和注意事项。

【病史简述】

一名13岁的男孩乘坐时速50英里（约80.47km/h）的汽车在十字路口与一辆停止的汽车相撞。男孩在后座未系安全带，身体飞出右侧与前面的控制台相撞击。患者有短暂的昏迷，情况稳定后被送往当地医院。外院X线片显示右股骨颈骨折伴移位。对患者其他损伤进行评估后转入我院。患儿右下肢没有神经血管症状及其他严重损伤。

【术前影像】

见图88-1至图88-3。

【术前评估】

右侧股骨颈基底部骨折伴移位。

【治疗策略】

对该损伤的初步处理是系统性应用高级创伤生命支持（ATLS）原则。因患者常出现头部和内脏损伤，必须评估和稳定患者的血流动力学状态。仔细评估所有重要系统有助于避免漏诊。当患者稳定时，可以治疗股骨颈骨折。该患者接受了全面评估和检查，没有发现任何额外的损伤，可以实施手术。治疗股骨颈骨折的关键原则是骨折解剖复位和牢固内固定（Morsy，2001；Riccio等，2013）。急诊手术治疗（小于24h）和关节囊内减压会影响术后缺血性坏死的发生率（Shrader等，2006；Yeranosian等，2013）。然而，Riley等认为骨折复位时间、关节囊减压与否与股骨

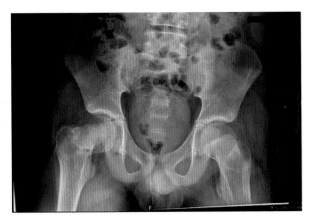

▲ 图 88-1　骨盆正位 X 线片显示右股骨股基底部骨折

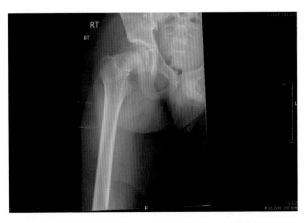

▲ 图 88-2　右股骨近端 X 线正位片显示股骨颈基底部骨折，无股骨干骨折

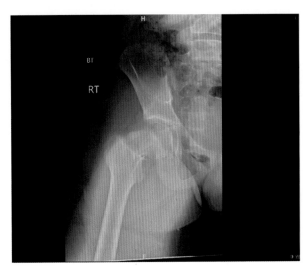

▲ 图 88-3　右髋关节下位 X 线片，注意股骨颈下粉碎，骨折移位和成角

头坏死都没有相关性（Riley 等，2015）。有些研究认为年龄越小股骨头缺血性坏死发生率越低（Riley 等，2015；Moon 和 Mehlman，2006）。

该患者受伤约 6h 后，行急诊手术。患者仰卧在牵引床上，右脚固定在牵引靴中，透视下闭合复位。右下肢外展内旋位牵引。闭合复位后，骨折对位良好，但近股骨矩处粉碎性骨折。透视下用斯氏针标记进针点，选大腿外侧切口，切开皮下组织和髂胫束，并用 C 形臂确定 6.5mm 空心螺钉导针的进针点。通过透视置入三枚导针，呈倒三角形，长度不超过骨骺。首先置入上、前侧的空心螺钉，以对非粉碎侧的骨折断端加压。下侧螺钉最后置入且不需加压，以免增加髋内翻的概率。所有螺钉置入后，透视确定骨折复位和内固定位置满意。用剥离器小心地沿股骨颈前皮质向上滑动，轻轻地将关节囊从股骨颈前侧掀开，进行关节囊减压。最后通过 X 线线检查，确定股骨颈骨折复位良好。伤口冲洗，缝合，包扎。术后送苏醒室接受术后护理和隐匿性损伤的观察。

【基本原则】

受到高能损伤的儿童应首先评估和稳定危及生命的伤害。稳定后积极治疗股骨颈骨折。股骨颈骨折的并发症很常见（Riccio 等，2013）。最常见也是最可怕的并发症是股骨头缺血性坏死

（Boardman 等，2009）。解剖或接近解剖复位以及牢固内固定，是治疗股骨颈骨折两个重要原则。解剖复位和稳定固定已被证明能降低缺血性坏死、骨折畸形愈合和骨不连的风险（Shrader 等，2006）。骨折复位的时间也是一个股骨头缺血性坏死的影响因素。一些研究表明早期积极干预（小于 24h）可以降低股骨头缺血性坏死的风险（Yeranosian 等，2013）。一些人认为关节囊减压是可以降低股骨头缺血性坏死风险（Boardman 等，2019），但仍存在争议（Riley 等，2015）。

与患者及家属就潜在并发症充分的沟通，可以帮助他们了解病情的预后。Delbet 分型是根据骨

折的位置确定。这个分型方法可以帮助预测发生股骨头缺血性坏死的风险（Riccio 等，2013）。有文献确定了 3 个增加股骨头缺血性坏死风险的手术医生自变量，而受伤时患者的年龄、骨折移位的程度和骨折的解剖位置是外科医师无法控制的变量。年龄小及移位程度小的患者股骨头坏死发生率较低。Delbet Ⅰ型骨折的缺血性坏死风险最高，Delbet 分型越高股骨头坏死风险越低（Yeranosian 等，2013）。关节囊减压、切开或闭合复位及伤后手术时机对股骨头缺血坏死的影响仍有争议。

【术中影像】

见图 88-4 和图 88-5。

【技术要点】

使用牵引床可能有助于一些类型骨折复位。牵引床可以帮助骨折复位，无须多个助手。在非常小的孩子可能不适合使用牵引床。非常小的孩子且骨折对位满意的时候可以直接髋人字石膏固定治疗。切开复位时牵引床的作用有限。牵引床对于年龄较大的、骨折移位不明显的患者更合适。

关节囊减压可以通过多种方式进行。在骨折早期可以使用穿刺针抽出关节囊内积血。随着时间推移，积血凝固，单纯针刺减压的方法作用有限。这时多种髋关节入路都可以直接切开减压（Riccio 等，2013）。在本例中，我们显露了近端股骨的外侧面并顺着股骨颈前侧将剥离器伸入关节囊减压。在这种情况下，在关节囊减压之前就固定骨折是很重要的，因为在剥离器操作时可能会导致骨折移位。断端加压可以促进骨折愈合，并减少骨折畸形愈合和不愈合的风险。通常，沿着股骨颈或者股骨距加压下方螺钉是最理想的。在上述病例中，股骨颈下方粉碎，使用上方螺钉加压。注意下方螺钉不要加压造成髋内翻，改变髋部力学。

如果内固定不侵犯股骨近端骺就能实现足够稳定，则注意保护骺。虽然股骨近端骺生长只占下肢长度的 15%，但出现早闭会引起髋关节功能异常。如果不穿过股骨头骺骨折固定不稳，就必须跨骺固定（Boardman 等，2009）。准确测量螺钉长度是关键点。这能防止损伤骺同时也减少术后钉尾突出激惹。钉尾激惹是否处理是有争议的而且移除还需要手术。闭合复位动

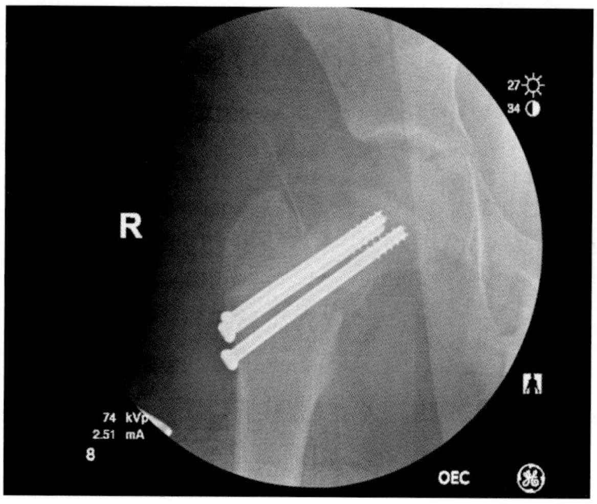

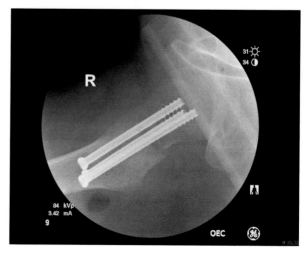

▲ 图 88-4 右髋关节前后位 X 线片显示，股骨颈骨折复位满意，3 枚直径 6.5mm 部分螺纹松质骨螺钉固定

▲ 图 88-5 右髋关节侧位 X 线片显示骨折复位满意，螺钉未伤及骺

作应轻柔，且不能反复多次复位。防止对股骨头脆弱的血供造成更多损伤。对于复杂的病例，主张切开复位。当闭合复位不能达到或维持满意的复位时，应使用标准的 Smith-Peterson 前侧入路切开复位。

【术后影像】

见图 88-6 至图 88-10。

【风险规避】

儿童股骨颈骨折的并发症很常见（Morsy，2001）。治疗方式的改进降低了并发症的发生率，但发病率仍然很高。急诊（<12h）解剖复位应是治疗股骨颈骨折的指导原则（Shrader 等，2006）。虽然大多数病例的股骨头坏死发生在6～7个月内，但这些骨折患者在固定后应随访至少1年才能排除发生股骨头缺血性坏死。该患者随访3年无疼痛，没有任何与股骨头缺血性坏死相关的症状，尽管放射线上有轻度的髋内翻提示可能存在轻微的股骨头缺血坏死，但这不会改变

他的治疗。同时该病例还有股骨近端骨骺早闭和生长停滞，导致 8mm 的轻微下肢不等长。尽管内固定未损伤骨骺，但仍发生了这种情况，股骨颈的短缩是这种并发症的证据。患者在骨骼成熟时有 8mm 的轻微下肢长度差异，这是无症状的，也不需要进一步治疗。更严重的下肢不等长可能需要治疗，如鞋垫，下肢延长手术，对侧骨骺阻滞手术，具体方案取决于双下肢差异的程度。这个患者发生髋内翻可能因为股骨颈下方粉碎导致内翻塌陷或者股骨近端骨骺早闭。明显有症状的髋内翻通过外翻截骨术可以解决。这个患者有一些外展肌无力表现，可能与大转子过度生长有关。治疗方案是加强外展肌锻炼。如果症状不能缓解，可以选择大转子截骨下移，以恢复外展肌力臂。

在大转子截骨放置空心螺钉时，应将其放置在小转子的近端，以避免引起转子下应力增加。如果患者希望参加对抗运动，应考虑取出内固定，以防止发生骨折。内固定取出后钉道愈合

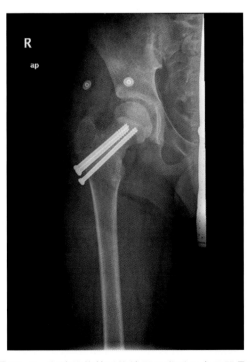

▲ 图 88-6　右髋关节前后位片显示术后 6 个月股骨颈愈合骨折，提示近端骨骺早闭

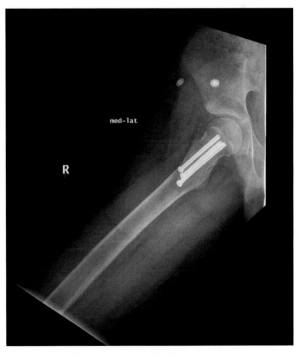

▲ 图 88-7　右髋关节侧位片显示股骨颈骨折愈合

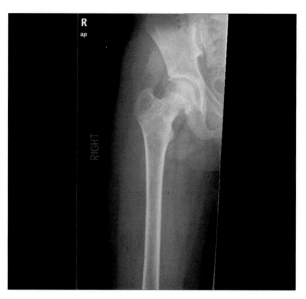

▲ 图 88-8　右髋关节前后位片，伤后 1 年内固定已取出

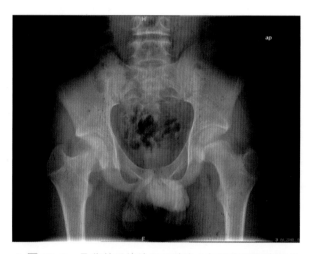

▲ 图 88-9　骨盆前后位片显示随访 2 年没有证据表明头部塌陷继发于缺血性坏死，但有明显的右髋内翻畸形

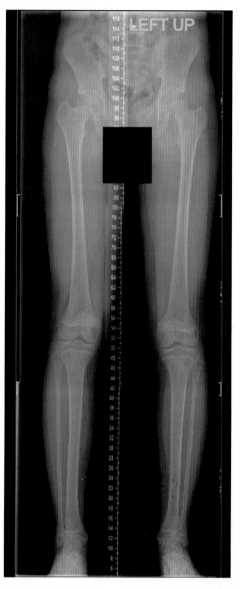

▲ 图 88-10　双下肢全长 X 线片显示受伤后 3 年双下肢长度 8mm 差异

之前限制活动对防止再骨折至关重要。螺钉大小的选择一方面取决于患者的年龄和体型。应选择能提供最大强度的螺钉，同时还要考虑放置多枚螺钉。在狭窄的股骨颈，空间不够植入 3 枚螺钉以构成最理想的倒三角结构。所有导针应在钻孔或置入螺钉之前放置，这防止了近端骨折块的旋转，近端骨块旋转可能会使股骨头血供离断。

有人认为，术后早期骨扫描可以在早期有效确诊股骨头缺血坏死，以便在 X 线片出现改变之前治疗。这样治疗就可以在股骨头塌陷之前进行（Parikh 等，2017）。

【病例参考】

病例 86　股骨头骨折。

病例 83　创伤性髋关节脱位。

病例 87　股骨头骨骺骨折。

儿童股骨粗隆间骨折

Pediatric Intertrochanteric Proximal Femur Fracture

Walter H. Truong　Lisa Soumekh　著

储　涛　孙　军　译

概　要

髋部骨折在老年人中常见，在儿童中较少见，一旦发生则出现并发症的风险更高。低发病率加上严重并发症的风险，使得了解和早期诊断出该病很重要。在这里，我们讨论一个 12 岁儿童的案例，患儿既往体健，在一次车祸后被带到急诊室。初诊是在一家当地乡村医院，然后被转移到我们的一级创伤中心。患者主诉右髋部疼痛，随后被诊断为右股骨粗隆间粉碎性骨折伴移位。骨折用 5mm 股骨近端锁定接骨板固定，移位的小粗隆没有固定。患者术后 6 周开始完全负重，4 个月时恢复正常跑步。股骨颈Ⅳ型骨折通常预后良好，然而，我们计划随访他的生长情况，以确定是否以及何时取出锁定接骨板。

【病史简述】

一名既往体健的 12 岁儿童在一场机动车撞车事故后被送往急诊科。患者当时系着安全带坐在汽车后排座位上。患者表现为右髋部疼痛，并否认身体其他部位疼痛。患者也否认有头部撞击，但承认在事故中有短暂失去意识。他接受了全面的创伤评估，随后被诊断为移位的右股骨粗隆间骨折。患者既往无手术史过敏史，目前没有在服用任何药物，无容易骨折的家族史或早期关节置换手术史。

【术前影像】

见图 89-1 和图 89-2。

【术前评估】

1. 右侧移位的股骨粗隆间骨折。

2. 意识丧失。

【治疗策略】

在包括骨盆 X 线和头部、颈椎、胸腹部、骨盆 CT 在内的全面创伤评估之后，患者唯一被诊断的损伤是右股骨粗隆间骨折，排除了颅内损伤。骨折近端短缩并向后移位。我们决定在他入院当天行骨折切开复位内固定治疗。对于股骨颈骨折儿童，早期复位固定对预后有积极影响。该患儿还伴有小粗隆骨折，说明是粗隆间的三部分骨折。需要考虑的是，小粗隆是否需要单独固

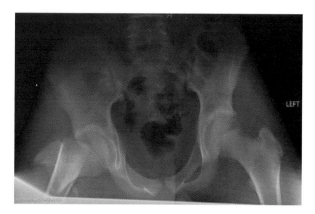

▲ 图 89-1　骨盆正位片

定，或者它仍然保持连续性，只是增加了股骨近端的屈曲力矩。患者仰卧在牵引床上。铺单前，应 X 线检查确保在温和的牵引下已纠正骨折断端的短缩和移位。使用浴帘样铺巾，取股骨近端标准的外侧入路。股外侧肌连接到骨嵴的后 2/3 部分已经被骨折破坏，因此，我们剥离了前部以便于观察骨折断端部位。骨折近段屈曲外旋，同时远端骨折部分向后向近端移位。这证实了股骨小粗隆仍在向近折端施力。因此，我们将远端骨折复位，而不考虑小粗隆。加大牵引并外旋使骨折复位，打入导针并置入 130° 的 5mm 锁定接骨

板，与对侧颈干角相匹配。导针是从骨折远端进入股骨颈。由于骨折仍不稳定，我们又置入第二枚斯氏钉以防止旋转。我们通过接骨板置入一枚非锁定螺钉穿过接骨板复位骨折，虽然在 X 线片上有缝隙，说明骨折后方有缝隙，但前面的皮质直视下完整。然后再置入两枚近端锁定螺钉，将非锁定螺钉更换为锁定螺钉；然后置入骨干部螺钉；最后打开关节囊以使关节内血肿减压，消除积液。

【基本原则】

与成人髋部骨折相似，早期固定早期活动有益。对于儿童难治性髋部骨折，特别是股骨颈骨折，锁定接骨板已成为固定骨折的有效且安全的方法（Hedequist 等，2008）。这些角度接骨板增加了稳定性，避免了以前提倡的髋人字石膏固定（Swiontkowski 和 Winquist，1986），并降低了畸形愈合和髋内翻等并发症的风险（Davison 和 Weinstein，1992）。

【术中影像】

见图 89-3。

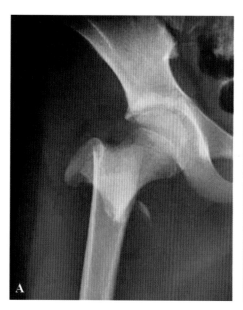
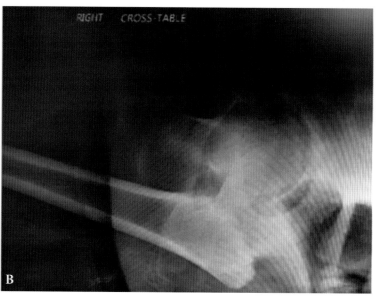

▲ 图 89-2　右髋正位片（A）和右髋侧位片（B）

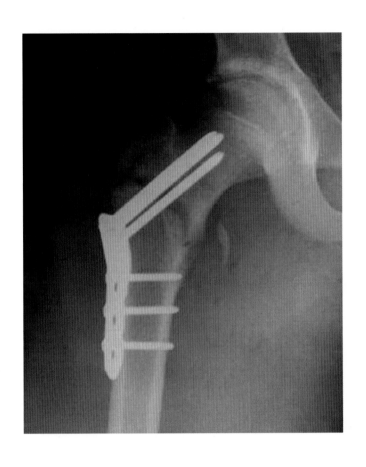

◀ 图 89-3　术中右髋正位片

【技术要点】

使用牵引床可使定位、透视和复位更容易。旋转骨折远端，以对位骨折近端。用导向针和斯氏针临时固定，这可以旋转骨折近端以利于放置接骨板。如果小粗隆骨折，由于它是稳定的并与近端骨折块连续，不需要进一步固定。在放置锁定螺钉之前，先使用非锁定螺钉和接骨板复位骨折。

【术后影像】

见图 89-4。

【风险规避】

当比较不同类型的儿童髋部骨折时，Ⅳ型骨折通常有最好的结果。缺血性坏死和骨骺早闭是罕见的并发症（Gamble 等，1991）。而髋内翻更常见，占 10%～30%（Forlin 等，1992）。仔细地处理和随访可以预防髋内翻；但是，如果髋内翻发生，可以采用粗隆下或粗隆间外翻截骨术进行治疗。另一个值得关注的方面是用来固定骨折的锁定板。患者已经 12 岁了，他的生长预期决定是否以及何时取出接骨板。如果担心锁定螺钉会进入粗隆下区域，我们会考虑取出内固定。

【病例参考】

病例 86　股骨头骨折。

病例 88　儿童股骨颈骨折。

病例 90　股骨近端病理性骨折。

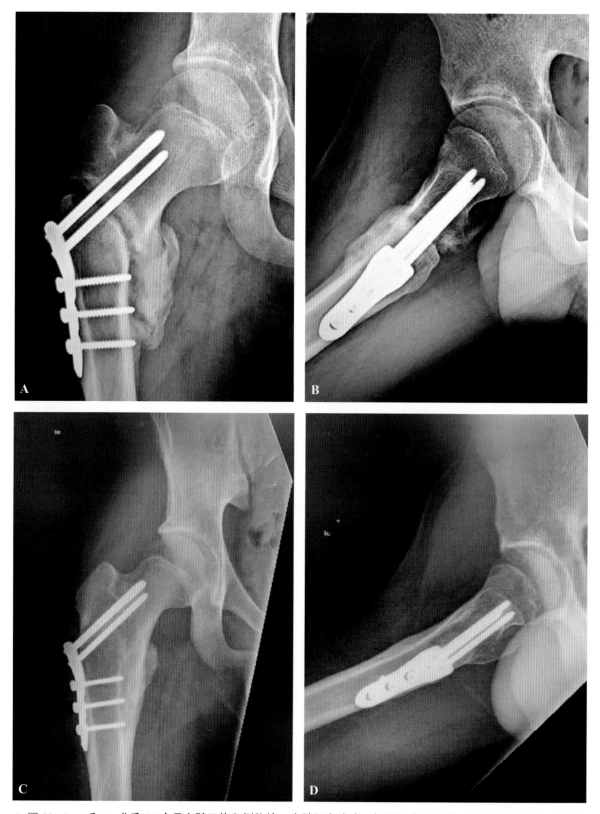

▲ 图 89-4　**A** 和 **B.** 术后 **4.5** 个月右髋正位和侧位片，患髋没有疼痛，轻微臀中肌步态，活动范围正常。髋屈曲力量 **5** 级，髋外展力量 **4** 级。正位片未完全愈合，侧位片见内侧远端和外侧骨痂连续。**C** 和 **D.** 术后 **2** 年正位和侧位 **X** 线片。见塑形明显，患儿无跛行症状

股骨近端病理性骨折

Pathologic Proximal Femur Fracture

Kenneth Bono　**著**

储 涛 孙 军 **译**

概 要

股骨近端病理性骨折尤其难以治疗。他们要求手术医生在适当的时候能够判断出病变的良恶性，尤其是治疗股骨颈骨折时，并根据骨折的稳定性、骨折畸形愈合和缺血性坏死的潜在风险来确定是否需要保守治疗或手术治疗。当怀疑病变有潜在恶性可能时，首先应该是通过活检来确定诊断。在初期选择保守治疗骨折，后期根据病变性质决定治疗方式。一旦活检确定诊断，或者仅凭 X 线片就基本诊断出良性病变后，就可以进行明确的治疗。

【病史简述】

一名 15 岁男性患者，有胚胎型横纹肌肉瘤病史，表现为与负重活动相关的右侧髋部和大腿疼痛。他之前接受过化疗和放疗，在症状出现之前的 1 年里被认为已经进入缓解期。他最初在血液肿瘤科就诊，随后开始了检查，以明确他疼痛的来源。骨盆和右股骨的 X 线片显示他的右股骨近端有一个透亮的病变。为了更好地显示病变，对骨盆和右侧股骨近端进行 MRI 检查。不幸的是，MRI 显示弥漫性转移病灶遍及骨盆和双侧股骨近端。

【术前影像】

见图 90-1 至图 90-3。

【术前评估】

即将发生的右股骨近端病理性骨折。

【治疗策略】

在这个病例中，最初的 X 线片显示股骨近端有一个孤立性病变。考虑到他以前有胚胎型横纹肌肉瘤的病史，于是进行核磁共振成像以更好地显示病变。不幸的是，MR 显示弥漫性转移性病变遍及患者的骨盆和双侧股骨近端。为了确定预后，进行了髂骨活检，证实为复发的转移性胚胎型横纹肌肉瘤。血液科和肿瘤科计划采用新的化疗和放疗方案，尽管有人认为该患者的复发预示着非常糟糕的预后。

鉴于该患儿的病变位于转子周围、有与活动相关的功能性疼痛、溶骨性病变及病变侵犯股骨颈范围 2/3 以上，给他打了 12 分，这是 Mirels 评分系统中的最高分。根据 Mirels 评分系统的计算，患者有即将发生病理性骨折的高风险（表

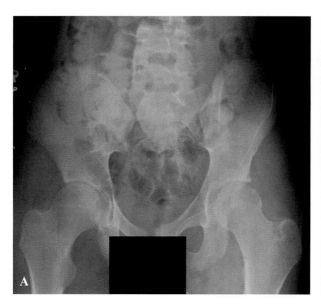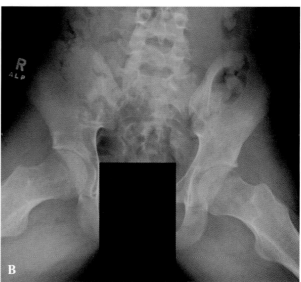

▲ 图 90-1　前后位（A）和蛙式位（B）骨盆 X 线片显示股骨颈上段有一个透亮病变，没有明显的骨折或骨膜反应

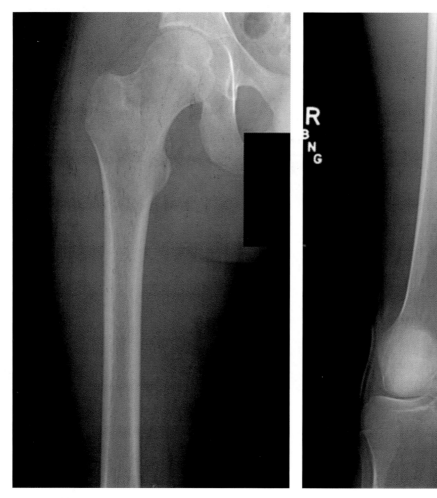

▲ 图 90-2　右侧股骨的全长前后位和侧位 X 线片未显示右侧股骨其余部分有任何其他明显的病变

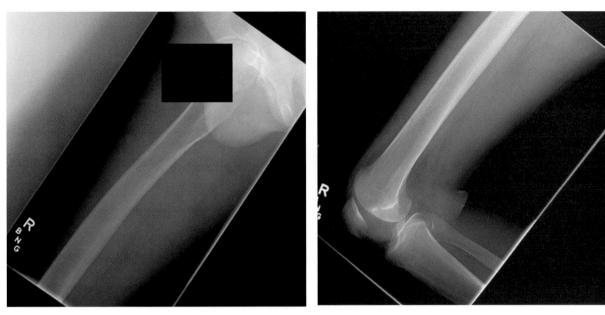

▲ 图 90-2（续） 右侧股骨的全长前后位和侧位 X 线片未显示右侧股骨其余部分有任何其他明显的病变

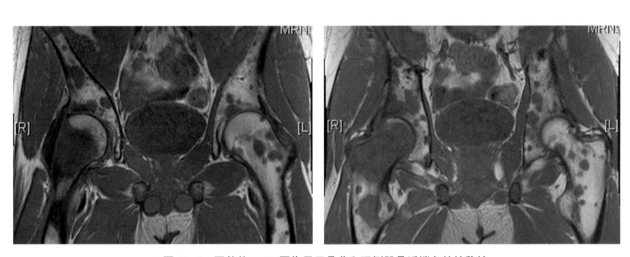

▲ 图 90-3 冠状位 MRI 图像显示骨盆和双侧股骨近端多处转移灶

90-1），提示 100% 会出现病理性骨折。

当该患儿的骨骼显示弥漫性转移病灶时，经过病灶的股骨扩髓最终不会恶化他的治疗或预后，只会进一步增加股骨的稳定性，因为他的股骨干中可能有额外的潜在病变。因此，在该患者的右股骨预防性放置锁定髓内针将有利于缓解患者即将发生的股骨近端骨折的疼痛，并在他预期的治疗过程中提高生活质量。与他及其家人讨论了对侧股骨进行预防性髓内固定的问题，但由于该侧还没有任何疼痛，因此他的家人选择推迟。

该患者的术前血液检查显示血红蛋白、血小板和凝血因子水平令人满意，这归功于他的血液和肿瘤科医生。

患者术后可以逐渐负重，并注意到在手术后的头几周疼痛有了巨大的改善。由于臀中肌无力步态接受了臀中肌强化训练。6 周后复查，患者无疼痛，并参加了所有他渴望的活动。

【基本原则】

每当儿童出现骨折时，必须确定是否有任何

表 90-1 用于诊断即将发生的病理性骨折的 Mirels 评分系统（最初应用于成人长骨转移性疾病）

指　标	评　分		
	1 分	2 分	3 分
部位	上肢	下肢	转子周
疼痛	轻度	中度	重度
病变性质	成骨性	混合性	溶骨性
范围	<1/3	1/3～2/3	> 2/3

可能增加骨折概率的因素，如骨的质量差、既往疼痛史、低能量的损伤（通常不会导致骨折），这些都需要怀疑是病理性骨折。当根据病史考虑可能有病理性骨折时，必须仔细检查 X 线片，以确定是否存在可能导致骨折的病理性病变。

在手术治疗骨折之前，有必要明确病理诊断。如果影像学提示良性病变，或者骨折是在已知的良性病变中发生的，那么可以根据骨折的稳定性选择治疗方案。包括采用石膏固定的保守治疗，以及组织活检、刮除、植骨和内固定。当怀疑是恶性病变时，治疗应该保守，直到进行明确的活检后来指导后期治疗。活组织检查必须精心计划，以确保活检过程不会污染没有病变的骨骼和正常的组织，同时确保不会影响最终的治疗方法。

指导治疗方案的其他考虑因素包括骨折是否在上肢，这通常可以用保守的方法治疗，或者骨折是否在下肢的承重部分，这可能会增加再次骨折的风险。此外，还必须考虑病变区域的骨质量，因为它可能会影响植入物自身的潜在强度，也可能会影响手术医生最终选择哪种植入物。

Mirels 评分系统最初用来预测成人在转移性骨病灶下发生病理性骨折的风险。在这个病例中，患者骨骼发育成熟，并且有转移性疾病，所以我们认为这在临床上是适用的。这可能不是大

多数儿童股骨近端病理性骨折的情况。

【术中影像】

7 分或 7 分以下的病灶可以安全地活动，没有骨折的风险（<5%）。

评分为 8 的病变提示即将发生骨折（约 15%），治疗应由手术医生自行决定。

9 分或 9 分以上的病变提示即将发生骨折（9 分 > 33%，12 分增加到 100%）。

【技术要点】

在处理骨折之前，要明确病理诊断，或者根据放射学基本上可以确定良性病变。

一定要考虑到反复的细微骨折可能导致骨骼畸形，就像纤维结构不良会导致畸形。标准的植入物可能与严重的畸形不相容，这可能需要其他固定方法，或者在手术同时行截骨术。

应确保植入物所把持的固定部分具有良好的骨质量，以避免在愈合过程中植入物的固定不稳定。

锁定髓内针特别适用于股骨近端、转子周围或股骨颈骨折，因为它们穿过整个股骨近端，以避免相邻部位应力升高而可能导致额外的骨折。如果孩子太小，不能容纳髓内针，那么可以推荐用近端螺钉固定的弹性髓内针或钢丝捆扎。

【术后影像】

见图 90-4。

【风险规避】

如果根据影像学表现可以确定是良性病变，可以在条件允许时进行活组织检查，伴或不伴刮除和植骨都可以。

在对骨性病变进行活检时，应始终进行细胞培养。

髓内固定只有在病变不会扩散到其余骨骼的情况下才能考虑。

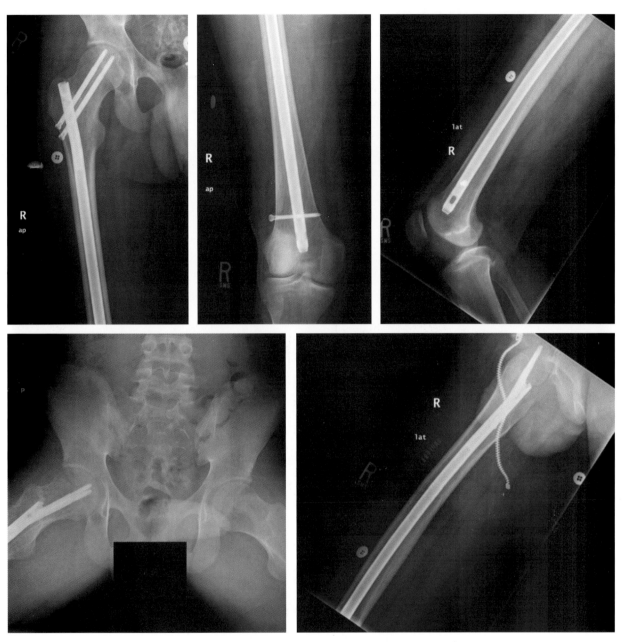

▲ 图 90-4　右侧股骨的前后位和侧位 X 线片显示锁定髓内针的位置

手术医生应该熟悉各种类型骨骼的结构，以便在骨量有限的情况稳定骨折，并尽量避免损伤邻近的生长板。

病变部位的潜在骨折可能会导致恶化或并发症，如通过股骨颈的骨折增加缺血性坏死或畸形愈合的风险，可以考虑更积极的治疗方案，即便是良性病变。

恶性病变出现的病理性骨折，最佳方式是活检明确诊断前保守治疗。应注意从病变的典型部位进行活检，并避免包含骨痂，因为骨痂在组织学上可能与骨肉瘤相似。

【病例参考】

病例 88　儿童股骨颈骨折。

病例 100　股骨干病理性骨折。

病例 7　肱骨近端病理性骨折。

股骨近端应力性骨折

Proximal Femoral Stress Fractures

Josh Murphy   Lisa K. O'Brien   Sally Corey   著

储 涛 孙 军 译

概 要

股骨近端应力性骨折是一种罕见但严重的过度使用损伤，病史提示有不恰当的体育训练习惯或潜在的营养不良。这些骨折在高活动水平的人群中更为常见，如军队或需要重复动作训练的运动员，如跑步者。患者通常表现为与活动相关的潜伏性发作疼痛，如果活动水平没有改变，这种疼痛会进展。应获得关于患者的训练持续时间和频率、饮食习惯以及月经史（如果适用）的详细病史。磁共振成像（MRI）是诊断应力性骨折最敏感的检查，如果X线片为阴性但临床怀疑仍然存在，可以使用。治疗通常取决于骨折的位置。股骨颈下内侧骨折较为常见，可以非手术治疗，而股骨颈上外侧骨折需要手术固定。治疗结果通常都很好。未能识别股骨近端应力性骨折可能会导致严重的并发症，如骨折移位、股骨头坏死。下面详细介绍一例新兵股骨颈应力性骨折的手术治疗。

【病史简述】

一名19岁女性患者，发现左侧髋关节疼痛持续2个月。在她开始军事训练，体力活动增加后不久突然出现疼痛；没有具体的外伤史。疼痛是逐渐开始的，随着高撞击性活动（如跑步）的进行，疼痛会变得更严重。症状发展到难以行走的程度来就医。否认有任何进食障碍或停经。

【术前影像】

见图91-1至图91-4。

【术前评估】

• 体力活动突然增加，导致机械应力过大。
• 需要手术固定的股骨颈应力性骨折。

【治疗策略】

治疗通常取决于应力性骨折的位置。非手术治疗适合用于无移位的压力侧应力性骨折，或位于股骨颈下内侧的骨折，其延伸范围不超过股骨颈宽度的50%。非手术治疗包括限制负重、限制活动和适当的镇痛。

手术治疗的适应证是压力侧的应力性骨折非

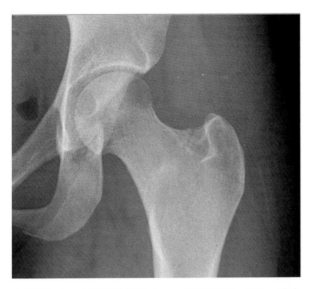

▲ 图 91-1　在最初的表现中，X 线片通常是阴性。该患者出现症状时的左髋关节前后位 X 线片显示股骨颈有应力性骨折

手术治疗没有改善，或者范围超过股骨颈宽度的 50%，或者起源于股骨颈的张力侧（上外侧）的应力性骨折。这些骨折可以用经皮原位螺钉固定治疗。

骨折移位时，应及时进行解剖复位和螺钉固定。

【基本原则】

1. 体位

患者仰卧于骨折牵引床上，使骨盆水平放置，对侧下肢被外展安全地固定在骨折牵引床的中心杆上。一台大型的 C 形臂透视机器可以很容易地在患儿两腿之间进行操作。与受伤髋关节同侧的

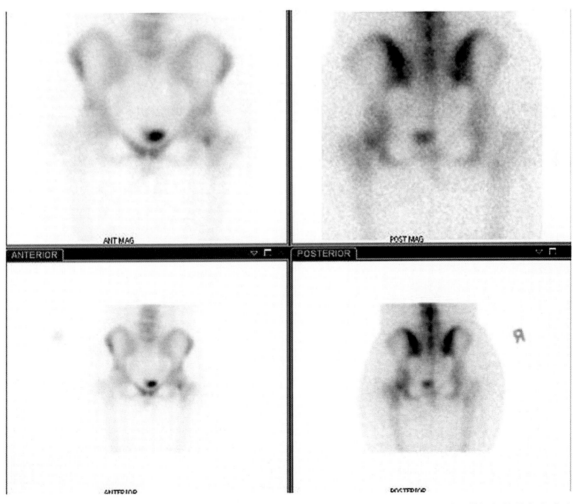

▲ 图 91-2　应力性骨折有时在骨扫描的检查中发现的，显示骨折区域摄取量增加。骨骼扫描提供的信息比磁共振图像少，而且需要在损伤发生 24～72h 后才能呈阳性

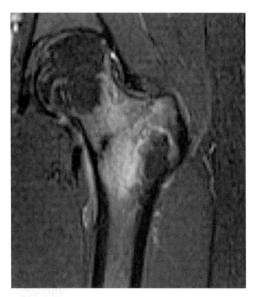

▲ 图 91-3　症状开始时左侧髋关节的 T$_2$ 冠状面磁共振成像（MRI）显示股骨颈骨折是完全的、无移位的

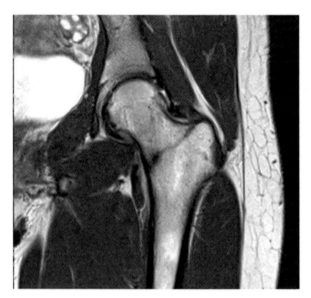

▲ 图 91-4　左髋关节 T$_1$ 冠状 MRI 再次显示股骨颈骨折

手臂可以固定在患者的身体上（图 91-5）。在开始手术之前，用 C 形臂确认骨折在固定后没有移位。

2. 手术技术

典型的螺钉位置是倒三角形（图 91-7 和图 91-8）。导针可以经皮或通过一个纵向切口放置。在冠状面上，透视下第一枚导针沿股骨颈内侧皮质钻入股骨头，针尖距关节软骨约 5mm 处。此钉应位于侧位面上股骨颈的中心位置。

第二和第三导针放置在第一导针的前上方和后上方。如有必要，可使用导向器协助置入导针，这些针参考下方导针。

螺钉长度是通过测量外露的导针长度来确定的。

然后，用空心钻头沿导针钻到距针末端 5～10mm 的位置。

沿着导针拧入螺钉。应同时拧紧加压所有 3 个螺钉，以确保整个骨折受到均匀的压缩。

取下导针并透视最终的 X 线图像。切口冲洗然后缝合（Mullis 和 Anglen，2011）。

【术中影像】

见图 91-5 至图 91-8。

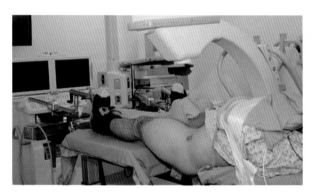

▲ 图 91-5　患者可以放在骨折手术床上，手臂缠在胸前。在给患者做固定时要确保 C 形臂能够透射到需要的图像

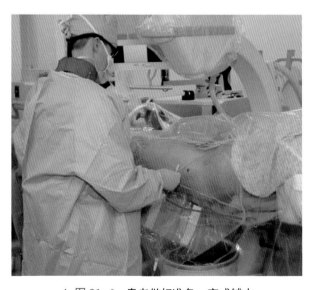

▲ 图 91-6　患者做好准备，完成铺巾

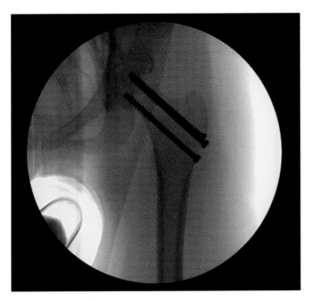

▲ 图 91-7　前后位片显示一个倒三角形结构，最下面的螺钉沿着股骨颈的下侧

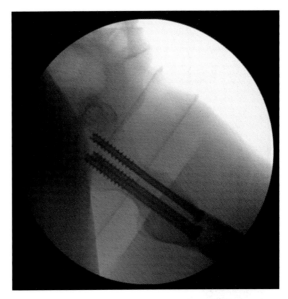

▲ 图 91-8　侧位 X 线片显示股骨颈骨折处螺钉平行排列

【技术要点】

下方螺钉应沿着股骨距方向进入股骨颈下后方。

使股骨颈内的螺钉平行放置。

避免螺钉的远端接触到小粗隆，这可能会增加术后转子下骨折的风险。

【术后影像】

见图 91-9 和图 91-10。

【风险规避】

与发生股骨颈应力性骨折相关的风险因素包括（De Weber，2017）。

- 既往有应力性骨折。
- 突然增加体力活动的强度或持续时间。
- 异常的生物力线。
- 月经不调。
- 女性。
- 低体重指数。
- 骨密度降低。
- 低钙低维生素 D 饮食或节食。
- 饮酒和吸烟。

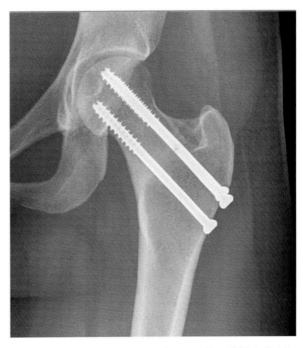

▲ 图 91-9　术后 5 个月 X 线片显示股骨颈骨折愈合良好

进行渐变强度、分期、交叉训练、适当休息的锻炼计划是预防损伤的关键。根据 Wolff 定律，定期负重锻炼也有助于增加骨密度。Wolff 定律指出，骨骼会根据所受到的机械压力进行重塑。

管理饮食习惯是预防应力性骨折的另一个关键组成部分。有女运动员三种特点（饮食不规律、停经、骨量减少）的女性风险最大。应该获得完整的饮食史，以确定卡路里、维生素 D 和钙的摄入量是否充足。儿童、青少年和成人的维生素 D 推荐摄入量为每天 600U。建议青少年每天摄入 1300mg 的钙，而 19 岁以上的年轻人每天摄入 1000mg（表 91-1）。

在股骨近端应力性骨折的检查中应考虑其他的鉴别诊断。如果有疑似，一定要排除严重的情况，如化脓性关节炎、骨髓炎、肿瘤或缺血性坏死。其他鉴别诊断或相关损伤可包括肌肉拉伤、髂腰肌肌腱炎、弹响髋、盂唇撕裂、大粗隆滑囊炎或股骨头髋臼撞击综合征。

【病例参考】

病例 125　胫骨干应力性骨折。

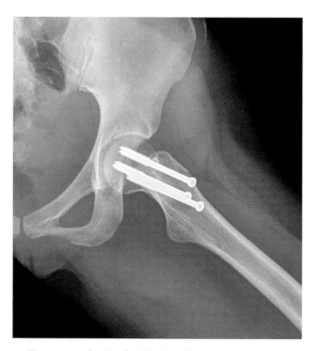

▲ 图 91-10　术后 5 个月横床侧位片显示股骨颈骨折愈合良好

表 91-1　医学研究所 2011 年钙和维生素 D 的膳食参考摄入量

年龄范围（岁）	维生素 D（U）	钙（mg）
4—8	600	1000
9—18	600	1300
19—50	600	1000
51—70	600	1200

大粗隆骨折

Greater Trochanter Fracture

Courtney O'Donnell   Nicole Michael   著

储涛 孙军 译

概 要

单独的大粗隆骨折在儿童中比较少见，大多数非病理性大粗隆骨折是由高能量创伤引起的，常常有累及股骨近端的合并骨折。根据股骨近端移位程度和合并损伤程度指导治疗。较小移位的大粗隆骨折在幼儿（＜5 岁）可采用石膏固定进行非手术治疗，而在大龄儿童采用保护性负重治疗。几乎所有移位的儿童髋部骨折都需要解剖复位和牢固固定。固定方式的选择从单独的大粗隆螺钉固定，到股骨近端骨折的加压螺钉和接骨板或角度固定装置（角钢板，股骨近端锁定接骨板）。在移位的骨折中，实现骨折稳定性优先于保护股骨近端骨骺和转子生长的骺线。由于股骨近端血管或骨骺容易损伤，儿童骨折后发生并发症很常见。缺血性坏死、股骨近端的成角畸形、骨骺过早闭合和骨不连是导致不良预后的并发症。这些损伤需要仔细定期随访，直到骨折愈合和骨骼成熟。

【病史简述】

大粗隆骨折可为单独发生的骨骺损伤或者合并发生于股骨近端损伤，通常是由于高能量创伤或潜在的病变所致。在非常小的儿童中应该考虑非意外创伤。对患儿全身的初步评估包括必须排除危及生命的伤害和其他骨骼损伤。应考虑髋部疼痛的其他鉴别诊断。对于髋关节疼痛和活动受限并有难产病史的新生儿，必须考虑股骨近端骨骺分离的可能性，这是一种髋部骨骺骨折。股骨近端骨折移位的儿童不能负重，卧床时患髋保持屈曲外旋，尽量避免患髋移动。血管检查必须包括触诊腘窝和足背脉搏，并与对侧肢体相比较，以排除相关的血管损伤。要确定诊断，应进行骨盆正位和侧位 X 线片检查。

【术前影像】

见图 92-1 和图 92-2。

【术前评估】

1. 可疑骨骺损伤。

2. 骨折移位、分离外展肌损伤。

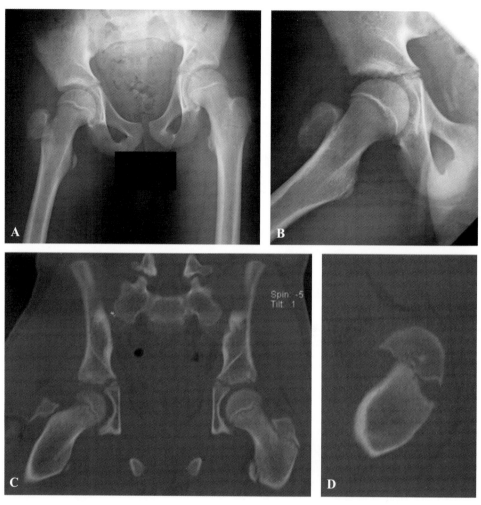

▲ 图 92-1 病例 92-1，一名 13 岁男孩冲浪事故后右侧移位的大粗隆骨折的前后位（A）和侧位（B）X 线片，急性损伤后骨盆 CT 扫描的冠状位（C）和矢状位（D）切面显示有移位的骨折穿过大粗隆

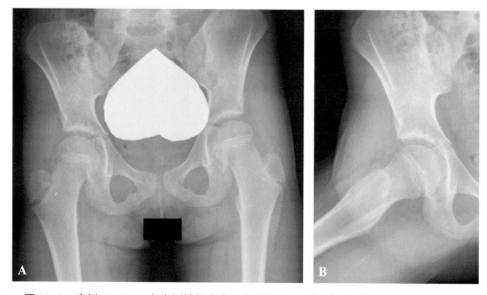

▲ 图 92-2 病例 92-2，一名右侧髋部疼痛 3 个月的 8 岁女舞蹈者的前后位（A）和侧位（B）X 线片显示，大粗隆隆起处骨骺线增宽，提示为应力性损伤

3. 股骨近端合并损伤 - 粗隆下或股骨颈受累。

4. 进一步影像检查的必要性，如 CT 或 MR。

5. 治疗的紧迫性。

6. 外科治疗的必要性。

7. 存在股骨颈骨折时有必要行关节囊减压术。

【治疗策略】

治疗方案基于以下因素：患者年龄、大粗隆移位程度和相关的股骨近端损伤。对于 5 岁以下的儿童，如果复位可以接受，早期可以使用石膏固定。然而，无论年龄大小，如果石膏固定不能达到满意的复位效果，就需要手术治疗。较小移位的大粗隆骨骺骨折在骨盆前后位 X 线片上可以诊断，显示骨骺线增宽和不规则（病例 92-2），可采用拐杖负重 6～12 周的保护性治疗，避免主动外展。移位的大粗隆骨折通常需要手术治疗，以获得和维持骨折复位并重建外展肌群（病例 92-1）。手术入路是根据手术医生的偏好和股骨近端的受累情况确定的；前外侧入路（Watson-Jones 入路）、联合前入路（改良 Smith-Peterson 入路）和直接外侧入路或手术脱位入路（Gibson interval 入路）都曾用于该损伤。手术治疗大粗隆骨折的关键在于仔细的术前计划和针对骨折类型选择内固定装置。Schanz 针（2.5mm 或 4.0mm）可用来作为操纵杆帮助复位。股骨近端的固定可采用 6.5mm/7.3mm 的部分或全螺纹空心螺钉（股骨颈头下型或经颈型骨折）、带侧板的髋部加压螺钉（颈部 / 粗隆间型骨折）或股骨近端锁定接骨板（粉碎性、复杂性、粗隆下骨折）。大粗隆骨折必须解剖复位，用 3.5mm 或 4.5mm 全螺纹螺钉固定。骨块可以用尖头复位钳（Weber 钳）或球形复位钳来辅助复位，也可以用垫圈来辅助加压。

【基本原则】

获得并保持股骨近端解剖复位和稳定的固定很重要，这可以避免内翻和后倾等常见畸形。需要保护股骨近端的血液供应，如通过对股骨颈骨折的紧急复位和固定，必要时可以行关节囊减压术来保护血供。随着大粗隆解剖复位，外展肌力臂得到重建。必须优先固定股骨颈骨折；所有粉碎性骨块必须解剖复位。

【术中影像】

见图 92-3 和图 92-4。

【技术要点】

术前，完整的影像学检查是详细诊断的必要条件。对于股骨颈和转子下区域的相关损伤或骨盆 / 髋臼的相关损伤，必须保持高度的怀疑。术中，详细的手术计划和合适的内固定物选择很关键。解剖复位后可用 Schanz 针或克氏针暂时维持。术后至少实施保护性负重 6～8 周，密切观察骨折愈合情况。大粗隆骨块通常较薄，松质骨较多；保护性负重可延长至 12 周，以将术后风险降至最低。

【术后影像】

见图 92-5 和图 92-6。

【风险规避】

由于大粗隆骨骺对股骨近端的生长有重要作用，这些损伤会带来很多影响，不要仅仅关注骨折愈合。大粗隆骨折的后遗症可包括髋内翻（大粗隆骨骺相对过度生长）和股骨头缺血性坏死（AVN）合并股骨头畸形。AVN 可能是受伤时血管受损影响骨骺血运的结果。通常在损伤后的前 18 个月内发现 AVN，建议每年（至少在损伤后 2 年内）进行 X 线片检查。在 X 线片上股骨头欠规整可能是 AVN 的第一个征象。MRI 可在早期明确诊断，在 T_1 加权图像上用一条单密度线表示坏死可存活的骨界面，在 T_2 加权图像上用双密度线表示坏死可存活骨界面处的血管丰富的肉

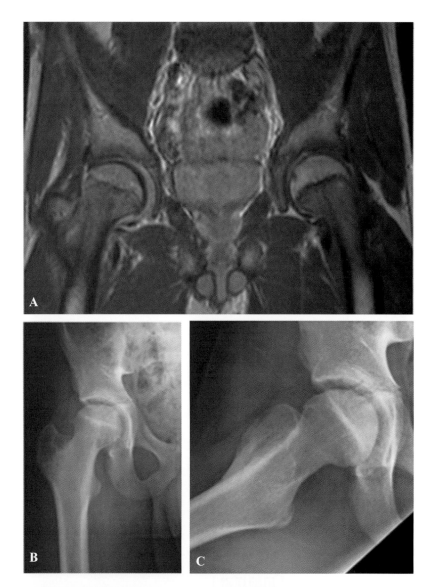

◀ 图 92-3　病例 92-1，急性损伤后 2 个月的 T_1 增强后冠状面 MRI（A），显示骨骺血管完整灌注，无缺血性坏死迹象。伤后 5 个月右髋正位（B）和侧位（C），大粗隆间歇性愈合，并在相对前部愈合

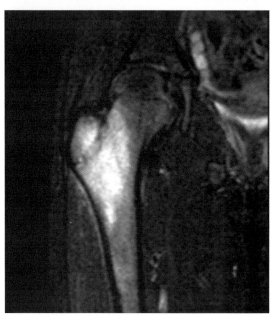

◀ 图 92-4　病例 92-2，右侧髋关节冠状位，示骨骺增宽，大粗隆隆起周围骨性水肿，提示应力损伤伴骨骺增宽

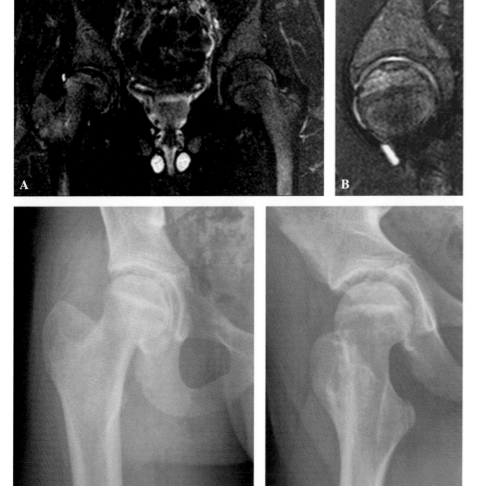

◀图 92-5　病例 92-1，伤后 9 个月冠状位（A）和矢状位（B）显示软骨下硬化区血管断裂提示缺血性坏死。伤后 9 个月右侧髋关节的前后位（C）和侧位（D）片显示股骨头小面积硬化和塌陷，与缺血性坏死有关。股骨颈短缩（髋短），大粗隆在相对前位愈合

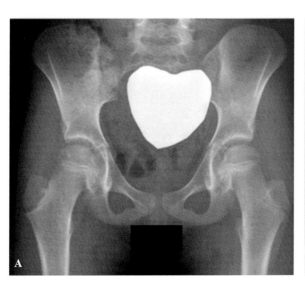
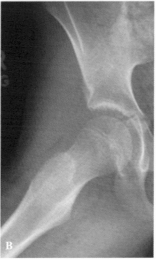

◀图 92-6　病例 92-2，较小移位的大粗隆应力性骨折后 1 年的前后位（A）和侧位（B）X 线片。骨骺闭合不全显示为间隙愈合。没有缺血性坏死的迹象

芽组织。髋外翻可能是由于股骨头骨骺的持续生长和大粗隆骨骺早闭造成的。骨骺早闭也可能导致肢体长度不一致或髋关节内翻。建议对这些儿童进行密切的临床和影像学随访，以便处理由此产生的并发症，直到骨骼成熟。

【病例参考】

病例 90　股骨近端病理性骨折。

髋关节脱位伴股骨中段骨折

Hip Dislocation with Midshaft Femur Fracture

Brandon Lucas　Kevin E. Klingele　著

储　涛　孙　军　译

概　要

股骨中段骨折合并创伤性髋关节脱位在儿童中是一种罕见的损伤类型。该损伤是由高能量机制引起的，如车祸伤和高处坠落伤。这种损伤的处理首要重点是髋关节复位，然后是股骨骨折本身的手术治疗。髋关节复位，在急诊科或手术室进行，然后固定股骨骨折。有许多潜在的相关损伤，因此进行彻底和充分的创伤评估是至关重要的。本文报告一例 15 岁左髋关节脱位合并同侧股骨中段骨折男性患者的治疗方案。

【病史简述】

一名 15 岁的男性在车祸伤后，被送往当地的一级创伤急救中心。追尾事故发生时该患儿佩戴安全带坐于车辆后座。他被急救人员从车上救出，主诉左腿和臀部疼痛。查体时，发现左大腿有明显的畸形、肿胀、压痛。左膝也有压痛，并有明显的积液。患者诉左脚外侧有麻木，但他的神经血管检查完好无损。在第一次和第二次检查期间，没有发现其他并发伤。X 线片显示左侧股骨中段骨折合并同侧髋关节脱位，以及可能的 PCL 撕脱伤（图 90-1）。术后的膝关节 MRI 证实了这一点。患者被紧急送到手术室进行髋关节闭合复位和股骨骨折切开复位内固定。

【术前影像】

见图 93-1。

【术前评估】

1. 左侧创伤性髋关节脱位合并股骨头骨折和盂唇撕裂。

2. 左股骨中段骨折。

3. 左侧 PCL 撕脱伤（术后 MRI 证实）。

【治疗策略】

有着高能量机制损伤的患者应该接受急诊科和创伤中心的全面创伤评估。一旦完成创伤评估，就可以重点关注特定的骨科损伤。该患者应首先实现髋关节脱位的同心圆复位。考虑到合并的同侧股骨干骨折和手术干预的需要，该患者的复位没有在急诊科进行。如果手术时机延迟，髋关节脱位的同心圆复位还是要及早实现（Hung 等，2012）。充分的镇痛对于复位和减少髋部或股骨近端的额外创伤很重要。复位后

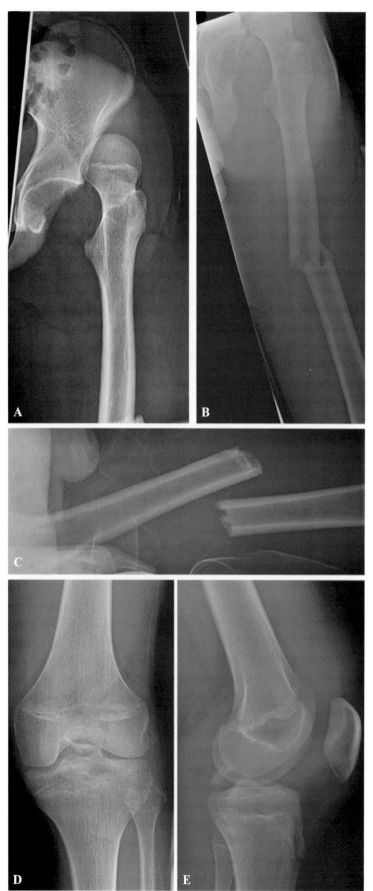

▲ 图 93-1　股骨的前后位和侧位 X 线片显示
左侧髋关节脱位和同侧股骨中段骨折，膝关节
X 线片提示 PCL 损伤

的结果是有利的，但风险包括创伤性关节炎、骨化性肌炎和股骨头坏死。盂唇损伤、关节囊损伤或骨软骨损伤都会阻碍复位，导致需要切开复位。复位后应摄 X 线片，以确保同心圆复位并评估是否有相关损伤。相关损伤包括股骨头或颈部骨折，以及股骨近端骨骺损伤。最近的研究表明，盂唇损伤的发生率很高，通常在复位后成像中可见所谓的髋臼斑点征（Klingele 等，2016）。

这个年龄段的单发股骨干骨折最初可行临时牵引治疗，后期手术室治疗。股骨干骨折的最终治疗方法因年龄而异。11 岁及以上的患者，就如这位患者，可以选择弹性或锁定髓内针治疗（Hubbard 等，2018）。体重 100 磅（约 45.36kg）以下的患者，一般都是选择弹性髓内针，体重超过 100 磅的，要么用锁定髓内针，要么用肌下接骨板。根据骨折类型的不同，经肌下接骨板切开复位内固定也是可以接受的。

该患者的治疗策略包括髋关节脱位的闭合复位；同侧股骨干骨折切开复位锁定接骨板内固定，同时行髋关节脱位手术入路，缝合损伤的盂唇；对稳定的股骨头骨折进行保守治疗，并计划延迟治疗伴发的 PCL 损伤。患者在初次手术后 9 天接受了 PCL 撕脱伤的切开复位。

【基本原则】

脱位髋关节复位的时间越长，股骨头缺血性坏死（AVN）的风险就越高（Kutty 等，2001）。考虑到这种风险，应尽早复位髋关节脱位。在4h 内复位的患者的 AVN 发生率约为 6%。如果闭合复位不成功，或存在其他合并伤，则需要手术治疗。在这种情况下，采用髋关节脱位手术入路。其他方法取决于脱位的方向，包括 Smith-Petersen 和 Kocher–Langenbeck 方法。早期结果表明，髋关节外科脱位入路已被证明是治疗儿童

创伤性髋关节脱位不完全复位的一种安全有效的方法（Podeszwa 等，2015）。它对于鉴别和治疗急性关节内损伤是有效的，如术中发现的合并股骨近端骨折或盂唇撕裂。当发现这些损伤后，就会对其进行处理和治疗。在创伤性髋关节后脱位的病例中，82% 的患者发现有后侧盂唇撕裂，18% 发现股骨头骨折。

考虑到对股骨干骨折进行手术治疗的必要性，相关的髋关节脱位和可能需要的髋关节手术评估可以在同一手术中通过髋关节外科脱位手术入路来解决。术后 MRI 证实 PCL 损伤，可以在后期治疗。

【术中影像】

见图 93-2。

【技术要点】

髋关节复位后摄片对于排除任何关节不匹配或关节内骨块至关重要，因为这与包括早发性关节炎在内的不良预后相关，并且是切开复位手术治疗的指征（Novias 等，2016）。据报道，在儿童和青少年创伤性后脱位中，复位后不能获得同心圆复位的比例高达 25%。

在伴有同侧韧带损伤和潜在的股骨近端病变的患者中，股骨干骨折固定的选择受到一定的限制。我们选择切开复位，并使用锁定接骨板固定股骨，以避免损伤膝关节和股骨近端，因为后期膝关节和髋关节的手术都是必要的。

与髋臼或股骨头相关的骨质损伤导致儿童髋关节不稳定的可能性较小，但由于不完全骨化和 X 线 /CT 上看不到软骨，有可能被低估。因此，直视下对任何髋关节损伤进行彻底评估是非常重要的。外伤性髋关节脱位的盂唇损伤发生率很高，需要在术中进行充分的评估。在这种情况下，髋关节外科脱位手术入路可以直接评估髋关节，并处理相关的髋关节损伤。

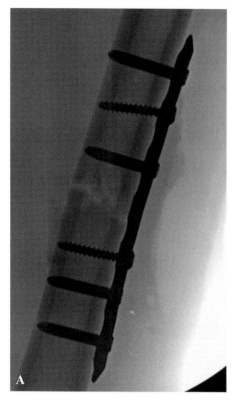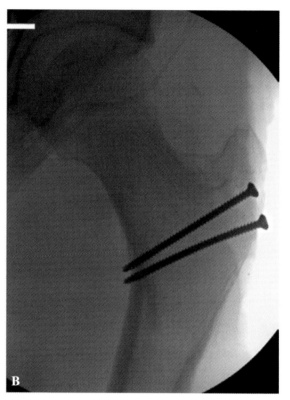

▲ 图 93-2　**A.** 切开复位后前后位图像，采用侧方锁定接骨板治疗股骨干骨折。**B.** 盂唇修复后前后位图像，显示髋关节脱位手术入路时使用的粗隆截骨术后的固定情况，用两枚 **3.5mm** 全螺纹螺钉完成固定

【术后影像】

见图 93-3 和图 93-4。

【风险规避】

伴有股骨干骨折的创伤性髋关节脱位通常是高能量机制损伤的结果，因此全面的创伤性评估对患者的治疗至关重要。骨科损伤在最初的ATLS 和创伤小组的调查完成后进行处理。

髋关节脱位应及时复位。随着复位时间的增加，AVN 的比率也随之增加。4h 内复位者 AVN发生率为 6%。

同心圆复位是必要的。如果不能做到这一点，髋关节脱位手术入路已被证明是一种安全有效的方法，不仅可以复位髋关节，还可以评估关节内是否有相关损伤。

在这种特殊的损伤类型中，股骨干骨折需要手术治疗。因此，髋关节复位延迟到患者进入手术室。这允许一个更可控的环境和足够的镇静，以减少复位过程中医源性关节损伤的风险

该患者还有同侧 PCL 损伤。为了避免干扰将来可能进行的髋部和膝部手术，选择了股骨切开复位接骨板内固定，而不是顺行或逆行髓内针固定。

【病例参考】

病例 83　创伤性髋关节脱位。

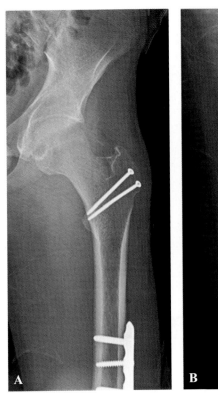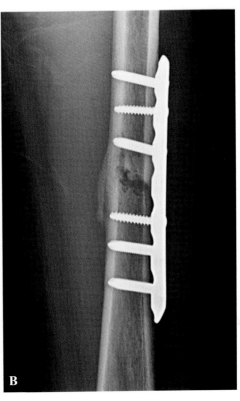

▲ 图 93-3 术后 3 个月髋部和股骨前后位图像，显示大粗隆保持固定，股骨干桥接骨痂形成

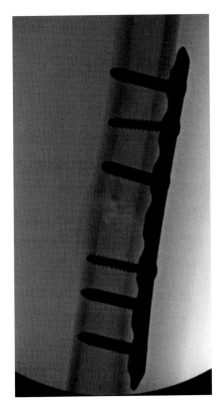

◀ 图 93-4 术后 5 个月股骨干骨折继续愈合

第五篇

下肢：大腿、膝、小腿
Lower Extremity: Thigh, Knee, and Leg

股骨干骨折（Pavlik 吊带治疗）

Femoral Shaft Fracture: Pavlik Harness

Jason Read　　Eric D. Shirley　**著**

褚祥军　**译**

概　要

一名 6 周龄的女婴在跌倒后出现腿部疼痛。X 线片显示股骨骨折未移位。选择了 Pavlik 吊带治疗骨折。患者及其家人对吊带的耐受性良好。股骨骨折在 4 周内成功治愈，没有任何并发症。

【病史简述】

一名 6 周龄的女婴从沙发上摔下来后，被送进了急诊室。婴儿从约离地 2 英尺（约 61cm）的沙发上跌落到铺着地毯的地板上。父母在为孩子寻找安抚奶嘴时目睹了跌落发生的过程。体格检查显示这是一名营养良好的婴儿，皮肤完整，左股骨有轻微压痛。没有任何被虐待的迹象，如瘀伤、烧伤或其他皮肤损伤。婴儿在髋关节、膝关节和踝关节活动时没有哭闹。无神经血管损伤表现。初步 X 线片显示左股中段骨折无移位。

【术前影像】

见图 94-1。

【术前评估】

1. 无移位的股骨中段骨折。

2. 非行走期股骨骨折。

【治疗策略】

使用 Pavlik 吊带或髋人字石膏可以成功治疗 6 个月以下婴儿的股骨中段骨折。婴儿通常具有较厚的骨膜和较高的塑形潜力，可使大多数股骨干骨折稳定。Pavlik 吊带治疗可提供足够的稳定性，更好地促进骨折愈合。Pavlik 吊带的优点包括易于使用，更易更换尿布，与石膏固定相比，对皮肤的刺激性更小，能够通过调节吊带以调整骨折复位。此外，使用安全，不需要麻醉。如果婴儿的骨折过度缩短超过 2cm，并且角度超过 30°，则可以使用髋人字石膏术。

在婴儿股骨干骨折的治疗中，如果 X 线片异常，应开始进行代谢性骨病检查。在伤害原因之外，虐待儿童也应该被排除，在学步期之前，非意外创伤是导致儿童股骨干骨折的主要原因。因此，高度怀疑虐待必须详细询问外伤史和体格检查。由于这例病例是家长目睹的跌伤，检查没有

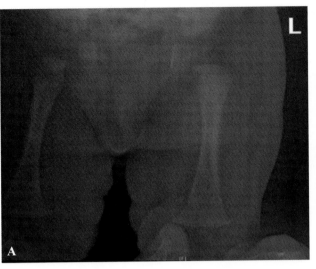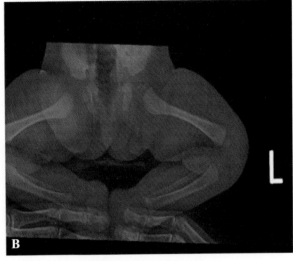

▲ 图 94-1　正位（A）和侧位（B）X 线片显示左股骨中段斜行骨折未移位，肢体外观正常

发现任何虐待儿童的迹象，因此不需要对儿童虐待方面进行进一步检查。

【基本原则】

1. 对于学步期前发生股骨干骨折的婴儿来说，虐待儿童的可能性非常高。可能需要对虐待行为进行额外的评估。

2. 影像学检查应密切关注是否有病理变化，如代谢性骨病、骨肿瘤、成骨不全等。

3. Pavlik 吊带可用于不超过 6 个月大的股骨干骨折。

4. 使用 Pavlik 吊带的并发症包括由于过度屈髋而导致股神经损伤。

【术中影像】

见图 94-2。

【技术要点】

1. 使用 Pavlik 吊带中，适度的屈曲和外展髋关节将有助于移位的骨折远、近端的对位（图94-2）。前吊带用于调节髋关节屈曲，而后吊带用于调节外展。吊带不应太紧，松紧度应为能够使医生 1~2 个手指紧贴在吊带和皮肤之间为佳。

2. 在佩戴过程中，静脉或口服镇痛药可能

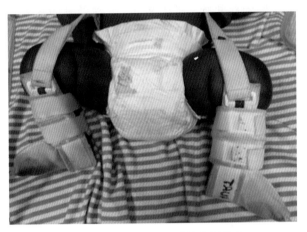

▲ 图 94-2　儿童舒适地躺在吊带中

会有所帮助。但是，不建议婴儿使用门诊麻醉药品。

3. 指导家人应密切监视皮肤是否有刺激或破溃迹象。

4. Pavlik 吊带应每天佩戴 24h，因为这样可以维持骨折复位并至愈合。

5. 佩戴 Pavlik 吊带 1 周内建议进行初步随访。复诊时允许对吊带进行调整，并观察是否有并发症，包括皮肤刺激或股神经麻痹症状。

【术后影像】

见图 94-3。

【风险规避】

1. 使用 Pavlik 吊带时需要注意细节，以免过度屈髋。

2. 家庭宣教对于避免发生皮肤并发症很重要。

【病例参考】

病例 95　股骨干骨折（髋人字石膏固定）。

病例 100　股骨干病理性骨折。

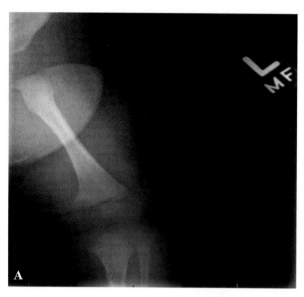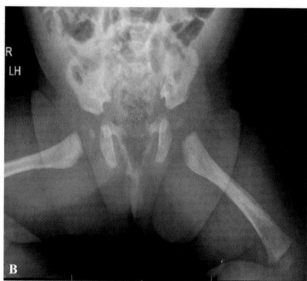

▲ 图 94-3　受伤后 4 周的前后位（A）和侧位（B）X 线片显示股骨中段骨折愈合

股骨干骨折（髋人字石膏固定）

Femoral Shaft Fracture: Spica Cast

Michael G. Saper　著

褚祥军　译

概　要

一名 2 岁女孩闭合性移位的右股骨干骨折。骨折为长斜形及缩短 1.5cm，骨折采用传统闭合复位治疗方法。右股骨干骨折闭合复位后，行髋人字石膏固定。这项技术已被证明对 6 岁以下的儿童小于 2cm 的缩短的股骨干骨折治疗是有效的。骨折在 1 个月内没有任何并发症或后续治疗。到 9 个月时，骨折已重塑形至接近解剖结构，双大腿长没有明显差异。

【病史简述】

一名 2 岁女孩从婴儿床跌落后，右股骨干闭合性骨折，移位。在急诊室骨折暂时固定。第二天早晨，她被带到手术室接受彻底治疗。由于她的年龄，股骨干骨折的类型和 1.5cm 的缩短，决定先进行闭合复位，然后再进行髋人字石膏固定治疗。

【术前影像】

见图 95-1。

【术前评估】

1. 闭合性股骨干骨折。

2. 骨折固定或治疗方式的选择。

3. 年龄小于 6 岁。

4. 缩短 1.5cm。

【治疗策略】

进行了完整的病史询问和体格检查，以确定是否有虐待儿童的迹象。通过在急诊室用制作好的支具临时固定股骨干骨折。也可以使用后侧长腿的夹板，但长时间固定会使脚后跟发生压疮的风险增加。由于这是一种低能量损伤骨折，最初缩短小于 2cm，因此无须持续牵引（如骨骼或皮牵引）。由于肌肉力量的牵拉，骨折明显移位，并有内翻和前弓畸形。由此产生的畸形超出了闭合治疗的可接受范围，而需对骨折进行处理。闭合复位和髋人字石膏治疗被认为是此损伤的最佳选择。为了抵消致畸形的力并使骨折保持在可接受的位置，膝屈曲 60°，髋部屈曲 60°，外展 30°，外旋 15°。更高位置的股骨近端骨折，可能需要更多的屈曲和外展，并在骨折部位使用外翻塑形。

【基本原则】

- 注意虐待儿童的迹象。

- 由于预期过度生长，最初缩短 2～3cm 是可以接受的。

- 一个小的毛巾卷被放在衬垫里面，从腹部一直延伸到乳头线。移除后，剩余空间可正常呼吸。

- 髋关节屈曲 60°～90°，外展 20°～30°。

- 膝关节屈曲 50°，髋关节屈曲 45°，外展 30°，外旋 15° 的单腿行走石膏可用于低能量骨折，优点包括增加了机动性和独立性，更容易会阴区护理；使儿童穿着普通衣服更容易放入汽车安全座椅；效果及并发症和双腿髋人字石膏相似。

- 根据患者的年龄和骨折的稳定性，在最初 2～3 周，每周拍片 1 次来监测复位的稳定性及复位有无丢失。

- 运输需要特殊的汽车座椅。

- 2—6 岁儿童可接受的畸形包括以下几种情况。

- 少于 20° 矢状面畸形。

- 少于 15° 冠状面畸形。

- 旋转畸形小于 10°。

- 缩短不到 2cm。

【术中影像】

见图 95-2。

【技术要点】

- 需要对导致骨折处畸形的肌肉牵拉力有充分的了解才能进行适当的复位。

- 应该在骨骼突出处以及石膏的所有边缘周围放置额外的填充物。

- 首先在受伤的肢体上予以长腿石膏固定，然后将患者转移到石膏台上。按此顺序应用石膏时，至关重要的是避免在腘窝处施加牵引力和压力。

- 石膏的上部应在乳头线下方 1～2 英寸（2.54～5.08cm）处。这样可以确保当儿童处于直立姿势时，石膏不会撞击到腋窝中。

- 增强条带应放在髋关节附近，以增加稳定性。

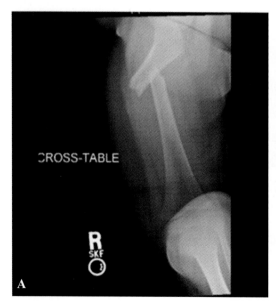
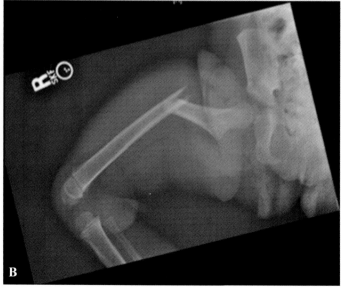

▲ 图95-1 前后位（A）和侧位（B）显示右股骨干短斜行骨折，内侧移位＞100%。骨折向前成角60°和内翻50°，缩短1.5cm

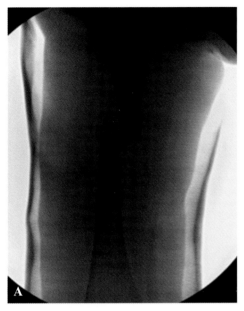
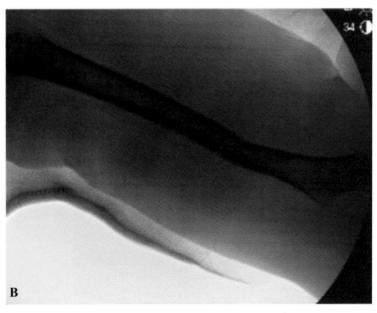

▲ 图 95-2　在闭合复位并应用髋人字石膏塑形后，前后位（A）和侧位（B）片显示了右股骨干的短斜行骨折，侧方移位＞100%，缩短了 1.5cm。向前成角和内翻畸形纠正。膝盖弯曲 60°，臀部弯曲 60°，外展 30°，外旋 15°。在骨折部位应用外翻模具。后臀和内翻畸形已被纠正为中性

- 如果需要，可使用楔形撑开来矫正多达 10° 的畸形。
- 石膏固定的持续时间取决于后续放射线学检查的证据。但是，一般的经验是患者的年龄 +3 周。

【术后影像】

见图 95-3 和图 95-4。

【风险规避】

- 骨折部位的外翻塑形对于预防中段骨折常见的内翻畸形很重要。
- 会阴部护理必须有足够的髋关节外展。但是，＞30° 的过度髋外展会导致股骨头上的压力增加，从而导致股骨头缺血性坏死。
- 避免先打短腿石膏，然后再使膝屈曲 90° 时进行牵引。这增加了筋膜间隔综合征的风险。

- 对于远端 1/3 骨折，膝关节屈曲可放松腓肠肌的牵拉力，以避免再发畸形。

【病例参考】

病例 96　股骨干骨折（接骨板固定）。

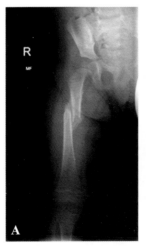
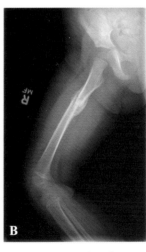

▲ 图 95-3　前后位（A）和侧面（B）的 X 线片显示，在 1 个月时，塑形的股骨力线与大量骨痂形成的方向一致。原先的前弓畸形和内翻畸形没有再发生

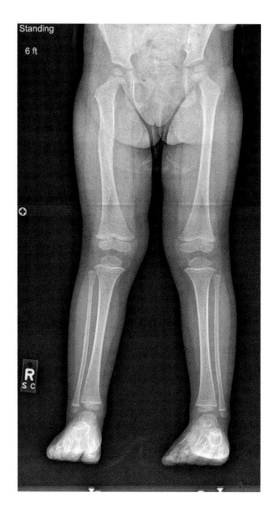

◀ 图 95-4　9 个月后的站立位 X 线片，右侧股骨解剖重塑，没有明显双下肢不等长。临床检查也可单独用于评估随访时的排列和长度

股骨干骨折（接骨板固定）

Femoral Shaft Fracture: Plating

Michael G. Saper　著

褚祥军　译

概　要

一名 6 岁女孩的左股骨干闭合性骨折，短缩斜形，并有轻度粉碎。因骨折的特点和患者的年龄不符合传统的闭合保守治疗指征。所以左股骨干骨折行闭合复位肌下接骨板固定。这项技术已被证明对 5 岁以上的儿童有效。9 个月后，股骨已完全重塑。骨折愈合无并发症。

【病史简述】

一名 6 岁女孩在游乐场自 8 英尺（约 2.4m）高处摔下，左股骨干闭合移位性骨折，于急诊室长腿夹板临时固定骨折，第二天早晨，到手术室接受手术治疗。由于她的年龄和骨折类型，决定采用闭合复位肌下接骨板内固定这一治疗方式。

【术前影像】

见图 96-1。

【术前评估】

1. 股骨中段闭合性骨折。

2. 选择骨折的治疗 / 固定方式。

3. 年龄大于 5 岁。

4. 短斜形。

5. 轻度粉碎。

6. 健康的骨质。

【治疗策略】

股骨干骨折在内侧具有明显的移位，由于肌肉力的牵拉，使其缩短和内翻成角畸形。骨折予临时固定，使用了填充良好的 J 形夹板，避免了脚后跟的挤压。也可以使用后侧长腿夹板，但长时间固定会增加脚后跟发生压疮的风险。由于早期肌肉下接骨板治疗适合这个 6 岁的患者，因此不需要长时间的牵引（如骨牵引或皮牵引）。根据股骨的粗细，3.5mm 低接触动力加压板（LC-DCP）被认为是最佳选择。对接骨板预弯处理，并用微创技术将其置于骨膜上方。可以使用近端 4 枚和远端 3 枚非锁定螺钉固定。

【基本原则】

- 可以通过穿牵引靴在牵引床上牵引复位以恢复长度和纠正旋转。

- 通常使用窄的 4.5mm LC-DCP，但对于较小

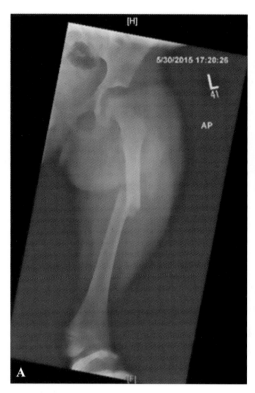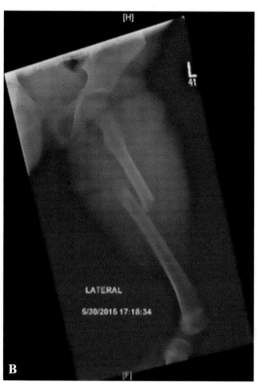

▲ 图 96-1　前后位（A）和侧位（B）图显示了左股骨干的短斜行骨折，内侧移位 100%。骨折缩短并内翻成角

的患者可以选择 3.5mm 接骨板。

- 根据骨折的位置选择钢板的长度，范围从股骨转子以下到股骨远端以上。如果可能的话，该长度应允许骨折上方和下方各有 6 个孔。板通过预弯使得轮廓与股骨的侧面相匹配。

- 将该板放置在肌肉下骨膜外。可以通过一个小的（4～7cm）远端或近端切口置入。

- 经皮螺钉置入采用"完美圆"技术。第一个螺钉将股骨复位到预成型的接骨板上。

- 最好在骨折的近端安置 3 枚螺钉，在骨折的远端安置 3 枚螺钉。在粉碎性或长斜的不稳定骨折类型中，螺钉安置应遵循外固定的原则。

- 由于固定足够牢固，通常不需要髋人字石膏固定。术后使用柔软的敷料和超膝支具固定以保持舒适。

- 患者早期可脚尖接触负重，一般在术后 6～8 周，X 线片上出现早期骨痂，通常在 10～12

周后恢复正常活动。

【术中影像】

见图 96-2。

【技术要点】

- 锁定接骨板可用于骨量减少的骨折病例或用在近端和（或）远端螺钉空间安装受限的骨折类型中。

- 将板放置在大腿前部，透视股骨的侧面，以确认长度和轮廓。

- 远端切口和逆行植入钢板更容易形成肌下平面。

- 透视下见骨折复位且钢板位置良好后，可通过近端和远端螺钉孔临时克氏针固定钢板。

- 在不稳定的骨折情况下，螺钉应尽可能远离骨折线。

【术后影像】

见图 96-3 和图 96-4。

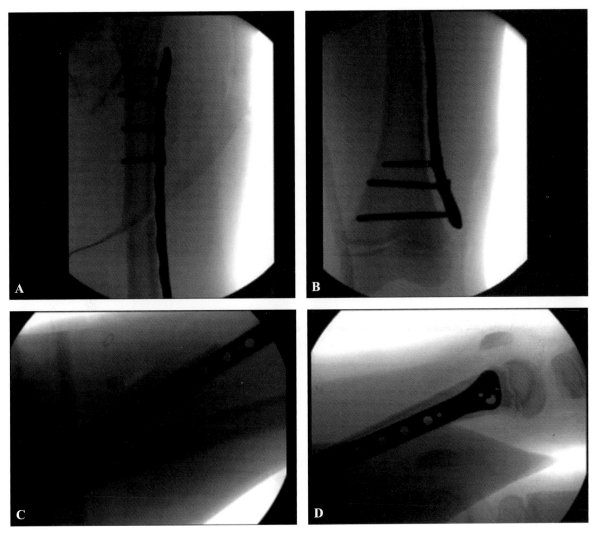

▲ 图 96-2　闭合复位和肌下接骨板固定后，正侧位片提示了左股骨干短斜行骨折的解剖复位

【风险规避】

• 接骨板过长或过短会导致骨折的移位。

• 放置螺钉之前，应在术中用正侧位透视检查确认板的位置。

• 在固定板之前，请通过旋转牵引靴纠正旋转。

• 经皮放置螺钉时，将不可吸收的缝合线绑在螺钉头周围，以防止二次取出寻找困难。

• 可将切口选在 2 个相邻的螺孔之间，允许通过一个经皮切口置入 2 枚螺钉。

• 可以选择取出内固定，这取决于手术医生和家人的意愿。由于骨骼过度生长，内固定应在术后 6～12 个月时进行取除。取出后 6 周内限制运动和高风险活动，以免再次骨折。

【病例参考】

病例 99　股骨粉碎性骨折（带锁髓内针固定）。

病例 97　股骨干骨折（弹性髓内针固定）。

病例 95　股骨干骨折（髋人字石膏固定）。

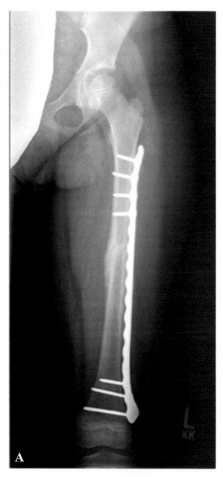
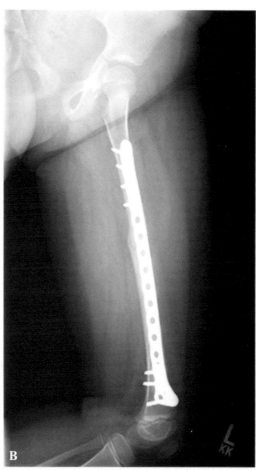

◀ 图 96-3　术后 10 周的正位（A）和侧位（B）X 线片显示完全治愈的中段骨折，并有大量的骨痂和塑形

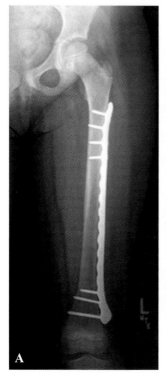
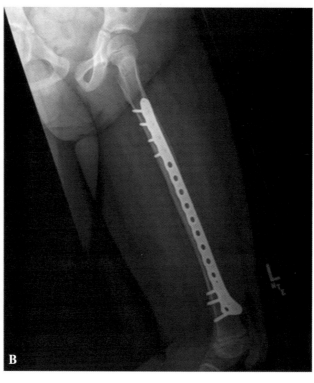

◀ 图 96-4　术后 9 个月的正位（A）和侧位（B）X 线片显示了左股骨干的解剖重塑形

股骨干骨折（弹性髓内针固定）

Femoral Shaft Fracture: Flexible Intramedullary Nails

Albert Pendleton　著

马海龙　译

【概 要】

一名 6 岁的女性患者被高尔夫球车撞伤后致右侧股骨干中段横断性骨折。考虑到患者骨骼发育尚未成熟及骨折断裂呈横断性，所以选择弹性髓内针内固定治疗。对于骨骼发育未成熟的稍大患者，在单纯外固定保守治疗无效的情况下，弹性髓内针是理想的选择。另外，针尾钻穿股骨粗隆会危及股骨头的血液供应（＜10 岁）。对于体重小于 100 磅（45kg）的稳定性骨折患者，弹性髓内针是合适的选择。术后，根据骨折固定的稳定性，可以选择是否使用膝关节固定装置，膝关节固定装置是可以折除的，以满足早期髋关节和膝关节的活动。通常推荐取出弹性髓内针内固定装置，但不是必需的。

【病史简述】

一名 6 岁的女性患者在一次高尔夫球车事故中至右股骨干横断性骨折。由于高尔夫球车翻车，将她的腿压在下面。临时采用夹板固定后，转到我们医院。身体其余部位的创伤评估是阴性的。当天晚上，急诊进行手术治疗。

【术前影像】

见图 97-1。

【术前评估】

1. 股骨横向骨折，长度稳定。

2. 显露大转子骨骺及股骨远端生长板。

3. 骨折固定的选择。

【治疗策略】

对于这种骨折有许多治疗选择，包括石膏固定、弹性髓内针、外固定支架或接骨板。根据患者的年龄大小，以及石膏中骨折移位的风险，所以从患者和家庭的角度来考虑，石膏固定是一个挑战。外固定支架也是一种选择，但需要面临针眼部位护理和感染的风险。可以进行接骨板固定，但它创伤大，在长度稳定的骨折中不是必要的。因此，选择弹性髓内针是因其具有微创和稳定固定骨折的优势。

【基本原则】

1. 弹性髓内针是微创治疗且不破坏骨折周围

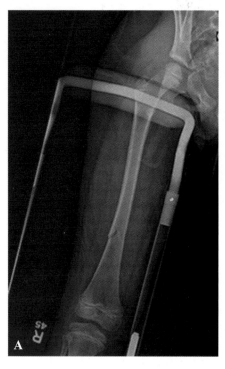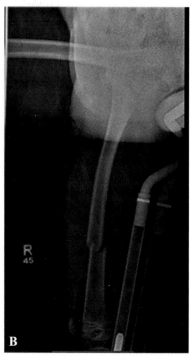

◀ 图 97-1　正 位（A）和侧位（B）X 线显示股骨干横形骨折，在中、远端交界处没有缩短或粉碎

血供部位。

2. 恰当的预弯弹性髓内针会增加骨折平面的稳定性。然而，由于有些骨折不在髓腔最窄部，在骨折稳定后会发生一定程度的移位是可以接受的。

【术中影像】

见图 97-2。

【技术要点】

1. 应选择对骨折复位更容易的体位。在这种情况下，患者仰卧在牵引床上，这样通过旋转腿部就可以很容易地获得正位和侧位 X 线片。而且，如果骨折有明显的缩短，牵引床的牵引力量可以帮助在术中保持骨折的长度。牵引可以通过韧带整复保持骨折复位，尤其是在手术医生没有助手的情况下。

2. 确保在消毒和铺单之前，您可以很容易地获得股骨的正侧位 X 线片。如果使用牵引床，可以在准备消毒和铺单之前先行复位骨折。对侧腿可以放在截石位或斜向下摆放，以方便侧位透

视，这是术中观察针尾位置的基本条件。

3. 如果骨折无法复位，可使用复位架帮助复位。此外，骨折部位的经皮小切口和使用推杆式复位器可以帮助骨折复位。

4. 从股骨远端生长板近端选择切口，分别用手术刀切开内外侧筋膜，显露软组织。开髓需要向切口远端延伸，因为一旦弹性髓内针开始置入，针尾就向远端方向突起。如果切口太靠近皮肤近端，针会磨损皮肤。

5. 开孔处通常在股骨远端近生长板 2～3cm 处。垂直于骨皮质钻孔，逐渐斜向远端，使孔道与骨皮质成一个角度，不要穿透对面骨皮质。

6. 理想的针直径是髓腔大小的 40%，可以在手术前测量，也可以在手术中把针放在最窄部的髓腔测量。2 枚弹性髓内针应该填充 80% 的髓腔宽度，并且 2 枚弹性髓内针应该直径相同。

7. 将弹性髓内针进行预弯，使其头部容易进入髓腔。不要将针远端穿出骨皮质，因为一旦出现裂口，再次置入针会更加困难。针应该尽可能用手推进，在置入过程中来回旋转持针手柄有助

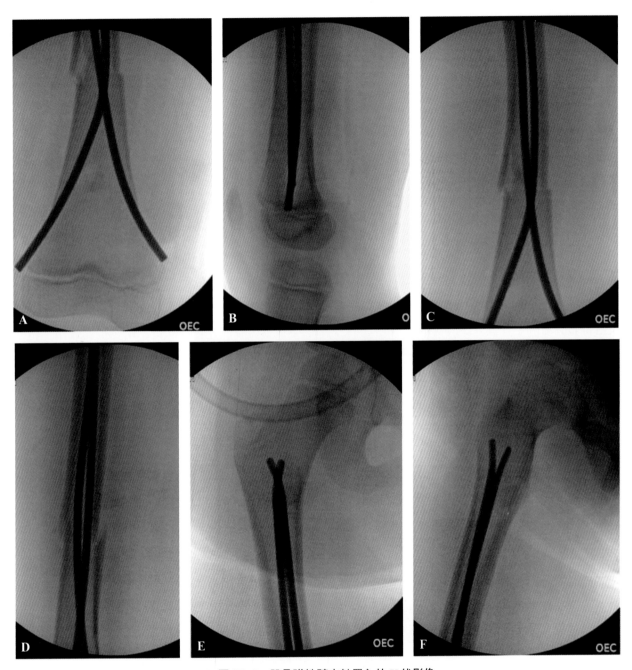

▲ 图 97-2　股骨弹性髓内针置入的 X 线影像
注意股骨的逆行进入点在距离生长板 3cm 处

于防止髓内针头部穿出远端骨皮质。

　　8. 将 2 枚针推进到骨折部位后，然后将 2 枚针分别以 1cm 的增量顺序推进到骨折部位，以防止骨折移位。一旦针穿过骨折部位，也可以使用预弯器进一步弯曲，以增加稳定性。

　　9. 针应该在没有到达最终位置的情况下停止进入，因为最终需要用骨顶锥推进约最后 1cm。

外侧针尖应该到达大转子骨突，内侧针尖应该弯曲进入股骨颈。从侧位片看，针的尖端应该指向相反的方向。

　　10. 将针尾向近端方向弯曲远离骨皮质，剪去尾端。要求弹性髓内针剪断器将针尾的显露部分剪的尽可能短。然后用直的或有角度的骨顶锥将针推进最后 1cm。将针尾长度预留距骨皮质

5～10mm，以便于取出。针尾末端应该与股骨纵轴水平，这将有助于在随后的临床放射片上判断是否有针尾移位或股骨长度缺失。

11. 术后可以使用支具固定膝关节，可使软组织得到放松，有助于缓解疼痛，并防止患者过早的进行活动。支具应容易拆除以满足膝关节的早期活动。

【术后影像】

见图 97-3 和图 97-4。

【风险规避】

1. 可通过摆放患者体位来帮助骨折复位，骨折对位整齐有利于针置入。

2. 复位工具，如"F架"，可用于帮助获得足够的闭合复位。

3. 小心不要在置针时刺穿对面骨皮质，如果出现这种情况，取出髓内针，将髓内针弯曲弧度加大，可防止针尖到达远端骨皮质时从同一个位置穿出。如果使用的是不锈钢弹性针，可改用钛质弹性针也有助于避免从对面骨皮质穿出。

4. 使用针的尖端引导骨折端的复位。例如，如果近端骨折横向移位，则旋转持针手柄使其尖端横向，一旦尖端与近端骨折端吻合，手柄可沿相反方向旋转 180°，以将移位的骨折复位。

5. 避免多次反复穿针，针尖反复的穿出断端会增加对软组织的损伤。此时不要犹豫，可通过一个小切口切开骨折部位，用复位器或用手指来帮助骨折复位。

6. 如果针穿过骨折部位时发生移位，尝试先推进另一枚针，然后以较小的增量顺序推进针。

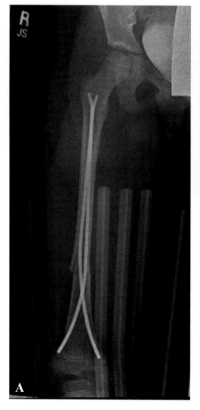 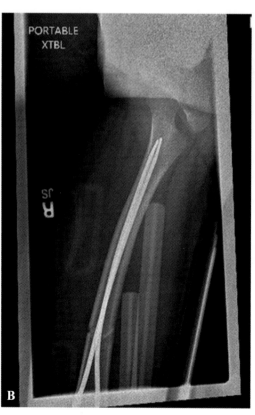

▲ 图 97-3　最终的复位正位（A）和侧位（B）X 线照片
远端骨折端的水平移位在可接受的范围内

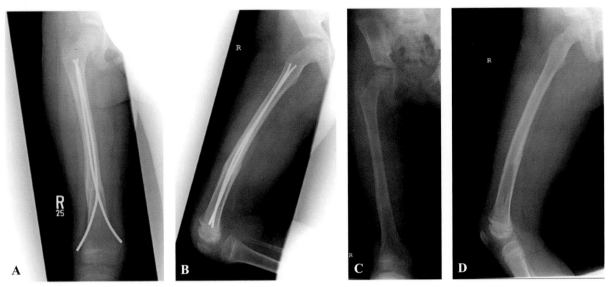

▲ 图 97-4 A 和 B. 是术后 3 个月骨折的正位和侧位片；C 和 D. 是在 6 个月时去除髓内针后的正位片和侧位片

7. 针尾剪除后，检查针尾预留的长度及针尖的位置，并标记理想的针尖位置，把针稍拔出后，再次进入。这减少了针尖穿过股骨近端骨骺的概率，或钉尾在股骨远端刺激生长板的概率。

【病例参考】

病例 99 股骨粉碎性骨折（带锁髓内针固定）。

病例 9 肱骨干骨折（弹性髓内针内固定）。

病例 43 前臂中 1/3 双骨折（髓内针固定）。

病例 118 胫骨干骨折（弹性髓内针固定）。

6 岁以下儿童股骨骨折（髋人字石膏固定）

Femur Fracture: Alternatives to Spica Casting for Fractures in Patients Under Age 6

Daniel G. Hoernschemeyer　　Madeline E. Robertson　著

马海龙　译

概　要

一名 4 岁的男孩从凳子上摔下致左股骨干骨折。儿童股骨干骨折可以选用髋人字石膏或弹性髓内针治疗，考虑到患者的年龄及 2.5cm 的股骨缩短，建议选择髋人字石膏固定。但最终还是选择了 2 枚直径 3mm 的弹性髓内针固定。骨折愈合良好，一年后取出内固定。

【病史简述】

一名 4 岁的男孩从凳子上摔下后出现左大腿疼痛和肿胀，送急诊就诊，诊断为左侧股骨螺旋形骨折。患者入院后，行左下肢皮肤牵引，并在夜间予以止痛治疗。由于患者短缩重叠较大，已经可以独立使用便盆，石膏固定需长期的日间护理，因此决定进行弹性针固定治疗，而非选择髋人字石膏治疗。第二天早上，将患者推进手术室，全身麻醉下，并给予肌松药来帮助骨折复位。采用 2 枚直径 3mm 的弹性针以逆行方式穿过骨折部位，在 C 形臂帮助下，将弹性针尾剪短至合适长度，并给予支具固定。

【术前影像】

见图 98-1。

【术前评估】

1. 4 岁男性，左侧螺旋形股骨干骨折。

2. 断端缩短 2.5cm。

3. 能独立使用便盆。

4. 患者的日常护理。

5. 治疗方法的选择（弹性髓内钉或髋人字石膏固定）。

【治疗策略】

该患者股骨干骨折最初在急诊进行镇静和皮肤牵引处理，随后转入病房进行观察，并在控制疼痛的同时抬高患肢，第二天早上，送入手术室进行弹性髓内针置入治疗。将患者摆放在牵引床上，左臀部和腿部下方垫高，目的是使骨折断端得到三点固定和旋转复位。在消毒和铺巾后，在股骨远端干骺端的近端的内侧和外侧进行切口，使用两个开孔锥精确地定位开孔点，然后用直径 4.5mm 的钻头开孔。2 枚直径 3mm 弹性针从内外侧先后进入至骨折部位，不要穿过骨折线，通过牵引和 F 架帮助骨折复位，随后 2 枚针一起穿过

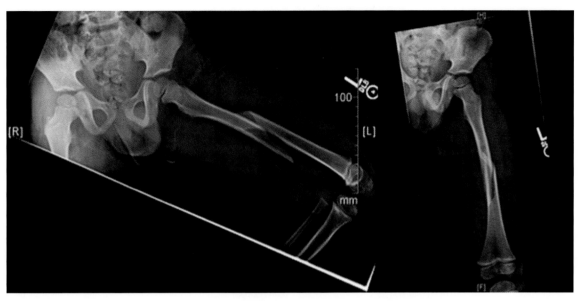

▲ 图 98-1 左侧螺旋形粉碎性股骨骨折，短缩 2.5cm

骨折部位，将弹性针尾部剪断至合适的长度。术中影像学证实解剖复位后逐层关闭切口，支具固定患肢，患者可以在能耐受的情况下负重，至第6周恢复完全负重和正常活动，并在术后1年取出弹性髓内针。

评估儿童股骨干骨折时，以下因素非常重要。

• 患者年龄：传统上，对小于6岁的患者应采用髋人字石膏治疗；然而，一些文献也支持对于此年龄段患者使用弹性髓内针治疗。

• 股骨短缩程度：当股骨缩短量达到2.5cm或更大时，在愈合过程中重叠位移会增加患肢较健侧短缩的风险。

• 患者体重：儿童肥胖率持续上升，单纯采用髋人字石膏固定的肥胖儿童更难搬动，也增加复位后的骨折的移位风险。

• 如厕：在评估儿童股骨骨折治疗策略时，应考虑如厕习惯，如果一个患者正在进行如厕训练或者已经能正常使用厕所，用弹性针比用髋人字石膏更容易保持良好的如厕习惯。

• 社会状况：在治疗期间，髋人字石膏治疗的患者对家庭影响很大，无论是对单亲家庭，还是父母都工作的双职工家庭，看护者可能无法安排足够的时间照顾该类患者，这些种种原因也使得髋人字石膏治疗不作为首选。

• 植入物：通常在术后9～12个月内取出。

【基本原则】

1. 使用直径3mm弹性髓内针内固定来稳定股骨骨折，避免使用髋人字石膏固定。

2. 使用牵引或F架帮助骨折复位。

3. 允许患者早期自己解决如厕问题及早日重返学校。

【术中影像】

见图98-2和图98-3。

图98-3显示了手术后3周、11周和11个月（从左到右）股骨的正侧位片。X线显示骨痂形成，骨折完全愈合。

【技术要点】

1. 美国矫形外科医师学会（AAOS）建议2—6岁儿童股骨骨折指南推荐早期应用髋人字石膏固定。然而，一些作者建议采用髓内固定。

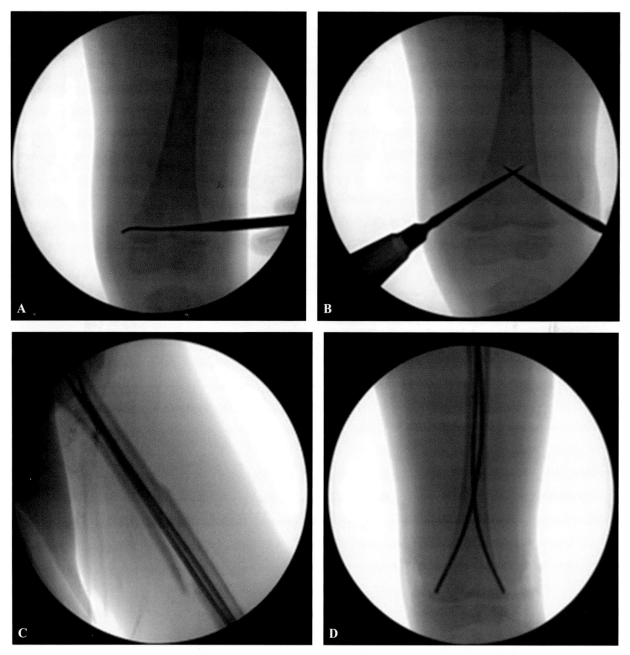

▲ 图 98-2　A. 在切口之前确定股骨远端位置；B. 使用开孔锥定位；C 和 D. 合适长度的弹性针置入后的正侧位片

2. 事实证明，两种治疗方案都是有效的，术后没有明显差异；然而，采用髓内针治疗对家庭的社会经济影响明显较低。

3. 每个患者应该结合家庭情况制订个体化治疗方案。

【术后影像】

见图 98-4。

【风险规避】

1. 为避免出现针尾激惹刺激，应使其与股骨远端的干骺端齐平。仅留 1～2cm 的针尾在骨皮质外。

2. 不愈合、延迟愈合、畸形愈合，一定要检查最终的骨折复位后的形态，确定骨折碎片之间是否有明显间隙以及肢体的畸形活动。

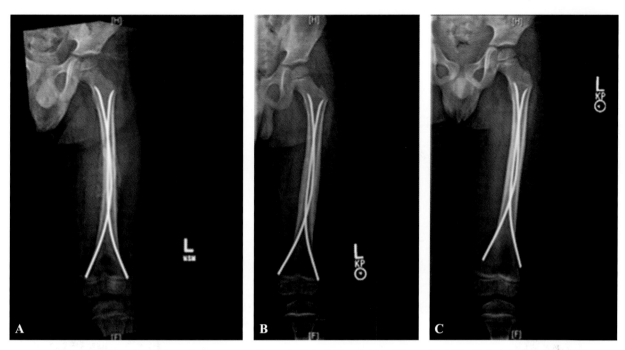

▲ 图 98-3　图示术后最初、术后 12 周和术后 1 年的左股骨正位片，显示了骨折的持续愈合和弹性针的稳固

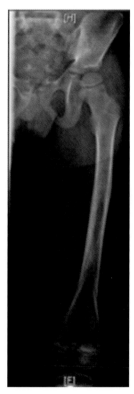

▲ 图 98-4　取出髓内针后愈合良好的骨折，骨折已经愈合，没有畸形愈合的迹象

3. 评估术中骨折的短缩或旋转对肢体的影响，并术后随访是否有股骨缩短和过度生长的迹象。

4. 如果进针处存在软组织损伤，其中 1 枚或 2 枚髓内针可以从大粗隆处顺行进针。

5. 根据儿童适应环境的情况选择是否髋人字石膏治疗。

6. 髋人字石膏治疗增加家庭的负担。

7. 对于已经学会自己如厕、幼童或已上学、肥胖和单亲家庭不适合髋人字石膏固定。

【病例参考】

病例 97　股骨干骨折（弹性髓内针固定）。

病例 95　股骨干骨折（髋人字石膏固定）。

股骨粉碎性骨折（带锁髓内针固定）

Comminuted Femoral Fracture Treated with Locked Enders Nails

Philip McClure Anthony I. Riccio **著**

马海龙 **译**

概　要

儿童股骨干骨折的外科治疗方法有很多，植入物的选择传统上是基于骨折类型、部位、粉碎或节段性骨缺损以及患者的体重和年龄等。在年龄较小儿童中，骨折的粉碎程度和骨折稳定性通常决定了植入物的选择以及术后是否辅助石膏固定，以防止骨折部位的缩短。通常认为，弹性髓内固定是治疗 5—11 岁儿童股骨干骨折的"金标准"。尽管如此，当骨折粉碎时，许多手术医生更喜欢其他的固定方法，这是因为担心粉碎骨折节段的缩短会导致肢体不等长和部分针尾松动突出，导致膝关节疼痛。因为许多弹性针不具备保持骨折长度后远端锁定能力，肌下接骨板、切开接骨板和外固定都是恢复股骨复位和保持粉碎性骨折长度的可行选择。该病例强调了锁定弹性针（Smith & Nephew, Memphis, TN）在 9 岁儿童粉碎性股骨干骨折固定中的应用。

【病史简述】

　　一名 9 岁女性患者在蹦床上玩耍时，致右下肢受伤，由于体重过大，大腿周围立即出现畸形。临床检查发现其余部位运动正常、患肢感觉和血运存在，右大腿无皮肤外伤。X 线显示股骨粉碎性骨折，伴有一个巨大的蝶形骨块。

【术前影像】

　　见图 99-1。

【术前评估】

　　右股骨干粉碎性骨折。

【治疗策略】

　　这种骨折的治疗需要精确地恢复股骨的长度、纠正旋转移位。必须通过植入物来稳定骨折，这种植入物的选择要能纠正不稳定粉碎性骨折的缩短。此外，选择的植入物不能破坏股骨远端的结构，这些目标很容易在牵引床的帮助下通过逆行锁定的弹性髓内固定来实现。根据术前股骨 X 线片测量髓腔直径来选择髓内针直径，使 2 枚髓内针直径占管腔直径的 80% 为宜。选择长度合适的髓内针，然后预弯髓内针保证在骨折部位平衡稳定的固定。在股骨远端近侧 1.5～2cm 处内侧和外侧进针点开孔进钉，持针手柄推进至骨

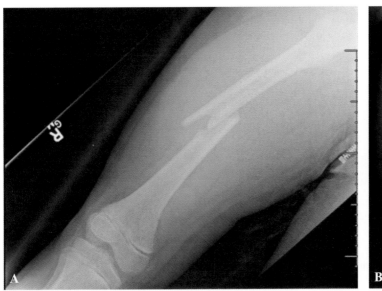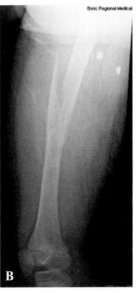

▲ 图 99-1　正位（A）和侧位（B）股骨 X 线片显示股骨骨干中段长斜形骨折，伴有一个大的蝶形骨块

折部位，但不穿过骨折部位。将骨折复位后，再依次穿过骨折部位，达到股骨近端的干骺端，针尾与股骨远端干骺端水平。一旦在 X 线下确认骨折长度和旋转纠正，远端的针尾就用直径 2.7mm 全螺纹皮质螺钉锁定。这种远端螺钉锁定可稳定骨折长度，防止骨折部位缩短。与对侧肢体进行比较，评估旋转稳定性，如果骨折在固定后旋转不稳定，则应用髋人字石膏固定。

【基本原则】

在粉碎性股骨干骨折治疗中，恢复和维持股骨长度和旋转是至关重要的。X 线片可应用于评估骨折平面的短缩情况，但在粉碎性骨折中很难判断旋转情况，对侧膝关节和股骨近端的透视成像有助于了解患者的解剖情况。如果骨折块未完全游离，相连的皮质可以提供一定的支撑力，此时的旋转移位可以接受，另外，股骨每个节段的皮质厚度是不同的。长度的恢复通常要考虑到骨折的连续性，如果骨块游离，术前测量对侧肢体的长度是有必要的。如果不尽量规避这种并发症，用弹性髓内针固定不稳定骨折后，长度会在骨折部位短缩。由于针近端顶到骨皮质，骨折

部位的短缩塌陷会导致针尾部突出，导致大腿内侧和外侧肌肉组织明显疼痛，这种情况可以使用螺钉将钉尾锁定来避免，或者，当远端互锁不可行时，在固定后仍存在旋转不稳定性的情况下，髋人字石膏固定可有助于控制长度和旋转。

【术中影像】

见图 99-2 至图 99-5。

【技术要点】

手术直接在手术台进行，因为此类骨折的长度恢复很少需要牵引床帮助。手动牵引恢复长度后，可将髓内针置于股骨上，通过 X 线确定其长度。钉子的远端应该距股骨远端骺板大约 2cm 处，而近端刚好在大转子（外侧入针）或股骨颈底部（内侧入针）附近，可以预先测量股骨管径来确定选用髓内针的直径，或者，可以将针直接放置在股骨的侧面，用 X 线透视进行评估。用 2.7mm 全螺纹皮质针固定针尾防止发生缩短，针的近端可嵌进股骨近端的干骺端而固定牢固，针的预弯曲度能在骨折部位提供平衡的

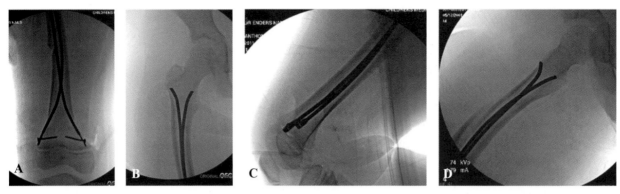

▲ 图 99-2　术中透视下的正位（**A** 和 **B**）和侧位（**C** 和 **D**）显示了骨折平面的短缩减小和股骨长度的恢复，逆行髓内针的位置和轮廓恰当，可在骨折部位提供平衡的固定，两枚针的远端位置合适

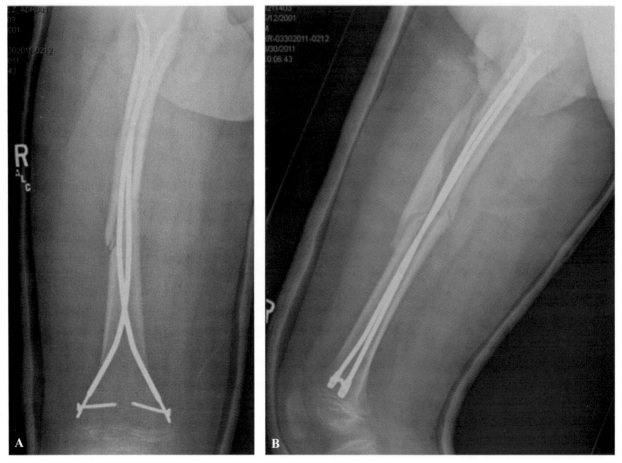

▲ 图 99-3　手术后 **2** 周的正位（**A**）和侧位（**B**）**X** 线照片显示在骨折部位没有缩短迹象的情况下保持了接近解剖的复位。单腿石膏在这个时候拆除了，引导患者膝关节主动活动，脚趾开始负重

反作用力支撑。切勿使用直径不等的针，因为这会导致力量不均衡，并可能导致冠状面畸形。一旦推进到骨折部位，针的远端可被用作"把手"，以施加牵引力并恢复骨折复位，然后将髓内针向近端推进，如果针无法通过，考虑更换小尺寸髓内针。术前应能透视到对侧髋关节的影像，并在固定后相互对比，以确认没有明显的旋转移位。

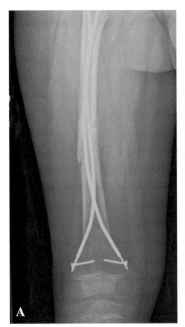
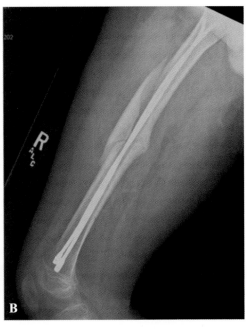

◀ 图 99-4　手术后 6 周的正位片和侧位片显示早期骨痂形成，患者可以负重行走

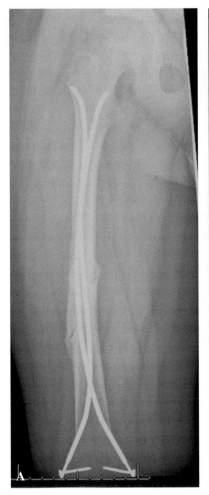
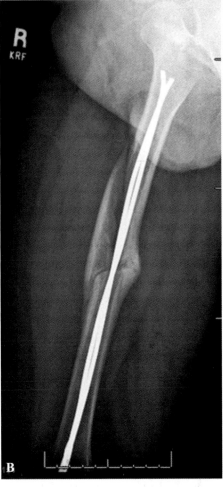

◀ 图 99-5　手术后 10 周的正位（A）和侧位（B）X 线照片显示成熟愈合，并存在蝴蝶碎片。患者的髋、膝关节活动较对侧无异常，临床上没有明显的肢体长度差异，行走良好，无跛行。因此，可以鼓励患者正常活动

【术后影像】

见图 99-6。

【风险规避】

弹性髓内针比钛针更坚硬，确保整个股骨的透射轮廓，以便更好地引导针进入股骨髓腔。当针穿过骨折线时，如果力量过大，会导致皮质断裂。髋人字石膏可增加此类骨折治疗的稳定性，如果患者体重过大，不采用石膏固定的话，可能会导致治疗失败。少数患者会感觉到髓内针远端对肌肉皮肤的刺激，术中应尽量规避这种并发症，最好要仔细评估所骨折平面的短缩及旋转移位的程度，从而避免发生远期畸形愈合。

【病例参考】

病例 97　股骨干骨折（弹性髓内针固定）。

病例 96　股骨干骨折（接骨板固定）。

病例 108　漂浮膝（股骨和胫骨合并骨折）。

病例 101　开放性股骨干骨折伴软组织缺损。

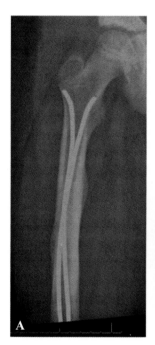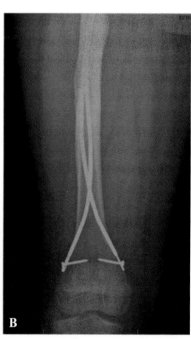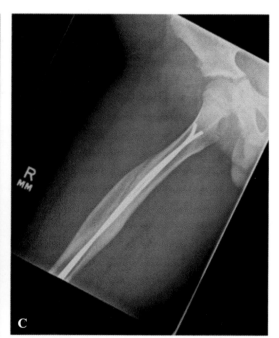

▲ 图 99-6　正位（A 和 B）和侧位（C）股骨 X 线片显示手术后 9 个月骨折完全愈合。患者已能正常的参加各种体育活动。肢体长度和下肢外形是对称的

股骨干病理性骨折

Pathologic Femoral Shaft Fracture

Courtney E. Sherman　David H. Michel　著

马海龙　译

病例
100

概　要

儿童病理性股骨骨干骨折的治疗是一个难题，这些病理性损伤可能是良性或是恶性。有些病理性损伤在骨折时被发现，而其他的可能在受伤前就已经发现，但是不影响最终的治疗效果。本章回顾了 2 例良性和恶性病理性骨折的相关治疗策略。

一、良性

【病史简述】

一名 14 岁的女孩在一次越野赛跑中，突然感到右大腿剧痛，不能活动，紧急医疗服务队用 "Buck" 牵引担架将她转到儿科医院，急诊科的医生对她进行了全面的体检和评估，并行 X 线检查，诊断为右股骨干病理性骨折。然后转入儿童骨科，在等待手术期间，用 J 形支具固定，并进一步行影像检查，X 线平片和 CT 扫描示病变的位置范围明确、没有侵及骨皮质以及无软组织肿块，故初步确认为良性病变。骨肿瘤专家对其影像进行了会诊，也同意诊断为良性病变。第二天行手术治疗，术中刮除病灶活检，冰冻切片证实为良性病变，随后采用髓内针固定治疗。术中出现医源性股骨粗隆下骨折，因此，改变手术方案，针对这两处骨折采用钢板治疗。最终病理证实是良性骨囊肿。

【术前影像】

见图 100-1。

【术前评估】

1. 右股骨干病变。
2. 右股骨干病理性骨折。
3. 病变的最终诊断。
4. 内固定的选择。

【治疗策略】

治疗良性病变的主要方法是术前的夹板固定，同时可以进行开放活检，刮除病变和可能植骨，随后根据患者年龄、体重和骨折的类型来选择合适的固定方式。

该患者急诊现场固定。在急诊科行 X 线片检查，并由放射科和急诊科医生共同初步认定为良性病变。患者到达医院后不久就联系了儿童骨

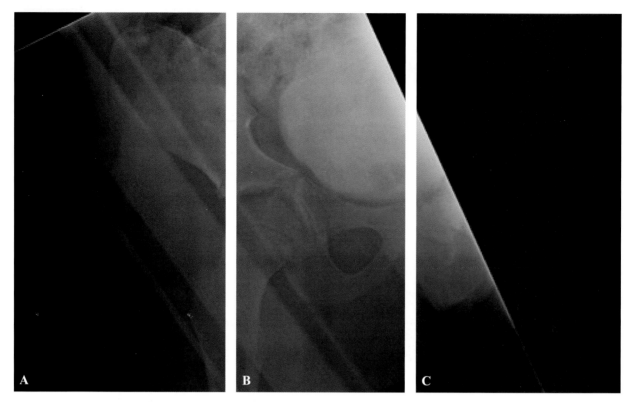

▲ 图 100-1　正位（A 和 B）和侧位（C）提示病理性股骨干骨折

科，在骨肿瘤专家会诊下，决定使用 J 形支具充分固定骨折，进一步影像学检查提示良性病变。儿童骨科医生完成手术，术中病理确定为良性病变后，使用标准治疗方法进行病灶刮除，骨折复位固定治疗。

考虑到患者年龄大于 11 岁，骨骼发育已成熟，并且骨折不稳定，决定使用交锁髓内针固定。与所有儿童患者一样，选择股骨大转子进针，目的是避免采用梨状肌入路影响股骨头血供。股骨大粗隆入针最理想的起点是在正位 X 线上大转子的尖端，侧位 X 线片上大转子的中心。若起点偏移可能导致髓内针不在中心，甚至医源性骨折，如本例所示。最后选择钢板固定来治疗这两处骨折。

【基本原则】

1. 在治疗良性病理性骨折时，应同时行活检和刮除术，根据情况决定是否植骨，确认无恶性

组织学特征。

2. 对于骨骼发育成熟的长斜形不稳定股骨干骨折，治疗上采用髓内针或接骨板都是可行的。

3. 为了避免因损伤旋股内侧动脉（外侧髂动脉）而导致股骨头缺血性坏死的风险，在青少年中股骨髓内针采用大转子入路。

4. 在这些病例中，必须采用可靠的骨折复位技术，治疗方法同没有病变的其他骨折。

5. 病理性骨折愈合需要更长的时间，术后需要更长时间制动。

【术中影像】

见图 100-2。

【技术要点】

1. 拥有一个专业的骨肿瘤诊疗团队至关重要。在骨折治疗之前，先确定其良恶性，然后在术中准确的取样以排除恶性病变也是至关重要的。

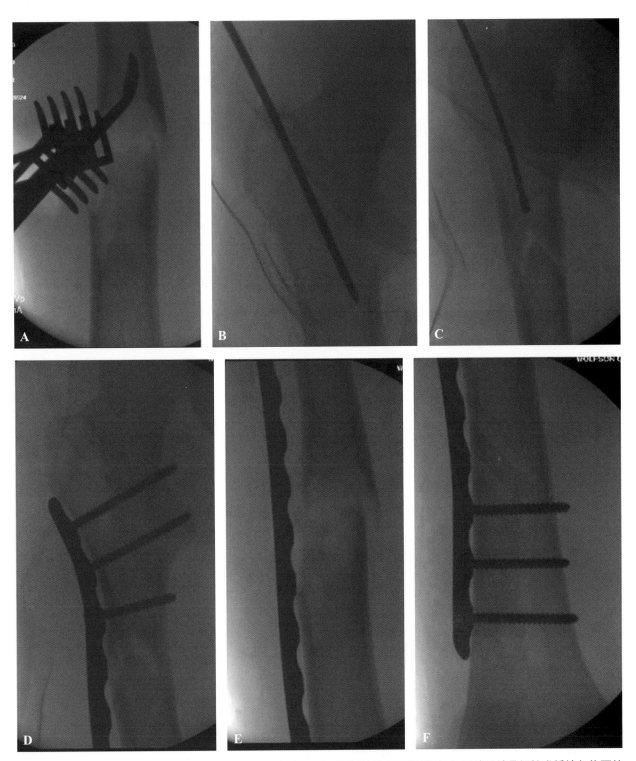

▲ 图 100-2　影像显示病灶刮除术（**A**）、内侧进针起点（**B**）、医源性转子下骨折（**C**）及使用接骨板技术桥接复位两处骨折（**D** 至 **F**）

2.对于股骨大转子置入髓内针，起点至关重要，在正位 X 线片上必须确定大转子的尖端，在侧位 X 线片上确定大转子的中心，以确保髓内针置入在髓腔中心，要规避医源性骨折的发生。

3.当使用接骨板时，术者可以使用熟悉的骨折复位工具来帮助复位。

4.对于骨干骨折，必须恢复肢体长度、力线和旋转移位，接骨板的使用有利于多段骨折的愈合。

【术后影像】

见图 100-3。

【风险规避】

1.应根据患者的年龄、骨折类型及术者的熟练程度选择植入物。为了避免梨状肌入路造成股

骨头缺血性坏死的风险，在儿童中髓内针入路应该选择大转子起点。

2.如果术中出现并发症，必须增加额外植入物。

3.术后应根据骨折损伤程度，骨折复位稳定性来决定限制负重时间，以降低发生再骨折或骨不连的风险。

二、恶性

【病史简述】

一名 5 岁女孩因右膝疼痛 3 个月就诊，行 X 线片后提示恶性疾病可能。并咨询了骨肿瘤科医生，在获得初始 X 线片和等待确诊这段时间里，该病变处发生了病理性骨折，急诊科医生给予固定患肢，MRI 结果也显示是恶性病变。最终通过

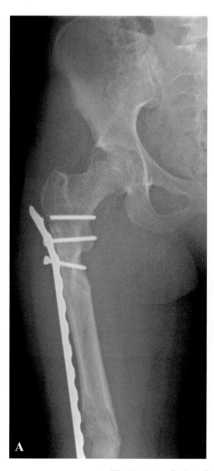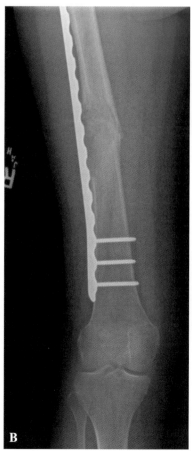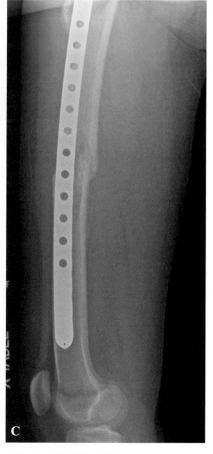

▲ 图 100-3　术后 4 个月的放射线照片显示骨折处显著骨痂形成及可接受的骨折对位
尽管近端螺钉出现异常，但该接骨板仍保持骨折对线并保持骨折愈合，患者行走时没有疼痛，也没有采用辅助行走工具

CT 引导下穿刺活检确诊骨肉瘤。在骨肿瘤科医生指导下进行穿刺活检是非常重要的。在化疗期间，右下肢一直由长腿石膏固定，由于恶性病变发生病理性骨折且污染周围骨筋膜室，旋转成形术是肿瘤切除和保留功能的最佳选择。

【术前影像】

见图 100-4。

【术前评估】

1. 高度恶性骨肉瘤。

2. 右侧股骨远端病理性骨折。

3. 肿瘤通过骨折部位污染邻近组织。

【治疗策略】

对于恶性病变引起的病理性骨折，在手术之前需要辅助化疗，可以采用稳定的固定方式来提供长时间的稳定，可以使用夹板固定、石膏或外固定器作为术前固定的方法。下一步是通过穿刺活检或开放活检对病变进行明确诊断。在骨肿瘤科专家的指导下完成这一步骤至关重要，因为一旦操作不慎污染到其他组织，可能会失去保肢手术的选择，最终需要截肢。一旦确诊，就进行适当的肿瘤学治疗，如辅助化疗。在化疗完成后，与儿科肿瘤学专家讨论，将实施外科手术治疗，目标应使损害降至最低。手术方式包括保肢术、旋转成形术和截肢术。在选择合适的术式时，要记住一旦发生通过病变的病理性骨折，可认为肿瘤侵及周围组织，该区域必须与肿瘤一同切除。

对于这个患者，用 J 形支具固定后行 MRI 检查，结果同样提示恶性肿瘤。尽管开放手术活检也是一种选择，但此患者选择了 CT 引导下的穿刺活检，证实了骨肉瘤的诊断。并先后做了全身骨扫描和胸部 CT，未见转移。一旦确诊并决定手术前，需要长时间的下肢长腿石膏制动，可以间歇地更换石膏。然后在肿瘤科参与下对其进行术前化疗。

根据骨折周围组织肿瘤污染情况，骨折部位以及年龄和未来生长的预测，选择 Van Ness 旋转成形术。在小儿骨科医生指导下，预测患者未来生长长度，目的是保证患者手术侧踝关节生长长度能与对侧膝关节生长长度相同。

患者术后完成了化疗，在股骨 - 胫骨部位出现骨不连，术后约 2 年出现局部疼痛症状。每 4 个月重新检查全身骨扫描、胸部 CT 和局部 MRI 均提示阴性结果，CT 证实肿瘤无复发，提示骨不连存在。随后进行了翻修手术，术中取标本行病理和培养检查，均提示阴性结果。翻修术后，截骨部位愈合，佩戴假肢无疼痛表现。

【基本原则】

1. 必须要临时固定，以便于行 X 线片、MRI 和活组织检查；选择夹板固定即可。

2. 必须通过组织病理学结果诊断，样本可通过 CT 引导下的穿刺针活检或开放活检获得。

3. 术前化疗期间的制动。由于这一时期较长，建议采用石膏或外固定架固定，如果选择外架固定，外固定器必须由骨肿瘤科医生放置，将其放置远离病灶是至关重要的。

4. 术前在内科肿瘤医生的指导下进行 8～12 周的化疗。

5. 肿瘤外科医生手术切除肿瘤。

6. 术后继续化疗 6～12 个月。

7. 术后 2 年内，每 4 个月进行一次包括 X 线片、骨扫描和胸部 CT 检查。2 年后，可以每 6 个月完成复查一次，直至术后 5 年。

【术中影像】

见图 100-5 和图 100-6。

【技术要点】

1. 一旦确诊原发性恶性骨肿瘤，转诊和骨肿

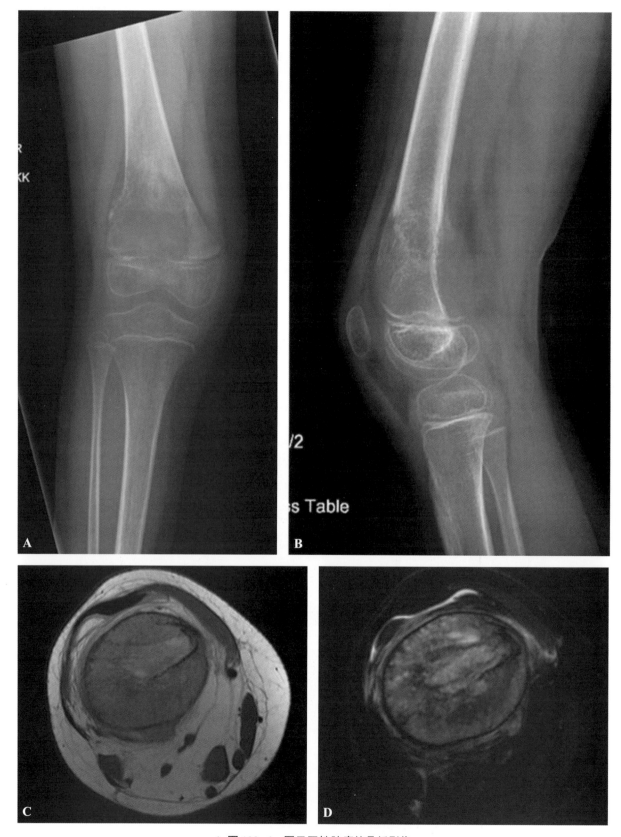

▲ 图 100-4　图示恶性肿瘤的骨折影像
MRI 示巨大的骨髓病变，骨膜隆起符合恶性病变。主要的区别是骨肉瘤和尤因肉瘤

瘤医生指导下患者的护理是至关重要的。从固定、活检到手术和术后随访，都应该由骨肿瘤医生监督完成。

2.所有的保肢手术的技术要求都很高，并且需要大量的经验。从决定活检开始，做好必要的诊疗计划。对于此患者来说，考虑到骨折、肿瘤污染部位和年龄，Van Ness旋转成形术是最佳的选择。

3.仔细的术前影像评估对于肿瘤切除范围至关重要。

【术中影像】

见图100-7。

【规避问题】

1.要在包含有骨肿瘤专家、肿瘤学专家、病理学专家和放射科专家的三级治疗中心进行治疗，他们在治疗这些疑难病例方面经验丰富，可

防止延误诊断、治疗，降低并发症的发生。

2.与患者和家属进行有意义的术前讨论强调病情的严重性，他们必须了解手术的选择和每种手术的预期结果。

3.拥有一支多元化的医疗团队也很重要，有经验的康复师和治疗师是使患者获得最佳治疗效果的必备条件。

4.密切的肿瘤科和骨科随访至关重要，关系到化疗方案。旋转成形术后骨不连并不罕见，需要进行鉴别。

5.体格检查、病史和连续的复查影像可以帮助外科医生诊断骨不连。

6.可以更换接骨板或应用髓内装置进行翻修。当进行旋转成形术时，重要的是将神经血管束放置在中间，接骨板放置在侧面，以便将来安全翻修。

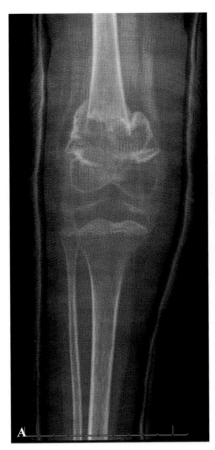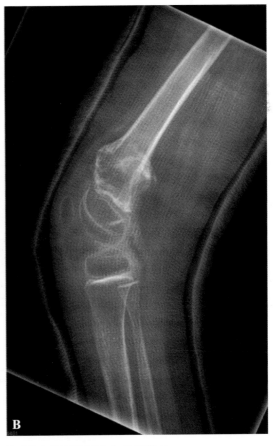

▲ 图 100-5　显示了化疗期间的石膏固定和骨痂形成

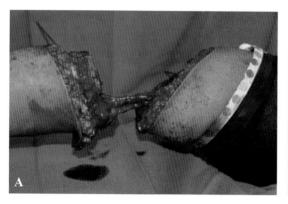
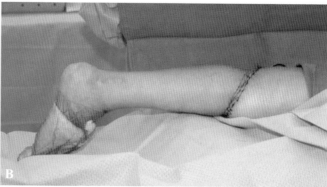

▲ 图 100-6　图示术中广泛切除和保留神经血管束，以及旋转成形术完成后的缝合

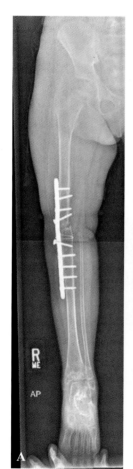
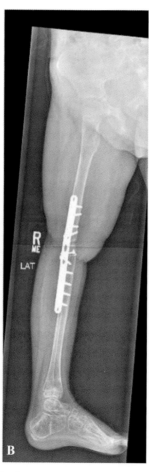
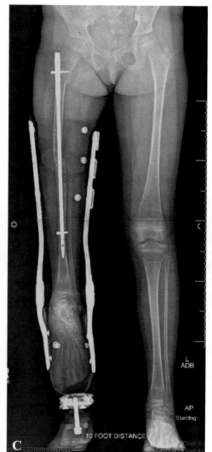
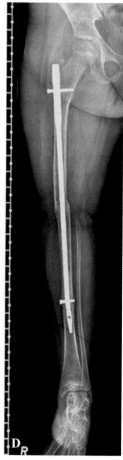

▲ 图 100-7　A 和 B. 2 年时的 X 线片显示截骨部位可以接受的力线，但出现不愈合；C. 修复髓内装置后 3 个月的术后 X 线片；D. 术后 12 个月的 X 线片显示截骨端愈合

开放性股骨干骨折伴软组织缺损

Open Femur Fracture with Soft Tissue Loss

Cheryl Lawing　Adam Margalit　Michael Ain　著

金　斌　译

概　要

儿童高等级开放性股骨骨折是高能量损伤，70% 的患者存在联合损伤。尽管患者是儿童，但这些伤口感染的风险很高，Ⅲ 型骨折的感染风险高达 50%。因此，彻底的清创和及时使用预防性抗生素是必要的。考虑到软组织损伤，固定方式在很大程度上取决于患者的年龄。髓内固定、切开复位内固定（ORIF）或经皮内固定的愈合时间均比外固定快。这些骨折的愈合比闭合的儿童股骨骨折要慢得多，完全愈合可能需要 32 周。

【病史简述】

一名 7 岁 8 个月大的男孩骑自行车时被汽车撞伤。把他从汽车底下救出来后，他的右股骨开放性骨折并伴有外伤性右膝关节开放性损伤。

【术前影像】

见图 101-1 和图 101-2。

【术前评估】

- 右股骨开放性骨折。
- 右膝关节开放。
- 感染的高风险。

【治疗策略】

患者的治疗必须从基本的高级创伤生命支持（ATLS）评估开始，因为这些是高能量损伤，高

达 70% 的患者已被证明有相关损伤（Hutchins 等，2000）。与成人一样，立即静脉注射抗生素是最重要的。头孢唑林是主要用药，增加庆大霉素和青霉素用于严重污染的伤口。关于抗生素预防治疗的持续时间存在争议，尽管大多数人认为 24h 是必要的，对于重度伤口延长至 48h 是必要的（Hauser 等，2006）。

应尽快将患者带到手术室进行彻底的冲洗和清创。伤口应扩大，以显露整个损伤区并切除的所有失活组织。用生理盐水进行低压冲洗已被证明是有效的，许多人认为它比高压冲洗对软组织的创伤更小（FLOW Investigators 等，2015）。在严重创伤或污染的伤口，负压敷料可以有效地覆盖创面，并方便地进一步清创。

彻底清创完成后，必须实现稳定的固定。选

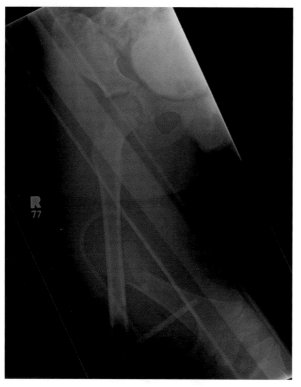

▲ 图 101-1 右侧股骨正位相，显示股骨骨干严重移位伴粉碎性骨折

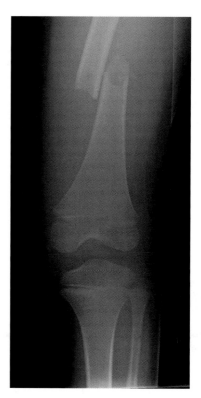

▲ 图 101-2 尝试拍摄的侧位片

择包括外固定、弹性髓内固定、10 岁以上儿童扩髓内固定和桥接钢板。10 岁以下儿童不能使用锁定髓内针的关键原因，是大转子骨骺不可避免的损伤导致骨骺阻滞和髋外翻畸形（Gonzalez-Herranz 等，1995）虽然也有关心股骨头后骺缺血性坏死。在这个病例中，伤口破坏了弹性髓内针的进入点，且年龄太小不适合锁定髓内针。因此，采用了外固定。

【基本原则】

软组织损伤越严重，骨折程度越大，愈合时间越长。所使用的固定类型也被证明与愈合时间有关，与髓内固定、ORIF、针和石膏相比，外固定需要更长的时间才能愈合（Hutchins 等，2000）。然而，软组织损伤可能会妨碍内固定，在这种情况下，外固定仍然是一个很好的选择，以快速稳定股骨，同时可以进行软组织护理。在需要血管修复的严重损伤中，为防止修复过程中张力过大有必要缩短股骨。没有严重污染和组织可以存活的伤口可以立即缝合。如果有顾虑和需要进一步清除，伤口真空负压敷料是一个很好的选择。伤口往往可以延迟愈合，必要时通过外科手术进行自体植皮或皮瓣覆盖。

【术中影像】

见图 101-3 至图 101-6。

【技术要点】

彻底清创所有失去活力的组织是必要的，术者应毫不犹豫地扩大创口以充分显露损伤区，并显露骨折断端以清创。由于伤口是开放性的，直接对骨折断端进行操作有助于复位，这样可以去除嵌插中间的软组织。

【术后影像】

见图 101-7 和图 101-8

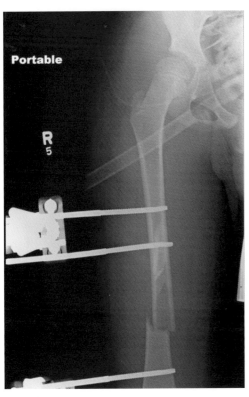

▲ 图 101-3　术后即时正位片。由于大腿远端 1/3 处的软组织损伤涉及弹性髓内针的进入点，决定对该患者进行外固定治疗

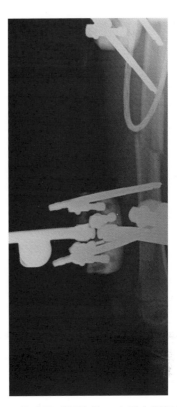

▲ 图 101-4　术后即时侧位片。由于大腿远端 1/3 处的软组织损伤涉及弹性髓内针的进入点，决定对该患者进行外固定治疗

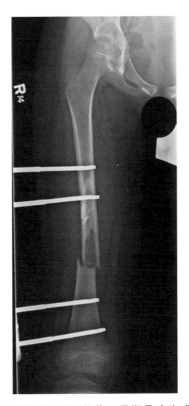

▲ 图 101-5　术后 4 周正位像，早期骨痂生成的要比闭合骨折生成的少

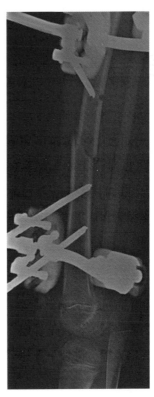

▲ 图 101-6　术后 4 周侧位像，早期骨痂生成的要比闭合骨折生成的少

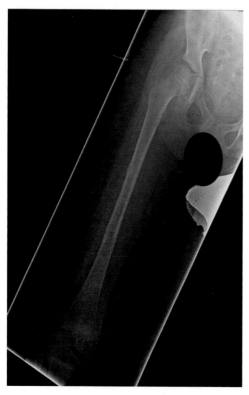

▲ 图 101-7　受伤 6 个月正位像，取出外部固定架，骨折愈合，冠状面力线良好

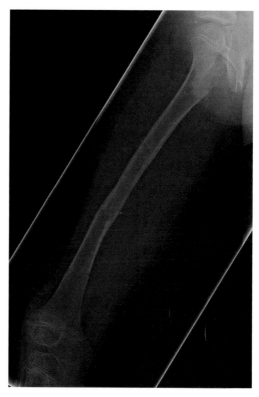

▲ 图 101-8　伤后 6 个月侧位像，骨折愈合后，骨折部位向前弯曲。这种畸形没有症状

【风险规避】

在对小儿开放性股骨骨折的最大综述中，骨折愈合时间与损伤程度显著相关。1 型骨折平均愈合 11.1 周，2 型骨折平均愈合 17.0 周，3 型骨折平均愈合 31.8 周（Hutchins 等，2000）。本研究发现，Ⅲ型骨折的感染率为 50%，而这种严重骨折的畸形愈合率为 20%。因此，彻底的清创和适当的抗生素管理的重要性怎么强调都不过分。严重污染的伤口应带回手术室重复冲洗和清创。需要注意的是，尽管骨髓炎通常以急性的方式发生，但在该类患者的治疗过程中可能会较晚出现。

【病例参考】

病例 97　股骨干骨折（弹性髓内针固定）。

病例 123　胫骨干骨折伴软组织损伤。

股骨髁上骨折（肌下接骨板治疗）

Supracondylar Femur Fracture: Treatment with a Submuscular Plate

Kevin M. Neal 著

金　斌 译

概　要

◆ 年龄较大的儿童和青少年股骨远端骨折需要稳定以避免潜在的畸形愈合。下面将讨论股骨远端骨折的手术适应证和采用外侧肌下钢板内固定的技术。

◆ 一名 15 岁的男孩从围栏上摔下来，伤了左腿。立即感到疼痛，大腿肿胀，无法移动。急诊科的 X 线片显示股骨远端骨折穿过干骺端及股骨上段。夹板临时固定患肢，并计划进行切开复位内固定。在与家属讨论了选择方案后，患者接受了全身麻醉，并使用外侧锁定肌下接骨板进行了切开复位内固定。术后，患者在允许的情况下使用拐杖进行负重保护，并对膝关节和髋关节进行一系列的运动锻炼。在最初的手术后约 6 个月，取出接骨板。

【病史简述】

一名 15 岁的男孩在自家农场照顾牲畜时，不慎从围栏上摔下来伤了左腿，立刻出现疼痛、肿胀、畸形，左膝活动受限，不能行走。急诊评估显示股骨远端骨折（图 102-1），左足运动和感觉功能正常，足背脉搏正常，毛细血管充盈正常。采用长腿后夹板临时固定股骨远端骨折，并安排手术固定。

【术前影像】

见图 102-1。

【术前评估】

左股骨远端干骺端骨折。

【治疗策略】

年龄较大的儿童和青少年保守治疗股骨远端骨折存在畸形愈合的风险。有几种不同的方法可以达到足够的固定，包括外固定架、髓内针和接骨板。外固定架是一种可接受的选择，但存在着针道感染的风险，而且患者可能对外固定装置的心理排斥以及随后令人不快的疤痕感到不满。股骨远端干骺端外固定可能需要使用全针，而不是半针，这可能会引起更多的组织激惹。用弹性或刚性髓内针固定也是一种可行的选择。因为股骨近端和远端股骨骨折后没有足够的髓内空间安装内固定，而且内固定器械通常没有此层面的皮质骨宽，导致术后出现骨折移位。接骨板可提供坚

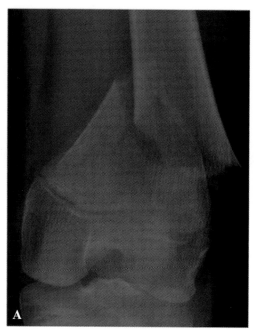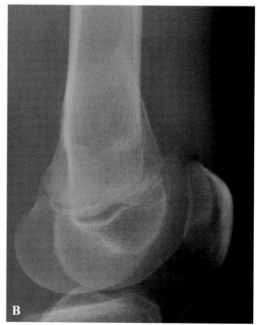

▲ 图 102-1　左膝正位（A）和侧位（B）图像，显示股骨远端干骺端骨折

硬的内固定，而锁定接骨板可提高较弱的干骺端松质骨的稳定性。接骨板固定可以很快恢复负重，髋、膝关节的运动范围不受限制，也不需要辅助固定。大多数患者在一段时间的充分愈合后取出植入物。

【基本原则】

1. 患者可以仰卧在常规可透视手术台或骨折治疗台上进行手术。

2. 如果使用骨牵引床，通过髋部牵拉和适当的外展、内收、屈曲和伸展来达到复位。当接骨板被使用时，通过骨牵引床来维持复位。如果不能通过闭合的方法复位，显露后可以直接复位骨折断端。

3. 在股骨远端干骺端作纵向切口。

4. 纵行劈开髂胫束，上提股外侧肌，显露外侧骨膜外肌下间隙。

5. 选择适当大小的接骨板。典型的可用尺寸包括 3.5mm 的钢板用于较小的患者，4.5mm 的接骨板用于较大的患者。

6. 一些预先成形的接骨板是可以在市场上买到的。否则，应使用接骨板折弯器弯曲接骨板，以模拟股骨远端外侧的轮廓。需要 C 形臂来检查接骨板的轮廓。

7. 骨折复位，接骨板应放置于股骨远端外侧。因为骨折在远端位置，靠近皮肤切口，可以直接显露、复位骨折块和取出骨折间嵌插组织。

8. 在接骨板的近端作第二纵向切口，显露近端 3 个或 4 个孔。

9. 通过近端和远端连接到接骨板上的引导器打入克氏针，然后在正侧位上确认接骨板的位置和骨折复位情况。

10. 通过采用非锁定螺钉复位残余的骨折移位，并通过接骨板进行拉紧骨骼靠近接骨板。

11. 固定钢板的轮廓与股骨远端轮廓不完全吻合时可用锁紧螺钉，锁定螺钉也能增加干骺端松质骨的稳定性。

12. 在骨折部位的近端和远端分别应用三颗或四颗螺钉以稳定骨折（图 102-2）。在锁定螺钉前应使用非锁定螺钉来复位骨折，但用于固定而非复位的螺钉可随意先后使用。作者倾向于优先使用锁定螺钉，以增加较软的干骺端骨的稳定性，并考虑到接骨板与股骨远端外侧轮廓不匹配。从理论上讲，使用锁定螺钉也可以避免接骨板向侧面骨的挤压，保护骨膜血管。

13. 在接骨板中间 1/3 未使用的螺孔可以不填补。

14. 用可吸收缝线缝合髂胫束和皮肤。

15. 术后即可开始部分负重，随着骨折愈合，可以较快地进展到完全负重。

16. 术后不需要外固定。

【术中影像】

见图 102-2。

【技术要点】

1. 当使用骨折牵引床时，可以在手术切口前和定位后通过透视来确认复位情况。

2. 可以用临时克氏针将接骨板固定在股骨远端外侧。在放置螺钉之前，可以通过透视检查接骨板的位置和复位情况。

3. 有些市售接骨板的远端锁定螺钉孔的螺钉轨迹与髁板平行（图 102-2）。当使用螺钉轨迹垂直于椎板的锁定接骨板时，必须注意避免损伤骨髁。这可以通过使用非锁定螺钉平行于髁板固定或不穿过髁板的短锁定螺钉来固定。

4. 骨折部位通常靠近接骨板的插入部位。如果需要去除任何嵌插的肌肉或骨膜软组织，可以在骨折部位进行轻柔的剥离。

5. 先用非锁定螺钉将骨头牵拉固定在接骨板上，以复位残留的移位。

【术后影像】

见图 102-3。

【风险规避】

1. 预塑形弯曲的锁定接骨板有一个预弯曲，以配合远端股骨外侧正常的轮廓。他们是基于正常的解剖标本。为了保证正常的股骨远端力线，避免内翻或外翻固定，确保复位尽可能接近解剖复位，要尽量使用透视。

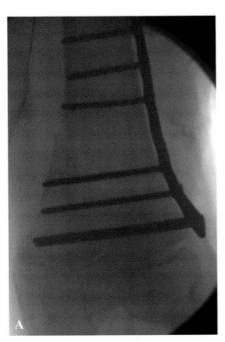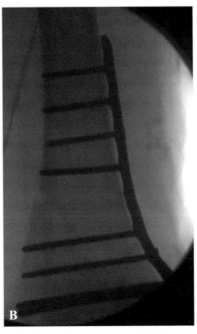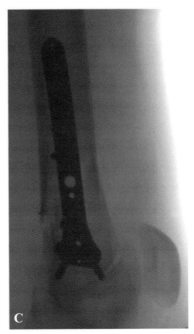

▲ 图 102-2　左股骨远端正位（**A** 和 **B**）和侧位（**C**）图像，显示股骨远端髁上骨折用肌下锁定接骨板固定。近解剖复位已经实现

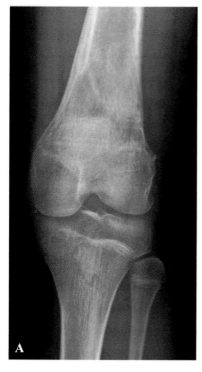 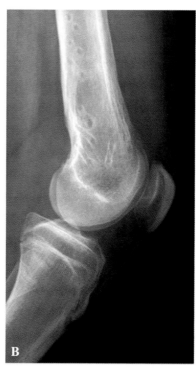

◀ 图 102-3　左膝关节正位（A）和侧位（B）图像，分别为损伤后 10 个月和植入物取出后 2 个月，显示足够的愈合和对齐。患者现在骨骼发育成熟

2. 使用锁定螺钉可以避免在螺钉置入时改变股骨远端对线。由于锁定接骨板和螺钉不会将接骨板压缩到骨表面，因此即使远端股骨的轮廓与接骨板的轮廓稍有不同，也可以保持力线。

【病例参考】

病例 97　股骨干骨折（弹性髓内针固定）。

股骨髁上开放性骨折（外固定架治疗）

Treatment of a Pediatric Open Supracondylar Femur Fracture with External Fixation

Mihir M. Thacker 著

金 斌 译

概　要

本章描述使用多平面外固定架治疗枪伤继发的粉碎性股骨髁上骨折。讨论了这种情况下外固定的原则和技术。

【病史简述】

一名 6 岁女性患者，既往体健，意外被枪射伤。入院时面色苍白，血容量不足，枪伤位于右大腿，入口位于内侧，出口位于远端外侧，并有渗出物。足背动脉可触及和毛细血管再充盈良好。

【术前影像】

X 线片（图 103-1）显示右股骨髁上粉碎性骨折，关节和骨骺未波及，无其他部位骨折。

【术前评估】

1. 开放性伤口，软组织损伤。
2. 粉碎性骨折。
3. 极为靠近生长板。
4. 固定空间有限。

【治疗策略】

患者在急救室进行初步复苏后，到手术室进行伤口清创和股骨固定。伤口被仔细清创后彻底冲洗干净。骨折属于粉碎性骨折，在骨折断端与骨骺之间空间极为有限，因此决定用一个环形外固定架来固定。先靠近骨骺近端打入 1 枚横穿针，远端环架固定其上。在将环架于冠状面矢状面平行固定于关节后，再在远折端打入 2 枚 4mm 羟基磷灰石涂层 Schanz 针以加强稳定性。注意将 Schanz 针沿内侧肌间隔（后内侧至前外侧）和外侧肌间隔（后外侧至前内侧）放置，以减少股四头肌的牵拉。

然后再放置一个 2/3 环垂直于骨折近端。环开口朝向内侧，为对侧大腿留出空间。该环通过 3 个羟基磷灰石涂层 4mm Schanz 针固定于骨折近端。螺钉从后外侧向前内侧和从前外侧向后外侧打入。最远端螺钉固定于距离骨折端 2~3cm 处（位于骨折裂纹区外）。这样能够使自由弯曲拉伸最小化（骨折周围未被外架固定区域）。剩下的两根螺钉用立柱散开固定，使它们与近端环

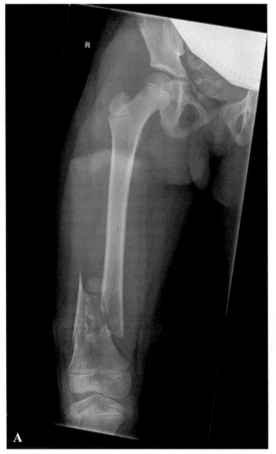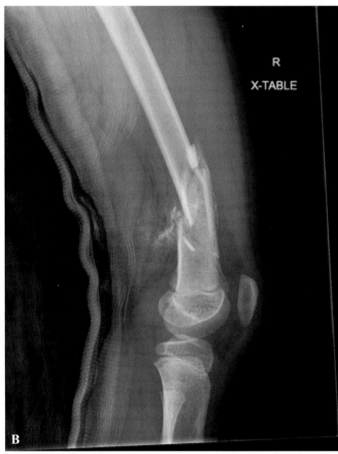

▲ 图 103-1　右股骨前后位（A）和侧位（B）X 线片显示股骨远端粉碎性骨折

偏离，并使钉间距最大化（也就是两根螺钉的距离）。环之间通过连杆链接，并能微调骨折断端。调整骨折断端后，连接杆被固定。这样骨折被稳定固定。活动髋膝关节以确定固定的稳定性。伤口保持开放并敷料覆盖。

【基本原则】

1. 跨过损伤区域。

2. 粉碎性骨折稳定固定需要多平面固定。

3. 钉距最大化（各个骨折断端的钉间距离）。

4. 最小化自由弯曲拉伸（近 - 近、远 - 远原则置针）。

5. 预留足够空间处理软组织。

【术中影像】

检查 X 线片显示正侧位力线良好（图 103-2）。

伤口换药并需要二期处理。钉道护理及髋膝关节活动应在术后立即进行。早期负重，促进骨痂形成及骨折愈合（图 103-3）。10 周内去除外固定架。

【技术要点】

1. 股骨骨折外固定架固定，每个骨折断端需要至少 2 枚钉固定（最好 3 枚钉固定，以有更坚固的结构）。

2. 以下因素可增加外架稳定性。

(1) 一个以上的平面固定。

(2) 外固定架要贴近皮肤和骨骼（需要足够的空间以护理皮肤和伤口，一般距离两横指）。

(3) 自由屈曲拉伸最小化，钉间距最大化（钉距近 - 近、远 - 远原则放置）。

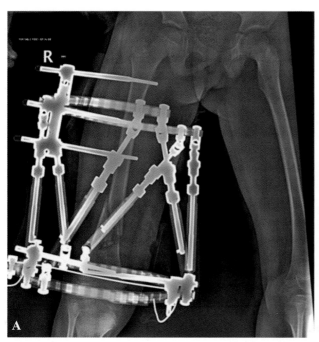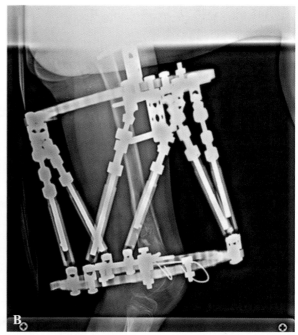

▲ 图 103-2　术后 X 线片显示骨折复位良好泰勒架外固定在位

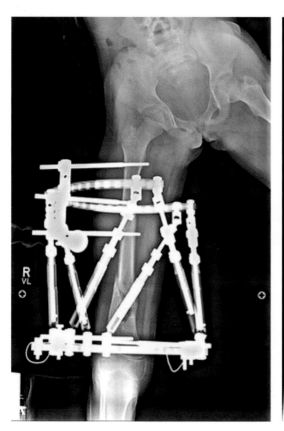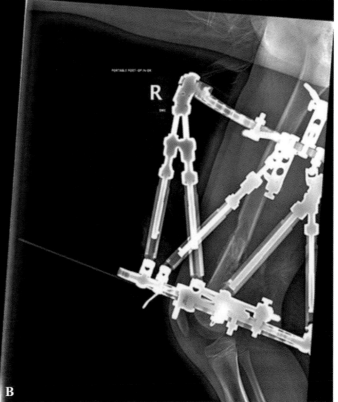

▲ 图 103-3　X 线片显示骨痂形成骨折逐渐愈合

（4）使用最大直径的合适螺钉，羟基磷灰石涂层的锥形钉可以减少松动。

（5）使用全环配对非全环（2/3 环）。

3. 使用羟基磷灰石涂层钉使松动最小化。

4. 内外侧都要沿着肌间隙置钉可以避免刺穿股四头肌，减少关节僵硬。

5. 术中活动膝关节以帮助判断有无撞击或肌肉牵拉，并适当调整。

【术后影像】

患者继续锻炼增加关节活动范围，移除外固定架 12 周后关节活动完全正常（图 103-4 和图 103-5）。9 个月后随访时受伤股骨有轻度的过度

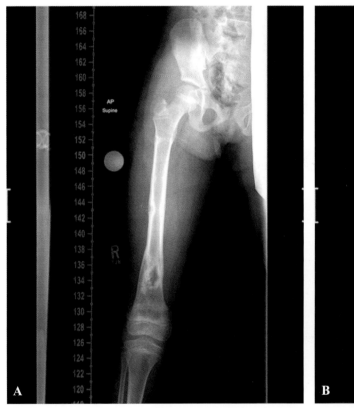
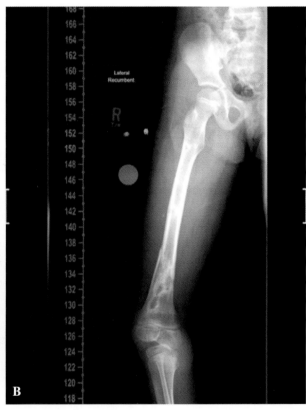

▲ 图 103-4 X 线片显示外固定架拆除后骨折解剖复位愈合良好

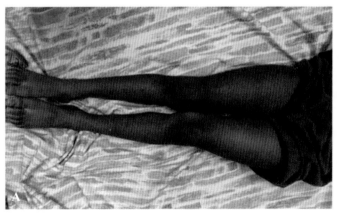
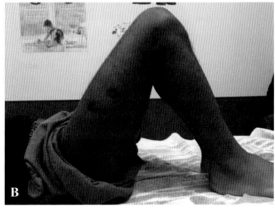

▲ 图 103-5 外固定架拆除后体位相显示力线良好关节活动正常

生长（小于 1cm）（图 103-6）。

【风险规避】

对于股骨长度不稳定型骨折的年幼患者，治疗选择通常包括肌下钢板或外固定架。对于这例患者，由于粉碎性骨折和开放性的枪伤，外固定架是更合适的选择。

Behrens 列出了创伤时外固定架的使用原则，包括避免损伤重要结构、要接近损伤区域、符合患者要求和创伤力学原理。该病例，我们选择环形外固定架而不是单边外固定架。环形外固定架可以让我们在很短的骨折远端置入 2 枚半钉和 1 枚贯穿钉，这能提高外固定架的稳定性。而单边外固定架却不行。

【病例参考】

病例 97　股骨干骨折（弹性髓内针固定）。

病例 96　股骨干骨折（接骨板固定）。

病例 100　股骨干病理性骨折。

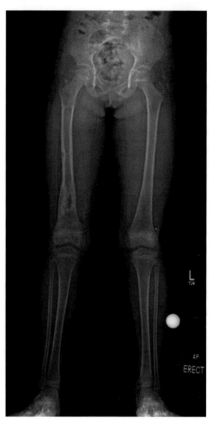

▲ 图 103-6　术后 9 个月双下肢全长正位 X 线片显示股骨轻微过度生长

Salter-Harris Ⅰ型股骨远端骨骺骨折

Salter-Harris Ⅰ Fracture of the Distal Femur

Kevin M. Neal 著

金 斌 译

概 要

- 儿童远端股骨 Salter-Harris Ⅰ型和Ⅱ型骨骺骨折相对少见，但对肢体力线和未来生长有重要意义。恢复正常的肢体力线需要骨折近解剖位置的复位和固定，而不能进一步损害骨骺。由于股骨远端骺线呈波浪形状，以及该部位的 Salter-Harris Ⅰ型和Ⅱ型骨折跨越骨骺生长板不同区域的倾向，这些骨折属于最有可能导致骨骺早闭的骨折。下面将讨论这些损伤的性质、作者首选的固定技术，以及有必要长期监测患者潜在生长停滞的可能。

- 一名 10 岁男孩在蹦床上摔倒，左膝疼痛畸形。急诊 X 线片显示左股骨远端骨骺骨折及移位。在全身麻醉下，骨折闭合复位克氏针内固定并长腿石膏外固定。约 4 周后，在第二次全身麻醉下将克氏针取出，开始进行膝关节活动和股四头肌肌力锻炼。患者恢复了正常的膝关节功能，后期随访以评估是否发生了骨骺早闭。

【病史简述】

一 10 岁男孩在蹦床上玩耍损伤了左膝，出现了左膝部疼痛、肿胀、畸形，不能行走。急诊检查显示左膝部畸形，左腿运动感觉功能正常，足背动脉搏动及毛细血管充盈正常（图 104-1）。

【术前影像】

见图 104-1。

【术前评估】

左股骨远端 Salter-Harris Ⅰ型骨骺骨折。

【治疗策略】

治疗选择包括闭合复位石膏固定、经皮内固定、外固定或切开复位内固定。骨折移位需要复位治疗。虽然闭合复位石膏固定是一种选择，但股骨远端 Salter-Harris Ⅰ型骨骺骨折有明显的不稳定性，可能导致畸形愈合。外固定是一种选择，但需要在相对较小的股骨远端骨骺放置多枚经皮针，也可能需要跨越膝关节以获得稳定性。内固定也可以，但需要植入物穿过远端骺板，这可能增加骨骺阻滞的风险。用光滑克氏针经皮内固定提供足够的稳定性，也不会增加骨骺阻滞的

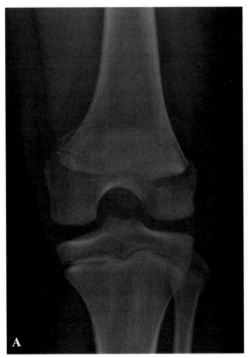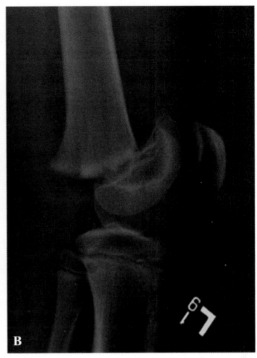

▲ 图 104-1　左膝正位（A）和侧位（B）X 线片显示股骨远端 Salter-Harris Ⅰ型骨骺骨折

风险。

【基本原则】

1. 术中复位需要多平面透视以确定骨折完全复位。

2. 长克氏针在股骨远端骨骺的内侧和外侧向近端穿过骨折线和对侧皮质，并穿出皮肤。

3. 将克氏针拔出直至针尾完全没入股骨远端骨骺内。

4. 将克氏针埋入皮下，使软组织愈合（图 104-2）。

5. 膝关节伸直位内衬良好的长腿管形石膏或石膏托固定。

6. 允许用拐杖负重。

7. 大约在伤后 4 周，第二次麻醉下小切口取出内固定克氏针。

8. 可对恢复膝关节活动和股四头肌力量进行康复治疗。

9. 内固定取出 6～12 周后可望恢复膝关节活动范围和股四头肌力量。

10. 患者应随访至骨骼成熟，以评估下肢的长度和力线，骨骺部分或完全早闭也很常见。

11. 在受伤后 6 个月、1 年和 2 年分别进行站立位下肢全长正位 X 线片检查。

12. 如果在随访中发现骨骺早闭，治疗的选择包括观察、引导生长、对侧骨骺阻滞或骨桥切除术。

【术中影像】

见图 104-2。

【技术要点】

1. 在股骨远端干骺端下放置一块治疗巾垫可以帮助复位并保持稳定性，以便于经皮穿刺置针。

2. 在股骨远端骺端稍后侧向前置针，有助于克氏针避开 Hunter 管。或者将 2 枚克氏针都从外侧进入，一个顺行，一个逆行，以避开内侧组织。

3. 将克氏针剪断埋入皮下可以避免针道感

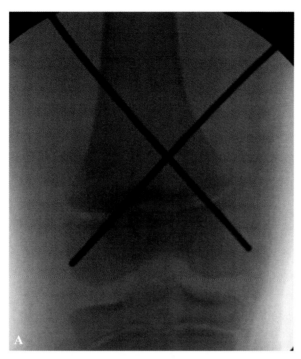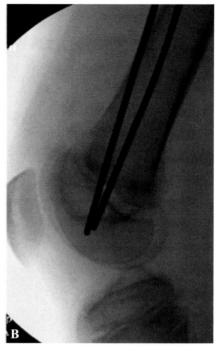

▲ 图 104-2　左膝正位（A）和侧位（B）X 线片显示股骨远端 Salter-Harris Ⅰ型骨骺骨折近解剖复位，克氏针针尾完全没入股骨远端骨骺

染。远端经皮留针可能导致膝关节及周围感染。除了感染的风险外，在门诊取出克氏针通常会使儿童感到不适。

4. 置入和移除克氏针的伤口不需要缝合。贴上创可贴足以愈合伤口。

5. 内衬和塑形良好的伸膝位长腿石膏可以保护骨折部位，并可以扶拐负重行走，踝关节也可以活动。

6. 取出克氏针后康复训练时，可以使用一个舒适的膝关节制动器。

【术后影像】

没有照片。

【风险规避】

1. 骨折的复位要轻柔操作，以防止对股骨远端骨骺的进一步损伤。

2. 应术前告知患者家属骺板早闭的可能性和未来评估的必要性，并在每次随访时重复进行。

3. 将克氏针埋在皮肤下可最大限度地降低针道感染的风险。

【病例参考】

病例 105　Salter-Harris Ⅱ型股骨远端骨骺骨折。

病例 106　Salter-Harris Ⅲ型股骨远端骨骺骨折。

病例 107　Salter-Harris Ⅳ型股骨远端骨骺骨折。

Salter-Harris Ⅱ型股骨远端骨骺骨折
Salter–Harris Ⅱ Distal Femur Fracture

Jeanne M. Franzone　Richard W. Kruse　著
金　斌　译

病例
105

概　要

一名 13 岁的男孩在放学回家路上被一辆卡车撞倒，导致右股骨远端闭合移位的 Salter-Harris Ⅱ型骨骺骨折。此伤是高能量伤的一部分，伴有脑震荡、肺挫伤和多处挫伤及擦伤。在初始创伤评估和稳定处理后，患者接受切开复位内固定治疗。最初，患者行右膝支具固定下足趾着地负重行走。术后 2.5 周，换用膝关节 0°～40° 活动范围支具，并在指导下行直腿抬高运动以改善股四头肌萎缩无力。术后 6 周，膝关节在支具保护下行全范围活动，并加强关节活动和力量训练。术后 1 年评估下肢长度和力线。

【病史简述】

患者 13 岁健康男性，放学回家被卡车撞倒，受伤部位失去知觉。在急诊室完成了完整的创伤评估和检查，诊断为脑震荡、肺挫伤、多处挫伤及擦伤，以及右股骨远端闭合性 Salter-Harris Ⅱ型骨骺骨折。患者体检配合，神经血管状况完好。右下肢夹板固定。在严密监护下行清创术，第二天行右股骨远端切开复位内固定术。

【术前影像】

见图 105-1。

【术前评估】

1. 股骨远端 Salter-Harris Ⅱ型骨骺骨折。
2. 并发伤（高能量损伤）。

【治疗策略】

对于移位的 Salter-Harris Ⅱ型股骨远端骨骺骨折，最初的治疗策略取决于骨折移位的程度以及患者的神经血管状态。脉搏或灌注异常的明显移位骨折需要紧急复位。如果闭合复位后灌注受损，应立即进行手术探查，并在稳定骨折块的情况下进行血管修复。在本例中，骨折闭合，神经血管状态完好。初始稳定采用长腿 J 形夹板，并进行密切观察，同时对患者的其他损伤进行评估。术中不能强求闭合复位，可以放宽切开复位指征，以最大限度地减少骨骺损伤和随后骨骺阻滞的风险。在切开复位时，手术入路取决于骨折类型和移位方向。闭合复位的障碍往往出现在畸形的顶端。非解剖复位会增加骺板阻滞的风险。

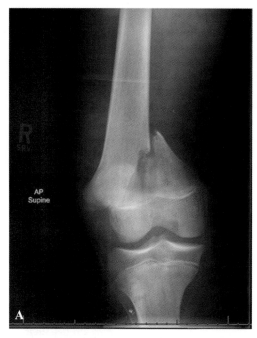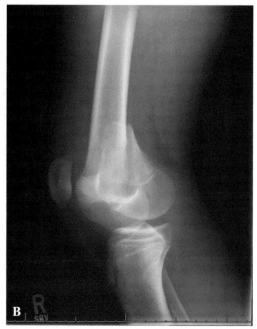

▲ 图 105-1　股骨远端正位（A）和侧位（B）X 线片显示 Salter-Harris Ⅱ 型骨骺骨折并移位

由于股骨远端骨骺骨折闭合复位后，长腿石膏固定再移位率高，需要采取稳定的内固定。在本例中，大块的干骺端 Thurstan-Holland 骨块使其易于螺钉固定，避开骨骺。如果需要穿过骨骺以实现稳定的骨折固定，应使用光滑的钢钉。并告知家长可能出现生长障碍，包括成角畸形、双下肢不等长或两者均有，以及骨折愈合后至少随访 1 年。

【基本原则】

1. 除了完整的创伤评估，评估受伤肢体的神经血管状态也很重要，需要注意脉搏、颜色、温度、感觉和运动评估。股骨远端干骺端骨折易损伤腘动脉及其分支，尤其是过伸位骨折。膝关节内翻暴力会导致腓神经牵拉损伤。

2. 与骨折受压侧骨骺相连的干骺端骨折块称为 Thurstan-Holland 骨块。

3. 在骨折张力侧，骨膜常被破坏，干骺端骨折块可戳出股四头肌形成锁扣样嵌插。

4. 可以尝试闭合复位，但不应反复施行，以免进一步损伤股骨远端骨骺（见下述复位策略）。

5. 治疗目标是解剖复位，间隙少于 2mm，因为任何残余移位会增加骨骺阻滞的风险。

6. 可能伴有膝关节韧带损伤。在实现稳定固定后，应麻醉下检查膝关节的稳定性，并在后期的随访中也进行此检查。

7. 股骨远端骨骺占股骨生长的 70%，占下肢生长的 37%。它每年会长 9～10mm，直到女孩 14 岁，男孩 16 岁。

【术中影像】

见图 105-2 至图 105-4。

【技术要点】

1. 全身麻醉下肌肉放松有助于获得解剖复位，对骨骺的额外损伤最小。

2. 使用可透视装置有助于充分显示侧位和纵向牵引。

3. 复位操作应尽量减少进一步损伤股骨远端骨骺。牵引预防畸形加重（内翻畸形将对腓神经造成更多的牵拉）。先在骨膜完好的压缩侧复位，然后在不碾磨损伤骨骺的情况下闭合骨折间

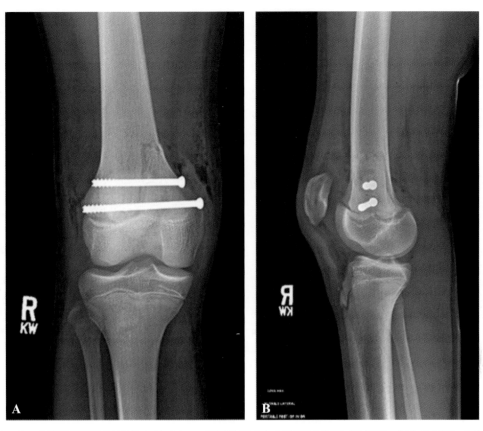

▲ 图 105-2　右股骨远端切开复位 2 枚 6.5mm 半螺纹空心加压螺钉内固定术后正位（A）和侧位（B）X 线片

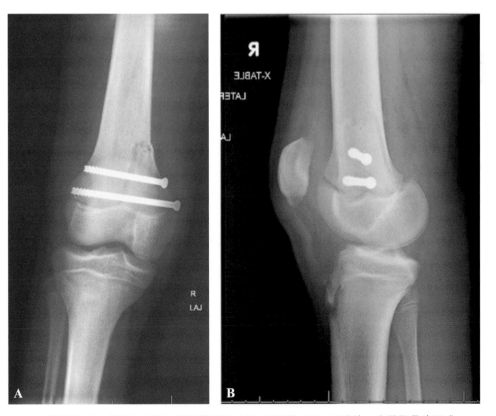

▲ 图 105-3　术后 2.5 周右膝关节正位（A）和侧位（B）X 线片，有早期骨痂形成

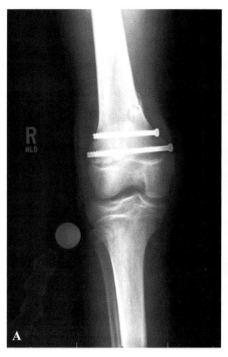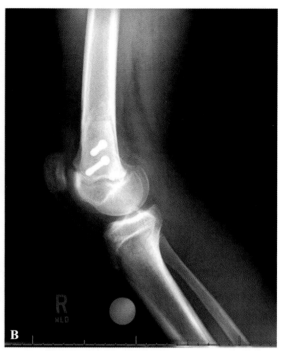

▲ 图 105-4　术后 6 周右膝关节正位（A）和侧位（B）片，有进一步愈合迹象。在这次回访中，铰链式膝部支具可以全范围活动，患者也放弃拐杖，正在进行物理治疗，并继续进行膝关节活动锻炼和股四头肌力锻炼

隙。因此，顺序是用 90% 的牵引力和 10% 的杠杆作用牵拉折顶骨折断端复位（Price 和 Herrera-Soto，2010）。

4. 撕裂的骨膜瓣可以嵌插入骨折块之间以阻碍复位。这可能会导致在复位的时候有"湿软"的感觉。尽管力线是可以接受的，但夹带的软组织增加了骨骺早闭的风险（Phieffer 等，2000；Chen 等，2015）。

5. 可以使用复位钳来维持复位。本例中，在侧面做一个纵向小切口，以方便使用骨复位钳来固定。螺钉从内侧向外侧置入。

6. 在置入第一个螺钉前先打入 2 枚导针，有助于防止骨折块旋转。

7. 加压螺钉的螺纹部分应穿过骨折线。

8. 双皮质固定有助于稳定骨折。

9. 如果干骺端骨折块不够大，不能使用 2 枚大直径螺钉（6.5mm 或 7.3mm），则可以使用 1 枚较小直径（4.5mm）的螺钉作为近端螺钉。

10. 在用空心螺钉经干骺端固定后，检查稳定性是很重要的，因为在高能损伤伴粉碎骨折的情况下，干骺端螺钉可能固定不牢靠。

【术后影像】

见图 105-5。

【风险规避】

1. 建议早期复查（术后 1～2 周）了解有无再移位。

2. 如上所述，导致股骨远端 Salter-Harris Ⅱ 型骨骺骨折的内外翻应力可能伴随有韧带损伤。随访的同时也要检查韧带的稳定性。

3. 股骨远端骨骺骨折后关节僵硬并不少见。稳定的固定允许较早的关节活动，如果使用长腿石膏，建议术后 4 周拆除。术后平缓的运动可以防止关节僵硬，特别是主动和被动练习。暴力操作有再次伤害或额外伤害的风险。带铰链支具可以设置不同程度的活动范围，以帮助患者改善运

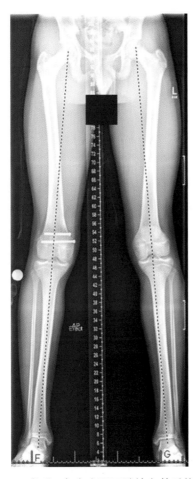

▲ 图 105-5　术后 1 年左右双下肢站立前后位 X 线片显示，右腿长度比左腿短 6mm，机械轴偏离股骨切迹外侧 7mm。右股骨远端外侧机械轴夹角（LDFA）88°，左股骨远端外侧机械轴夹角（LDFA）87°，都在正常范围内

动，但在行走时需要锁定支具铰链。

4. 骺板早闭可导致成角畸形或腿长差异或两者皆有的风险，这应在受伤时告知患者和家属，因为无论解剖复位与否，其风险都在 35%～50%（Price 和 Herrera-Soto，2010）。

5. Park-Harris 线是生长暂时减缓后在平片上看到的生长阻滞线。随着生长恢复，致密的骨层从骨骺端移开。对称生长的 Park-Harris 线表明恢复正常生长，而倾斜的生长阻滞线需要引起对生长紊乱的关注。

骨骺早闭通常在术后约 6 个月出现。有股骨远端骨骺骨折的儿童应在受伤后至少随访 1 年。站立位全长 X 线片可用于测量下肢的长度和力线。当怀疑有骨骺早闭时，最好在螺钉取出后进行 MRI 检查进行评估。MRI 早在受伤后 2 个月就可以识别骨桥（Ecklund 和 Jaramillo，2002）。

【病例参考】

病例 106　Salter-Harris Ⅲ型股骨远端骨骺骨折。

病例 107　Salter-Harris Ⅳ型股骨远端骨骺骨折。

Salter-Harris Ⅲ型股骨远端骨骺骨折

Salter-Harris Ⅲ Distal Femur Fracture

Daniel G. Hoernschemeyer　　Madeline E. Robertson　**著**

金　斌　**译**

概　要

一名 15 岁男孩患右股骨远端骨骺 Salter-Harris Ⅲ 型骨折。关节内移位 2cm，需要进行骨折切开复位内固定（ORIF）。通过关节小切口直视下行骨折复位。术后 8 周 X 线片显示骨折愈合，患者开始在支架保护下完全负重。术后 6 个月取出内固定。

【病史简述】

一名 15 岁男孩在踢足球时发生右股骨远端骨骺 Salter-Harris Ⅲ 型骨折，被送进急诊室。急诊在有意识的镇静下行骨折初步复位夹板固定。患者随后被带到手术室。术中，做了一个小的关节切口以更好地观察关节面。关节内骨折复位后用 2 枚 6.5mm 空心螺钉骨骺内固定。螺钉由内向外侧打入，获得关节面的解剖复位。此时，由于内翻 / 外翻应力骺板不稳定，加用 2 枚光滑斯氏针固定。将斯氏针剪断留置皮下。术后，患肢后侧夹板固定，肿胀消除后更换为锁定的铰链支具。

【术前影像】

见图 106-1。

【术前评估】

1. 股骨远端骨骺 Salter-Harris Ⅲ 型骨折。

2. 包含骺板的不稳定骨折。

3. 关节内骨折移位。

4. 决定固定方式以早期关节活动。

【治疗策略】

在急诊科，移位的股骨外侧髁最初是在有意识的镇静下闭合复位和夹板固定治疗。该患者入院观察并抬高受伤的肢体。第二天，他被带到手术室接受切开复位内固定治疗。我们的目标是获得关节表面的解剖复位。

虽然关节镜可以显示关节面，但考虑到肿胀和髌旁关节切开术的低发病率的原因，我们仍然采用这种入路。右膝正中髌腱水平位取一个 4~5cm 的小切口。行内侧髌旁关节切开术，清除关节软骨和骨折部位的血肿。使用陆军 / 海军牵开器和带光源吸引器头可以很好地显示关节面和骨折线。一旦关节面复位，如果股骨远端骺仍然是开放的，并且患者还有约 1 年的生长潜力，

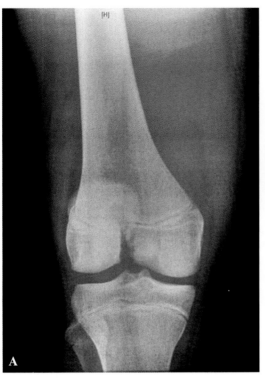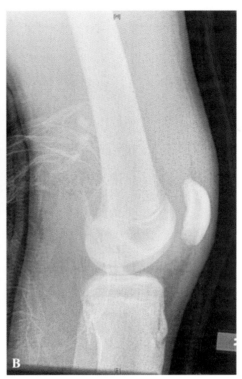

▲ 图 106-1 右股骨远端 Salter-Harris Ⅲ型骨骺骨折的正位（A）和侧位（B）片

我们就行骨骺内固定。膝关节内翻和外翻应力试验可以测试复位后骨骺的稳定性。在此，我们使用2枚交叉光滑斯氏针固定。患者用后夹板固定，并在肿胀消退后更换为锁定铰链膝盖支具。如果创伤造成了大的关节血肿，我们在3～4周的时候打开膝关节支架铰链进行膝关节活动。患者在术后6～8周在支具保护下开始完全负重。

【基本原则】

1. 必须在直视下达到解剖复位。

2. 骺板的解剖复位可以避免骨骺的早期闭合（仍有可能发生）。

3. 骨折的稳定固定。

【术中影像】

见图 106-2。

【技术要点】

1. 所有移位的 Salter-Harris Ⅲ型股骨远端骨折都应采用手术治疗，并使用小的髌旁切口直视

下关节内骨折复位。

2. 大的关节周围钳可以帮助维持复位，而放置内固定。

3. 一定要确保固定物最大限度地稳定股骨远端骨折，以允许膝关节早期活动，以防止关节僵硬。

4. 当置入斯氏针时，2枚针都可以从侧面置入（1枚顺行和1枚逆行）。

【术后影像】

见图 106-3 和图 106-4。

【风险规避】

1. 外伤和关节积血后的关节僵硬，在铰链式膝关节支具保护下早期行关节活动。

2. 早期创伤后膝关节炎，确保关节面解剖复位。

3. 固定丢失，在骨折处补充使用光滑的斯氏针行骨骺固定。

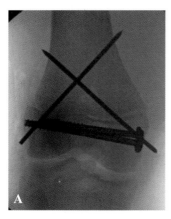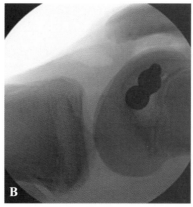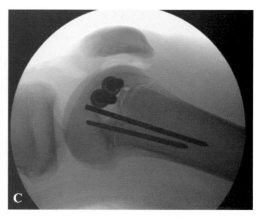

▲ 图 106-2　图示内固定 2 枚中空螺钉与 2 枚交叉光滑斯氏针，股骨髁和骺板固定，复位稳定

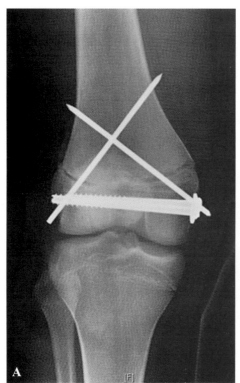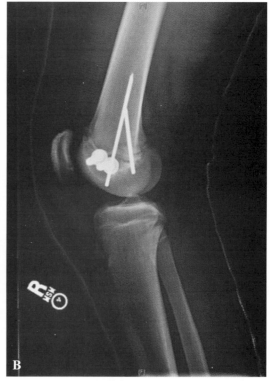

▲ 图 106-3　术后 4 周 X 线片显示股骨远端复位良好

【病例参考】

病例 104　Salter-Harris Ⅰ 型股骨远端骨骺骨折。

病例 105　Salter-Harris Ⅱ 型股骨远端骨骺骨折。

病例 107　Salter-Harris Ⅳ 型股骨远端骨骺骨折。

病例 102　股骨髁上骨折（肌下接骨板治疗）。

病例 103　股骨髁上开放性骨折（外固定架治疗）。

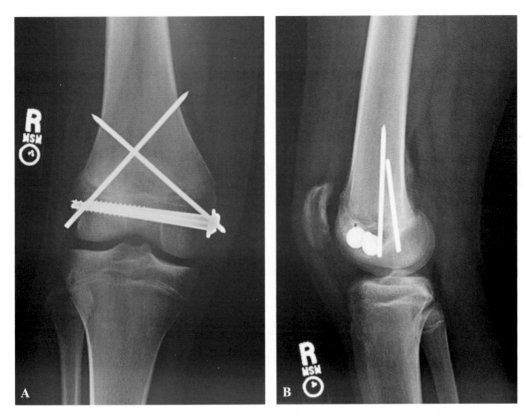

▲ 图 106-4 术后 8 周 X 线片显示力线良好，股骨远端骨骺正在愈合

Salter-Harris IV型股骨远端骨骺骨折

Salter-Harris IV Distal Femur Fracture

Cheryl Lawing　Michael Ain　著

金 斌 译

概 要

股骨远端 Salter-Harris IV 型骨骺骨折是很罕见但严重的损伤，骨骺完全早闭发生率为 40%，成角畸形发生率为 64%（即部分早闭）。鉴于关节内骨折的特点，这些骨折通常需要切开以获得解剖复位。通常可以用 6.5mm 或 7.3mm 的空心螺钉通过骨骺和干骺端骨折块进行固定。置入这些螺钉时，需要在膝关节侧面看到"骨骺三角"，以确保没有穿透关节内。鉴于并发症的高发生率，需要长期随访。

【病史简述】

一名 14 岁男孩骑车时被汽车撞伤，导致左股骨远端和胫骨干闭合性骨折。表现为左膝周围肿胀明显，髌上囊大量积液。神经血管检查正常，骨筋膜室柔软不紧张。膝部体检时有疼痛和抵抗。X 线片显示骨折线通过骺板向干骺端和骺端延伸。

【术前影像】

见图 107-1 和图 107-2。

【术前评估】

1. 股骨远端 Salter-Harris IV 型骨骺骨折。
2. 未来骨骺阻滞的高风险。

【治疗策略】

解剖复位对于防止骨折的骨骺部分过早发生关节炎和将骺板部分生成骨桥的风险最小化都很关键。这些骨折的非手术治疗作用有限，基本上只适用于真正没有移位的隐匿性骨折。

【基本原则】

股骨远端骨骺骨折很罕见，大约占所有骨骺骨折的 1%，其中 Salter-Harris IV 型骨骺骨折占 5%～19%（Edmunds 和 Nade，1993；Czitrom 等，1981）。鉴于这些创伤的本质，男性在这些创伤中占主导地位。Eid 发现男女比例为 6:1，其中 60% 是由于运动损伤，22% 是由于机动车辆碰撞，18% 是由于各种摔伤（Eid 和 Hafez，2002）。在历史记载中，这种骨折主要是由于一名儿童在试图跳上马车时，腿被车轮辐条夹住，这被称为"车轮伤"。这导致了过伸和扭转暴力的结合。现代的损伤机制通常是高能量伤，如机动车辆撞击

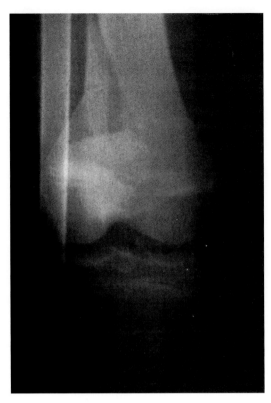

▲ 图 107-1　图片显示 Salter-Harris Ⅳ 骨折，这种伤很罕见

图片转载自 "Fractures of the Distal Femoral Physis" by Martin Herman and Brian Smith in Rockwood and Wilkins' *Fractures in Children,* 8th edition, edited by John Flynn, David Skaggs, and Peter Waters.Wolters Kluwer, 2015

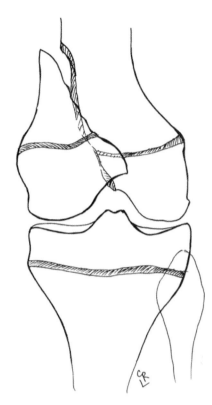

▲ 图 107-2　骨折示意图，骨折线穿过干骺端和骺板，直至关节面

行人或骑自行车的人、从高处坠落及运动时受伤（Edmunds 和 Nade，1993）。Neer 发现对股骨外侧的直接打击是一种常见的损伤机制，随之而来的是骨骺的外侧移位（Neer，1960）。撞击的一侧，通常是外侧的，沿股骨外侧皮质受压，张力撕裂骨膜和股骨对面骺板的肥大细胞层。在受压侧，经常形成一块三角形骨块，被称为 Thurstan-Holland 碎片。

【术中影像】

见图 107-3 至图 107-5。

【技术要点】

与所有股骨远端骺端骨折一样，牵引是复位的关键，以减少骺板损伤和骨桥形成的风险。移位的一侧骨膜通常完好无损，这有助于复位，也可防止过度复位。在骨折的凸面，骨膜会被破坏，所以有可能使骨膜瓣嵌顿而阻碍复位。曲髋可以放松股四头肌并帮助复位骨折前移位。获得关节表面的解剖复位是至关重要的，因此进行髌旁切口直视下复位是必要的。然后可以使用直径 6.5mm 或 7.3mm 的空心螺钉通过图 107-3（Wall 和 May，2012）所示的"骨骺三角"进行固定。我们必须牢记股骨远端呈梯形的外观，这很容易导致螺钉长度过长，穿透的尖端刺激周围的软组织。斜位观察螺钉长度可以减少这种并发症。

【术后影像】

见图 107-6 至图 107-8。

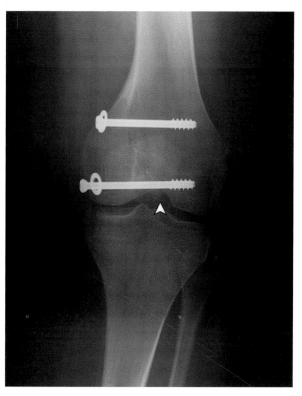

▲ 图 107-3　膝关节正位显示干骺端和骨骺部位螺钉内固定，然而如白箭头所指髁间部位有一台阶

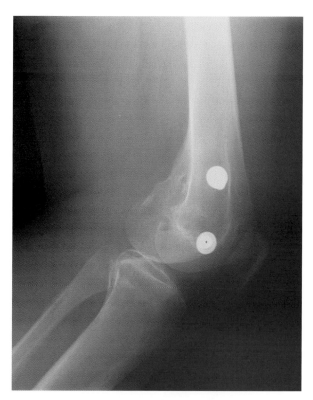

▲ 图 107-4　侧位 X 线片
两张均为术后 6 个月 X 线片，均显示骨折部位有良好的骨化，旋转造成非标准侧面片和骨骺三角难以看见

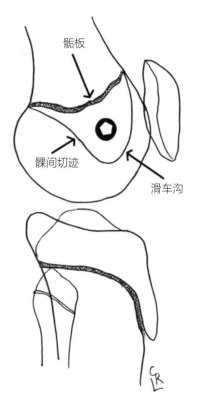

▲ 图 107-5　"骨骺三角"以髁板、髁间切迹和滑车沟为界，为置入骨骺螺钉部位

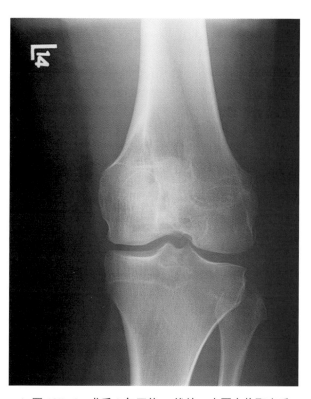

▲ 图 107-6　术后 2 年正位 X 线片，内固定物取出后

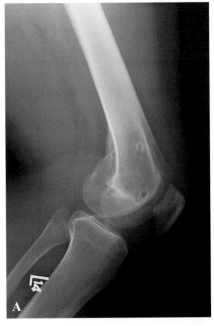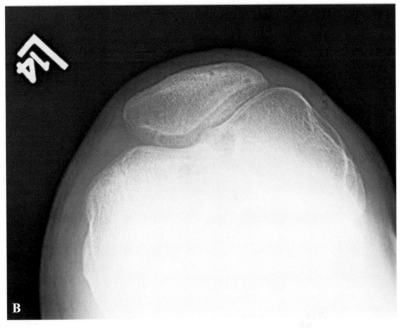

▲ 图 107-7　侧位片（A）和切位片（B），骨折整体愈合良好，但在滑车槽内可见过度生长的骨痂（B）

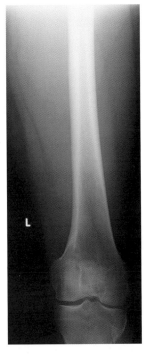

▲ 图 107-8　术后 2 年股骨正位片

此时患者已经骨骼成熟。股骨远端内翻可能是由于最初复位不良造成的，尽管不对称生长阻滞是这种损伤后成角畸形的常见原因

【风险规避】

最重要的是持续的观察，以确保骨折恢复正常增长。这些患者中有 64% 出现生长停滞和成角畸形（Eid 和 Hafez，2002）。因此，应随访患者直到见到与骺板平行的生长阻滞线。生长阻滞线与骺板汇合表明骨桥的存在，最好用 CT 扫描来评估。明智的做法是预先告知父母，可能需要再次手术以调整生长，切除骨桥，甚至可能肢体延长。

【病例参考】

病例 105　Salter-Harris Ⅱ型股骨远端骨骺骨折。

病例 106　Salter-Harris Ⅲ型股骨远端骨骺骨折。

漂浮膝（股骨和胫骨合并骨折）

Floating Knee: Combined Femoral and Tibial Fractures

Connor Green　Anthony I. Riccio　著

白传卿　译

概　要

同侧股骨和胫骨干骨折在儿科患者群中是罕见的，通常由高能量损伤引起。这些漂浮膝损伤大大增加了骨折处理的复杂性。许多与伴发的内脏、胸部或头部损伤有关，相较于已确定骨折的固定这些损伤可能要优先考虑，特别是在血流动力学不稳定的情况下。此外，骨科医生应选择合适的内植入物、体位和常规骨科手术床。下面介绍了一名10岁男孩发生高速创伤时，导致股骨颈骨折、同侧开放性股骨远端1/3骨折和同侧胫骨干骨折的治疗策略。我们通过复位技术和植入物的选择，同时兼顾具体骨折的复杂性和特殊性，提出了一种最大限度地提高固定效果的治疗策略。

【病史简述】

一名10岁的男孩在玩滑板车时被高速驶来的皮卡撞伤。在急诊室时，他的气道畅通，自主呼吸存在，生命体征平稳。X线片显示同侧股骨颈、股骨远端和胫骨骨折。大腿远端前侧有一个3cm的横向裂伤，与骨折相通。腿部张力可，无其他专科损伤。

【术前影像】

见图108-1和图108-2。

【术前评估】

1. 左侧股骨颈基底部骨折。
2. 左侧大腿远端Ⅲ度开放伤伴股骨远端1/3骨折。
3. 左侧闭合性胫腓骨干双骨折。

【治疗策略】

该患者的治疗应从复苏开始，并对其他损伤进行评估。骨科损伤的处理应由患者的生理和血流动力学稳定性决定（Pape和Pfeifer，2015）。该患者血流动力学稳定，头部、脊柱、胸部或腹部无外伤。因此，早期全面治疗是明确且可行的。治疗分为开放性骨折处理和骨折固定。开放性骨折处理始于急诊室，静脉应用抗生素，预防使用破伤风，在应用敷料之前只去除衣物（British Orthopaedic Association and British Association of Plastic，2007）。在手术室的处理要求充分的清创

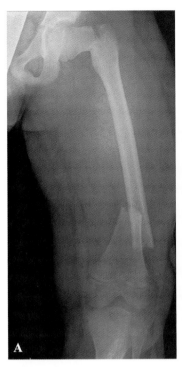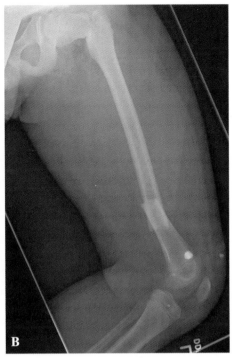

◀ 图 108-1 正位（A）和侧位（B）
X 线片显示股骨远端 1/3 骨折和股骨
颈骨折

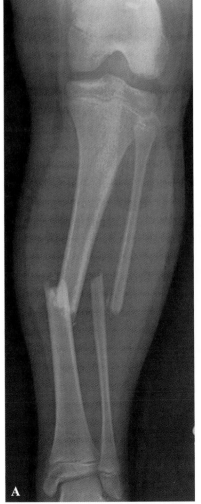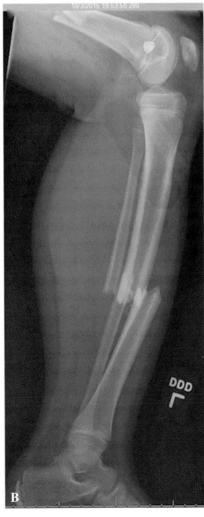

◀ 图 108-2 正位（A）和侧位（B）
X 线片显示胫骨和腓骨骨干横断骨折

和冲洗软组织及骨端。

在手术室，患者仰卧台上。在转移过程中，安全握持肢体，以尽量减少股骨颈骨折的移位。左脚放在牵引靴内，用绷带缠绕脚和腿并上延到胫骨骨折近端。松紧适度，既足以作为皮肤牵引，又足够松散，以避免损害血液灌注。这样做可将牵引集中在股骨上，同时应力保护胫骨骨折。轻柔牵引，术中透视证实股骨颈骨折复位。采用闭合方法实现股骨颈骨折的解剖复位。用 9L 生理盐水对开放性骨折进行彻底清创和冲洗。在清创过程中，显露骨端，以便在直视下复位骨折。选择股骨大粗隆入路锁定髓内针，以整体稳定固定股骨颈和股骨干骨折（Vidyadhara 和 Rao，2009）。扩髓钻扩大髓腔 1.5mm，以利通过主针，并避免在主针插入时对股骨颈骨折的牵拉。为避免医源性植入损伤，选择合适的主针长度，使远端接近股骨远端骨骺。放置两枚近端部分螺纹锁定螺钉，以提供股骨颈骨折的加压和旋转控制。软组织清创满意，关闭创面。

移除绷带，重新包扎，处理胫骨骨折，保留肢体牵引。接下来闭合顺行植入胫骨弹性髓内针。根据术前 X 线测量胫骨髓腔直径，选择髓内针直径，以可填充 80% 的髓腔直径为准。预弯髓内针，以提供骨折部位冠状面固定的平衡，并从内侧和外侧进针点插入，自胫骨近端到胫骨骨干远端。

【基本原则】

在这种复杂的高能量损伤中，早期全面诊疗或骨科损伤处理的选择是由患者的生理环境决定的。骨折处理的基本原则可分为开放性骨折处理、复位、固定，股骨颈基底部骨折需要解剖复位和绝对稳定。而股骨远端和胫骨骨折需要在相对稳定固定下恢复长度和力线。

【治疗期间的图像】

见图 108-3。

【技术要点】

在使用锁定髓内针装置治疗同侧股骨颈和股骨干骨折时，应选择一种能够在近端放置 2 枚螺钉的钉体，这增加了稳定性，并允许第二导针在插入第一螺钉时保持原位，以防止在螺钉插入过程中颈部骨折的旋转。短螺纹近端锁定螺钉用于股骨颈骨折的加压，选择螺纹长度，以便让螺纹跨越骨折部位。稳定至关重要，如果手术医生认为能最大限度地提高结构稳定性，锁定螺钉可以通过股骨近端骨骺。

手术医生应在皮肤表面标记出髌骨，用于避免肢体的旋转，这是股骨干骨折畸形愈合的最常见影响因素。

铺巾不能影响医生进行全方位的操作。这是很难处理的骨折，可能随时改变术式。手术医生不应受到铺巾的限制。

在没有伴发股骨颈骨折的情况下，漂浮膝损伤的长骨固定顺序由治疗手术医师自行决定。如

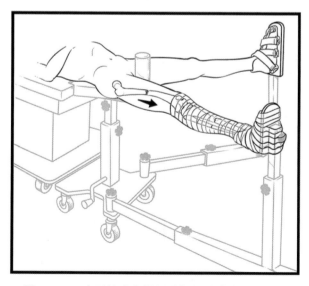

▲ 图 108-3　牵引技术在漂浮膝损伤治疗中，股骨固定先于胫骨固定，用绷带缠绕脚和腿并上延到胫骨骨折近端，纵向牵引股骨，同时避免牵开胫骨骨折

果认为牵引床牵引是恢复股骨长度所必需的，那么上述绷带方法对于首先复位股骨骨折是有帮助的。没有掌握绷带方法，允许使用牵引床率先固定胫骨。或者，这两个骨折可以在同一平面上手动牵引，这项技术理论上适用于较小的儿童，特别是当灵活运用髓内针固定股骨和胫骨时。

【术后影像】

见图108-4和图108-5。

【风险规避】

积极处理开放性骨折，彻底清创和冲洗，避免以后感染。如果对剩余组织的残留污染或存活能力有疑问，应在24～48h再次清创应用负压敷料。

在定位过程中避免股骨颈的过度活动，这可能会进一步损害脆弱的血液供应。股骨颈复位和固定后，利用骨膜剥离器沿着股骨颈通过一个小的侧方切口行关节切开术可以引流关节内血肿，并降低囊内压力，但也可能进一步损害血供。

在漂浮膝损伤中首先进行股骨固定时，尽量减少胫骨过度移位和牵引，以避免诱发室间隔综合征。如果利用绷带跨越胫骨骨折无效，可以考虑放置胫骨近端牵引针。如有可能应避免或减少长时间牵引，对室间隔综合征保持警惕，在操作前、中、后检查腿部室间隔张力。

熟悉本单位的植入物库存。了解可用的植入物规格。儿童常有狭窄的髓腔，恰当的内植入物长度是避免医源性股骨远端和胫骨骨骺损伤的关键。

【病例参考】

病例88　儿童股骨颈骨折。

病例97　股骨干骨折（弹性髓内针固定）。

病例101　开放性股骨干骨折伴软组织缺损。

病例118　胫骨干骨折（弹性髓内针固定）。

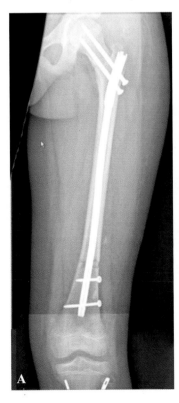
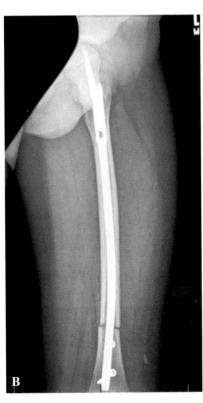

◀ 图108-4　锁定髓内针固定后股骨正位（A）和侧位（B）图像

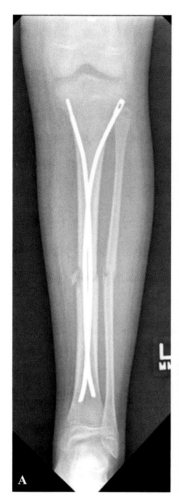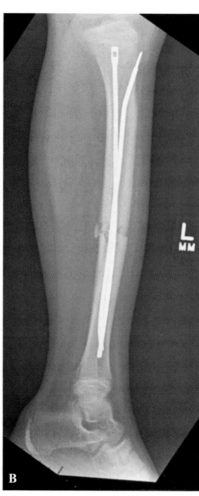

◀ 图 108-5　胫骨术后正位（A）和侧位（B）
图像

髌骨骨折
Patella Fracture

Bryan Tompkins　著

白传卿　译

概　要

一名 14 岁的女孩在打篮球时膝盖被直接撞伤，导致髌骨远端内侧极骨折。这需要切开复位内固定以保证关节面的修复。髌骨接下来的愈合没有问题，但伴随的内侧髌股韧带（MPFL）损伤导致慢性髌骨畸形，需要手术重建髌骨内侧稳定装置。

【病史简述】

一名 14 岁的女孩在打篮球落地时，她的左膝遭受严重撞击。她感到膝盖突然一跳，但却不记得膝盖的错位。由于左侧肢体无法负重，她被送到一个当地的急救中心，X 线片显示髌骨远端内侧骨折。随后，用一个铰链式膝关节支具固定并开始进一步的评估与 MRI 检查，提示一个中等大小的内侧髌下骨折、内侧髌股韧带（MPFL）撕裂可能和前外侧股骨髁挫伤。这些结果提示存在骨折脱位损伤。

【术前影像】

见图 109-1 至图 109-6。

【术前评估】

1. 髌骨远端内侧极骨折。

2. 疑似髌骨脱位伴髌股内侧韧带断裂。

【治疗策略】

MRI 显示髌骨远端内侧极骨折，涉及髌骨负重表面的很大一部分。由于骨折累及关节面，需要切开复位内固定。MRI 的结果还提示了一种可能的骨折脱位损伤机制，并关注到可能存在的内侧髌股韧带功能不足的问题。膝关节镜是为了更好地观测关节间损伤的程度，并可能转换为一个切开固定髌骨下极的流程。可以使用小螺钉进行固定。在手术中，发现一块中等大小的关节软骨和骨从下内侧髌骨移位。这也涉及沿内侧支持带和 MPFL 的走行。用小螺钉将骨进行解剖复位和固定，并注意修复内侧支持带和 MPFL。

【基本原则】

1. 儿童髌骨骨折不常见，大多数是由于与膝盖在屈曲或伸直时直接损伤。从机械上讲，髌骨

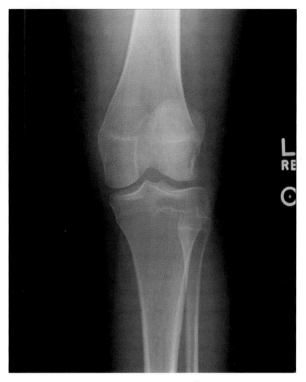

▲ 图 109-1 正位片，原始 X 线片显示髌骨下内侧移位的骨折片

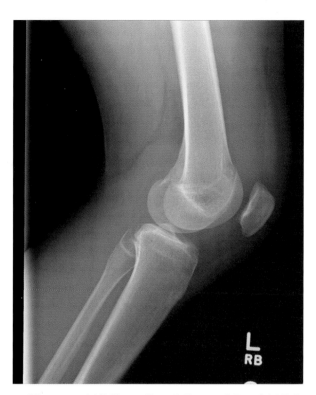

▲ 图 109-2 侧位片，原始 X 线片显示髌骨下内侧移位的骨折片

是一种籽骨，在膝关节伸展过程中为股四头肌提供了机械优势。骨化通常发生在 3 岁左右。

2. 大多数移位骨折的治疗方法与需要切开复位内固定的成人相似，各种技术都可以使用，从螺钉到张力带固定。

3. 在儿童中的一种独特的损伤模式，系附着在肌腱或韧带上的软骨的袖套样撕裂损伤。这是发生在髌骨下极而且影像学上难以评估的。只有一小块骨可能存在于远端撕脱的部位，在侧位 X 线片上不容易看到。这些袖型损伤往往涉及一个大的关节碎片，需要手术固定，以恢复关节表面。

【治疗期间的图像】

见图 109-7 至图 109-9。

【技术要点】

1. 当损伤涉及骨和关节软骨的撕脱时，通常没有足够的骨量来允许螺钉固定。

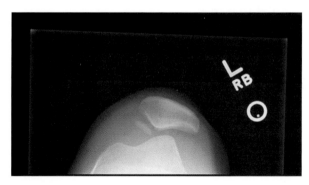

▲ 图 109-3 轴位片，原始 X 线片显示髌骨下内侧移位的骨碎片，这个视角可清晰发现移位的骨折片

2. 这种撕脱模式通常发生在生长中的儿童，要么在髌骨肌腱远端，要么在 MPFL 复合体内侧。使用不可吸收的缝合线修复缺陷和固定在石膏或支具是可以接受的。在其他情况下，撕毁的小碎骨片可以简单地切除，剩余的软骨或肌腱用缝线或锚回其底部。

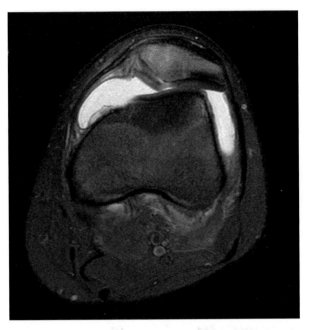

▲ 图 109-4　髌骨的 MRI 图像，显示 MPFL 可能从髌骨内侧撕脱

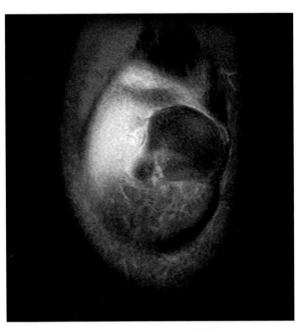

▲ 图 109-5　冠状 MRI 图像显示骨折沿髌骨内侧延伸

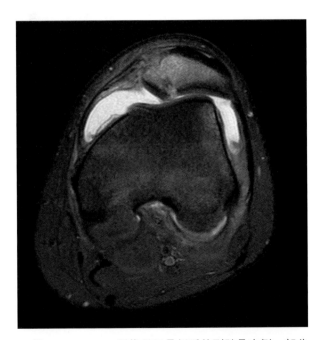

▲ 图 109-6　MRI 图像显示骨折延伸到髌骨内侧一部分关节面

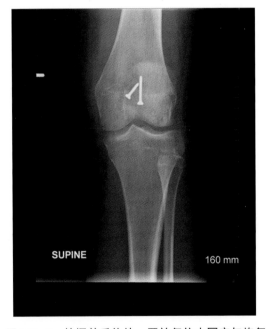

▲ 图 109-7　拍摄前后位片，开放复位内固定与恢复关节表面

【术后影像】

见图 109-10 至图 109-14。

【风险规避】

1. 在年幼的孩子，固定骨折片通常是用小螺钉或缝合完成的，这样就不能像成年人那样迅速恢复运动。继续固定在一个长腿伸直位石膏是非常好的，在这个年龄组，显著的术后关节僵硬风险较小。

2. 大多数髌骨骨折在解剖复位时表现良好，长期并发症较少。

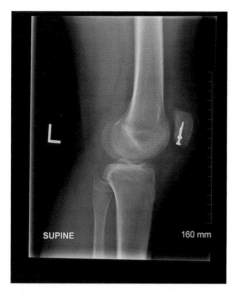

▲ 图 109-8　外侧 X 线片切开复位内固定术后关节表面恢复

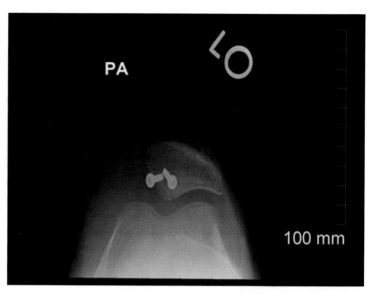

▲ 图 109-9　开放复位内固定与关节面修复后的 X 线片

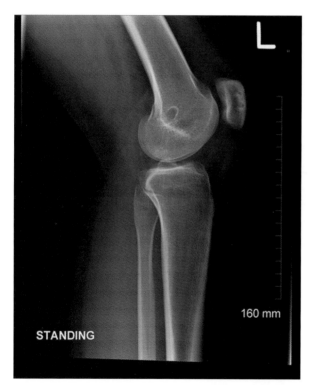

▲ 图 109-10　初始损伤后 2 年内植入物摘除术后侧位 X 线片

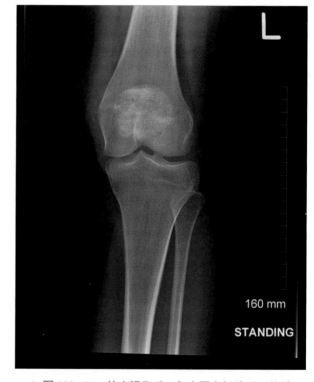

▲ 图 109-11　首次损伤后 2 年内固定拆除后正位片

3. 与成人不同，髌骨骨折后的髌骨缺血性坏死很少观察到。

4. 涉及髌骨内侧的骨折也可能与髌骨脱位有关。需要注意内侧髌骨稳定结构的恢复，如 MPFL。青少年可以像成年人那样在铰链支具支撑下锻炼恢复。

【病例参考】

病例 128　骨软骨骨折。

病例 110　髌骨袖套骨折。

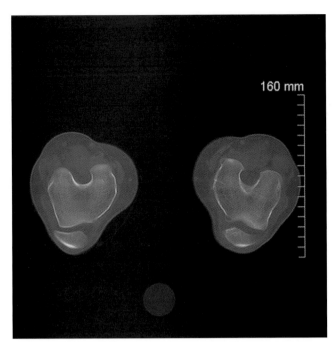

▲ 图 109-12　髌骨追踪研究（CT）显示右侧髌骨外侧半脱位，提示髌骨复发性不稳定

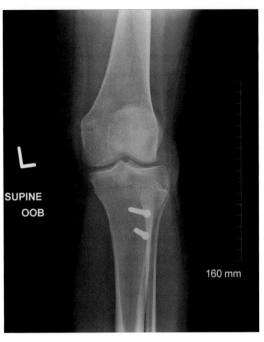

▲ 图 109-13　MPFL 重建后的前后位片，髌骨和股骨内侧有锚固件，胫骨结节内侧有空心螺钉固定（Fulkerson 手术）

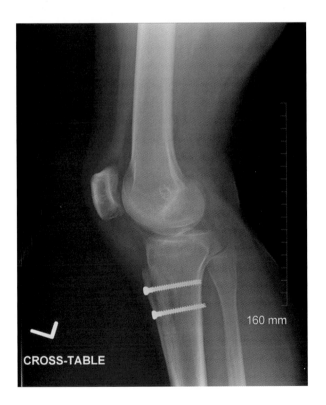

◀ 图 109-14　MPFL 重建后的侧位 X 线片，用空心螺钉固定髌骨和股骨内侧以及胫骨结节内侧（Fulkerson 手术）

髌骨袖套骨折
Patellar Sleeve Fracture

Dennis Kramer 著

白传卿 译

概 要

一名 10 岁的男孩在屈膝位遭受直接撞击后，左侧髌骨袖套骨折。他被送到手术室进行切开复位内固定，使用缝合技术治疗袖套骨折并修复撕裂的内侧和外侧支持带，术后管形石膏固定 4 周，之后开始膝关节理疗和功能强化。6 周后骨折愈合，患者恢复充分活动，无并发症。

【病史简述】

一名 10 岁的男孩从跳水板上跳下，他弯曲的左膝和跳板相撞，然后掉进游泳池，导致左髌骨袖套骨折。当即疼痛，无法活动膝部。在急诊室体检时发现孩子膝关节屈曲状，并有一个大的关节内血肿。在镇静下，膝部伸直位固定。他无法自主伸膝。膝关节正位和外侧位 X 线片证实左髌骨袖套骨折，与髌骨高位有关。患者后来送到手术室进行切开复位内固定。

【术前影像】

见图 110-1。

【术前评估】

1. 左侧髌骨袖套骨折。

2. 可能的相关损伤（膝关节副韧带撕裂，髌股关节软骨损伤）。

3. 骨远端碎片骨折固定的种类选择有限。

【治疗策略】

患者送到手术室。手术期间放置删除非无菌大腿高位止血带。在髌骨上做了一个 8cm 正中竖直切口。显露损伤区的髌骨、髌腱、内侧和外侧副韧带。髌骨袖套骨折比 X 线片显示的要大：一个大软骨包绕骨块，内侧和外侧副韧带水平撕裂。副韧带撕裂部位留置不可吸收缝线，不要打结。然后采用骨缝合技术修复髌袖骨折。髌骨近端骨折块使用 2.4mm 钻头垂直逆行钻 3 个孔，一个内侧，一个中间，一个外侧。Krakow 技术锁定缝合使两个 #2 不可吸收编织缝线穿过髌腱 / 远端髌骨骨折块间，以便四个自由缝合端（一条内侧链，两条中心链，一条外侧链）放置于远端碎片的近端部分。

然后，重新拉近骨折端，最内侧的缝合线通过空心针管，逆行穿过近端碎片的内侧隧道。同样，两个中间缝合线通过中间隧道，最外侧缝合

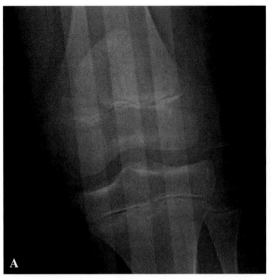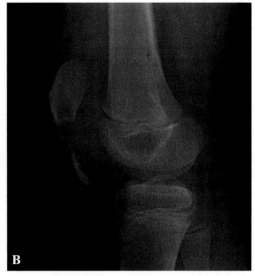

▲ 图 110-1　左膝正位（A）和外侧位（B）图像显示左侧髌袖骨折，尤其是侧位，股骨远端和胫骨近端的骺是开放的

线通过外侧隧道。从髌骨隧道的近端取出缝线。缝线上施加张力，对合远端碎片。然后缝合线互相打结确保稳定。手指触诊证实髌骨关节表面解剖复位。一个 1 号不可吸收针带线穿过髌骨背侧骨膜部分 8 字缝合以加强修复。透视侧位片以证实解剖复位。

然后将内侧和外侧支持带缝线绑在一起修复支持带撕裂。股四头肌腱直视下完整，内侧支持带与内侧髌股韧带合并修复。然后，冲洗膝关节，止血带放气。接下来，完全伸直膝关节。膝部切口用可吸收缝线分层闭合。患者麻醉醒来之前管形石膏固定。

【基本原则】

1. 解剖复位髌袖骨折，恢复髌下软骨的完整，并在适当的张力下恢复伸膝装置。

2. 明确和修复相关的损伤，如支持带撕裂或关节中的散在碎片。

3. 利用有限的骨性支点，获得满意的骨折远端固定，并允许固定一段时间之后早期功能训练。

【术中影像】

见图 110-2。

【技术要点】

1. 远端碎片含髌腱的缝合固定提供了一种更安全的固定方法，并且不依赖于髌骨远端的有限骨量。

2. 在修复中加入髌骨骨膜为固定提供了很强的增强作用。

3. 使用直视下（可能时）、透视成像和手指触诊以确认关节内髌软骨的解剖复位。

4. 如果必要的话，劈开韧带以便显露髌骨软骨。

5. 寻找可能存在的关节内软骨碎片－大的骨软骨碎片应分别复位和固定，或纳入修复。

【术后影像】

见图 110-3 和图 110-4。

【风险规避】

1. 年龄较小的患者可以管形石膏固定 4～6 周，没有明显的关节纤维化风险。

2. 年龄较大患者在有效固定的情况下可以佩戴铰链式膝关节支具，在 6 周内可逐渐增加膝关节的运动范围。

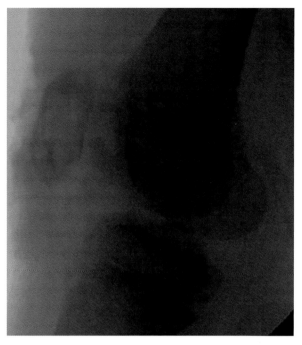

▲ 图 110-2 术中获得的侧位透视证实髌袖骨折复位

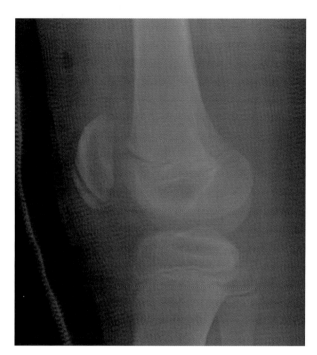

▲ 图 110-3 术后 2 周在管形石膏中获得的外侧 X 线图像，证实了复位的维持

3. 物理治疗对于恢复力量、运动范围和防止关节纤维化来说是很有必要的。

4. 患者应该能够做一个没有伸肌滞后的直腿抬高，这显示伸肌机制治疗后的张力适度。

5. 在某些情况下，可能会漏诊，因为远端骨碎片在 X 线片上不容易识别，髌骨高位可能是这种损伤的标志。

6. 当从临床和 X 线片上的诊断不清楚时，MRI 可能有助于诊断袖套骨折。

【病例参考】

病例 128 骨软骨骨折。

病例 109 髌骨骨折。

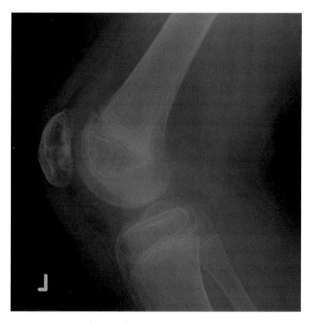

▲ 图 110-4 术后 6 个月侧位 X 线片显示骨折完全愈合

胫骨髁间嵴骨折（开放治疗）

Tibial Spine Fractures: Open Treatment

Matthew Beran　著

白传卿　译

概　要

胫骨髁间嵴骨折是前交叉韧带附着点的骨性撕脱。这些骨折最常见于 8—14 岁的发育未成熟儿童和青少年，因为在抵抗拉力方面，前交叉韧带（ACL）实际上比不完全骨化的胫骨平台更强，所以该处是一个脆弱点。这些损伤通常是与运动相关的，其机制类似于成人 ACL 撕裂，主要是过度伸展结合外翻或旋转力。在多达 40% 的病例中，对半月板、关节囊或侧副韧带造成相关损伤（La France 等，2010）。胫骨髁间嵴骨折按移位程度分类（Meyers/McKeever 分类）：Ⅰ型为非移位，Ⅱ型为前皮质移位，后铰链完整，Ⅲ型为完全移位碎片。后来增加了Ⅳ型，为粉碎的骨片。治疗的目标是恢复 ACL 的完整性和功能，以及胫骨平台的正常轮廓。

【病史简述】

一名 11 岁的女孩在一辆全地形车（all-terrain vehicle，ATV）的翻车事故中受伤，她伤后 3 周多才就诊。在骨折之前有一个典型的急性创伤。虽然传统认为这是在从自行车上摔下来时弯曲膝盖后发生的，但大多数病例是在非接触性运动损伤后出现的。患者存在大量关节积血。考虑到移位的程度，可能不能完全伸展膝关节，因为胫骨髁间嵴移位造成缺损，阻碍了膝关节的完全伸直。鉴于从受伤到手术干预的延迟，这个患者最终需要一个切开复位来修复骨折。

【术前影像】

见图 111-1。

【术前评估】

膝关节积血。

胫骨髁间嵴骨折。

从受伤之日起 3 周。

【治疗策略】

急性损伤后骨骼发育不成熟患者的疼痛性关节血肿需要进一步检查。鉴别包括髌骨脱位、前交叉韧带（ACL）损伤（韧带撕裂或骨撕脱）或其他骨软骨骨折。因为疼痛和自我保护，体检可能是不可靠的。

X 线片，特别是侧位片，往往可确诊胫骨髁间嵴骨折，足以指导治疗。磁共振成像（MRI）可能有助于判断主要是软骨性的病变，以及诊断

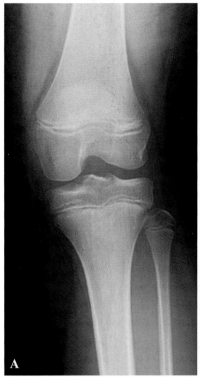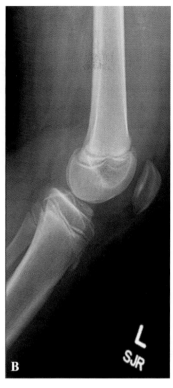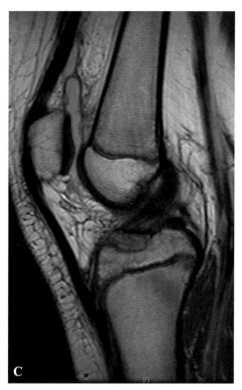

▲ 图 111-1　显示的图像是一名 11 岁女孩的 X 线和 MRI，她卷入 ATV 的侧翻。她在受伤后 3 周多才到诊所。X 线和 MRI 显示胫骨髁间嵴损伤，没有额外的关节内损伤

相关的半月板撕裂或其他软骨损伤。一些学者主张采用计算机断层扫描（CT），以充分评估胫骨髁间嵴的移位和粉碎程度。无论采用何种方式，手术医生都必须充分了解其位移程度、碎片大小和粉碎程度，以决定最佳处理方法。

　　治疗基于胫骨髁间嵴移位的程度以及附加存在的关节内损伤。手术的目标包括解剖复位骨折，恢复 ACL 的功能，维持膝关节的运动范围。石膏或支具完全伸直到轻微屈曲 10°～20° 的非手术治疗是 I 型骨折和可复位的 II 型骨折的一种选择。抽空关节内积血对于先行复位膝关节是有益的。患者在开始功能训练之前要固定 4～6 周。非手术治疗需要在头几周进行密切的 X 线随访，以确保保持可接受的复位。

　　所有移位骨折（III 型、IV 型和不可复位的 II 型损伤）都需要手术干预。手术可以解除骨折复位和解剖固定的障碍。已经报道了开放和关节镜

下的方法以及可使用的多种固定装置（螺钉、缝线、缝合锚、混合技术）。开放和关节镜技术及螺钉和缝合固定都显示了良好的结果（Edmonds 等，2015；Watts 等，2016）。

　　手术方式（开放手术与关节镜）以及固定方法的选择在很大程度上取决于手术医生的偏好和经验以及骨折的特点。由于存在大的关节血肿和需要辅助入口以促进复位，这可以作为复杂的关节镜下病例。对关节镜检查不习惯的手术医生可以选择开放的方法。开放手术在已经存在明确骨折并需要延迟治疗的病例中应优先考虑，必须充分固定以实现复位。较大的骨碎片螺钉固定更可靠，而粉碎或纯软骨碎片可能更适合缝合。

【基本原则】

1. 切口 / 方法

• 由于胫骨内侧髁间嵴作为 ACL 的附着位点，因此使用了一个内侧髌旁关节入路。

- 小心内侧半月板的前角，因为关节旋转沿着髌腱的内侧边界远端延伸。
- 髌骨 / 髌骨肌腱向外侧牵开可直接显露胫骨髁间嵴的内侧。

2. 复位

- 需要术中大量冲洗并清理血肿。
- 掀起胫骨髁间嵴碎片，以完全清除可能嵌入骨折内的所有血凝块、松质骨和其他碎片。
- 内侧和外侧半月板的前角和半月板间韧带经常被嵌入并可能阻止复位，应仔细评估。
- 在周围软组织放置缝合线可以促进骨折部位的回纳。
- 使用后抽屉试验手法可以促进复位。
- 随着碎片的复位，可以直视下置入 1 枚克氏针，以暂时维持复位。

3. 固定

- 例如关节镜章节所讨论的螺钉与缝合。
- 作者使用 1～2 枚 3.5mm 全螺纹空心螺钉获得了很好的效果。
- 与开放的方法相比可能更容易获得适当的螺钉插入角度，避开内侧股骨髁软骨。
- 使用 X 线检查，以确保不损伤胫骨近端骨骺，通常一个 18～20mm 的螺钉是足够的。

【术中影像】

通常，外侧 X 线片足以确定胫骨髁间嵴骨折移位的程度和手术干预的指征。如果计划开放治疗骨折，术前 MRI 可有效评估是否存在伴随的半月板损伤，这已见于多达 40% 的病例。在这些情况下，关节镜可能是必要的，以解决相关的关节内病变（图 111-2）。

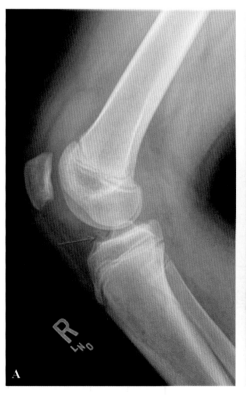
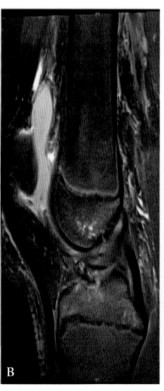
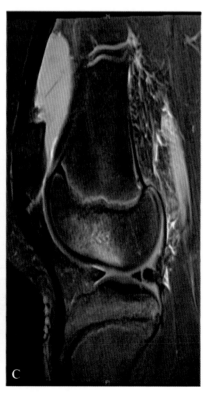

▲ 图 111-2　一名 13 岁男子打篮球时膝盖受伤的 X 线和 MRI 图像。MRI 证实胫骨髁间嵴移位，并显示撕裂垂直通过外侧半月板后角。这个患者除了固定他的胫骨髁间嵴骨折之外，还需要关节镜辅助下的内外侧半月板修复

在手术时，X线透视是确认复位和避开胫骨近端生长板所必需的（图111-3）。

【技术要点】

- 手术医生必须为多种固定装置和技术做好准备。
- 通常，在普通X线上，碎片的大小被低估了。
- 避免反复多次加压骨折断端，因为这可能使碎片粉碎，并最终影响固定。
- 内侧半月板的前角是最常见的复位障碍。
- 将碎片稍微压凹入床中可更好地恢复ACL的张力。

【术后影像】

见图111-4。

【风险规避】

运动丧失是治疗胫骨髁间嵴骨折后最常见的并发症，可能继发于关节纤维化或由移位或骨折畸形愈合引起的机械撞击（Herman等，2014）。实现坚实的固定以允许早期功能训练和负重是关节纤维化风险最小化的关键。延迟手术（受伤后超过7天）和手术时间过长（超过120min）已被证明是关节纤维化的重要危险因素（Watts等，2016）。关节纤维化的处理包括在麻醉下仔细操作或关节镜下松解粘连。愈合不良导致伸直受限，治疗上可清除骨块，以平整骨轮廓，前切口成形术，可增加胫骨嵴前缘的空间。在这些损伤后，ACL本身往往有一些残留的松弛。这种松弛没有任何临床意义。

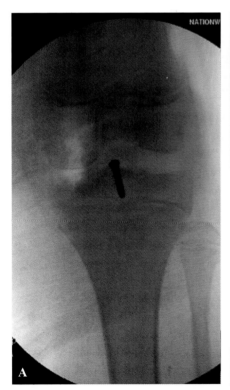
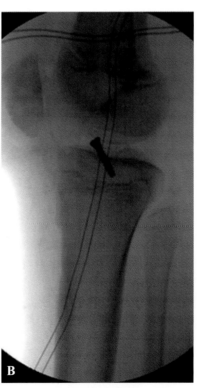

◀ 图111-3 胫骨髁间嵴骨折切开复位固定后的术中X线片。骨折用**3.5mm**空心螺钉固定

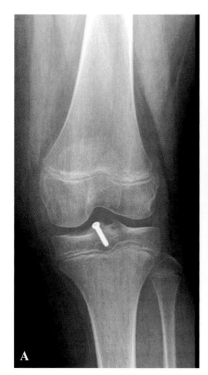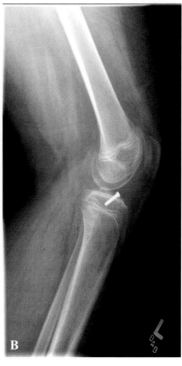

▲ 图 111-4 一名 11 岁的女性胫骨髁间嵴骨折切开复位内固定 3 个月后

胫骨髁间嵴骨折（关节镜治疗）

Arthroscopic Treatment of Tibial Spine Fractures

David Mandel　著

白传卿　译

概　要

胫骨髁间嵴骨折是胫骨前交叉韧带附着部位的撕脱骨折。它在儿童中（最常见于 8—14 岁）是一种相对罕见的骨折类型。通常文献报道它在所有儿童膝关节损伤中仅占不到 2%。经典的损伤机制是患儿从自行车摔下，膝关节过屈位着地所造成。最近的研究证实，损伤机制类似于成人前交叉韧带（ACL）损伤。这种损伤的出现代表骺软骨的损伤失效。儿童的 ACL 所能承受的损伤应力较其髁间嵴止点处的骨质大。要注意的是，虽然明显的损伤发生在胫骨髁间嵴，但前交叉韧带本身的拉伸损伤也可能同时发生。胫骨髁间嵴骨折常采用 Myers/McKeaver 分型：Ⅰ型为无明显移位，Ⅱ型为前半部分髁间嵴骨折部分翘起，后方铰链完整，Ⅲ型为髁间嵴的完全撕脱。后来又加入Ⅳ型，为完全移位伴旋转。

【病史简述】

一名 14 岁的年轻人在玩橄榄球时左膝受伤。当他正在持球奔跑时，一名对方后卫飞身拦截，头盔从前方撞击到他的膝关节，造成了膝过伸损伤。他当即感到疼痛和膝肿胀，无法负重行走。他于当地的一家急救中心就诊，在那里进行了 X 线检查和 CT 扫描。然后转到一家儿科医院接受进一步的处理。

【术前影像】

见图 112-1。

【术前评估】

儿童损伤后膝关节出血 / 积液可能继发于以下几种情况。

1. 髌骨脱位。

2. ACL 损伤。

(1) 韧带断裂。

(2) 胫骨髁间嵴骨折。

3. 软骨损伤。

【治疗策略】

1. 非手术治疗

(1) 闭合复位。

(2) 抽出关节积血。

(3) 伸膝 0°～20° 制动。

(4) 用于 1 型和可复位的 2 型骨折。

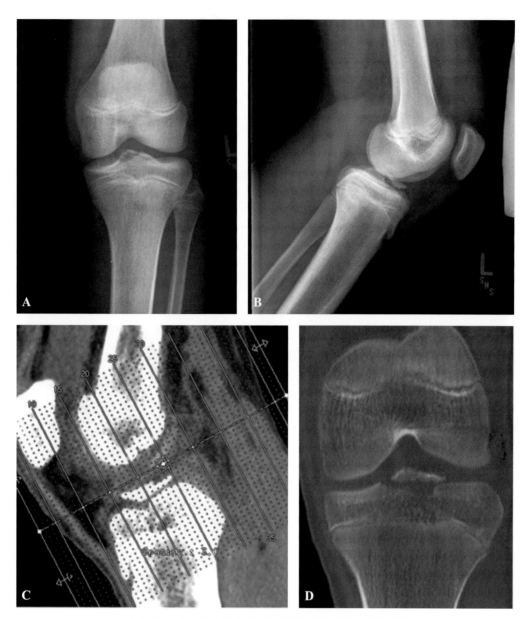

▲ 图 112-1　X 线和 CT 扫描显示胫骨髁间嵴移位骨折

A. 膝关节正位片，胫骨髁间嵴骨折；B. 膝关节侧位 X 线片，可见移位的髁间嵴骨折块；C 和 D. 院外 CT 扫描显示胫骨髁间嵴移位骨折

2. 手术治疗

(1) 开放复位（ORIF）或关节镜下复位（ARIF）。

(2) 用于 3 型骨折和不可复位的 2 型骨折。

3. 手术技术：关节镜下复位内固定。

(1) 标准关节镜入路（内侧和外侧的髌旁入路）。

(2) 辅助入路：①中央入路用于观察，而前外侧和前内侧入路用于穿过缝线。中央入路还可以被用来尝试复位骨折块，②内上入路－如果使用空心钉，这个入路有助于螺钉以适当的角度植入，③使用套管防止缝线缠在软组织中。

(3) 清理骨折床：①去除可能阻碍复位的血凝块，松质骨或骨痂；②如出现半月板或半月板间的韧带缠入骨折处，应回纳。a. 探钩或折弯形成钩状的克氏针可帮助牵拉半月板或半月板间的韧带；b. 用外－内技术在半月板前角穿线，可以帮助半月板复位，并牵住半月板防止阻碍骨折复位。

(4) 复位骨折：用探针或克氏针或 18G 腰穿针通过辅助入路维持复位。

(5) 稳定骨折

① 缝合：首先在 ACL 基底部穿过 1～2 根缝线，可以使用 25 度弯角的缝合钩或 scorpion 过线器，然后由胫骨骨端向骨折处内侧及外侧的边缘钻两条小口径骨隧道，可使用 ACL 定位器辅助，之后使用 Hewson 过线器将之前的缝线穿入骨隧道中，可将内外侧缝线分别穿入内外侧骨隧道。或以 X 交叉的方式穿线最后在骨隧道外口打结固定，可使用纽扣来增加线结的安全性。

② 螺丝固定：使用内上侧辅助入路、导丝、空心螺钉，注意不要破坏骨骺。

③ 图 112-2 可选择混合技术：一旦骨折复位，可用可吸收螺钉维持复位；一旦骨折稳定，可用缝合线穿过 ACL 并再次拉紧 ACL 并维持复位。

【基本原则】

1. 获得解剖复位：如果留下游离碎片，它可能导致撞击和功能受限。

2. 获得稳定的固定：目的是开始早期的功能锻炼，以防止关节纤维化。

3. 关节镜下复位内固定术可能优于 ORIF。

(1) 较少的并发症。

(2) 更快的康复。

(3) 减轻疼痛。

【术中影像】

见图 112-2。

【技术要点】

1. 需要复位的部分

(1) 半月板间韧带。

(2) 半月板：有 54% 的机会内侧或外侧半月板的前角嵌合在骨折处。

(3) 松质骨。

(4) 延迟手术患者中，可能有血凝块和骨痂阻止复位。

2. 需要克服的阻碍

(1) 可以通过辅助入路使用复位手术器械，钩住或牵拉半月板，并保持其位置以免阻碍复位。

(2) 由外向内经过半月板前角穿线缝合可以帮助复位半月板并减少阻挡。

(3) 认真准备骨床，用骨刀清除骨折面上的松质骨／血凝块／早期骨痂。如果胫骨髁间嵴突出或仍然存在移位，可能导致撞击。

3. 空心螺钉内固定

(1) 必须避免穿越骨骺。

(2) 当存在大骨块时的理想选择。

(3) 可能难于取得良好的固定：骨端骨质较软，骨折块太小。

(4) 角度不佳：髌骨内侧不使用内上侧辅助入路。

4. 缝线内固定

(1) 适用于小碎片或粉碎性骨折。

(2) 帮助恢复 ACL 的张力。

(3) 在实验室测试中，几乎与螺钉固定强度相等。

(4) 不要用不可吸收缝线穿过骨骺交叉固定。

【术后影像】

见图 112-3。

【风险规避】

1. 最稳固的固定可早期开始关节功能训练，以防止关节僵硬。

2. 在骨折复位时，将缝线穿过 ACL 基底有助于恢复 ACL 的张力，这样可以减少 ACL 的残余松弛。

【病例参考】

病例 128　骨软骨骨折。

病例 111　胫骨髁间嵴骨折（开放治疗）。

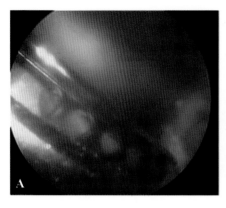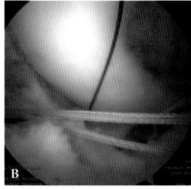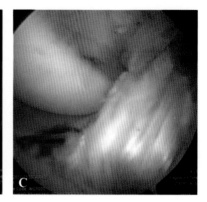

▲ 图 112-2　术中关节镜图像

A. 将生物可吸收螺钉置入骨折碎片的底部；B. 将缝合线穿过 ACL，并将 Hewson 缝线穿过胫骨隧道；C. 最后复位碎片并重新拉伸 ACL

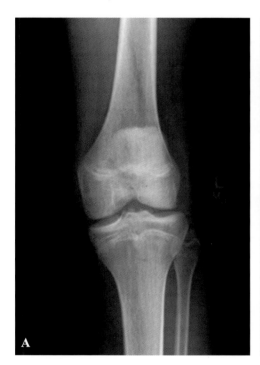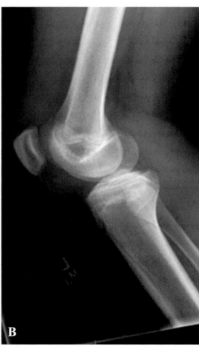

◀ 图 112-3　随 访 X 射 线，显示愈合骨折对位良好

胫骨结节骨折（青年型）

Tibial Tuberosity Fracture: Youth Type

Stephen Hioe　Richard W. Kruse　著

袁　亮　译

概　要

胫骨结节骨折是一种罕见的损伤，据报道发生率为 0.4%～2.7%。这些损伤通常发生在参与运动的男性青少年中，特别是篮球运动。生物力学上一种典型的跳跃活动：股四头肌强烈收缩牵拉时足部固定或快速偏心性膝关节屈曲，使脆弱的胫骨骨骺更易发生撕裂。Pandya 及其同事描述了一种发生在青少年中的损伤，这种孤立胫骨结节骨折断端是大量的软骨。可通过膝关节侧位 X 线片诊断；如果结果不能明确则行进一步影像学检查，如有必要可急诊检查和治疗。手术治疗包括切开复位，评估相关软组织损伤和内固定。虽然胫骨结节骨折的预后通常很好，但是由于该损伤与骨筋膜间室综合征、血管损伤、潜在的生长障碍和关节内骨或软组织损伤等并发症相关，因此处理该损伤时应始终谨慎。必须进行密切的影像学随访，以确保骨折稳定，同时需要进行长期影像学评估，以监测潜在的生长障碍。

【病史简述】

一名 13 岁的男性，在篮球比赛跳跃后左膝疼痛来我院门诊就诊。体格检查显示左胫骨结节处肿胀。该区域触诊有明显压痛，无明显膝关节积液。因疼痛伸膝受限。小腿前间室张力正常。患肢远端运动、感觉和血管检查完好。X 线片显示胫骨近端骨突有一个小的撕脱面（图 113-1）。对左膝关节进行 MRI，以评价相关软组织损伤。矢状面 T_1 加权序列（图 113-2）显示远端骨骺断裂，髌腱张力丧失，与影响伸膝装置的撕脱伤相符。

【术前影像】

见图 113-1 和图 113-2。

【术前评估】

1. 左胫骨结节撕脱骨折（青年型）。
2. 左侧髌腱断裂可能。

【治疗策略】

该患者的手术治疗旨在纠正骨折移位，并解决经体检和 MRI 发现的可能的髌腱断裂。患者取仰卧位，同侧臀部下垫包块，控制静止时下肢旋转。在确保我们能够获得满意的前后位和侧位 X

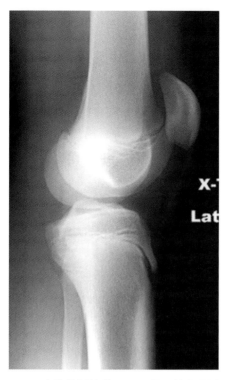

▲ 图 113-1　膝关节侧位片显示胫骨近端骨骺小的撕脱骨折

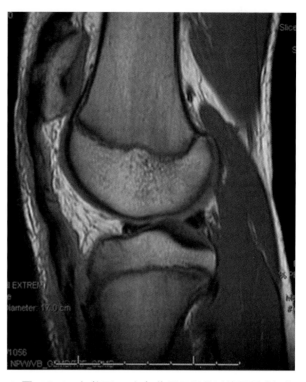

▲ 图 113-2　矢状面 T_1 加权像显示胫骨近端骨骺破坏伴静息位髌腱张力丧失

线透视图像后，大腿应用止血带。左下肢消毒铺巾后，以胫骨结节为中心做前内侧纵切口。向下切开，显露骨折断端。于近端直视下确认骨折未累及关节面。远端见骨膜嵌入骨折断端处，在尝试手法复位之前必须将其移除。然后在伸膝位借助复位钳辅助复位，并钻入 2 枚克氏针固定。然后再置入 2 枚 4.5mm 空心螺钉和垫片进行最终固定（图 113-3 和图 113-4）。正侧位透视评估骨折稳定性和复位情况，结果令人满意。检查髌腱发现其外侧止点纵向部分断裂，未延伸到支持带组织中。使用缝线将撕脱节段重新对合到剩余的肌腱止点。然后左下肢长腿管形石膏固定，指导其根据耐受情况负重。术后 3 周更换铰链式膝关节支具，膝关节活动范围为 0°～30°。6 周时，允许患者完全活动膝关节。7 个月随访时的术后 X 线片（图 113-5 和图 113-6）显示骨折部位及胫骨近端骺板进一步愈合。非创伤性膝关节积液自然

消退后，再次对左膝进行 MRI 检查（图 113-7）。图像显示胫骨结节愈合，髌腱张力恢复。

【基本原则】

1. 正确评估损伤程度以及骨折是否延伸至关节面，以确定是否需要更进一步的影像检查。

2. 评估任何可能伴随的软组织损伤。

3. 评估患者的剩余生长潜力，并确定与螺钉固定相比光滑克氏针固定是否能提供坚强的固定。

4. 保持对筋膜间隔综合征的高度警惕，尤其是前筋膜室综合征。

【技术要点】

为了充分判断最大的骨折移位，在拍摄侧位 X 线片时需要肢体内旋。面对轻微或无移位的胫骨结节损伤，仔细检查膝关节伸膝结构，以诊断可能的肌腱损伤甚至袖套状撕脱骨折。如果不

妨碍紧急治疗，则应进一步完善影像学检查，因为被忽视的关节内骨折或延伸至胫后干骺端的骨折可能导致预后不良。术中应探查移位的骨折，在复位和固定前解除任何嵌入的软组织。在少年型结节骨折中，如患者仍有骨骼生长生长潜力较大，应考虑使用光滑克氏针固定，以避免骨骺过早闭合。若使用螺钉固定，应避免使用尺寸大于 4.5mm 的螺钉，以防止内固定产生相关问题。

如果之前神经血管检查存在问题，应行较积极的前室筋膜切开来预防产生问题。

【术后影像】

见图 113-3 至图 113-7。

【风险规避】

1. 如果怀疑骨折延伸至关节或疑似相关软组织损伤，则进行更高级的影像检查。

2. 如果不影响稳定性，可以考虑光滑的克氏针固定，以避免骨骺过早闭合。

3. 应在住院期间密切监测患者防止发生下肢骨筋膜间室综合征。

4. 因骨骺骨桥导致的生长障碍，通常需切除骨桥，故需长期影像学随访。

【病例参考】

病例 114　累及骨骺的胫骨结节骨折（青少年型）。

病例 116　胫骨结节骨折（青少年型）。

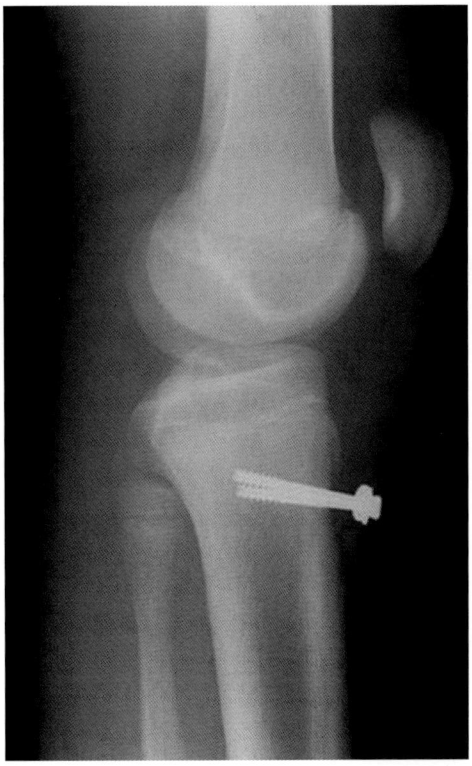

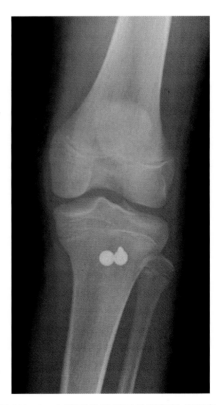

▲ 图 113-3　左膝术后侧位 X 线片示胫骨结节用 2 枚 4.5mm 空心螺钉和垫片固定

▲ 图 113-4　左膝正位片所示的胫骨结节固定方式

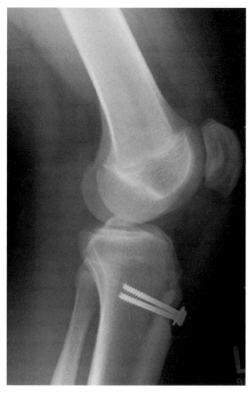

▲ 图 113-5 左膝术后 7 个月侧位片显示骨折愈合

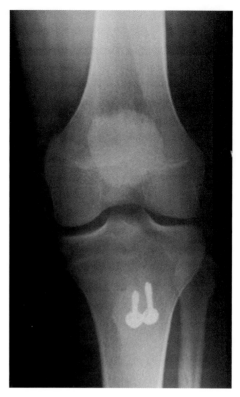

▲ 图 113-6 左膝术后 7 个月正位 X 线片

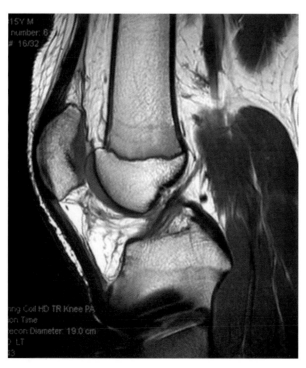

◀ 图 113-7 左膝矢状面 MRI 显示胫骨结节合并髌腱张力恢复

545

累及骨骺的胫骨结节骨折（青少年型）

Physeal Type Tibial Tuberosity Fracture in an Adolescent

Cory Lebowitz　Richard W. Kruse　著

袁 亮 译

概 要

儿童膝关节周围骨折相对少见。具体而言，胫骨结节骨折的发生率占所有骨骺损伤的 0.4%～2.7%。虽然不常见，但随着运动量的增加，胫骨结节骨折发生率也在增加。这些损伤常见于以下活动：跳跃时膝关节伸展过程中用力收缩股四头肌或和落地时膝关节强力的被动屈曲对抗收缩的股四头肌。这一机制伴随着骨骺由后向前至结节远端的生理发育过程，使得活跃的青少年在机制上易发生胫骨结节骨折。Pandya 等根据损伤时骨骺闭合的不同分出 4 种骨折类型。骨骺或 B 型累及胫骨结节和骨骺，以干骺端为单位断裂，无关节内受累。这通常是因为发生损伤时胫骨近端骨骺或结节没有闭合。在受伤时拍摄前后位和侧位 X 线片，重点关注侧位 X 线片。紧急情况下，对患者进行闭合或切开复位、内固定手术治疗。重点是正确诊断、解剖复位和牢固固定，以改善预后，同时避免并发症。

【病史简述】

一个 14 岁男性，因右膝疼痛到急诊室就诊。在就诊之前，打篮球起跳落地后感到右膝疼痛。检查时，胫骨结节上有肿胀和触痛。因为疼痛造成活动受限，但远端运动和感觉完整。未发现韧带松弛。肌隔间柔软可压缩，周围血管搏动强。右膝 X 线片显示骨折穿过整个胫骨近端骨骺，并向干骺端后延伸（图 114-1 至图 114-3）。

【术前影像】

见图 114-3。

【术前评估】

1. 骨骺型胫骨结节骨折。

2. 骨折向干骺端后延伸。

3. 筋膜间隔综合征风险。

4. 需要解剖复位。

【治疗策略】

患者入院接受急诊手术。右下肢做好术前准备并铺无菌巾。然后，在膝关节伸直的情况下进行闭合复位。闭合复位成功后，在 C 形臂引导下经皮螺钉固定。维持闭合复位，在胫骨结节上方做一个

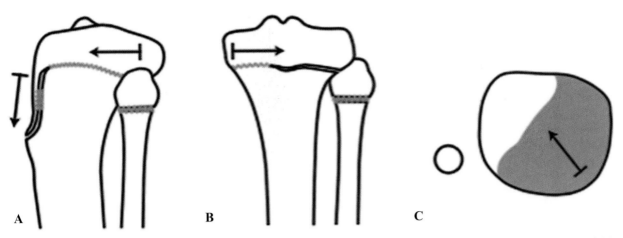

▲ 图 114-1　胫骨近端骨骺在矢状面（A）、冠状面（B）和轴面（C）视图，分别从后到前、从内侧到外侧、从后内侧到前外侧闭合的生理性发育。在矢状面，也有骨骺紧随的向结节方向闭合，从近端到远端方向闭合（Pandya 等，2012）

1cm 切口，并钻入两根与结节轴线垂直的导针，一根靠近胫骨结节近端，另一根靠近远端，密切注意避免穿透后侧。用测深器测量后，钻入 2 枚 4.5mm 空心螺钉，对骨折部位加压，原位稳定骨折。闭合切口，长腿石膏固定患肢，膝关节屈曲 25°～30°。术后平片示骨折部位解剖复位，螺钉位置合适（图 114-3）。术后允许患者按照耐受负重。术后 3 周，换为铰链式膝关节支具，活动限制在 0°～30°。6 周时，允许膝关节完全活动，并开始功能锻炼。

【基本原则】

1. 骨骺型骨折，伴或不伴向干骺端的延伸，不仅需要紧急处理，而且需要正确的诊断。

2. 一旦诊断明确，就要行急诊手术治疗，以达到解剖复位。

3. 可通过闭合方式实现解剖复位，但必要时可切开。

4. 手术需要使用空心螺钉进行固定，以维持解剖复位。

【术中影像】

见图 114-4。

【技术要点】

1. 骨骺型骨折的治疗，需要标准的 X 线片，

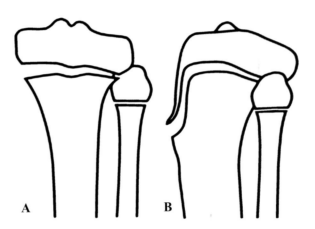

▲ 图 114-2　**Pandya B 型，即骨骺型胫骨结节骨折示意图**
图示伴有一个骨化中心结节的骨骺完全分离。一旦骨化，结节和胫骨近端骨骺作为一个整体被拉出，如冠状面和矢状面所示（Pandya 等，2012）

包括真正的侧位。

2. 需要对关节面进行解剖复位并恢复解剖对线。

3. 可通过闭合方式进行复位；然而，可能需要进行切开复位以清除嵌入的组织或碎骨块。

4. 手术固定时通过下肢伸直，消除股四头肌牵拉以维持解剖复位。

5. 使用 1 或 2 枚大小合适的空心螺钉有助于稳定断端和对骨折块施加压力。大于 4.5mm 的螺钉可能会增加钉尾激惹的风险（Brey 等，2012）。

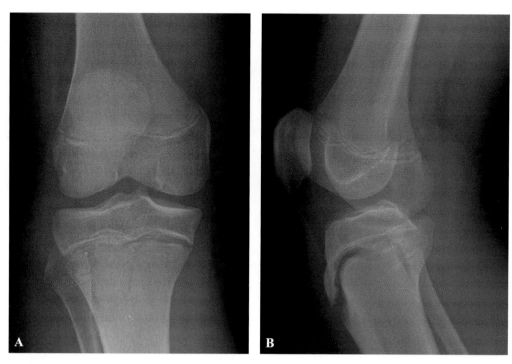

▲ 图 114-3　骨骼发育中的前后位和侧位 X 线片显示，骨折穿过整个胫骨近端骺板，向干骺端后侧延伸

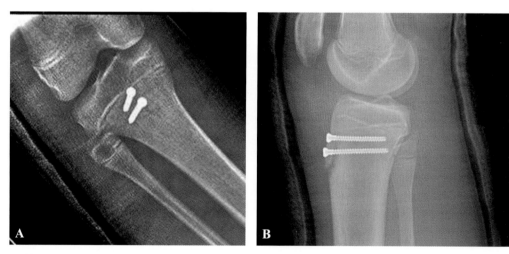

▲ 图 114-4　术后前后位和侧位 X 线片显示，使用 2 枚全螺纹 4.5mm 空心螺钉对胫骨近端骨骺和干骺端后侧进行解剖复位和固定

【术后影像】

见图 114-5。

【风险规避】

1. 胫骨结节骨折，尤其是骨骺型骨折，通常是间接暴力损伤，但并非没有并发症。

2. 术前和术后均可能发生筋膜间隔综合征和血管损伤。如果发现，必须紧急行筋膜切开。

3. 应使用适当尺寸的植入物进行固定，以防止皮肤激惹。这可能表现为滑囊炎或结节压痛，可在愈合取出内固定后进行治疗（Pretell-Mazzini 等，2016）。

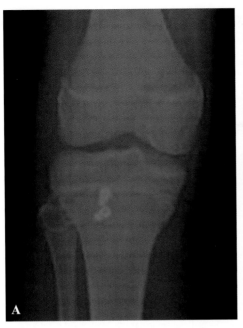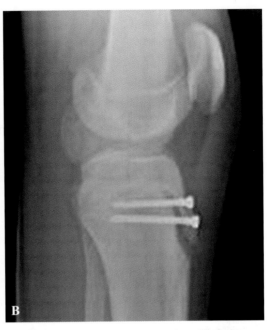

▲ 图 114-5　术后 2 个月前后位和侧位 X 线片显示胫骨近端骨骺和干骺端后侧维持解剖对位，有骨痂形成。2 枚全螺纹 4.5mm 空心螺钉固定在位

4. 使用具有可变螺距的无头螺钉，甚至是埋头钉，可以避免皮肤激惹。如果发生这种情况，可以取出内固定，但临床和影像检查都需达到骨折愈合。

5. 对于此类损伤的患者，尤其是骨骺未成熟的患者，存在膝反屈畸形的风险。如果临床上怀疑，应通过 X 线片持续监测，直至骨骼发育成熟。

任何引起功能受限的反屈畸形均可通过截骨术进行治疗（Mencio 和 Marc Swiontkowski，2014）。

【病例参考】

病例 116　胫骨结节骨折（青少年型）。

病例 113　胫骨结节骨折（青年型）。

病例 115　胫骨结节骨折（关节型）。

胫骨结节骨折（关节型）

Tibial Tuberosity Fractures: Intra–articular Type

Elissa Dalton　Richard W. Kruse　著

袁　亮　译

概　要

一名 14 岁男孩，膝关节扭伤后就诊。体检和影像显示撕脱骨折穿过整个胫骨近端骨骺，并延伸穿过关节面。手术旨在恢复和维持关节的解剖复位和稳定。对于此病例，切开复位空心螺钉固定是骨折固定的首选方法。患者骨折顺利愈合，关节活动正常，然后选择将螺钉取出。

【病史简述】

一名 14 岁男孩在非接触性扭伤后出现急性膝关节疼痛。患者尝试空手道踢腿时，左下肢感觉到弹响，当即不能负重。X 线片显示胫骨结节骨折，骨折线延伸穿过膝关节面（图 115–1）。膝关节体格检查显示前膝轻度软组织肿胀，伴胫骨前方压痛。术前检查小腿前侧无筋膜间隔综合征表现，远端血管神经无异常，感觉运动存在。

【术前影像】

见图 115–2。

【术前评估】

1. 胫骨结节关节内撕脱骨折。

2. 小关节积液。

【治疗策略】

手术旨在恢复和维持关节的解剖复位和稳定。伸直位夹板固定后，患者腿部抬高过夜，然后进行手术复位和内固定。切开复位可以清除血肿。使用 X 线透视检查确定骨折，然后在膝关节伸直位进行复位。使用前后位和侧位 X 线片确认复位情况。使用 3 枚 4.5mm 拉力螺钉单皮质固定。应用长腿管形石膏固定膝关节，非负重情况下石膏固定 6 周。Bledsoe 膝关节支具和物理治疗帮助患者在 3.5 个月内恢复膝关节活动。

【基本原则】

胫骨结节骨折是一种高能量损伤，最常见于骨骼接近成熟的男性。最常见的机制是在篮球跳跃活动期间，特别是涉及强烈的股四头肌牵拉。术前可以使用 CT 或 MRI 评估损伤范围和骨折类型以及其他相关病理（即损伤的半月板）。Pandya 等（2012）的研究结论显示，单独使用 X 线片往往会遗漏关节内的损伤，他们强烈建议对这类骨折进行高级成像检查。考虑到胫骨近端骺板和结

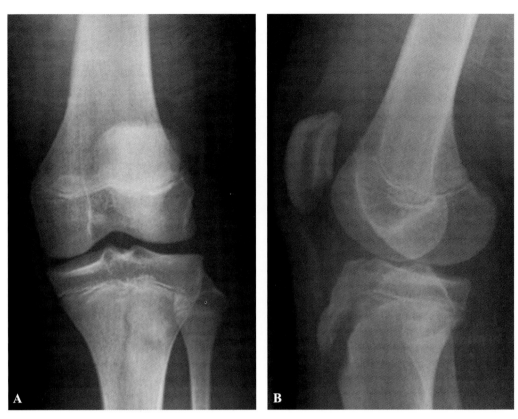

▲ 图 115-1 伤后正侧位 X 线片，侧位片最能了解骨折范围

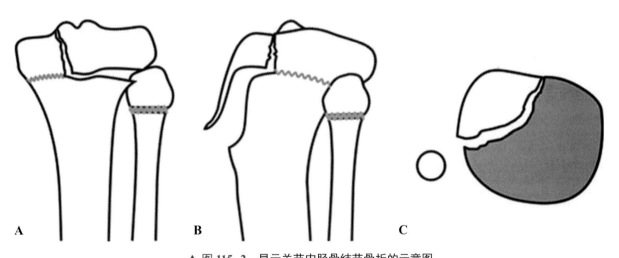

▲ 图 115-2 显示关节内胫骨结节骨折的示意图
灰色表示骨骺闭合（Pandya，2012），可以考虑使用 CT 扫描来帮助呈现骨折类型和预计螺钉的植入

节骺板部分闭合，胫骨关节内骨折将延伸至胫骨近端关节面。在大多数情况下，手术切开复位和螺钉内固定是最好的治疗方法。术后 4～6 周限制负重。使用管形石膏固定关节 4～6 周。拆除石膏后开始物理治疗以恢复运动和肌肉力量。恢复后应与患者讨论择期取出螺钉。

【技术要点】

如果术前发现关节内受累，手术时应采用关节镜或开放性关节切开术。患肢应在泡沫垫或毛巾上抬高，C 形臂应放在对侧，监视器位于足部附近。复位固定前，应将嵌入骨折断端的软组织清除干净。在关节内的损伤中，解剖复位至关重要，因此，需要使用螺钉进行刚性固定。由于接近腘动脉和静脉，需要小心避免螺钉穿透后方；通常无须双皮质固定，因为近端松质骨螺钉在致密的胫骨可获得良好的把持力。

【术后影像】

见图 115-3 和图 115-4。

【风险规避】

所有胫骨骨折患者均应考虑筋膜间隔综合征和（或）血管损伤，因为这是一种潜在的严重并发症，如果骨折损伤了胫前返动脉或导致显著相关的软组织破坏，则可能发生这种并发症。应在胫骨撕脱骨折中排除诸如半月板、交叉韧带和（或）关节软骨的合并损伤，漏诊易发生远期关节退化。Pandya 等（2012）的研究中，所有半月板撕裂均发生在Ⅲ型骨折中，表明涉及关节

的骨折可能需要额外的研究，如 MRI、关节镜检查或小关节切开术，以更好地识别和评估相关损伤。关节内受累的胫骨结节骨折并发症发生率也较高。这些并发症包括需要取出内固定的滑囊炎、胫骨结节上压痛／突出和再骨折。一旦患者达到临床和影像学愈合，应取出内固定。此外，当骨折涉及胫骨近端时，人们担心将来可能会出现肢体长度不一致或是胫骨后倾畸形，这种畸形是由于生长停止而导致胫骨前倾下降。患者应在骨骼成熟期接受双侧下肢影像检查，以便发现这些问题。

【病例参考】

病例 114　累及骨骺的胫骨结节骨折（青少年型）。

病例 116　胫骨结节骨折（青少年型）。

病例 113　胫骨结节骨折（青年型）。

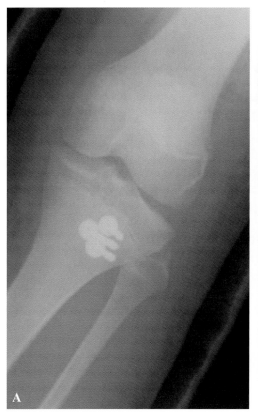
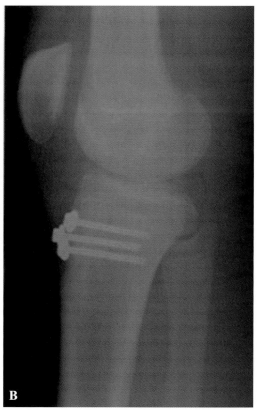

▲ 图 115-3　术后 X 线片显示胫骨结节碎片解剖复位和固定

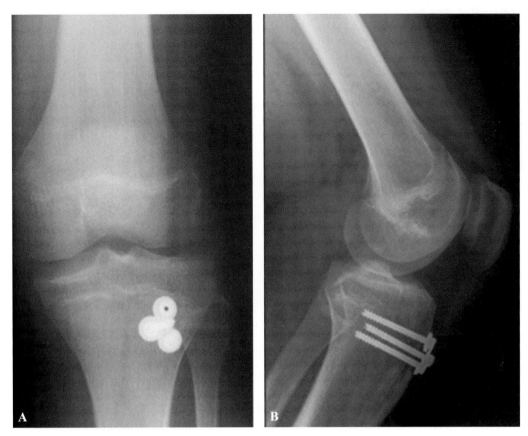

▲ 图 115-4 患者在术后 3.5 个月完全恢复活动，膝关节前后位和侧位 X 线片，在术后 6 个月证实骨折部位保持解剖位置和良好骨愈合

胫骨结节骨折（青少年型）

Tibial Tubercle Fracture: Teen Type

Gregory T. Lichtman   Richard W. Kruse   著

袁 亮 译

概 要

胫骨结节骨折是在青春期中一种相对少见的骨折，仅占所有儿童骨折的 1%（Mencio and Swiontkowski, Fractures around the knee in children.In: Green's skeletal trauma in children, 5th edn. Elsevier Health Sciences, Philadelphia, pp 390–436, 2014）。这种骨折通常为高能量损伤，可能伴有明显的软组织撕脱、隐匿性关节内损伤、血管损伤和筋膜间隔综合征。近期 Pandya 等提出了 D 型 / 青少年型骨折 [J Pediatr Orthop 32(8):749–759, 2012]，这种类型只有结节远端的损伤，因为近端已经闭合。通常需要切开复位和内固定。术前仔细检查侧位 X 线片对正确分类损伤至关重要，不推荐单独三维成像。手术成功的关键是确定相关损伤、清除骨折断端嵌入的软组织、解剖复位和牢固的内固定。准确的诊断以及严格遵守手术技术操作，对于确保愈后和避免并发症至关重要。

【病史简述】

一名 13 岁男孩，因在夺旗橄榄球比赛中做出切入动作后出现急性左膝关节疼痛而到我院急诊科就诊。入院时 X 线片显示青少年型撕脱骨折，骨折线通过胫骨结节骨突向头侧移位（图 116–1 和图 116–2）（Mencio 和 Swiontkowski，2014；Pandya 等，2012）。体格检查发现轻微畸形，胫骨结节有明显肿胀和瘀斑，触诊有压痛。腿部前间室肿胀但柔软。直腿抬高试验不能对抗重力。远端运动和感觉正常，外周脉搏有力，与对侧肢体对称。

【术前影像】

见图 116–2。

【术前评估】

1. 移位的胫骨结节骨折（青少年型）。

2. 间室内肿胀（前室）。

【治疗策略】

根据骨折初始移位程度，患者被紧急送入手术室进行切开复位内固定。在充气止血带下，在中线内侧做一个切口，显露骨折。清理骨折断端中的软组织。充分显露后发现部分内侧髌腱和内

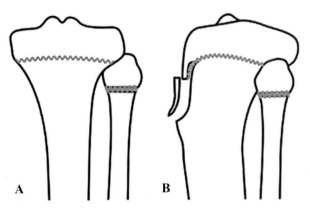

◀ 图 116-1 Pandya 等描述的青少年型胫骨结节骨折，骨折仅发生在胫骨结节的远端

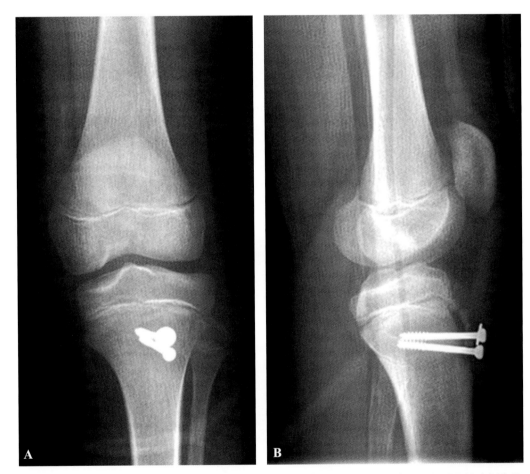

▲ 图 116-2 骨骼发育不成熟个体的正位 / 侧位 X 线片，显示胫骨结节骨突骨折伴明显的头侧移位

侧韧带撕裂。然后伸直下肢，复位骨折并手动固定。2 枚 4.5mm 空心螺纹钉以单皮质固定维持复位，注意不要拧得过紧，以免造成医源性骨突碎裂。在近端螺钉上使用垫片以优化把持力（图 116-3）。然后用不可吸收缝线修复髌腱和内侧支持带的断裂部分。术后管形石膏固定，并允许其

在膝关节伸直时负重。术后 3 周患者逐渐过渡到铰链式膝关节支具，活动范围限制在 0°～30°。6 周时，允许膝关节完全活动，并开始对强度和活动范围治疗。术后 10 周，患者无疼痛，膝关节活动范围完全正常，X 线示骨折愈合良好（图 116-4）。

【基本原则】

1. 正确识别损伤类型是治疗胫骨结节骨折必不可少的第一步。

2. 外科主治医师必须对关节内隐性骨折以及软骨表面和（或）半月板损伤保持较高的警惕。

3. 决定是否和何时手术的关键是骨折块的移位、皮肤的完整性以及是否存在筋膜间隔综合征。移位不可接受，因为这将导致膝关节伸膝机制受损。

4. 一旦决定手术干预，采用刚性内固定维持解剖复位和膝关节早期活动是获得长期良好愈后的基础。

【技术要点】

1. 手术治疗青少年型胫骨结节骨折最重要的第一步是手术间布置。我们建议在泡沫垫或治疗巾上抬高患肢，以便 C 形臂的横向成像。我们通常从对侧将机器推入，监视器位于脚附近。

2. 下一个重要步骤是在固定前清除骨折断端所有嵌入的软组织。然后伸直下肢，减少股四头肌的张力以达到解剖复位。

3. 应避免使用直径大于 4.5mm 的螺钉进行固定，以免将来出现钉尾突出激惹。

4. 首选单皮质固定，因为双皮质固定会对位于胫后附近的神经血管束产生不必要的风险。

5. 当结节上存在骨量不足或粉碎性骨折时，可在螺钉上加用垫片，以增强把持力。

【术中影像】

见图 116-3 和图 116-4。

【风险规避】

1. 应强烈认识到，避免并发症的一个主要关

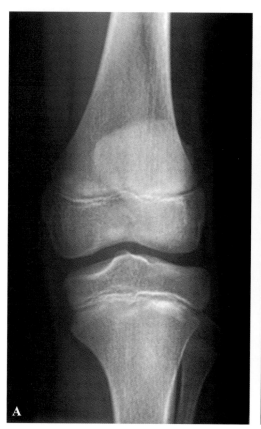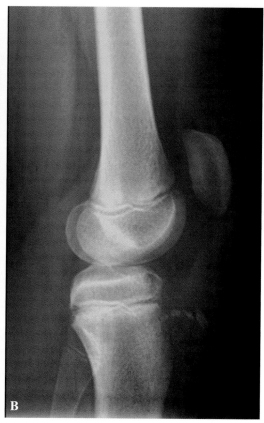

▲ 图 116-3　术后正位 / 侧位 X 线片显示胫骨结节解剖对位和 2 枚 4.5mm 空心螺纹钉，近端螺钉上有垫片

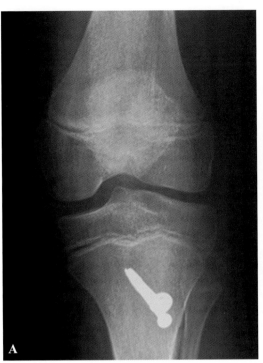 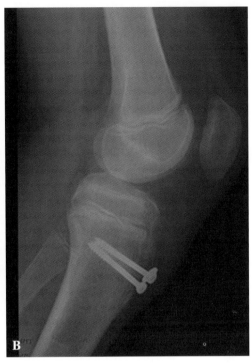

▲ 图 116-4　术后 10 周前后位 / 侧位 X 线片显示内固定牢固，骨折愈合

键是意识到，即使是轻度移位的结节骨折和筋膜间隔综合征之间也有高度的相关性，据报道，约4%的病例会出现这种情况（Pretell-Mazzini 等，2016）。如果确实发生筋膜间隔综合征，应进行紧急的筋膜切开术。

2. 胫骨结节骨折螺钉固定后最常见的并发症是内固定突出和软组织刺激，据报告发生率为 55.8%（Pretell-Mazzini 等，2016）。使用直径4.5mm 或更小的螺钉可能有助于避免这种情况。此外，反向下沉螺钉头或使用具有可变螺距的现代无头螺钉可能有助于避免出现这种情况。当发生内固定刺激时，一旦患者骨折达到临床和影像学愈合，即需要取出。

3. 可发生反弓畸形，特别是骺板闭合较晚的患儿。如果怀疑，应持续使用 X 线片进行评价，直至骨骼发育成熟，如果畸形表现出功能受限，则可考虑截骨矫形。

【病例参考】

病例 114　累及骨骺的胫骨结节骨折（青少年型）。

病例 113　胫骨结节骨折（青年型）。

病例 115　胫骨结节骨折（关节型）。

胫骨近端干骺端骨折
Proximal Tibial Metaphyseal Fracture

Bryan Tompkins 著

袁 亮 译

概 要

一名 5 岁女孩在滑雪时扭伤右膝，导致胫骨近端干骺端无移位性骨折。采用长腿石膏进行治疗，初步愈合，对线良好。伤后约 6 个月，患者胫骨近端出现进行性外翻，这是此骨折的已知并发症。最初仅观察随访，随着时间的推移，患者显示对线得到一定程度的矫正，但最终停止恢复。在 10 岁时使用引导生长矫正畸形。

【病史简述】

一名 6 岁的健康女孩因为右腿进行性畸形而就诊。患者 5 岁时在一次滑雪事故中右侧胫骨近端干骺端骨折。随后，患者长腿石膏固定 6 周。石膏拆除约 6 个月后，父母开始注意到腿部外翻畸形。患者能够行走、跑步和玩耍，没有疼痛或关节不稳定，但父母忧虑患者双腿不对称，并担心成年后畸形加重。

【术前影像】

见图 117-1 至图 117-7。

【术前评估】

1. 有胫骨近端干骺端骨折既往史。
2. 胫骨持续外翻畸形。

【治疗策略】

最初对该患者进行了观察，以确定随着时间推移，畸形是否会随着生长得到纠正。通过下肢的连续 X 线片测量机械轴以确定随时间有无变化。在第一个 18 个月的观察期内，外翻畸形加重，然后逐渐开始矫正。在骨折 5 年后，外翻畸形未能完全矫正，机械轴穿过膝关节远外侧。由于机械轴仍在膝关节外侧，有生长潜能，因此计划使用 8 字钢板半骺阻滞纠正。

【基本原则】

大多数胫骨近端干骺端骨折发生在 3—6 岁，由膝关节内侧受到扭转引起。最常见的是无移位或圆环型损伤。但是，高能量骨折可能发生完全移位，此时必须观察神经血管损伤和筋膜间隔综合征。患者通常表现为局限于胫骨近端的疼痛，可通过 X 线片发现骨折，很少需要特殊成像。大多数骨折可采用标准长腿石膏治疗 4~6 周直至愈合，很少需要手术。这种骨折最常见的问题是

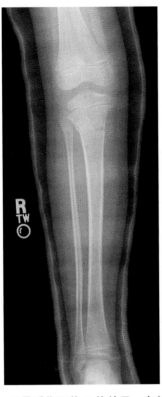

▲ 图 117-1　最早受伤正位 X 线片示，在长腿石膏固定后，胫骨近端干骺端骨折无移位

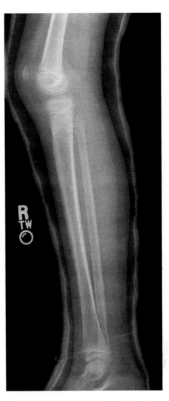

▲ 图 117-2　最早受伤胫骨侧位 X 线片示，在长腿石膏固定后，胫骨近端干骺端骨折无移位

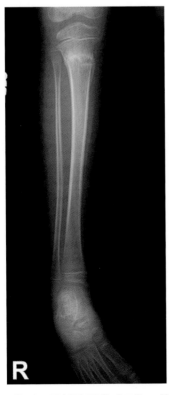

▲ 图 117-3　伤后 6 周拆除石膏时正位 X 线片显示愈合和对线

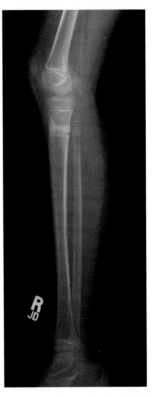

▲ 图 117-4　侧位 X 线片显示伤后 6 周拆除石膏后愈合和对线

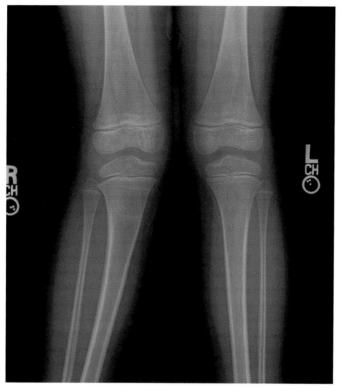

▲ 图 117-5 双膝正位 X 线片显示受伤后 6 个月右侧进行性外翻

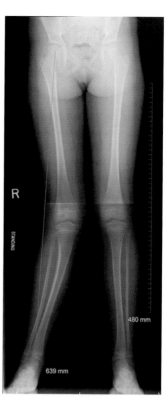

▲ 图 117-6 下肢力线片显示伤后 18 个月外翻加重

发生外翻畸形，一般在伤后 6~24 个月。这种进行性外翻畸形通常被称为 Cozen 现象。

【术中影像】

见图 117-8 和图 117-9。

【技术要点】

大多数发生胫骨外翻畸形的患者不需要治疗，因为会随着生长而自我矫正。但是，仍有一小部分患者继续进展，未完全纠正或出现需要干预的症状。手术医生应避免对骨骼发育不成熟的儿童进行胫骨近端截骨，因为这存在筋膜间隔综合征风险和截骨术本身导致复发性外翻畸形。在这种情况下，引导生长非常有效，使用 8 字钢板和螺钉进行短期内侧半骨骺固定。

【术后影像】

见图 117-10 和图 117-11。

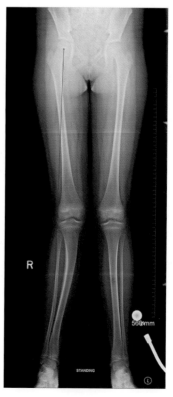

▲ 图 117-7 下肢力线平片显示伤后 5 年胫骨外翻有所改善，但过去几年力线变化不大

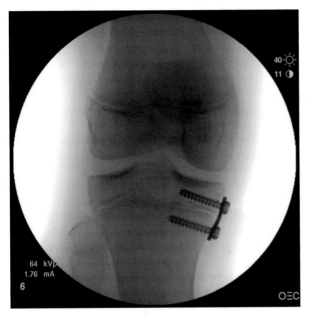

▲ 图 117-8 术中正位 X 线透视显示沿胫骨近端内侧骺板放置接骨板和螺钉（8 字钢板）引导生长

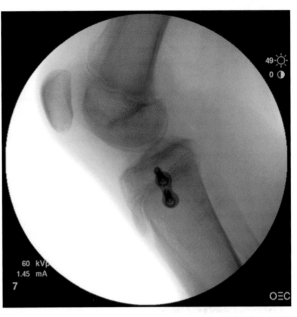

▲ 图 117-9 术中侧位 X 线透视显示沿胫骨近端内侧骺板放置接骨板和螺钉（8 字钢板），以便引导生长

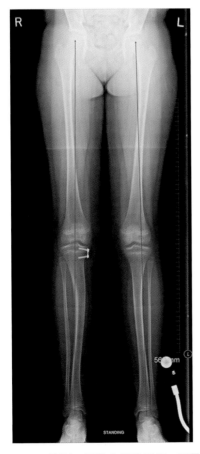

▲ 图 117-10 10 岁时，下肢力线片显示，引导生长开始后 18 个月，右侧机械轴矫正，最终患者取出植入物

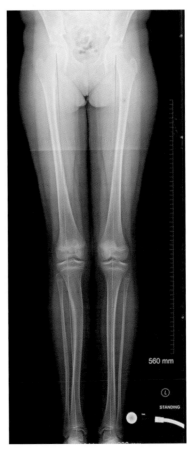

▲ 图 117-11 下肢力线片显示取出接骨板后外翻轻微反弹，但总体上接近正常机械轴

【风险规避】

由于这些骨折最初表现较轻微，因此一开始就与患者和父母讨论治疗后发生外翻畸形的可能性非常重要。这将避免并发症发生时产生纠纷，有利于进一步治疗。大多数发生外翻畸形的患者可随生长自行矫正。但是，这需要抚养人尽职尽责，并与家庭成员讨论，观察是最佳治疗方案。

可能需要对一些家庭进行密切和常规随访。

【病例参考】

病例 114　累及骨骺的胫骨结节骨折（青少年型）。

病例 116　胫骨结节骨折（青少年型）。

病例 113　胫骨结节骨折（青年型）。

病例 115　胫骨结节骨折（关节型）。

胫骨干骨折（弹性髓内针固定）

Tibial Shaft Fracture: Flexible Nails

Oussama Abousamra　Julieanne P. Sees　著

袁　亮　译

概　要

一名 12 岁男孩，因车祸致左腿受伤。左下肢远端神经血管完好，无开放性伤口。影像学发现胫骨中段斜行骨折，伴旋转和短缩。在 X 线透视下尝试复位骨折，但骨折不稳定。随后患者于手术室行弹性针内固定。短腿石膏固定免负重 3 周。在 X 线显示有足够的骨痂后，佩戴硬足支具负重 3 周。术后 6 周，X 线片显示完全愈合，无疼痛，允许患者完全负重。6 周后，对患者进行临床评价，发现运动时无疼痛，因此，允许恢复所有的活动。术后 10 个月，没有发生并发症，选择取出髓内针。

【病史简述】

一名 12 岁男孩，骑自行车时发生车祸。急诊查体神清、有方向感。面部有多处撕裂伤，主诉左腿疼痛。腿部肿胀变形，无开放性伤口。左足温暖且灌注良好，无神经系统体征。

影像学排除了颈椎、胸部和骨盆的损伤。头颈部 CT 扫描未见异常。左腿 X 线片示，胫骨干中段斜行骨折，伴旋转、短缩。腓骨完整。

由于患者病情稳定，处理好面部撕裂伤后，继续对左胫骨骨折进行治疗。与患者及其家属讨论治疗方案。

【术前影像】

见图 118-1。

【术前评估】

1. 面部多处撕裂伤（影像学检查排除了骨性头部损伤或脑损伤）。

2. 左小腿疼痛、肿胀和畸形。

3. 左胫骨干斜行骨折。

【治疗策略】

大多数儿童胫骨干骨折可以通过闭合复位和石膏固定进行非手术治疗。但难复性骨折、不稳定性、开放伴软组织损伤或合并多发伤即手术指征。当闭合复位后如矢状角大于 10°，冠状角大于 5°，缩短超过 1cm，或旋转时，畸形不可接受，也可采用手术固定。

我们尝试在 X 线透视下复位骨折；但是当骨

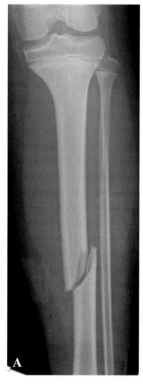
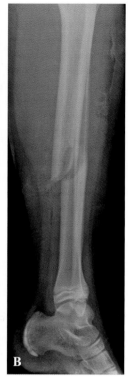
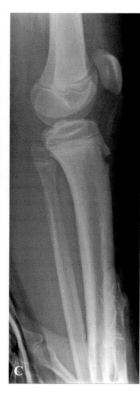

◀ 图 118-1　A.左腿正位片显示胫骨干斜行骨折；B.左腿侧位片显示胫骨斜行骨折；C.左膝侧位片排除合并膝关节损伤

折不稳定时仍采取手术内固定。手术治疗儿童胫骨骨折有多种选择，如钢针和石膏、外固定架、髓内软或硬针固定、切开复位接骨板固定。弹性髓内针是治疗儿童胫骨近端骨骺未闭合时，胫骨中1/3骨折的最佳治疗是选择弹性髓内针。弹性针固定是一种微创手术，与其他固定方法相比，它的优点还包括住院时间短、感染率低、负重早、愈合快、功能预后好、再骨折率低（Gordon 等，2007；Goodbody 等，2016）。与股骨干骨折不同，在年龄较大和体重较重的患者中，使用钛弹性针治疗胫骨干骨折也是一种选择（Goodbody 等，2016）。

文献建议术后使用夹板或短腿石膏固定 2～3周。当 X 线片显示愈合迹象时，如前后位和侧位上 3 个皮质的桥接骨痂形成即可负重。目标通常是在术后 6～8 周时完全负重。如果有进行性对线不良的迹象，应使用石膏楔进行矫正。对于横断、无短缩胫骨骨折容易出现延迟愈合伴肥厚外骨痂，可能需要长期制动或需要手术干预以获得最终愈合（Goodbody 等，2016）。建议在术后

6～12 个月择期拆除髓内针。

【基本原则】

1. 有必要对患者进行一般评价，以排除身体其他系统的损伤。

2. 肢体神经血管的检查至关重要。

3. 重要的是要高度怀疑并发症，并检查下肢间室是否柔软无张力。

4. 评价膝关节和踝关节是否存在任何可能的损伤。

5. 术前评估期间，夹板临时固定可使患者感到舒适。

【技术要点】

1. 在无菌环境中，患者仰卧位，准备好四肢并将其覆盖。

2. 测量髓腔峡部，选择两个尺寸相等的髓内针固定髓腔 80%（Pandya，2016）。

3. 在插入髓内针之前，轻轻弯曲髓内针，使每个髓内针的顶点位于骨折处。可使用X线透视确定。

4. 在距胫骨干骺端 2cm 的内外侧前方开两个切口（Pandya，2016）。

5. 然后将髓内针推进到骨折部位。

6. 闭合复位尝试失败后考虑切开复位。

7. 复位后，进一步推进髓内针，使其穿过骨折部位进入远端。

8. 髓内针有助于复位。

9. 近端针尾应剪短以防止刺激软组织。

【术后影像】

见图 118-2 和图 118-3。

【风险规避】

1. 为了避免并发症，每板针的最小髓腔直径比应达到 40%（Lascombes 等，2013）。

2. 避免多次失败的穿入，这可能会损伤软组织隔室并导致筋膜间隔综合征。必要时做一个小切口，以便于骨折复位。

3. 当弹性针伸入远端时，针尖朝向后方，以防止反张（Pandya，2016）。

4. 对于骨折线长或旋转不稳定的骨折，可以安装一个临时的外固定架，以保持对线，直到出现骨痂。外固定架可以在 3～4 周后移除。

5. 延迟愈合或肥厚性骨不连可能表明骨折部位运动过多。为了达到完全愈合，可能需要更稳定的钢板或外固定架固定。

6. 大多数患者术后短腿石膏固定，免负重 4～6 周，然后在骨折处见到足够的骨痂时可行走。当 X 线片上可见大量骨痂，临床检查骨折部位无压痛时，认为骨折愈合。

【病例参考】

病例 126　小腿筋膜间隔综合征。

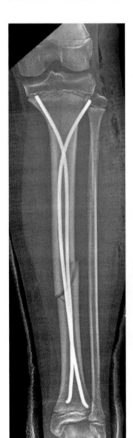
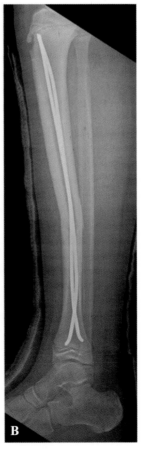

▲ 图 118-2　当时左胫骨术后前后位片

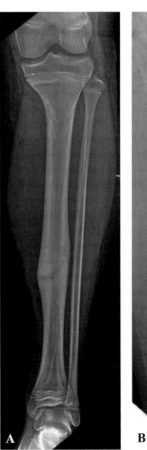
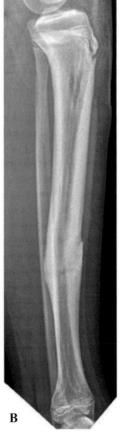

▲ 图 118-3　术后 10 个月左胫骨的前后位片

胫骨干骨折（接骨板内固定）

Tibial Shaft Fracture: Plating

Megan Young　著

蒋健一　袁　毅　译

概　要

一名 12 岁女孩被撞致右小腿受伤。检查发现小腿内侧有 1cm 的开放伤，为骨折断裂部位穿出所致，符合 1 级开放性骨折。影像学检查显示胫骨远端和腓骨干横行骨折，进一步的 X 线片检查显示伴有内踝骨折。即时采用静脉注射抗生素治疗开放性骨折，并对骨折断端行冲洗和清创。根据骨折的形态及其断端位置、伤口的清洁程度以及是否彻底清创等因素，决定采用加压接骨板内固定。对于骨骼发育不成熟的儿童胫骨干骨折，其他治疗方案包括石膏、外固定支架和弹性髓内针。对同侧未移位的内踝骨折可采用石膏等非手术治疗。

【病史简述】

一名 12 岁的女孩被一辆低速行驶的车撞倒。初步查体显示，右侧下肢明显畸形及小腿远端 1/3 内侧有一个 1cm 开放性伤口。外部没有明显的污染，神经血管检查正常。前侧、外侧和后侧浅筋膜室部位触之柔软。膝关节无积液或压痛，内踝触痛。X 线片显示同一水平的胫骨和腓骨远端横断骨折。在进一步的检查中，还发现了内踝的非移位性骨折。根据开放性骨折治疗方案，患者在受伤后 3h 内接受静脉注射头孢唑林治疗。有清创并稳定胫骨开放骨折的手术指征。

【术前影像】

见图 119-1。

【术前评估】

1. 1cm 的伤口 / 开放性骨折。

2. 不稳定性胫腓骨远端 1/3 骨折。

3. 同侧内踝骨折。

【治疗策略】

扩创，术中检查以及在术中行骨折远近端清理，治疗方法包括石膏、外固定架、髓内针和接骨板内固定。术野显露可使胫骨直视下直接解剖复位。简单横行骨折适用于标准的六孔动态加压接骨板。这种固定策略为直接的骨折愈合提供了绝对的稳定，并且避免了石膏固定再移位或弹性髓内针固定骨折造成的远端复位不佳。清洁、无污染的伤口和足够的软组织覆盖，避免了长时间

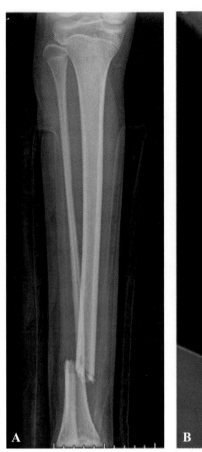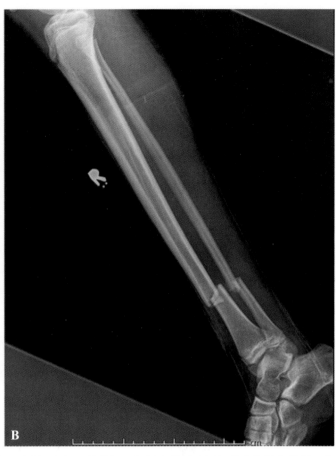

▲ 图 119-1　右侧胫骨正位（A）和侧位（B）X 线片显示胫骨和腓骨在骨干处发生横行骨折。在侧位图像上很清楚地显示伴有内踝前侧骨折

的外固定和感染、延迟愈合和再次骨折等并发症的发生。

【基本原则】

1. 根据损伤的机制，有必要咨询普通外科创伤团队以对潜在的非骨科损伤行全面评估。

2. 对所有四肢和脊柱行彻底的骨科检查对于排除相关损伤很重要，特别是骨折邻近关节处。

3. 术前 X 线片包括整个胫骨和腓骨的正侧位，全面观察骨折形态并制订治疗方案。如果在胫骨全长片上未完全评估或根据临床提示伴有其他同侧损伤，应对膝关节或踝关节进行影像学检查。

4. 3h 内即时静脉注射抗生素行开放性骨折处理，并及时清创开放性骨折部位，减少潜在的感染并发症。

5. 最佳的固定方法取决于术中对骨折形态、骨缺损或粉碎程度、软组织覆盖情况的检查。

6. 绝对稳定性可以使骨骼直接 / 初级愈合，对于像本例这样的简单骨折类型，只要有足够的皮质接触，可以使用拉力螺钉和接骨板固定或加压接骨板来实现。由于横向骨折由于使用加压接骨板，提示无法再使用拉力螺钉以获得足够的稳定性。

7. 有骨缺损或粉碎性的复杂骨折需要一种能够为直接或间接的骨愈合提供相对稳定的结构，例如桥接板。间接复位技术可与经皮穿针术结合使用，以保留骨折部位的软组织覆盖和骨膜血供。

【术中影像】

见图 119-2 至图 119-4。

【技术要点】

1. 手术室有透视床及 C 形臂，开放性骨折清创后使用无菌器械台。

2. 开放创面应充分扩大，以显露骨折断端行清创术，避免不必要的骨膜剥离。

3. 通过夹持接骨板固定骨折的远近端，以维持胫骨的复位。

4. 选择接骨板类型和长度，在骨折两端使用 6 枚螺钉过对侧皮质固定。

5. 如果拉力螺钉达不到稳定固定，加压接骨板可达到绝对稳定直至骨折愈合。

6. 在骨折部位以小凸角预弯曲骨板（图 119-4），接骨板使对侧的皮质加压后变直。

7. 用一枚 3.5mm 双皮质螺钉中心固定骨折一端，随后在骨折另一端置入一枚螺钉来完成加压。如此两次操作可以实现最大加压。

8. 此外，还可以使用外加压装置来达到相同的加压效果。

9. 分别行膝关节和踝关节的 X 线检查以排除相关损伤，特别注意骨骼发育未成熟的患者的骺板增宽，意味着胫骨近端或远端的 Salter-Harris Ⅰ 型损伤。

10. 固定的选择取决于力线、成角和旋转稳定性及并发损伤。

11. 当 X 线片提示断端的 3/4 的皮质有新生骨（平均 6～12 周），即开始行负荷训练，并且开始独立或在理疗师指导下行踝关节活动和锻炼。

12. 在活动时没有疼痛且 X 线片显示已愈合的前提下，力量和活动能力恢复后的 3～6 个月，患者可以自由活动。

【术后影像】

见图 119-5 和图 119-6。

【风险规避】

1. 细致的术前临床和影像学检查可以避免遗

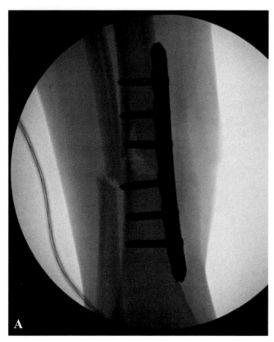 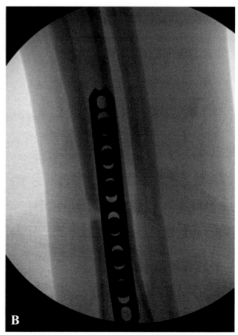

▲ **图 119-2** 右胫骨远端的术中正位（**A**）和侧位（**B**）透视图显示解剖结构已恢复，有足够的皮质穿过骨板与螺钉接合，骨折部位除了用开放性骨折清创术取出的非常小的前外侧碎片外没有缺损

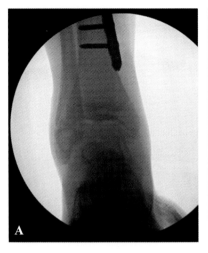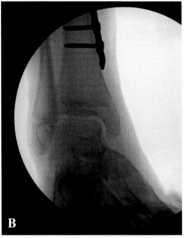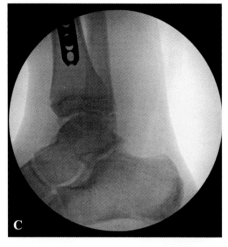

▲ 图 119-3　右踝的术中正位（**A**）、斜位（**B**）和侧位（**C**）透视图像显示踝关节内踝前侧骨折不需要手术固定

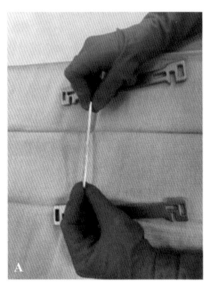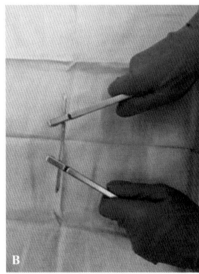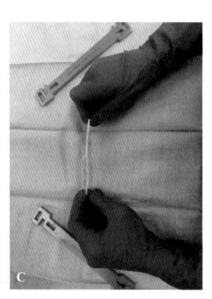

▲ 图 119-4　动力加压接骨板（**A**）用于稳定横行骨折。对其行预成形（**B**），在骨折水平上有一个细微的凸弯（**C**），以确保在固定过程中骨折的对侧仍处于加压状态

漏同侧肢体损伤受累，尤其是踝关节。

2. 手术室内准备好各种固定装置，包括内和外固定装置。

3. 根据骨折类型，选择适当的接骨板构造以实现绝对或相对稳定性，以预防骨不连和固定失败。

4. 尽量使用间接复位技术和经皮下接骨板内固定来维持生物愈合过程。

5. 定期随访患者，评估是否需要二次手术、固定失败和延迟愈合以及不愈合等情况。

【病例参考】

病例 136　单纯内踝骨折。

病例 120　胫骨骨折（肌下接骨板内固定）。

病例 118　胫骨干骨折（弹性髓内针固定）。

病例 122　胫骨干骨折（环形外固定架治疗）。

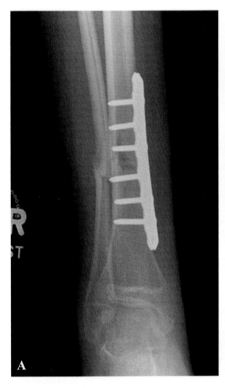
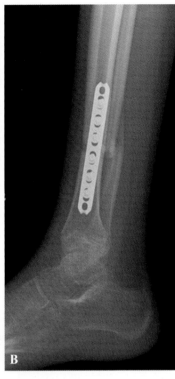

▲ 图 119-5　术后 3 个月右胫骨远端的正位（A）和侧位（B）X 线片显示，断端愈合，患者术后 6 个月可恢复自由活动

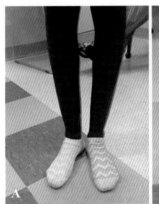
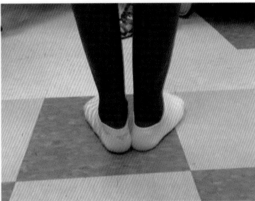
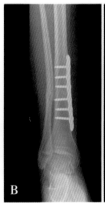
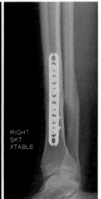

▲ 图 119-6　术后 1 年的临床照片（A）和 X 线片（B）显示胫腓骨的重建塑形，患者舞蹈时无疼痛或功能障碍

胫骨骨折（肌下接骨板内固定）

Submuscular Plating of Tibial Fractures

Javier Masquijo 著

蒋健一 袁 毅 译

概 要

一名 14 岁的男孩在玩橄榄球时左胫骨远端闭合性骨折，行闭合复位并长腿石膏固定。术中复位满意，但在 1 周后随访发现移位。治疗方案包括石膏楔形切开固定、弹性髓内针（ESIN）、外固定架或切开复位接骨板内固定。最终治疗方案为闭合复位后肌下接骨板内固定以保护骨膜血供。该技术不会影响骨折部位愈合，因此可提供良好的稳定并具有潜在促进愈合的能力。骨折在 10 周内愈合良好。经皮置入肌下接骨板内固定是治疗儿童胫骨骨折的几种方法之一。由于其生物优势和稳定固定，使患者能够早期活动，肌下接骨板内固定是治疗大龄儿童和青少年复杂不稳定型胫骨骨折的理想选择。

【病史简述】

一名 14 岁的男孩在玩橄榄球时，左胫骨远端闭合性骨折。体格检查显示胫骨远端有肿胀和压痛。患肢短缩并外旋。神经血管检查正常。X 线片显示胫骨远端长斜形骨折并移位，腓骨近端骨折并移位。首先在全麻下行闭合复位石膏固定。术中复位良好，但术后 1 周随访发现骨折断端出现外翻、向前成角和外旋移位。由于是不稳定型骨折，决定使用肌下接骨板内固定，可保护骨膜血供的同时提供稳定固定。

【术前影像】

见图 120-1。

【术前评估】

1. 胫骨远端不稳定型骨折。

2. 骨骺未闭。

3. 骨折固定的选择。

【治疗策略】

在儿童患者中，虽然不稳定骨折会发生复位丢失，但大多数胫骨骨干骨折在非手术治疗愈合良好。石膏楔形切开可以纠正轻到中度的成角移位。而在这例中，石膏难以矫正双平面畸形。

治疗方案有多种，其中弹性髓内针（ESIN）是专为治疗骨干骨折而设计的。然而，在胫骨近端和远端骨折中，这种方法技术要求高，而且可

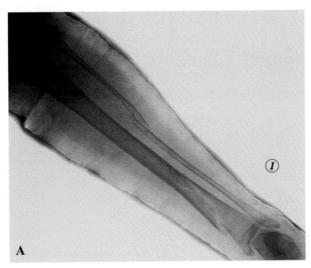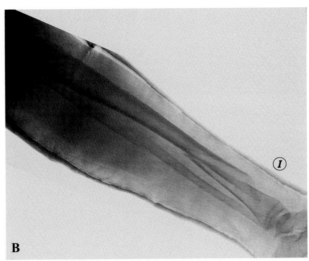

▲ 图 120-1　正位片（A）和侧位片（B）显示复位 1 周后胫骨远端长斜形骨折并移位。骨骺完整

能有并发症。锁定髓内针也不合适，因为胫骨近端骨骺未闭合时容易损伤。外固定在胫骨开放骨折和多发性损伤患者中特别有效，但易引起浅表针道感染，延迟愈合和再骨折等常见并发症。切开复位接骨板内固定需要大范围显露损伤区域，这会增加感染、延迟愈合或不愈合的风险。因此，肌下接骨板内固定被认为是治疗这种损伤的最佳选择。该技术可提供稳定固定，且对骨折愈合的影响有限。

【基本原则】

1. 肌下接骨板内固定对大龄儿童和青少年的复杂不稳定型胫骨骨折，可以有效地稳定固定。

2. 采用非直接复位技术可保留软组织包膜，骨膜，并保持动脉血管通畅，从而最大限度地减少损伤区的手术创伤。

3. 此外，这种更加生物友好的技术可以加速骨折愈合，提高患者舒适度，尽早恢复肢体功能，降低术后并发症的发生率。

【术中影像】

见图 120-2 和图 120-3。

【技术要点】

1. 患者仰卧在可透视手术台上。

2. 如果存在腓骨远端骨折，需要首先处理。这样可以提供横向的稳定并能恢复肢体长度。本例腓骨骨折为近端骨折，不需要固定。

3. 主要的胫骨远端骨折采用闭合复位。可通

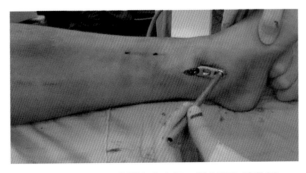

▲ 图 120-2　经内踝上方小切口微创植入接骨板

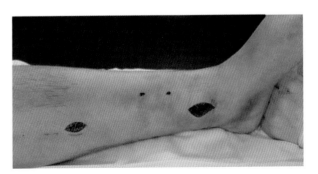

▲ 图 120-3　近端和远端切口用于将接骨板放置在适当的位置

过临时皮下持骨钳或 4.5mm 拉力螺钉固定。

4. 特别注意需纠正旋转移位。

5. 接骨板的长度应确保至少允许 2 枚双皮质螺钉分别固定骨折远近端。可使用解剖板，但不是必需的。可以塑形接骨板以适合骨骼表面的形状。

6. 在胫骨远端骨骺的近端做一个 3cm 的切口，并创建皮下通道（图 120-2）。接骨板通过皮下通道插入后，在近端再做一个切口来操作接骨板（图 120-3）。

7. 在正位和侧位上调整接骨板的位置。此时，接骨板通过近端和远端孔用克氏针临时固定。

8. 正侧位透视来评估复位情况和接骨板位置。然后在骨板的两端分别打入 2～3 枚双皮质螺钉（图 120-4）。

9. 在透视下活动患肢以证实内固定稳固。

10. 患者短腿石膏固定免负重 3 周。术后第 3 周，允许 25% 负重下地。一旦完全愈合，允许完全负重下地。

11. 由于接骨板在皮下放置可能有不适症状，因此可以在骨折愈合后的第一年取下接骨板（图 120-5）。

【术后影像】

见图 120-4 和图 120-5。

【风险规避】

1. 术中要经常检查腿部，以防复位错误。

2. 建议在胫骨远端切开后仔细分离，以避免隐神经损伤。

3. 有三项研究（Heyworth 等，2013；May 等，2013；Kelly 等，2013）报道了骨骼发育不成熟患者股骨肌下接骨板内固定治疗后出现外翻畸形。虽然胫骨远端生长缓慢，但这是一个潜在的并发症，需要密切监测。

【病例参考】

病例 118　胫骨干骨折（弹性髓内针固定）。

病例 119　胫骨干骨折（接骨板内固定）。

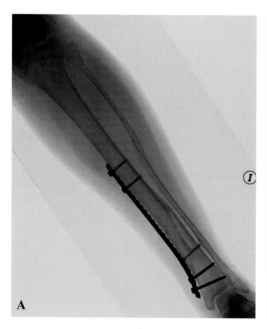
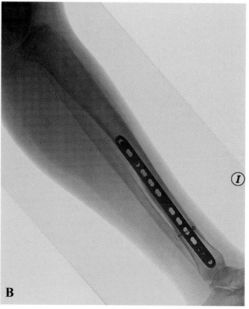

▲ 图 120-4　第 10 周正位（A）和侧位（B）X 线片显示胫骨复位和愈合良好

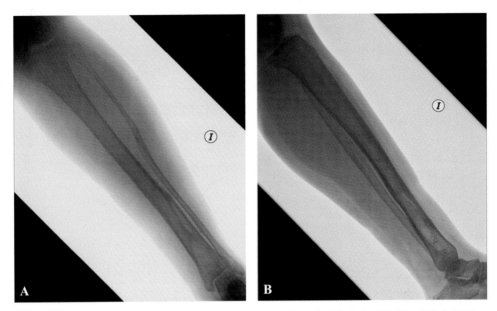

▲ 图 120-5 正位（A）和侧位（B）X 线片显示 1 年后内固定去除后胫骨远端愈合情况

胫骨干骨折（交锁髓内针固定）

Tibial Shaft Fracture Treated with a Rigid Nail

Brian E. Kaufman 著

蒋健一 袁 毅 译

病例 121

概　要

胫骨干骨折在儿童和青少年中很常见，约占该人群长骨骨折的15%。在成人中，移位型胫骨干骨折行手术治疗越来越普遍，而闭合复位、石膏固定治疗越来越少。相反，绝大多数儿童和青少年的胫骨干骨折用闭合复位和石膏固定治疗效果很好。髓内针建议青少年处在骨骺成熟或接近成熟时使用，以避免由于插入髓内针对胫骨近端或胫骨结节骨骺的损伤，导致生长障碍、肢体不等长和胫骨近端反弓畸形。在青少年中，胫骨骨折是一种高能量损伤，常伴有严重的软组织损伤。仔细检查肢体的神经血管状况至关重要。手术医生必须警惕在胫骨干开放骨折中，有近10%的筋膜间隔综合征发生率。通过X线片的初步评估，要充分考虑到约39%的病例中胫骨远端螺旋骨折可延伸至胫距关节并伴有后踝骨折的情况。通过正侧位片对髓内针进针点的选择可决定治疗是否成功，并且可以预防医源性成角畸形。髓内针是一种负荷分担装置，术后可以即刻负重，但需要注意的是平均愈合时长可达18周。

【病史简述】

患者，15岁，男性，从14英尺（约4.3m）高的屋顶跳下后，左腿小腿受到开放性损伤。他否认其他部位疼痛，双下肢的神经血管检查正常，左小腿筋膜室触之柔软，脚趾被动活动无明显疼痛。小腿远端前侧有一个4cm×3cm横行伤口，胫骨外露。X线片显示胫腓骨骨干远端1/3处横行骨折，未波及关节面（图121-1）。在急诊室用生理盐水轻轻冲洗伤口，并用湿润的无菌纱布包扎，然后将患者用填充良好的长腿夹板固定（图121-2），立即进行破伤风疫苗注射和根据体重服用头孢唑林。

【术前影像】

见图121-1和图121-2。

【术前评估】

1. 胫腓骨开放性、横断型、远端骨折，未波及关节面。

2. 4cm×3cm撕裂伤，可能导致软组织坏死

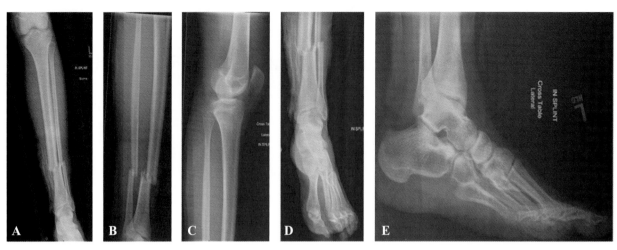

▲ 图 121-1 损伤部位的正侧位片显示胫腓骨骨干远端 1/3 横行骨折未波及关节面

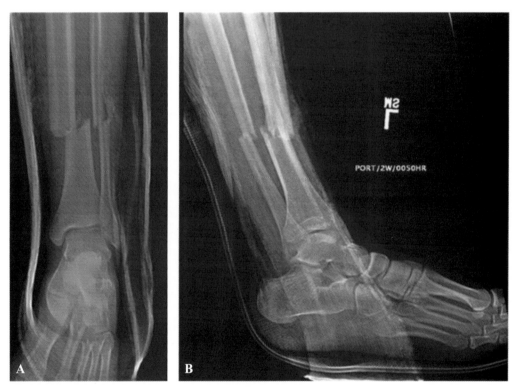

▲ 图 121-2 长腿夹板复位后正侧位 X 线片

和大面积骨膜剥离。

【治疗策略】

为避免感染，患者在急诊科进行评估后立即使用了抗生素。由于缺乏确凿的证据表明立即进行手术干预可降低并发症或感染的发生率，手术治疗被推迟到第二天上午，患肢暂时接受了简单的冲洗和夹板固定。

术中，横形伤口以 Z 形向近端和远端延伸，以最大限度地减少伤口坏死的风险。软组织和骨折端清创后，用膀胱镜管低压重力冲洗 6L 生理盐水，以彻底冲洗伤口。而高压脉冲式冲洗尚未被证明能降低感染率，并会进一步损伤软组织。冲洗液中的添加剂，如抗生素、聚维酮碘或肥皂液，并没有证明有降低感染率或减少伤口并发症的效果。因此，首选简单的低压生理盐水冲洗。

由于骨折内固定治疗愈合时间较石膏固定短，故选择内固定治疗。固定方法包括髓内针、接骨板或外固定架。尽量避免使用接骨板固定，防止软组织进一步剥离，使用一种能够早期负重的负荷分担结构。用环形架或单边架进行外固定治疗都是可行的。由于不是粉碎性骨折，且软组织损伤可一期闭合，因此首选交锁髓内针内固定，以避免潜在的针道感染和之后需要移除固定器的情况。

采用髌腱切开手术入路显露胫骨近端干骺端，以插入胫骨导针。也可采用内侧髌旁入路。髌腱切开手术入路并未引起疼痛或并发症增加，而且在作者看来，这使近端外翻成角的发生率降至最低。在正侧位透视获得导针的合适位置，且开放的伤口部位可用于辅助复位和扩髓，髓内针按标准流程置入。创口采用减张间断缝合，术后患者用短腿夹板固定，并计划在软组织愈合后 2 周内早期负重。

【基本原则】

1. 已证明在伤后 3h 以上使用抗生素会明显增加开放性骨折的感染风险（Patzakis 和 Wilkins，1989）。

2. 对于无污染的开放性骨折，第一代头孢菌素能提供足够的抗生素覆盖。一些作者提倡在严重创伤中使用革兰阴性菌抗生素覆盖。如青霉素用于严重污染的伤口，以预防梭菌性肌坏死（Melvin 等，2010）。

3. 根据 Gustilo 和 Anderson（1976）的最初建议，在手术室中对开放性骨折进行分型。只根据皮肤撕裂伤会低估骨折处软组织和骨膜剥离的

程度。这一点在胫骨干骨折中尤为重要，因为胫骨干骨折前内侧几乎没有软组织覆盖。尽管伤口范围只有 4cm×3cm，但在手术室内该患者的伤口仍被分类为 Gustilo ⅢA 型开放性骨折。

4. 开放性骨折的冲洗和清创应在入院后 24h 内完成。Srour 等的前瞻性研究显示，所有级别的开放性骨折在伤后 6h、7～12h、13～18h 和 19～24h 内处理，它们的感染率没有差异（Srour 等，2014）。在没有严重污染和神经血管损害的情况下，作者认为在入院后 24h 内治疗开放性骨折是安全的。急诊室不进行冲洗或清创术，通常只需用湿润敷料覆盖开放性伤口，夹板固定伤肢。

5. FLOW 等研究人员已经证明，低压生理盐水冲洗是开放性骨折最安全、最经济有效的治疗方法（Bhandari 等，2015）。高压脉冲式冲洗并不能降低感染率或再次手术的需要。与简单的生理盐水相比，在冲洗溶液中添加抗生素、聚维酮碘或皂液并没有显示出任何益处（Bhandari 等，2015）。

6. 只要可能，应尝试在无张力下对软组织进行初步修复。如有必要，应在 7～10 天内采用转移或游离皮瓣覆盖，以减少感染风险（Melvin 等，2010b）。

7. 髓内针治疗的成功与否取决于导针进针点的精确定位。下面描述了取得正确进针点的技术要点。此外，应尽量减少骨折间隙以及提高骨皮质紧密对位，以促进骨折愈合（Boulton 和 O'toole，2015）。

8. 尽管理论上对骨皮质血供存在风险，但扩髓插入交锁髓内针术被认为可改善骨折愈合的生物环境。SPRINT 试验表明，在闭合性胫骨骨折中，扩髓与不扩髓相比，前者避免了将来植骨或更换内固定的需要（SPRINT Investigators，2008）。

【术中影像】

见图 121-3 和图 121-4。

【技术要点】

1. 膝关节下用一个三角形衬垫既有助于骨折复位，也有助于轻松插入导丝和髓内针。

2. 适当的 C 形臂透射是必要的，以避免医源性针位不正。在标准的膝关节正位片图像上，胫骨外侧髁的外侧缘将腓骨头一分为二。而在标准的膝关节侧位片中，股骨内外髁完全重叠。

3. 在冠状面，标准的进针点位于胫骨外侧髁间嵴的内缘。在矢状面上，进针点应位于胫骨近端关节面前缘，注意避免损伤半月板（进针点太近）或胫骨结节（进针点太远）。

4. 在冠状面和矢状面上，导针应沿髓腔中心向下。在矢状面上，直导丝不可避免地会从前面进入并朝向后方。只要将导丝插入胫骨近端 8~10cm，就不会影响开口扩髓。注意髓内针近端有一个 Herzog 弯曲，以适应胫骨近端弯曲，并将髓内针向远端引导至髓腔的中心。

5. 远端段导丝的中心定位有利胫骨机械轴的解剖对位。骨折远近端的医源性力线异常可以通过在潜在的畸形凹处放置阻挡针来避免。比如，侧面避免外翻，后面避免近端骨折后缩（Tejwani 等，2014; Boulton 和 O'Toole，2015）。

6. 对于近端骨折，以髌上为进针点可以避免针入后医源性前屈畸形。髌上进针点可以将髓内针在半伸膝位插入，这样有利于骨折复位，但必须使用关节内套筒，以预防损伤股骨滑车部位的关节软骨。最近的文献表明，在术后膝关节功能和医源性关节软骨软化症发生率方面，该方法与标准的髌下针插入法相比几乎没有差异(Chan 等，2016; Sanders 等，2014)。

【术后影像】

见图 121-5。

【风险规避】

1. 胫骨开放骨折的感染率可达 16%。减少感染风险的最佳做法包括早期使用抗生素和软组织覆盖。

2. 临床医生应高度警惕筋膜间隔综合征，并认识到开放性骨折的存在并不意味着已经进行了充分的筋膜减压。开放性骨折筋膜间隔综合征的发生率高于闭合性骨折。筋膜间隔综合征需紧急

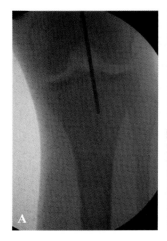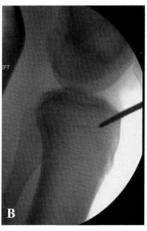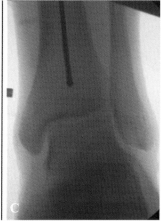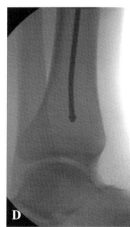

▲ 图 121-3 术中透视图显示导丝进入点

A 和 B. 在标准正位片中，胫骨外髁的外缘应将腓骨头等分。导丝应紧贴胫骨外侧髁间棘的内缘进入胫骨近端，调整导针以获得更合适的解剖路径。在侧位，进针点刚好在关节面前面和胫骨结节的近端。它的方向应平行并与胫骨干等长。C 和 D. 显示远端导丝的中心位置，以确保同心扩髓，交锁针通过骨折端后接近解剖复位

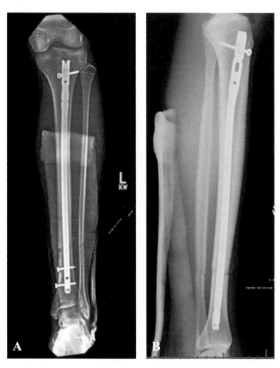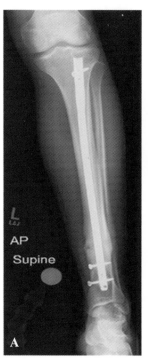

▲ 图 121-4 术后即时 X 线片显示，在髓内针植入后，骨折移位程度小接近解剖复位

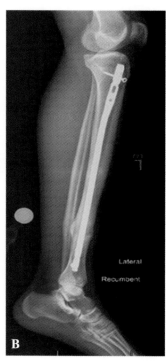

▲ 图 121-5 术后 7 个月的 X 线片显示胫腓骨骨折在解剖复位，愈合良好。患者无任何不适，可以自由活动，包括运动

行骨筋膜室切开术治疗。

3. 置入髓内针后出现胫骨力线不正，可在畸形的凹陷处使用阻挡针进行矫正。

4. 多达 50% 的患者术后会发生膝前疼痛。术中评估侧位 X 线片以确保针尾部没有突出。

5. 通过手术精细操作和对复位后合理残余畸形的掌握，可以避免畸形愈合：内翻 / 外翻 < 5°，前弯 / 反曲 < 10°，皮质对位 50%，短缩 < 1cm，旋转 < 10°。

6. 骨不连率在闭合性骨折中接近 10%，在开放性骨折中占 27%。非感染性骨不连可以采用扩髓更换髓内针治疗。

【病例参考】

病例 120 胫骨骨折（肌下接骨板内固定）。

病例 118 胫骨干骨折（弹性髓内针固定）。

病例 119 胫骨干骨折（接骨板内固定）。

病例 124 胫骨干骨折伴骨缺损。

病例 123 胫骨干骨折伴软组织损伤。

胫骨干骨折（环形外固定架治疗）

Tibial Shaft Fracture Treated with a Circular External Fixator

Kevin M. Neal　　Eric D. Shirley　著

蒋健一　译

概　要

◆ 儿童和青少年胫骨干骨折由于需要考虑肢体不断生长发育，在决定最合适的治疗方法时需要特别考虑。尽管扩髓后使用交锁髓内针仍是类似成人损伤中最常见的治疗方法，但由于这要求胫骨近端有充足的置针空间，且小概率会导致骨骺损伤，因而在生长期儿童中并不常见。儿童和青少年胫骨干骨折的外科治疗目标包括恢复肢体等长和肢体长度，同时不会损害生长发育的胫骨干。在这些年龄段的患者中，治疗胫骨干骨折的选择通常包括闭合性复位和石膏固定，弹性髓内针和外固定。本章讨论了作者首选的固定技术，外固定的相对优势，以及典型的手术方案。

◆ 一名 12 岁男孩在蹦床上摔倒并受伤，右小腿疼痛明显及畸形。急诊科的 X 线片显示右侧胫骨干移位型骨折，伴有近端腓骨干骨折。尝试在清醒后行闭合手术，但骨折仍然移位、短缩且轻微成角。在与家属讨论了选择方案后，为患者进行了全身麻醉，在胫骨近远端，胫骨骨折线上下单应用环形外固定架来骨折复位。患者在允许的情况下负重，进行膝关节和踝关节的一系列运动锻炼，并进行日常的护理。患者胫骨骨折处愈合良好，约 10 周后在第二次全身麻醉下取出外固定架。

【病史简述】

一名 12 岁男孩在蹦床上跳跃时右小腿受伤。立即感到疼痛、肿胀、畸形，且无法行走。急诊评估发现右胫骨和腓骨干骨折移位，右腿运动和感觉功能完整，足背脉搏正常，足趾血供正常。尝试进行闭合复位和石膏固定，但是骨折仍然有移位，短缩和成角（图 122-1）。

【术前影像】

闭合复位后，见图 122-1。

【术前评估】

1. 胫骨干骨折伴腓骨近端骨折。
2. 骨骺未成熟。

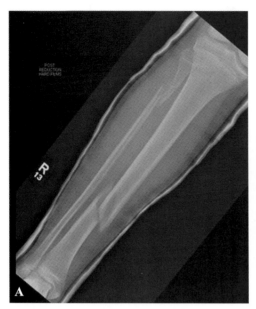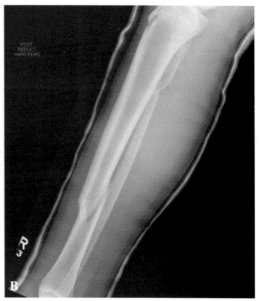

▲ 图 122-1　右腿正位（A）和侧位（B），显示移位、短缩、成角的胫骨干骨折伴近端腓骨骨折

【治疗策略】

治疗选择包括闭合复位和石膏固定、弹性髓内针固定、扩髓交锁髓内针、接骨板内固定和外固定。虽然可以选择闭合复位和石膏固定，但该年龄段的胫骨干骨折大概率会成角和移位，以致畸形愈合。此外，采用保守方法治疗通常需要提前石膏固定，并在一段时间内限制负重。弹性髓内针是一种可行的治疗方法，但需要额外的外固定以预防畸形愈合。而扩髓交锁髓内针需要通过生长的胫骨粗隆，会导致骨骺损伤。接骨板内固定是一种选择，但是刚性内固定会增加胫骨骨干骨折的不愈合率。外固定提供足够的稳定性愈合，允许即刻负重和全方位的膝关节和踝关节的运动，且并无影响骨体生长发育的风险。

【基本原则】

1. 在近端，2/3 的环是用于无限制的膝关节活动。大小不等的支架通过植入的半针连接到环。

2. 将 2 个半针通过支架插入骨折部位的近端。对于大龄儿童和青少年，最好使用 6.0mm 羟基磷灰石涂层针。

3. 以同样的方式将另外 2 个半针固定后将一个完整的环固定在骨折部位的远端。

4. 在环之间放置 6 个空间支架。我们首选利于骨折操作的非锁定支架。这支架被紧固在环上。

5. 对骨折行复位，并锁紧支架。又因为支架可用于改善术后复位，所以不需要解剖复位。

6. 拍摄胫骨的正位片和侧位片，包括完整的两环，以便术后规划（图 122-2）。

7. 空间支架软件具有专有的软件程序，允许对当前的变形、支架尺寸、支架位置和所需的矫正率进行编程。他们可以生成常规的支架调整程序，以纠正任何残余畸形。

8. 术后允许负重、全方位的膝关节活动、踝关节活动。

9. 嘱咐患者每天要护理自己的足部部位，一般可以直接淋浴。我们的首选方法是每天淋浴时用肥皂和水清洗。

10. 在任何程序性的 X 线片校正结束后，随访患者以确定骨折位置是否合适。任何残余畸形都可以使用空间支架软件重新编程（图 122-2）。

11. 一旦患者不感到疼痛了，就可以开始进行负重、膝关节和踝关节全方位训练、股四头肌和小腿力量训练等锻炼治疗。

12. 在治疗过程中，应逐步对支架进行动力化，以便将更多的负荷转移到愈合的骨骼上。一旦在 X 线片上观察到早期愈合，半针和环之间的连接可以从近端到远端松解。患者应能在动前和动后舒适地完全负重。

13. 术后 X 线片已观察到有一处完全愈合；可安排在麻醉状态下行门诊手术移除支架和羟基磷灰石涂层针（图 122-3）。

14. 卸下半针后，仍然可以进负重，全方位运动以及四头肌和小腿的锻炼。要用约 6 周的时间完全愈合后，才能允许患者进行简单活动或剧烈运动。

【术中影像】

见图 122-2。

【技术要点】

1. 临时的细长钢丝可横行放置在骨折部位的近端和远端，并在半针插入过程中临时固定环。

2. 用半针固定环后即可将其卸下。

3. 了解支柱的最终位置有助于规划半针的插入。可以将初始针放置在所述支架路径之外的近端至近端环和远端至远端环的位置。

4. 如果术后观察到骨愈合延迟，可以选择编程空间支架，在骨折部位重复压缩和牵拉 1～2mm（"手风琴技术"），或者只要骨痂足以承受骨折部位的重量，就可以通过移除支架使骨痂充满活力。不要只移除或解锁一个支架，这将导致剪切力加载到断裂部位。

5. 运用支架时向支架添加一个或两个螺纹杆将增加结构的初始刚度。然后可以在几周内将这些杆移除，以开始动力化过程。

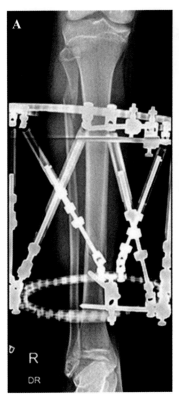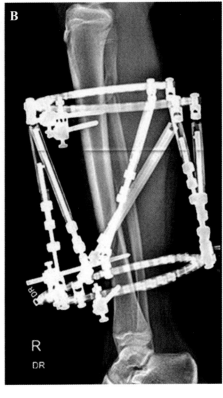

◀ 图 122-2　右腿的正位（A）和侧位（B）X 线片，显示最终调整后的空间支架，实现了近解剖复位

【术后影像】

见图 122-3。

【风险规避】

1. 通过确保针位周围的皮肤不被拉或拉伸（张力下）来降低浅表针位的蜂窝织炎感染率。

2. 可以通过常规的针眼护理和口服第一代头孢抗生素 7 天疗程治疗浅表针位的蜂窝织炎。

3. 半针不得植入在会撞击到支架或限制支架移动的位置。

4. 避免在植入半针时产生热量。可使用锋利的钻头，缓慢地钻孔，不要使用止血带，并冲洗钻孔位置。

【病例参考】

病例 120　胫骨骨折（肌下接骨板内固定）。

病例 118　胫骨干骨折（弹性髓内针固定）。

病例 119　胫骨干骨折（接骨板内固定）。

病例 124　胫骨干骨折伴骨缺损。

病例 123　胫骨干骨折伴软组织损伤。

病例 121　胫骨干骨折（交锁髓内针固定）。

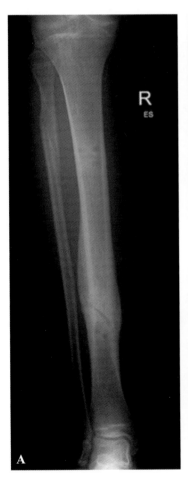 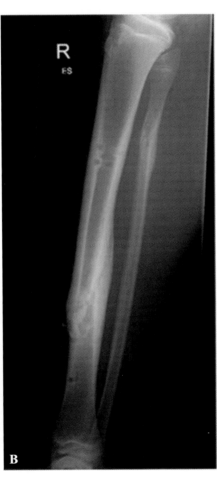

◀ 图 122-3　右腿正位（A）和侧位（B）X 线片，显示空间支架移除后成功等长愈合

胫骨干骨折伴软组织损伤

Tibial Shaft Fracture with Soft Tissue Loss

Brian E. Kaufman **著**

蒋健一　袁　毅 **译**

概　要

胫骨干骨折在儿童中很常见，约占儿童长骨骨折的 15%。研究表明，约 10% 的儿童胫骨干骨折为开放性骨折。需要软组织覆盖的损伤在 Gustilo 3B 型和 3C 型损伤中很少见，占所有开放性胫骨骨折的 7%～10% 和 2.6%。手术医生应警惕胫骨开放骨折中近 10% 的筋膜间隔综合征发生率，并对受伤肢体进行仔细、常规的神经血管评估。这些罕见但会引起肢体进一步损伤的治疗需要遵循成人胫骨开放骨折治疗指南。治疗的重点应放在及时使用抗生素、紧急行伤口清创和冲洗、骨稳定和早期软组织覆盖。六角外固定器的出现改善了骨稳定性的选择，并会成角畸形和旋转畸形的再次矫正。但无论采用何种治疗方法，治愈时间都在 20 周以上。

【病史简述】

患者是一名 14 岁的男性，他乘坐越野摩托车上却没戴头盔，被一辆汽车撞上。右股骨闭合性骨折，右胫骨多节段性骨折，并伴有明显的骨和软组织缺损（图 123-1 和图 123-2）。到达急诊室后，由于伤口受到严重污染，使用了头孢唑林、庆大霉素和青霉素进行破伤风和抗生素治疗。右脚皮温正常，足背完整，胫后动脉搏动良好。在进行神经系统检查之前，先给患者插管以保持稳定。患者被紧急带到手术室，在那里进行了股骨骨折固定和清创、冲洗、植入抗生素链珠和胫骨骨折外固定（图 123-3A 和 B）。术中，开放性骨折被归类为 Gustilo 3B 型损伤。胫骨干

的软组织覆盖采用局部比目鱼肌皮瓣（图 123-3C 和 D）。由于患者缺损范围为 15cm×5cm 的严重皮肤撕脱伤，伤口最初用负压敷料覆盖，等足够的肉芽组织形成后（图 123-4），行瓣片移植术覆盖皮肤缺损。不幸的是，该患者出现了骨不连，需要用多平面外部固定架进行治疗。股骨远端和胫骨远端内侧半骨骺治疗创伤后出现了股骨远端和胫骨远端外翻畸形，使病程进一步复杂化。最终，患者骨折愈合且成角纠正（图 123-5）。在受伤后最后 18 个月的随访中，患者跑步和跳跃时都没有任何疼痛或不适。

【术前影像】

见图 123-1 和图 123-2。

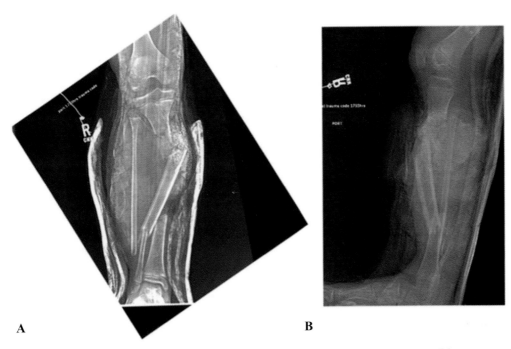

A　　　　　　　　　　　B

▲ 图 123-1　术前正位片和侧位片显示右胫骨节段性骨折和横断腓骨骨干骨折

【术前评估】

1. Gustilo 3B 型开放性右胫骨粉碎骨折，伴有明显的软组织损伤和皮肤撕脱伤。

2. 右侧股骨干横断性骨折。

【治疗策略】

为了减少严重软组织损伤时的感染风险，到达急诊室后应立即使用抗生素。在我们的医疗机构中，严重软组织损伤的骨折被紧急送往手术室进行清创、冲洗，至少能暂时稳定骨折。冲洗前应完成伤口处和骨折边缘严重污染的清创，作者首选低压盐水冲洗，因为没有发现高压冲洗或向冲洗液中添加抗生素的明确益处。通常一直冲洗伤口，直到至少使用完 3L 盐水。抗生素浸渍聚甲基丙烯酸甲酯（PMMA）骨水泥链珠或垫片在大面积软组织损伤可作为全身抗生素的辅助治疗。

然后重点稳定骨折。当有可以覆盖原发性软组织时，可使用髓内针或接骨板固定。在这些情况下，固定的选择取决于骨折的类型。当软组织

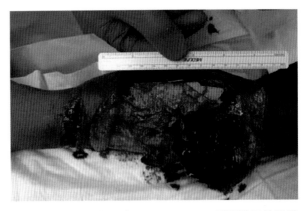

▲ 图 123-2　术中照片显示 Gustilo 3B 型胫骨开放性骨折伴有严重的脱套伤和胫骨粉碎性骨折

损伤阻止初次闭合时，外部固定可提供极好的骨稳定性，并可被用作最终的治疗方法。由手术医生决定使用单侧或六角固定器，也可以通过单侧固定暂时稳定骨折，然后在确定行软组织覆盖时将换为六角固定器。销钉和（或）金属丝的放置应在关节外，如若可以，应避免直接损伤软组织。

在初次手术治疗时，应尽量多地覆盖骨折的软组织。可以采用局部转移皮瓣，例如腓肠肌皮

瓣或比目鱼肌皮瓣。在局部缺乏软组织的情况下，可以开始负压创面治疗。大面积的软组织伤口常需要多次到手术室，进行二次清创和冲洗，理想情况下，在不到 1 周的时间内可以将软组织完全覆盖。

【基本原则】

1. 损伤后 3h 以上应用抗生素已被证明可显著增加开放性骨折的感染风险（Patzakis 和 Wilkins，1989）。

2. 对于未受污染的开放性骨折，第一代头孢菌素提供了足够的抗生素覆盖。一些作者提倡在严重创伤中使用革兰阴性菌抗生素覆盖。青霉素用于严重污染的伤口，以预防梭菌性肌坏死（Melvin 等，2010b）。

3. 根据 Gustilo 和 Anderson（1976）最初的报道，在手术室对开放性骨折进行分类。只根据皮肤撕裂伤会低估骨折处软组织和骨膜剥离的程度。这一点在胫骨干骨折中尤为重要，因为胫骨干骨折前内侧几乎没有软组织覆盖。

4. 软组织创面的初步手术处理应包括及时、彻底清创和冲洗。局部给药的抗生素有致病性很弱，可以降低局部感染的风险（Melvin 等，2010b）。

5. 如若可以，软组织的初步修复应以无张力的方式进行，伤口的负压治疗可提供暂时的软组织覆盖。如有必要，旋转皮瓣或游离皮瓣应在 7～10 天内覆盖，以减少感染的风险（Shapiro 等，1989;Melvin 等，2010a）。

6. 在严重的软组织创伤（Gustilo 3B 型和 3C 型）中，单侧或六角固定器可以达到骨稳定。在节段性骨缺损的情况下，儿童患者可接受大于 3cm 的短缩，以实现软组织闭合，并在愈合后按规划延长长度（Laine 等，2016）。也可以用六角外固定器使骨变形以闭合伤口（Nho 等，2006）。一旦软组织伤口愈合，骨折可以逐渐愈合。

【术中影像】

见图 123-3 和图 123-4。

【技术要点】

1. 彻底清创伤口中的坏死组织可以最大限度地减少局部软组织坏死的风险。

2. 在初次评估时，局部应用的 PMMA 抗生素链珠直径应为 5～10mm，以最大限度地提高修复能力。链珠应穿在不可吸收的缝线或金属丝上。植入的链珠数量应该是手术报告的一部分，以确保在最后软组织闭合时没有遗漏掉链珠。

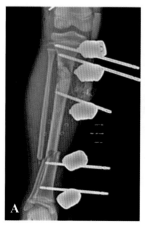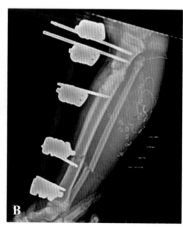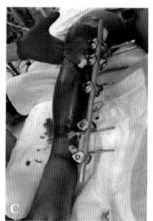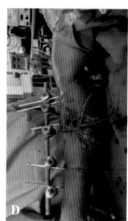

▲ 图 123-3　A 和 B. 行外固定及抗生素链珠植入的术后正位片和侧位片；C 和 D. 术中局部比目鱼肌皮瓣及部分皮肤闭合后的临床照片

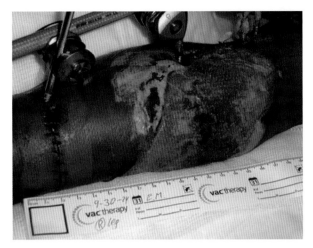

▲ 图 123-4 皮片移植术前负压治疗 2 周后的胫骨前外侧伤口

3. 外固定钉 / 金属针不应置入胫骨近端或远端骨骺，以降低损伤生长板的风险。应遵循外固定的基本原则，尽量扩大金属针的入路，尽量避免金属针穿过损伤的软组织区。

【术后影像】

见图 123-5。

【风险规避】

1. 胫骨开放骨折的感染率可达 16%。减少感染风险的最佳做法包括早期使用抗生素和行软

组织覆盖。来自儿科有限的文献数据表示，但 1 周内的覆盖程度与改善预后相关（Laine 等，2016）。在成人患者的文献中，早期（< 72h）软组织覆盖已显示出益处（Gopal 等，2004）。

2. 临床医生应时刻警惕筋膜间隔综合征，并认识到开放性骨折的存在并不意味着已经进行了充分的筋膜松解，且开放性骨折的筋膜间隔综合征发生率高于闭合性骨折。筋膜间隔综合征采用骨筋膜室切开术治疗。

3. 除了成角畸形和旋转畸形外，骨缺损和骨粉碎还会导致肢体长度的差异。应告知家属将来小概率需要进行多种手术以保持肢体的等长和功能。

4. 肢体的最终存活依赖于达到足够的软组织覆盖。应该告知家属，尽管很少见，但由于软组织受损严重需要截肢概率虽小但仍然有可能发生。

【病例参考】

病例 122 胫骨干骨折（环形外固定架治疗）。

病例 121 胫骨干骨折（交锁髓内针固定）

病例 127 胫骨干骨折（石膏固定）。

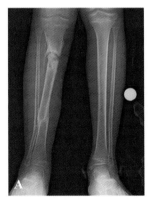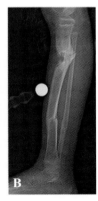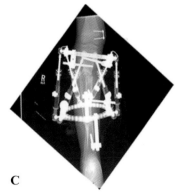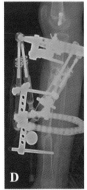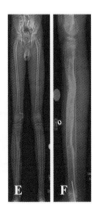

▲ 图 123-5 **A** 和 **B.** 右腿伤后 8 个月的正位片和侧位片，显示胫骨近端骨折未愈合，伴有外翻和反屈畸形。**C** 和 **D.** 右腿在胫骨和腓骨截骨、植骨和股骨半骺端内侧远端术后即刻 X 线片。**E** 和 **F.** 在伤后最终的 18 个月随访中，下肢正位片和右腿侧位片显示机械轴复位修复的胫骨和腓骨骨折

胫骨干骨折伴骨缺损

Tibial Shaft Fracture with Bone Loss

Marielle Amoli　Jeffrey R. Sawyer　著

管之也　孙　军　译

概　要

一名 12 岁男孩在驾驶全地形交通工具（ATV）时不慎被汽车撞伤，诊断为左侧 3B 型胫骨开放性骨折，伴骨缺损和左下肢无脉。后行多次冲洗和清创术，使用单侧外固定架固定。最终更换为环形外固定架以便于骨搬运，该患者胫骨骨折愈合时双侧腿长不一致，于是在骨骼发育成熟时使用胫骨可延长髓内针治疗。

【病史简述】

一名 12 岁男孩在一场交通事故中不慎被汽车撞伤，从外院转诊时伴有左下肢无脉体征，余肢体、头部、颈部和腹部检查都未见明显异常。查体时患者意识清醒并保持配合。他的左小腿后内侧有一约 20cm×20cm 大小的开放性伤口，胫骨显露，污染严重。姆长伸肌和姆长屈肌功能完整。小腿和足内侧感觉减弱，但脚趾处感觉良好。足背动脉和胫骨动脉搏动不明显。多普勒血管彩超检查发现足背动脉搏动，未发现胫后动脉搏动。

【术前影像】

见图 124-1。

【术前评估】

1. 3B 型左胫腓骨开放性骨折。

2. 左内踝骨折，无移位。

3. 左跟骨骨折，无移位。

4. 左舟状骨骨折，无移位。

【治疗策略】

我们与患者家属讨论了保肢和早期截肢治疗。因为患者在多普勒超声检查时有足背动脉的搏动，所以决定采取保肢治疗，在受伤当天尝试采用紧急冲洗清创，放置外固定架，术中发现患者有显著的胫骨骨缺损。一系列负压吸引治疗后，采用背阔肌游离皮瓣覆盖伤口。考虑到伤口污染的程度、皮瓣的存在和骨搬运的需要，我们决定采用外固定架治疗胫骨干骨折。

【基本原则】

1. 开放性骨折是一种复杂且具有挑战性的损伤，容易发生感染、延迟愈合和不愈合。

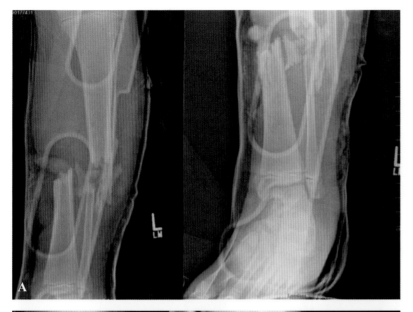

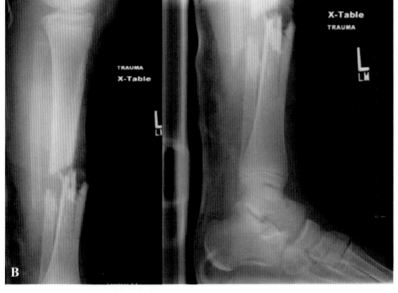

▶ 图 124-1　该患者受伤后的前后位（A）和侧位（B）X 线片

2.开放性骨折应引起重视，及时给予广谱抗生素静脉使用，并在手术室行紧急冲洗清创治疗。

3.在手术过程中必须决定临时或最终的骨折固定形式和伤口闭合方式。该患者由于骨折断端严重粉碎、伤口的严重污染和感染的高风险性，决定进行外固定手术治疗。

4.当有明显的骨缺损和血管损伤时，如该例患者，决定进行保肢还是截肢增加了手术医生的挑战。

5.外固定的选择包括单侧外固定和环形外固定。单侧外固定具有操作简便的优点，但有复位失败和畸形愈合的风险。环形外固定在技术上更具挑战性，但能更稳定地矫正肢体长度不等或成角畸形以及便于骨搬运。

【术中影像】

见图 124-2 和图 124-3。

受伤 1 个月后，该患者骨折和针眼部位渗出增加。术中培养奇异变形杆菌、青紫色素杆菌和

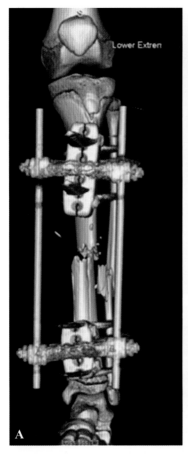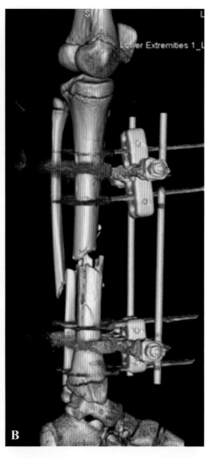

◀ 图 124-2　使用临时单侧外固定架行初次固定后的前后位（A）和侧位（B）三维 CT 图

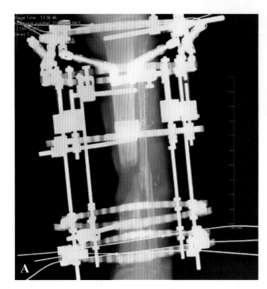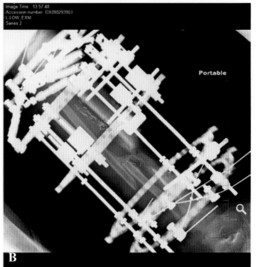

▲ 图 124-3　伤后 1 个月使用环形外固定架时，前后位（A）和侧位（B）X 线片

假丝酵母菌阳性。再次与家长讨论进一步治疗方案，包括使用抗生素骨水泥治疗、急性骨短缩和骨搬运。由于显著的预期腿长差异将导致急性骨短缩，父母选择继续进行骨搬运。因此，患者接

受了多次冲洗清创治疗，去除失活死骨，静脉应用抗生素治疗，未使用抗生素骨水泥间隔器。此外，用环形外固定架代替单侧固定架，以提供稳定的胫骨固定，方便局部伤口护理，延长以纠正

骨丢失。

【技术要点】

1.根据伤口污染的严重程度及时给予抗生素静脉应用。

2.完成体格检查和X线检查，以判断是否合并其他损伤。

3.在手术室进行彻底的冲洗清创，包括去除失活的死骨。

4.了解单侧（临时固定）和环形外固定（最终固定）的作用。

5.当有骨缺损时，采用六足环形外固定架或Ilizarov技术矫正畸形和进行骨搬运治疗。

6.如果出现伤口或针眼部渗出增多、发热或其他感染症状，应高度怀疑有深部感染。

【术后疗效】

见图 124-4 至图 124-7。

【风险规避】

1.适当的针眼部位护理可以尽量减少针眼部位感染的发生率。重要的是教育指导患者和他们的家人熟悉关于针道感染的症状和体征。临床上应密切监测钉针的位置。预防性使用抗生素是有帮助的。

2.早期治疗浅表针眼部位的感染是必要的，以避免深部感染。如果感染较深，应考虑在手术室进行清创冲洗引流和更换针体。

3.骨折断端可能发生延迟愈合。对位前，返回手术室行手术治疗对于植骨和恢复骨折断端是有帮助的。最大限度地扩大骨折断端的接触面积是至关重要的。骨折动力化和患者的负重训练对加速骨骼愈合过程是必要的。

4.当使用外固定架时，定期监测影像学愈合情况是很重要的。如果骨折无法复位，就有可能发展为成角畸形并导致畸形愈合。如果早期发现复位失败，可以调整单侧支架，或者在使用六足环形外固定架时应用全残差程序来纠正畸形。

【病例参考】

病例 122　胫骨干骨折（环形外固定架治疗）。

病例 123　胫骨干骨折伴软组织损伤。

病例 119　胫骨干骨折（接骨板内固定）。

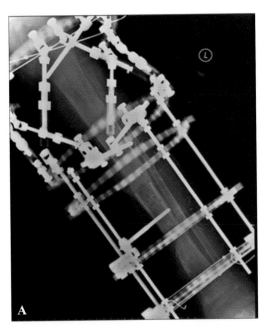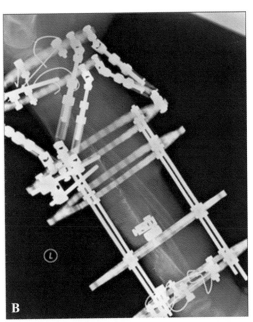

▲ 图 124-4　骨搬运后的前后位（A）和侧位（B）X 线片，纠正外伤造成的骨缺损，并对失活骨进行清创

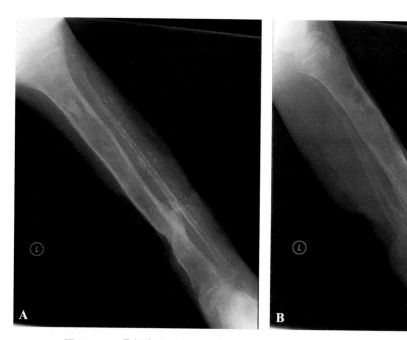

▲ 图 124-5　骨折愈合后，患者完全恢复肢体活动，包括在高中进行打棒球体育运动

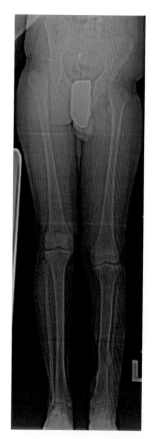

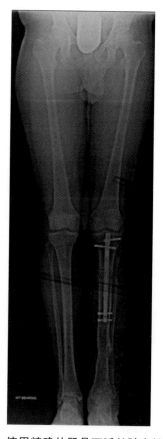

▲ 图 124-6　术后 7 年，患者在骨骼发育成熟时复查，主诉左踝关节的活动范围略有减少，双侧肢体长度相差 **4cm**，使用增高鞋垫后有所改善。最终选择使用精确的可延长胫骨髓内针进行左下肢延长

▲ 图 124-7　使用精确的胫骨可延长髓内针成功地将患者胫骨延长了 4cm。患者已经上了大学，临床表现良好，对结果也很满意

胫骨干应力性骨折

Tibial Shaft Stress Fracture

Jason Read　Eric D. Shirley　著

管之也　孙　军　译

概　要

一名 15 岁男性患者最初表现为左小腿疼痛，X 线片显示为左胫骨干前侧皮质应力性骨折。尽管采取了包括停止活动和保护负重在内的非手术措施，疼痛仍然存在。遂采取外科手术治疗进行干预，患者接受了左胫骨干应力性骨折的髓内针治疗，因为这种治疗方式允许立即负重。该患者应力性骨折在 5 个月内顺利愈合。

【病史简述】

一名 15 岁优秀男性芭蕾舞演员出现了长达数月的左小腿前部疼痛。最初的 X 线片怀疑是胫骨前侧皮质应力性骨折。磁共振成像（MRI）证实为胫骨前应力性骨折。病程初期行保守治疗，包括停止舞蹈活动、佩戴小腿支具和受保护下的负重。经保守治疗后，患者最初能够恢复舞蹈活动；然而，症状后来又出现了。复查 X 线片和核磁共振证实为持续性胫骨前应力性骨折。于是选择通过手术缓解症状，达到骨折愈合。

【术前影像】

见图 125-1。

【术前评估】

1. 左小腿疼痛。

2. 左胫骨前应力性骨折。

【治疗策略】

根据骨折的发生部位，将胫骨应力性骨折分为两大类：胫骨后侧皮质骨折和胫骨前侧皮质骨折。治疗方式的选择取决于应力性骨折的位置。胫骨后侧皮质应力性骨折可采用包括行为方式的改变和患肢负重保护在内的非手术治疗。胫骨前侧皮质应力性骨折则有较高的不愈合或延迟愈合的风险，可能更需要手术治疗。髓内针治疗可获得立即负重和快速康复。

【基本原则】

1. 胫骨干应力性骨折的特征通常包括因特定运动或活动造成的重复性创伤，以及随着负重增加而加重的症状。疼痛通常发生在白天，活动后疼痛消失。

2. 夜间疼痛应引起其他疾病的怀疑，如骨样

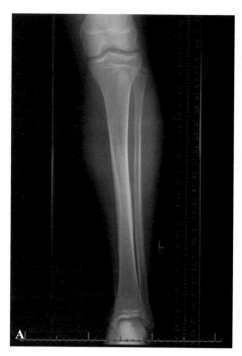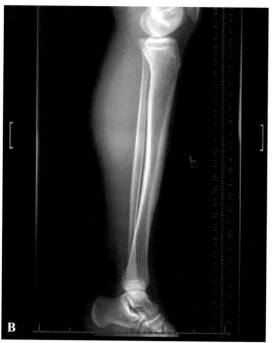

▲ 图 125-1　左侧胫骨的正位（A）和侧位（B）X 线片
正位片可见胫骨中段皮质增厚，侧位片可见胫骨中下段前侧皮质光亮高密度影

骨瘤、慢性骨髓炎和尤因肉瘤。

3. 应力性骨折需要仔细考虑训练方案和潜在的致病条件（如内分泌疾病或吸收不良）。此外，钙、维生素 D 和蛋白质的摄入量应该用一个完整的代谢指标和维生素 D 水平来评估。无论是否有激素水平的月经史对女性来说都很重要，也是判定女运动员损伤的三要素。

4. 胫骨应力性骨折患者的体格检查包括识别危险因素，如双下肢不等长、前足内翻和过度内旋。

5. 初步影像学检查应包括小腿正位和侧位片。影像学的变化可能在疼痛开始后 2～4 周才会明显。X 线的改变包括骨皮质的硬化、骨膜增生、骨皮质增厚，以及 X 线上的皮质骨折线的出现。

6. 如果需要进行额外的影像学检查，与 CT 或骨扫描相比，MRI 具有最高的敏感性和特异性。

7. 胫骨应力性骨折的非手术治疗包括免负重或保护性负重，行为活动上的调整和镇痛。患者最初可能要求不负重以减轻疼痛。保护性负重包括穿戴保护性步行靴、短腿石膏、拐杖为期 4～6 周。替代疗法包括骨刺激仪治疗；然而，目前证据表明此疗法疼痛或愈合时间没有减少。

8. 如果保守治疗失败，在胫骨骺板已闭合的骨折的患者中，采用髓内针进行手术治疗是一种选择。

【术中影像】

见图 125-2。

【技术要点】

1. 选择合适的可透视手术台。

2. 近端钻孔后，插入导针通过骨折处。

3. 扩髓直至皮质层出现震颤感，排空髓腔内容物（髓腔泄压）可降低由扩髓导致的脂肪栓塞的危险。

4. 安全插入最符合髓腔直径最粗的髓内针。

5. 近端和远端应用锁定针控制旋转。

6. 术后允许负重。

【术后影像】

见图 125-3。

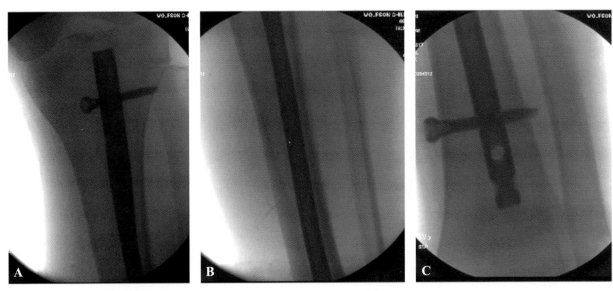

▲ 图 125-2　术中透视左侧胫骨近端（A）、中段（B）和远端（C）的图像

【风险规避】

1. 当考虑为胫骨应力性骨折时，X 线成像是一种合适的初始方法。在大多数情况下，X 线随访通常会显示骨折愈合并伴有骨痂形成。如果最初的 X 线片未见明显异常，但对应力性骨折有很高的怀疑，进一步的影像学检查包括骨扫描、CT 和 MRI，MRI 具有最高的敏感性和特异性。骨扫描在初步评估中可能是有用的，因为它具有更高的敏感性，或者对多个部位的应力性骨折有特异性。然而，骨扫描在感染或肿瘤的情况下也会是阳性的，后续的成像研究表明骨扫描在 1 年多的时间里依旧保持阳性。在评估胫骨应力性骨折的急性情况下，CT 扫描可能没有 MRI 和骨扫描那么有效，因为它的敏感性较低。然而，CT 扫描在评估应力性骨折的愈合时是有用的，如果有治疗失败的担忧，包括骨折是否进展或发展为骨不连时，可以考虑行 CT 检查。

2. 胫骨应力性骨折的鉴别诊断包括多种情况，包括胫骨内侧应力综合征、骨筋膜室综合征、鹅足滑囊炎、胫骨结节骨骺炎、胫后肌腱炎，以及其他骨性病变，包括骨囊肿、肿瘤、骨样骨瘤和感染。鉴于其他骨骼病变的广泛性，可能需要通过活检来排除其他骨骼疾病的可能，以及包括 CBC、ESR 和 CRP 在内的感染性疾病实验室检查，以排除感染性原因，如骨髓炎。

3. 胫骨后侧和前侧皮质应力性骨折均可采用非手术治疗。胫骨前侧皮质应力性骨折愈合缓慢，常发生骨不连，有复发的危险。当采用非手术措施时，治疗通常是减少活动。然而，在这两种类型的应力性骨折的治疗上存在差异。胫骨后侧应力性骨折通常允许在有保护的负重和疼痛允许的情况下继续参与有限的活动，而胫骨前应力性骨折则提倡不负重，不参与任何活动。对于胫骨后侧皮质应力性骨折，通常有效的治疗包括运动方式的调节和疼痛处理。免负重 2～3 个月的严格的活动限制可用于胫骨前侧皮质应力性骨折治疗，但仍可能导致骨不连的临床后果。

【病例参考】

病例 120　胫骨骨折（肌下接骨板内固定）。

病例 118　胫骨干骨折（弹性髓内针固定）。

病例 119　胫骨干骨折（接骨板内固定）。

病例 121　胫骨干骨折（交锁髓内针固定）。

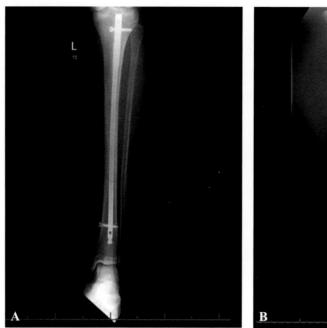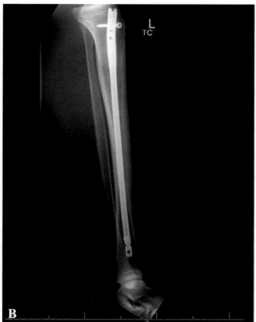

▲ 图 125-3 术后 2 个月患者恢复芭蕾舞活动。术后 6 个月随访的正位（A）和侧位（B）片显示胫骨前应力性骨折完全愈合

小腿筋膜间隔综合征

Compartment Syndrome of the Leg

Matthew Stepanovich　Joseph B. Slakey　著

管之也　孙　军　译

概　要

一名 13 岁男性患者，诊断胫腓骨骨干闭合性骨折。由于单纯石膏固定无法维持良好的复位，且胫骨骨骺未闭，患者接受了闭合复位弹性髓内针内固定术。起初，患者的小腿部筋膜室柔软，但术后出现疼痛加重和感觉异常，临床诊断为小腿筋膜间隔综合征。术中骨筋膜室压力测量证实临床诊断，需要行小腿骨筋膜室切开术。后期切口处延迟闭合。

【病史简述】

　　一名 13 岁男性患者在蹦床公园玩耍时不慎发生胫腓骨闭合性骨折。到达急诊室时，他的小腿骨筋膜室是柔软的，神经血管未见明显异常。由于为不稳定骨折，初次行手法闭合复位和长腿石膏固定未成功。考虑到该患者胫骨骨骺生长和骨折类型，我们决定行闭合复位弹性髓内针内固定术。受伤当天，行骨折闭合复位术，在初次透视下通过顺行穿针成功复位。复位后，他的腿部保持柔软。术后约 8h，患者开始增加对镇痛药的需求，足和足趾部感觉异常，临床查体发现小腿骨筋膜室紧张，被动拉伸时诉疼痛。他被紧急采取小腿双切口四骨筋膜室切开术，两个切口均采用负压吸引封闭。在最初的切开解压和所有的后续手术时，所有的肌肉都保持良好的灌注和活力。经过一系列冲洗和尝试性闭合后，首先闭合

内侧切口，而外侧切口则进行了皮瓣移植。在行筋膜切开术后，所有感觉异常都消失了，并且没有遗留永久性的神经功能缺陷。骨折处对位对线在整个治疗过程中都保持良好，定期复查 X 线片显示骨折处正常愈合。

【术前影像】

　　见图 126-1。

　　短斜形的骨折类型允许髓内弹性针内固定以维持长度稳定，注意该患者胫骨骨骺未闭。

【术前评估】

　　1. 青少年闭合性胫腓骨骨干骨折。

　　2. 小腿筋膜间隔综合征。

　　3. 小腿部四骨筋膜室切开减压的外科技术。

　　4. 骨筋膜室切开术后伤口处理和骨折的稳定。

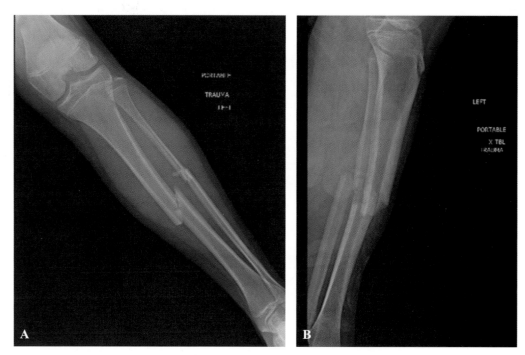

▲ 图 126-1 正位（A）和侧位（B）X 线片显示同一水平的胫骨和腓骨骨干骨折

【治疗策略】

初步尝试非手术闭合复位和石膏固定治疗闭合性胫骨和腓骨骨干骨折，若不能获得和维持良好的骨折复位，则需要行手术固定治疗。可选择多种手术方式，但是考虑到该患者的年龄和骨骺的生长，以及骨折类型，我们使用标准的内、外侧顺行穿针技术进行闭合复位弹性髓内针固定术。应高度怀疑筋膜间隔综合征，在整个手术过程中，小腿骨筋膜室保持柔软。然而，术后患者对镇痛药物的需求增加。再检查时，患者出现小腿骨筋膜室紧张，每个骨筋膜室相对应的脚趾、足和踝关节被动拉伸时疼痛。临床诊断为小腿筋膜间隔综合征。紧急行小腿四骨筋膜室切开术。通过标准的后内侧和前外侧切口进行松解。在创伤性筋膜间隔综合征中，皮肤切口和骨筋膜室松解都要足够充分，以获得完全的减压。小腿部的所有四个骨筋膜室都应得到减压，包括前侧、外侧、浅后部和深后部。通过外侧切口，前肌间隔作为前室和外侧室的解剖标志。在外侧松解过程

中，必须注意保护腓浅神经，它通常从外侧筋膜深处穿过前浅筋膜。通过内侧切口，释放深部和浅层后筋膜室。必须识别和保护隐神经和大隐静脉。最好从远端到近端解除后侧骨筋膜室。随着松解的进展，胫骨后内侧的比目鱼肌起点需要部分松解，以获得完全的深后骨筋膜室切开术。切开解压完成后，每个骨筋膜室内的肌肉都应被检查并证实是有活力的。应该通过评估肌肉颜色、稳定性、出血能力和机械或电刺激时的收缩性来评估肌肉活力。切口处应用无菌敷料覆盖，直到完成最终的延迟闭合。

【基本原则】

1. 通过意识到任何胫骨骨折都有发生筋膜间隔综合征的可能性，并采用这种治疗方法，可以快速诊断急性腿部筋膜间隔综合征，并在组织坏死和功能丧失之前完成紧急骨筋膜室切开术。

2. 筋膜间隔综合征的诊断主要基于清醒患者的临床诊断。

然而，对于多发伤患者、昏迷患者，或用于

术中诊断，许多骨筋膜室压力测量设备是可用的（Bae 等，2001）。

3. 上述病例采用双切口法，但也可采用直接外侧切口进行单切口四骨筋膜室切开术。多种单切口骨筋膜室减压的报道已经发表，包括如图 126-3 所示的腓骨旁入路，以及最近报道的利用胫骨前肌外侧回缩以进入并减压深后部骨筋膜室的胫旁入路（Maheshwari 等，2008；Ebraheim 等，2016）。不管怎样，每个受影响的骨筋膜室都必须完全解压。这两种手术方式各有优缺点。最终，基于手术医生操作时的舒适性和患者的软组织状况决定采用哪种手术方法。

4. 筋膜切开术后，应用无菌敷料覆盖软组织。

5. 理想情况下，切口处可以完成延迟闭合，但必要时在外侧切口上使用皮瓣移植术是一个很好的选择。

【术中影像】

见图 126-2 至图 126-5。

【技术要点】

1. 儿童腿部筋膜间隔综合征的早期诊断和急诊治疗仍然是治疗的关键。

2. 在儿科患者中，伴随着越来越多的镇痛需求的疼痛增加，患者的躁动和（或）焦虑增加，这些都是筋膜间隔综合征的敏感临床指标（Noonan 和 McCarthy，2010）。

3. 某些损伤和骨折类型易使患者在单个骨筋膜室发生筋膜间隔综合征。胫骨结节骨折导致特定血管损伤所致的孤立性小腿前侧筋膜间隔综合征清楚地证明了这一点。

4. 如果临床上不能明确诊断骨筋膜间室综合征，则腿部所有四个骨筋膜室内压力都应该被测量和记录。如果合并有骨折，应在骨折部位 5cm 内进行测量。如果在术中测量血压，读数必须与

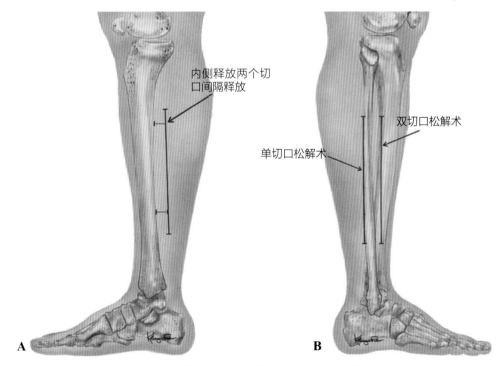

▲ 图 126-2　筋膜切开术切口示意图

A. 内侧切口距胫骨后缘至少 1cm；B. 外侧单枚切口位于腓骨上；若选择双切口则第二切口位于胫骨和腓骨中间

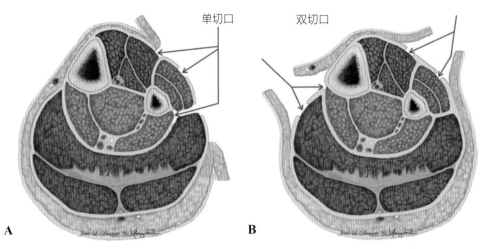

单切口　　　　双切口

A　　　　**B**

▲ 图 126-3　轴向视图显示皮肤切口位置和骨筋膜室减压，采用单切口（A）和双切口（B）技术

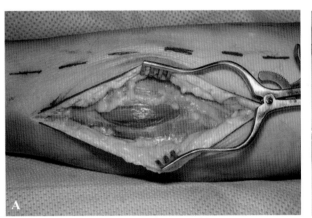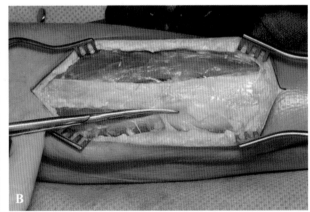

▲ 图 126-4　尸体解剖显示双切口腿部骨筋膜切开术
注意，后侧浅筋膜间室内侧减压（A）和前侧筋膜室减压后的外侧筋膜切开（B）

患者术前的舒张压相比较，小于 20 ～ 30mmHg 被认为具有诊断价值。Stryker 监护仪（Stryker Corpora-tion, Kalamazoo, MI）在我们的操作中使用，但无论使用何种设备，手术医生都必须熟悉设备的具体位置和操作技术（Heckman 等，1994；Kakar 等，2007）。

5. 在腿部创伤性筋膜间隔综合征中，不建议采用微创皮肤切口，完全的骨筋膜室减压应该是直观且完整的。

6. 筋膜切开术后的软组织管理是费时且具有挑战性的。所有的尝试都应以关闭胫骨内侧切口为主，如有需要，可采用小的松弛皮肤切口或皮瓣移植治疗外侧软组织缺损。在治疗过程中，尽早告知患者和家属可能皮肤移植的准备，可以早期对软组织进行明确的处理，防止反复手术。

【术后疗效】

见图 126-6。

【风险规避】

1. 术后早期发现和诊断可以在组织坏死和功能丧失之前紧急完成骨筋膜室切开术。

2. 骨筋膜室切开术后用石膏夹板将足固定在中立位，以便在治疗过程中持续保持骨折的稳定性和预防马蹄样挛缩畸形。

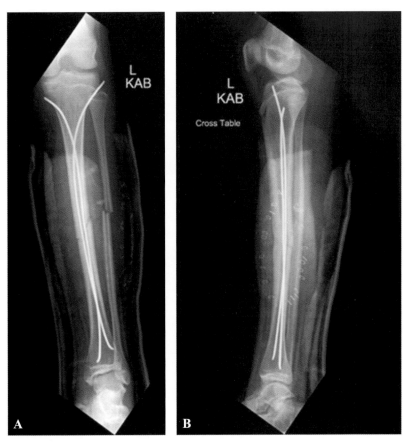

▲ 图 126-5　治疗期间的正位（A）和侧位（B）X 线片显示，胫骨骨干骨折的长度和对位通过弹性髓内针内固定恢复。注意，三面夹板外固定额外增加了对骨折的支撑与保护

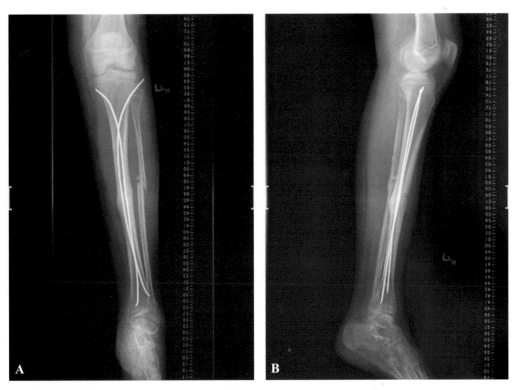

▲ 图 126-6　随访正位（A）和侧位（B）X 线片显示，该患者胫骨和腓骨骨干骨折对位对线保持对齐和间歇愈合

3. 皮肤切口长度应足够大，便于解剖识别以保护重要神经血管结构，顺利完成四骨筋膜室切开术。

4. 在骨筋膜室切开术后和返回手术室后，手术医生必须仔细完成对肌肉和软组织的检查，以确保清除任何不能存活的组织，防止术后感染。

5. 如果采用双切口技术，必须先拟定两个切口的位置，然后再开始做任何一个切口，以保持宽阔的前部软组织桥。之前认为胫骨远端需要至少 7cm 的软组织桥的观点受到质疑，但小心的软组织处理和尽可能保持宽的皮肤桥的做法仍然是必要的（Howard 等，2006）。

6. 临床上必须警惕筋膜间隔综合征的发病，因为延迟的骨筋膜室切开术有显著的高感染率和截肢率。手术医生也必须意识到并监测筋膜间隔综合征的潜在全身影响，包括横纹肌溶解和肾脏损害。

【病例参考】

病例 118　胫骨干骨折（弹性髓内针固定）。

胫骨干骨折（石膏固定）

Tibial Shaft Fracture: Cast Treatment

Jeanne M. Franzone　Richard W. Kruse　著

管之也　孙　军　译

概　要

在一场足球比赛中，一名14岁的男孩在射门时被防守球员抢断，导致右胫骨干闭合性骨折，为长斜形的粉碎性骨折。他接受了手法闭合复位和长腿管形石膏治疗。石膏在手术室中进行了楔入调整，以改善对位。4周后，更换为可负重的髌韧带支撑支具，并开始轻度活动踝关节和膝关节进行康复治疗。随着骨折愈合，负重训练也随之进行，髌韧带支撑支具切割为膝下短腿支具继续保护。术后3个月，他被允许在无支具保护的情况下负重，术后4个月，他恢复了正常活动。

【病史简述】

在一场足球比赛中，一名14岁的健康男孩在射门时被三名防守球员拦截，导致右腿畸形和疼痛，皮肤和神经血管状况完好。在最初的创伤评估中没有发现合并其他损伤。X线片显示胫骨骨干长斜行粉碎性骨折，腓骨同位骨折。患者最初在急诊室采用一根长腿夹板固定患肢，随后入院接受密切观察。后在手术室全身麻醉下，应用长腿石膏进行闭合复位。在骨折短缩有重叠的情况下，全身麻醉可使肌肉松弛，而在急诊室中则不能提供有意识的镇静。在急救室立即或暂时性的复位固定旨在恢复患肢末梢血运，清除皮肤损伤，或减轻受伤神经的压力。

【术前影像】

见图127-1和图127-2。

【术前评估】

1. 右粉碎性胫骨斜行骨折伴同水平腓骨骨折。
2. 骺板尚未闭合。

【治疗策略】

治疗方案包括采用长腿石膏固定或经皮克氏针、弹性髓内针、接骨板、外固定架或硬髓内针进行闭合复位或切开复位。考虑到患者的骺板尚未闭合，应避免使用坚硬的髓内针。虽然越来越多的儿童和青少年使用弹性髓内针，但这种闭合性、单纯性的损伤可以通过石膏固定来闭合复位。弹性髓内针内固定技术可以避免术后长期长腿石膏的固定，

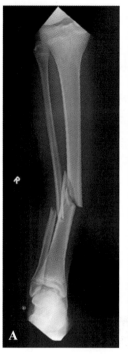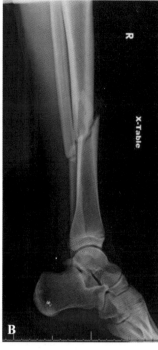

▲ 图 127-1　右胫腓骨前后位（A）和侧位（B）X 线片显示右胫腓骨骨干斜形粉碎性骨折

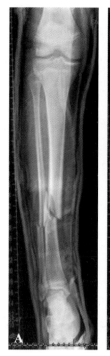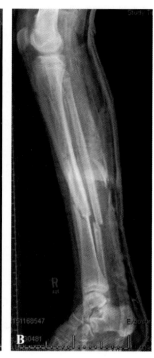

▲ 图 127-2　患者在急诊室临时长腿夹板固定后的右胫腓骨的前后位（A）和侧位（B）X 线片

但需要二次手术去除针体。将具有弹性的髓内针固定在非病理性生长的骨上的一个缺点是，取出变得更加困难，尤其是对于一个处于快速生长发育阶段的孩子，这些针可能会被埋在骨内难以取出，还可能造成应力集中。在采用闭合复位和石膏固定的情况下，石膏可在 4 周时更换为膝下短腿支具承重固定或支撑，直到有足够的骨痂形成。如果后期复查见骨折对位不满意，必须告知患儿家长术中需转变为切开复位手术，以及在术后早期石膏可能需要楔开和重新调整。

【基本原则】

1. 除了完整的创伤评估，重要的是评估膝和踝关节（损伤上方和下方的关节）。

2. 考虑到胫骨骨干重塑的能力，胫骨干骨折可接受的成角和短缩范围非常有限，特别是在青少年。冠状面或矢状面可接受不超过 5° 成角。虽然大于 10° 的向前成角是可以接受的，但非常小范围的向后成角迫使膝关节在行走中过度伸展。

在青少年中建议对位至少 50% 和缩短小于 1cm（Heinrich 和 Mooney，2010）。

3. 最初的石膏固定可接受 20° 以内的跖屈以预防反弓。

4. 可在术中或术后早期采用管形石膏楔开法对骨折复位进行微调。

5. 患者进行手法复位石膏固定后应密切监测，减少发生筋膜间隔综合征的可能。

6. 术后 4 周内应每周进行 X 线片检查，以监测骨折的对位。

【术中影像】

见图 127-3 至图 127-6。

【治疗要点】

1. 作为全身麻醉的一部分，肌肉松弛有助闭合复位。

2. 对胫骨干骨折的初步影像学评估决定了复位的可行性以及复位手法。

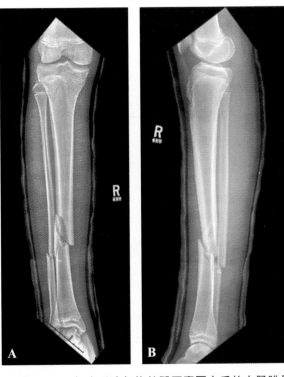

▲ 图 127-3　初次手法复位长腿石膏固定后的右胫腓骨前后位（A）和侧位（B）X 线片（楔入操作前）

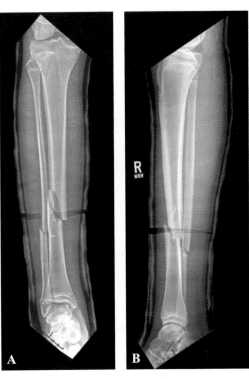

▲ 图 127-4　右胫腓骨楔入调整后的前后位（A）和侧位（B）X 线片，以纠正反屈畸形

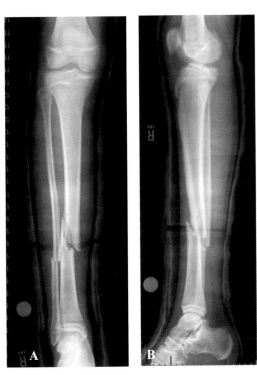

▲ 图 127-5　右胫腓骨的前后位（A）和侧位（B）X 线片，在闭合复位和长腿石膏固定后 1 个月，在这次复查后，患者更换为髌韧带支撑可负重支具

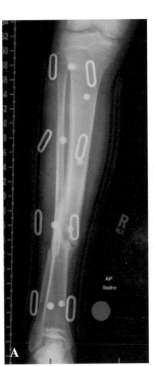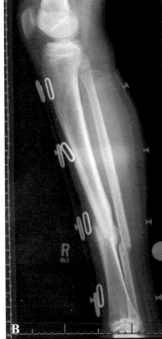

▲ 图 127-6　右胫腓骨在闭合复位和长腿石膏固定后 3 个月的前后位（A）和侧位（B）X 线片，在这次检查后，患者被允许在没有支具的情况下自行负重（不允许跑步、跳跃或高强度活动）

3. 当对足部施加牵引复位后，可首先应用管形石膏固定。对足进行矫正操作以优化骨折复位，然后将其纳入管形石膏中。如上所述，最多20°的跖屈优化骨折复位，防止反弓畸形。

4. 骨突和脚跟的部位必须适当垫高。

5. 对于长腿石膏，重要的是要包括整个大腿直到腹股沟，并在石膏近端有足够的填充物，以防止皮肤刺激。

6. 当采用楔开技术时，重要的是使用软填料填充石膏的空隙，以避免楔形水肿。当进行楔形闭合时，重要的是避免挤压皮肤（AO 手术参考）。

【术后影像】

见图 127-7。

【风险规避】

1. 应提前与患儿家属讨论密切随访的必要性，以及可能需要根据复查结果重新调整或更换石膏，其是治疗计划的一部分，以避免被视为一种未预料到的并发症。

2. 我们不会用石膏去固定疑病症患者。任何关于石膏不适的主诉都必须认真对待和调查。足跟部溃疡和其他部位的压疮是石膏固定的严重并发症。

3. 需要在手术室内进行闭合复位的患者应予以抬高患肢，并进行临床生命体征的监测。24～48h 的卧床休息通常有助于提高患者的舒适度。在儿童中，焦虑、对镇痛药需求的增加和躁动（"三个 A"）是筋膜间隔综合征最敏感的临床表现（Bae 等，2001）。

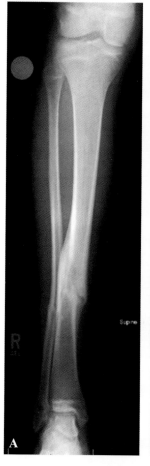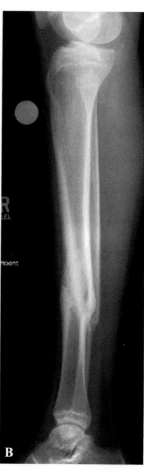

▲ 图 127-7 右胫腓骨的前后位（A）和侧位（B），在闭合复位和长腿石膏后 4 个月的 X 线片。在这次摄片后，患者被允许恢复正常活动

4. 医生通常需要对患者轮椅、交通出行和学校教育做出必要的安排与指导。妥善处理这些社会问题是整个治疗计划的重要组成部分。

【病例参考】

病例 118 胫骨干骨折（弹性髓内针固定）

病例 119 胫骨干骨折（接骨板内固定）。

骨软骨骨折

Osteochondral Fracture

Eric D. Shirley 著

管之也 孙 军 译

概 要

一名 16 岁男孩因膝扭伤而就诊。查体和影像学检查证实为松动的骨软骨骨折。手术旨在分离出游离骨软骨块并使之重新附着。在关节镜下对游离骨软骨块进行定位，并进行关节切开复位内固定术。骨折愈合良好，功能完全恢复。

【病史摘要】

一名 16 岁男孩因间接暴力扭伤而出现膝关节疼痛。受伤后不久就出现了创伤性关节内血肿。患者主诉膝周广泛性疼痛，但没有出现膝关节不稳的临床表现。膝关节查体，无固定挛缩，无局灶性压痛，韧带稳定。常规 X 线片显示在髌上囊处有一游离骨软骨块，磁共振成像（MRI）显示位于股骨外侧髁。手术旨在分离出游离骨软骨块并尽可能使之重新附着，以恢复软骨表面完整性。

【术前影像】

见图 128-1 至图 128-3。

【术前评估】

1. 创伤性膝关节内血肿。

2. 膝部疼痛。

3. 股骨外侧髁骨软骨骨折，缺损 > 2cm，骨软骨块游离。

【治疗策略】

治疗方法包括临床观察、物理治疗、必要时行游离体切除或自体骨软骨移植及骨软骨碎片固定。关节镜下可用自体软骨修复关节软骨表面。使用 1.5mm 聚 -96L/4D- 丙交酯共聚物可吸收骨软骨针（ConMedLinvotec, Largo, FL）进行固定，骨折愈合后不需要后期移除内固定。

【基本原则】

1. 需要对患者临床表现和影像学检查结果进行仔细评估，以确保不存在其他的损伤，如内侧髌韧带因髌骨脱位而撕裂。

2. 术前 MRI 的检查是必需的，因为传统的 X 线片不能显示游离软骨块。此外，MRI 的检查使得临床医生可以确定负重关节软骨面缺损的大小和所在的位置以判断软骨块是否能够重新固定。当可以

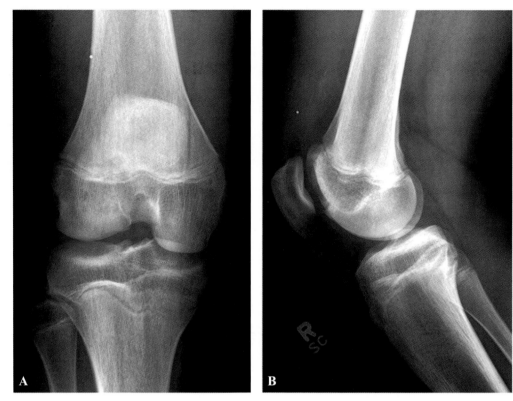

▲ 图 128-1　受伤后的膝关节正位（A）和侧位（B）片，游离体只在侧位片上可见

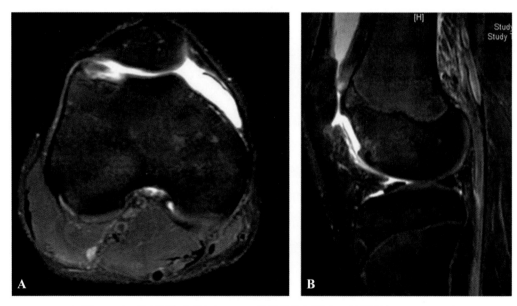

▲ 图 128-2　横断面与矢状面 MRI 可见股骨外侧髁有一缺损区（2.5cm×2cm）

选择进行关节镜下的修复时，应尽快安排手术，因为较长时间的损伤可能会增加关节软骨面损伤或软骨块形变的机会，使得后期修复变得困难。

3. 术中检查骨软骨碎片是否带有皮质骨和愈合的可能。

4. 可吸收骨软骨针植入在关节表面的下方。

【术中影像】

详见图 128-4 至图 128-7。

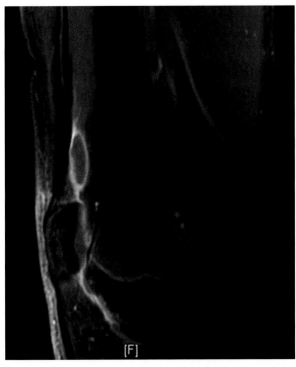

▲ 图 128-3　这张 T_2 矢状位 MRI 图像显示髌上囊方有一个游离体

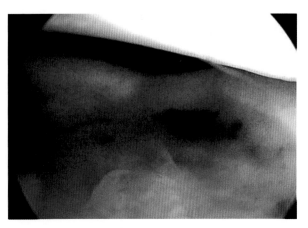

▲ 图 128-4　从关节镜可以看到股骨外侧髁上的巨大缺损

【技术要点】

1. 手术室内需有容纳关节镜和 C 形臂的足够的空间，以便发现游离体。

2. 使用单独的冲洗口可防止关节镜中的液体将游离体推开。一根脊椎穿刺针插入膝关节中以固定松动的游离软骨块。

3. 游离软骨块一侧的切口应延长至其足以被移出。注意术中操作时避免损坏游离的软骨块。

4. 一旦确定要移除软骨块时，要对其做进一步的检查，以确定修复是否可行。适合修复的指征包括完整的关节软骨面，骨块足够大，带有部分皮质骨。

5. 检查缺损部位，以确认其在髌骨或胫骨活动范围内有关联。可能需要使用关节镜来评估髌股关节。

6. 使用先前的切口进行有限的关节切开术。必要时切除一部分脂肪垫。当通过小切口工作时，术者佩戴头灯可能会有帮助。

7. 缺损部位使用搔刮和冲洗为重新修复做准备。为了获得平滑的关节面，可能需要从胫骨近端结节处植骨。

8. 然后，游离软骨块被还原到缺损部位。注意要确保其处于正确的位置。此外，受伤后游离软骨块的边缘处可能已经增生变厚，需要修整其轮廓来达到解剖复位。

9. 光滑克氏针可用于临时固定。

10. 采用 1.5 或 2.4mm 的聚 -96L/ 4D- 丙交酯共聚物可吸收骨软骨针实现最终固定。在骨骼发育不成熟的患者，针的长度不要超过生长板。可吸收骨软骨针先行预钻孔，然后使用夯实器锤入。所需要的针数（3～7 枚）取决于缺损的大小。其他内固定方式的选择包括空心螺钉、埋头针和其他生物可吸收产品。可吸收骨软骨针的优点包括体积小和避免了二次手术移除内固定。

11. 术后 6 周限制负重。通常不需要外固定。

12. 术后 6 周开始康复治疗。

【术后疗效】

详见图 128-8 和图 128-9。

【风险规避】

1. 对于有创伤性关节内积血和疑似存在游离体的患者，可以进行核磁共振成像的检查，以评

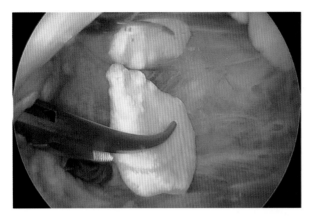

▲ 图 128-5　在关节镜下轻柔地取出游离软骨块

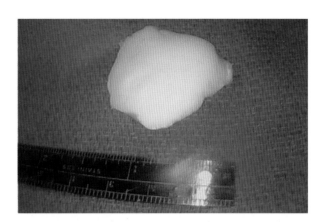

▲ 图 128-6　对游离软骨块进行检查，以确定其大小和重新固定的可能性

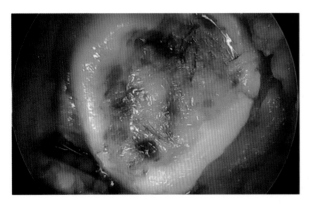

▲ 图 128-7　通过有限的膝关节前外侧切开显露该缺损以方便下一步手术

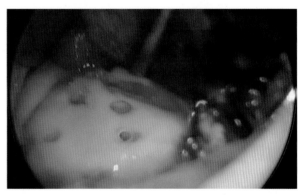

▲ 图 128-8　手术完成时的术中照片显示骨软骨碎片的解剖复位和固定，软骨表面光滑，无须植骨

估用自体骨软骨块来恢复关节面的可能性。

2. 受伤后立即进行手术可以降低游离软骨块形变和增生肥大的风险。

3. 注意骨软骨块的正确方向以确保复位。

4. 若术后出现持续性疼痛，需后续 MRI 评估关节软骨表面。

【病例参考】

病例 110　髌骨袖套骨折。

笔者心得与经验

年轻患者膝关节创伤性出血的鉴别诊断包括关节内骨折、前交叉韧带撕裂、半月板撕裂、髌骨脱位和骨软骨骨折。年轻患者关节软骨损伤治疗极具挑战性，较大的缺损会导致早期关节炎。由于关节软骨的愈合能力有限，像该例的年轻患者应该尝试减少骨软骨块的移除和尽可能去固定骨软骨碎片。一些报道（Walsh 等，2008）也提到了对于非常年轻的患者，在没有太多骨质附着的软骨碎片的愈合中，应考虑用可吸收针去固定大的软骨碎片。

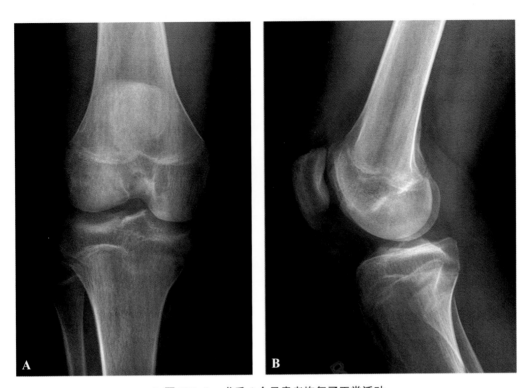

▲ 图 128-9 术后 4 个月患者恢复了正常活动

前后位（A）和侧位（B）膝关节 X 线片显示股骨外侧髁持续性凹陷，可能继发于软骨下异常成骨，患者在 1 年的随访中没有感到膝部疼痛

第六篇

下肢：足、踝
Lower Extremity: Foot and Ankle

胫骨远端干骺端骨折（接骨板固定）

Distal Tibial Metaphyseal Fracture: Plating

Oussama Abousamra　著

孟俊融　宁　波　译

概　要

◆ 一名 14 岁男孩因左足挤压伤就诊。外伤局限于左下肢区域。体格检查神经血管未见异常。临床病史和影像学检查考虑左胫骨腓骨远端闭合性骨折。胫骨远端粉碎性、斜行骨折伴移位，并有反屈畸形。由于这类骨折不稳定，需行手术内固定治疗。在该病例中，我们决定对胫骨腓骨远端骨折进行切开复位接骨板固定术。

◆ 虽然胫骨骨折在儿童中很常见，但远侧干骺端骨折的发生率尚不明确。胫骨远端骨折的手术策略包括内固定或外固定两类；而内固定方法又分为交锁髓内针技术与接骨板螺钉技术。胫骨远端接骨板可放置在胫骨内侧或外侧，不同方法均各有优缺点。放置植入物时，应注意不要损伤胫骨远端和腓骨的骺板。

◆ 术后予以短腿夹板固定。建议止痛、术后 24h 应用抗生素、抬高患肢。患者可在术后第二天出院，患肢免负重。定期门诊随访。6 周后，X 线片显示骨痂生长良好，负重耐受可；骨折愈合顺利。末次随访为术后 6 个月，踝关节活动不受限。

【病史简述】

一名 14 岁男童因被机动车辗压致左足疼痛肿胀急诊就诊。左下肢神经血管无殊。未提示筋膜间隔综合征征象。无皮肤开放性伤口。余三肢及脊柱未及异常，患者未诉其他不适主诉。影像学检查显示左胫腓骨远端骨折。

【术前影像】

见图 129-1。

【术前评估】

1. 左小腿和足部疼痛和压痛。

2. 足踝部肿胀。

3. 患肢无法负重。

4. 胫腓骨远端斜行双骨折。

【治疗策略】

胫骨远端骨折可采用多种治疗方法。保守的治疗包括闭合复位石膏固定。然而，由于本例骨

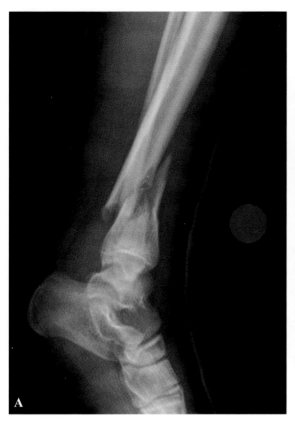
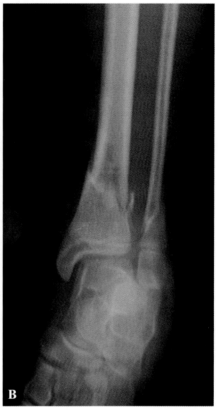

▲ 图 129-1 A. 左下肢侧位片，显示胫骨和腓骨远端粉碎性、斜行骨折；B. 左下肢正位片显示胫骨和腓骨远端粉碎性、斜行骨折

折不稳定，切开复位有助于纠正力线、保证坚强固定。切开复位可选择多种不同植入物。外固定的优点是可通过闭合复位治疗骨折。缺点包括潜在的针道感染和需要佩戴外部固定数月。内固定策略包括交锁髓内针或接骨板螺钉。其中髓内针技术可不需要切开复位，术中对软组织剥离比接骨板螺钉方式要少，但控制远端骨折段及保持良好的力线是有难度的。接骨板螺钉技术的优点是在肉眼直视下将远端骨折碎片解剖复位；其缺点包括需要显露更多的软组织来放置植入物。文献有报道经皮螺钉置入微创接骨板技术，虽然听上去很有吸引力，但该技术在确保解剖复位方面是有困难的。

在该病例中，我们决定对胫腓骨远端骨折行切开复位和接骨板固定术。胫骨远端采用锁定接骨板与 3.5mm 螺钉；腓骨远端采用 2.7mm 螺钉。

可根据手术医生的喜好决定是将胫骨远端接骨板放置在内侧还是外侧。研究显示这两种方法没有差异。虽然前外侧入路技术要求更好，还需要一个更长的切口，但内侧入路置板可带来潜在的软组织损伤并且术后接骨板突于皮下因此有必要骨折愈合后取除内固定。

术后护理包括将患肢置于短腿夹板支具中，患肢伸直抬高。患者术后住院观察一夜后出院并定期门诊随访。术后 2 周首次随访时，拆除支具，伤口换药。然后将患足置于一个可拆卸矫形器中，鼓励踝关节非负重下恢复关节活动度。术后 6 周随访允许负重。建议配合物理治疗来帮助踝关节完全恢复活动度。建议门诊随访至骨折影像学愈合。

【基本原则】

1. 与所有四肢损伤一样，入院初期对患者的全身评估对于发现合并伤是必要的。

2. 在初步评估中对患肢的神经血管体格检查是必不可少的。

3. 对膝关节和踝关节可能的损伤进行临床和影像学评估。

4. 软组织肿胀、擦伤、水疱和其他软组织损伤应仔细记录以确定肢体状况是否有条件进行手术。否则，手术应延迟以避免加重软组织并发症。

5. 术前可用夹板临时固定患肢以缓解患者疼痛。

【技术要点】

1. 患者仰卧位。患侧下肢消毒铺单。

2. 患侧大腿根部使用止血带（无菌或非无菌），以减少出血对术野干扰。

3. 在腓骨外侧做一个纵向切口，一直延伸到骨折处。注意保护腓肠神经。

4. 骨膜下解剖显露腓骨骨折端。骨膜剥离仅限于骨折端周围，应尽量避免对血供造成损害。

5. 牵引有助于骨折复位。复位后的腓骨骨折

用 2.7mm 锁定接骨板固定。

6. 在胫骨远端的前部做一个纵向切口，向下延伸到骨折处。

7. 应仔细分离皮下软组织，并保留全层皮瓣，以避免影响血供。

8. 骨膜下解剖显露胫骨骨折端。同理，对骨膜的剥离应仅限于骨折端周围，尽量避免对血供造成损害。

9. 通过操作与牵引实现复位。单枚拉力螺钉可有助力骨折片复位（图 129-2）。

10. 复位的胫骨骨折用 3.5mm 的锁定接骨板固定。

11. 伤口冲洗，逐层关闭。关切口时确保软组织覆盖在植入物上，避免皮肤张力过高。

12. 关闭伤口后无菌敷料覆盖。外固定支具固定。

13. 术后 24h 内对症使用止痛药物和抗生素。建议患肢抬高。

【术后影像】

见图 129-3 和图 129-4。

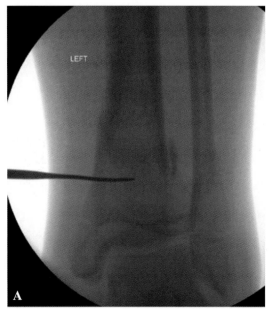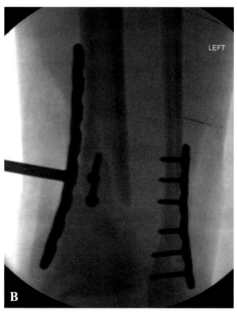

▲ 图 129-2　左胫腓骨骨折复位内固定的术中摄片

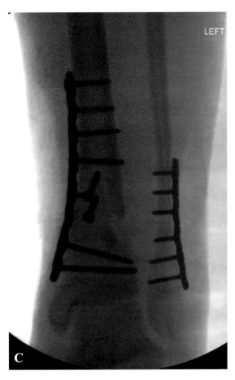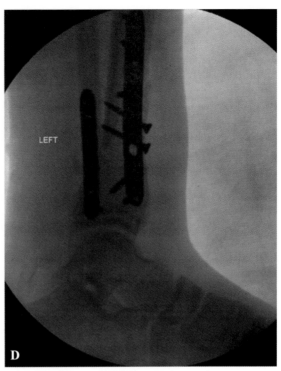

▲ 图 129-2（续）　左胫腓骨骨折复位内固定的术中摄片

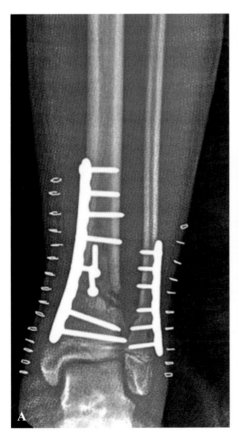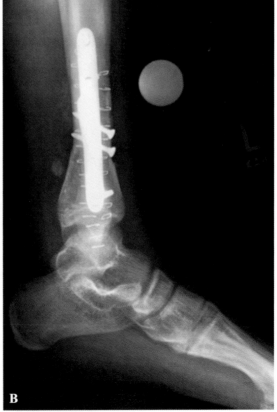

▲ 图 129-3　左胫腓骨的术后即刻摄片

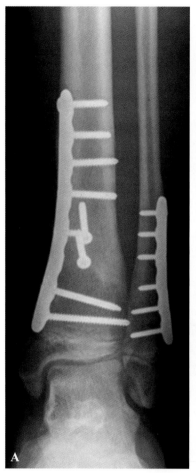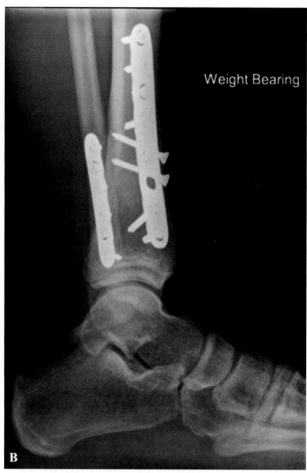

Weight Bearing

▲ 图 129-4　术后 6 个月左胫腓骨正位片和足踝负重侧位片

【风险规避】

1. 仔细解剖入路，以保证足够软组织覆盖，有助于术后切口护理。

2. 在粉碎性骨折中，恢复胫腓骨的完整长度至关重要。

3. 拉力螺钉有助于固定碎骨片。

4. 关伤口时在植入物上获得足够的软组织覆盖非常重要，尤其是选择内侧入路置接骨板时。

【病例参考】

病例 130　胫骨远端骨干骨折伴干骺端背侧移位（外固定技术）。

胫骨远端骨干骨折伴干骺端背侧移位（外固定技术）

Distal Tibial Shaft Fracture with Metaphyseal Extension: External Fixation

Oussama Abousamra 著

孟俊融 宁波 译

概 要

患者 13 岁男孩，因被汽车撞伤头部及右下肢来急诊就诊。影像学提示右侧开放性不稳定性胫骨下 1/3 骨干斜行骨折，并提示该患者骨骼发育尚不成熟。手术目标清创，复位固定开放性骨折。术中采用右下肢单臂外固定架稳定骨折，同时方便伤口护理。术后 3 个月骨折愈合良好。

【病史简述】

一名 13 岁男性患者因机动车撞伤后出现右腿疼痛就诊。体检发现一个 2cm × 1cm 的开放性创口，Gustilo Anderson Ⅱ级，右下肢外翻短缩畸形。右足外旋体位，远端血供良好。除中度脑震荡外，患者全身体检没有发现其他肌肉骨骼损伤。影像学检查显示胫骨下 1/3 处骨干骨折伴外翻缩短畸形，及伴有少量移位的腓骨远端骨折。

【术前影像】

如图 130-1。

【术前评估】

1. 胫骨远端螺旋形骨折、腓骨远端斜行骨折。

2. 皮肤软组织损伤及开放性骨折。

【治疗策略】

患者在急诊即给予抗生素治疗。早期使用抗生素可降低感染的风险。对创面破伤风感染的可能性进行了评估并不断做出更新。仔细进行患肢神经血管体格检查，重点评估筋膜间隔综合征的风险。对开放伤创面进行了评估和冲洗。患者进入手术室行进一步冲洗、清创和固定开放性骨折。文献表明，如在伤后超过 6h 进行清创，感染率并没有显著增加，但仍然建议早期使用抗生素和清创（Skaggs，2000）。根据 Rodriguez 的研究，头孢唑林（或克林霉素，用于头孢类过敏的患者）应该在 Gustilo Anderson Ⅰ级与Ⅱ级的开放性骨折中使用（Rodriguez，2014）。

术中透视下进一步评估骨折，提示胫骨骨折延伸至远端干骺端，但未累及骨骺生长板。如有必要，还应在术前行 CT 三维重建以完善进一步

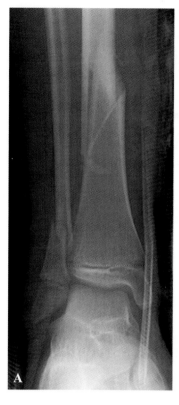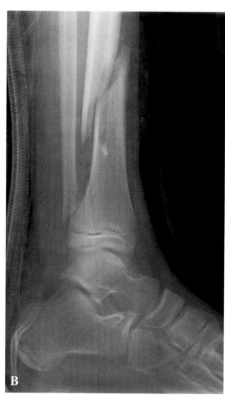

◀ 图 130-1　**A.** 右腿正位片示胫骨远端螺旋骨折和腓骨远端斜行骨折；**B.** 右腿侧位片示胫骨远端螺旋状骨折延伸至远端干骺端和腓骨远端斜行骨折

评估。对胫腓骨远端骨折采用外固定技术是一种可能的选择，鉴于患者同时存在头部外伤与患处开放性骨折的情况，我们决定采用单臂外固定架以节约手术时间。在对伤口评估后的还有其他可供选择的固定方案包括开窗石膏、弹性髓内针、细钢丝外固定或用钢丝或半针或接骨板构造的六角外固定器。在该病例中采用的是一个简单的单臂外固定架配合 4 枚 5mm 针。外固定架用于坚强固定，并在术后 3 个月后取除。术后未发生针道感染。

【基本原则】

1. 由于存在合并多发伤可能，对该病例管理中应优先评估全身情况和心肺功能。一级、二级和三级评估，并重点关注筋膜间隔综合征的征象。

2. 开放性骨折应早期使用抗生素，并尽快施行冲洗和清创。及时更新破伤风症状是必要的。

3. 排除其他系统损伤及其他骨骼肌肉损伤和神经血管损伤后，临床和影像学检查是确定骨折

类型的必要手段。

4. 对膝关节和踝关节进行影像学检查以排除可能的损伤。

5. 术前可临时使用夹板进行固定，这在术中实施坚强固定之前是非常重要的。

6. 如果使用外固定架治疗，应注意在插入半针时减少术中热损伤（应使用锋利的钻头，避免用单皮质针，并在钻孔过程中滴冷盐水降低热损伤）。

7. 半针插入后，在透视下进行复位，当复位满意后拧紧外固定架。

【术中影像】

如图 130-2。

【技术要点】

1. 术中备透视床以备在透视下闭合复位。

2. 伤口用大量生理盐水充分冲洗，去除异物。根据需要扩大创面以充分显露深部软组织损

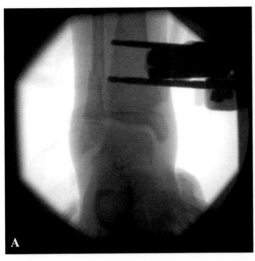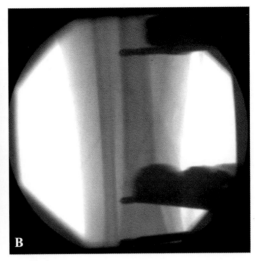

▲ 图 130-2 胫腓骨术中正侧位透视图

伤（损伤区），这往往比表皮撕裂伤更重要。在大多数情况下，任何不能存活的软组织或硬组织都应该清创切除。

3. 将不透光标记摆在胫骨内侧协助定位半针的穿针点。

4. 对预定穿针点在皮肤上做标记。切开伤口，用止血钳钝性分离软组织直到骨膜。在穿针点预先钻孔，这样可以使插入时热损伤降至最低。用手或在上面插入半销扩孔以进一步减少发热和针道并发症。

5. 首先插入最远端的半针。将单臂架远端固定，然后插入近端半针。

6. 单臂架中央连接部分是可活动的，当骨折复位后将连接部分拧紧。

7. 如果可能的话，将伤口创面冲洗清创后关闭。若软组织损伤重无法关伤口则考虑使用 VSD 负压吸引。

8. 在保证外固定架的稳定前提下适当负重。

9. 在该病例中使用的是单臂外固定架，亦可使用六轴外固定器。

【术后影像】

如图 130-3 和图 130-4。

【风险规避】

1. 对受累肢体进行彻底的神经血管检查有助于发现可能存在的合并伤。

2. 半针的正确放置有助于外固定架保持稳定。创建一个稳定的框架有助力骨折愈合和提升术后舒适度。

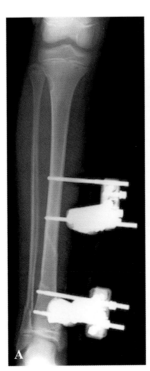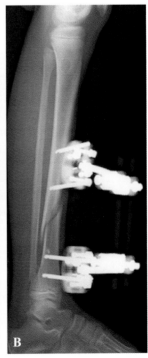

▲ 图 130-3 右胫骨术后即刻正侧位片

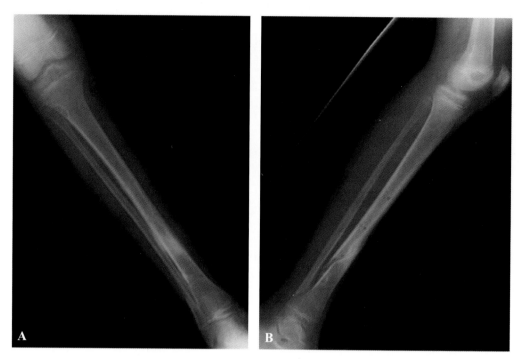

▲ 图 130-4　术后 3 个月右胫骨正侧位片

3. 术后针道感染很常见。针道护理有助于减少外固定架相关并发症并提升舒适度。具有羟基磷灰石涂层的半针可以获得一个更好的生物相融性。

【病例参考】

病例 129　胫骨远端干骺端骨折（接骨板固定）。

Salter-Harris Ⅱ型胫腓骨远端骨折

Salter–Harris Ⅱ Distal Tibia and Fibula Fractures

Lucio Ricieri Perotti　　L. Reid Nichols　著

孟俊融　宁　波　译

概　要

一名 8 岁男孩在停车场被车撞倒后被送往急诊室。患者存在闭合性右胫骨远端骨折和腓骨远端骨折。急诊骨科医师在清醒镇静下进行了闭合复位。然而在闭合复位后胫骨远端骨折不稳定，再次成角移位。遂进行切开复位克氏针内固定术。术中发现骨膜嵌于内侧骨骺内。将嵌入骨膜切除后达到解剖复位。踝关节石膏固定 6 周，术后随访未发生骨骺生长障碍。

【病史简述】

一名 8 岁的男孩在停车场被车撞倒后被送到急诊室。患者当时即出现右踝和右下肢疼痛伴右下肢远端外翻畸形。体检提示右下肢远端神经血管无异常。影像学提示右胫骨远端 Salter-Harris Ⅱ型骨折伴外翻成角畸形合并腓骨远端骨折（图 131-1 和图 131-2）。急诊镇静状态下，尝试进行闭合复位石膏固定术。复查摄片提示胫骨和腓骨骨折复位不良，胫骨远端移位、外翻成角畸形存在，并提示内侧骨骺间隙增宽（图 131-3 和图 131-4）。遂于透视下行切开复位术，通过仔细分离皮下组织至骨膜层，保护周围神经血管结构，通过温和手法将骨骺断端中嵌入的骨膜取出，遂实现骨折复位（图 131-5A）。经内踝穿远端骨骺与胫骨远端干骺端打入两根光滑的克氏针，穿双皮质固定（图 131-5B 和 C）。术中摄片提示骨折解剖复位，克氏针位置良好。给予轻度内翻和外翻应力测试骨折稳定，已恢复胫骨远端骨骺与干骺端的力线并实现完全复位。术后长腿管形石膏固定，摄片确认已解剖复位（图 131-6）。

【术前影像】

见图 131-1 和图 131-2。

【术前评估】

1. 胫骨远端急性骨骺分离骨折，即 Salter-Harris Ⅱ型骨折，合并腓骨远端骨折。

2. 下肢及踝关节肿胀可能造成筋膜间隔综合征。

3. 胫骨远端骨骺存在生长潜力，损伤可能造成骨骺早闭、生长停止，可能导致踝关节成角畸形和双下肢肢体不等长。

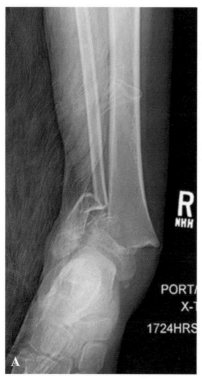
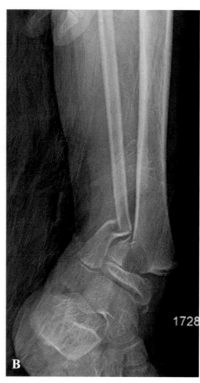
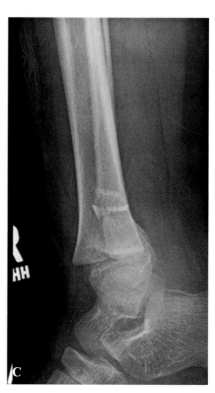

▲ 图 131-1　术前踝关节正位（A）、内斜位（B）、侧位（C）片显示胫骨远端 Salter-Harris Ⅱ 型骨折和腓骨远端骨折

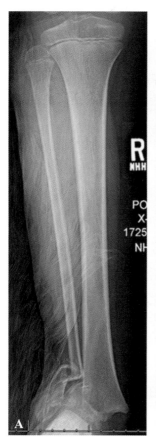
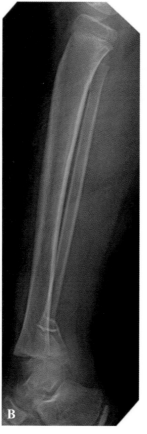

▲ 图 131-2　右下肢正位（A）和侧位（B）片未显示其他相关骨折

【治疗策略】

　　了解儿童胫骨远端骨折的 Dias-Tachdjian 分型（Dias 和 Tachdjian，1978）对该病例治疗非常重要。本病例属于旋前外翻外旋型（图 131-1）。在 Dias-Tachdjian 分型中第一个词是指受伤时足的位置。第二个词指受力的方向，损伤等级随受力的严重性增加（Herring，2013）。急诊闭合复位失败后，X 线片显示胫骨远端骨骺间隙增宽（> 3mm）且产生成角畸形，遂决定进行切开复位以移出嵌入骨膜。切除嵌入的软组织后实现解剖复位。然后用 2 枚克氏针经皮穿针以保持骨折愈合过程的稳定性（图 131-5 和图 131-6）。术后 3 周应用非负重长腿管形石膏。3 周后改为短腿石膏。共行石膏固定 6 周。拆除石膏后，患者开始接受康复锻炼物理治疗，并逐步负重。

【基本原则】

　　骨科医生必须重视胫骨远端骨折的机制和特点。Dias-Tachdjian 分型可以使骨科医生更好地理解骨折机制，并指导复位。闭合复位后仍存在大于 3mm 的骨骺间隙有很大概率后期发生骨骺早闭。许多专家现在更关心的是这些骨折的复位质量，特别是斜位片上力线恢复（Russo，2013）。无法达到解剖复位通常是由于骨折端嵌入了软组织，特别是骨膜（Barmada，2003）。在进入手术室之前必须知道是否有任何可能的阻碍闭合解剖复位。当考虑到软组织嵌入骨折端的可能后采用切开复位。复位后，伴有移位的胫骨远端 Salter-Harris Ⅱ型骨折可在术后 3～4 周内使用非负重长腿石膏，之后 2～3 周更换为短腿石膏继续固定。不伴有移位的胫骨远端 Salter-Harris Ⅱ型骨折可行非负重长腿或短腿石膏固定 3～4 周。之后过渡到非负重短腿石膏，再逐步过渡到负重，总共仅需 4～6 周的制动。

【术中影像】

见图 131-3 至图 131-6。

【技术要点】

1. Dias-Tachdjian 分 型（Dias 和 Tachdjian，1978）是一种描述性分型，它有助于骨科医生对胫骨远端骨折外伤机制的理解并相应给予复位操作。大多数胫骨远端骨折可以通过闭合复位和外固定治疗（Herring，2013）。

2. 不伴移位的 Salter-Harris Ⅱ型骨折可以在短腿石膏中固定 4 周，然后过渡至负重石膏或行走石膏，总共固定 6 周（Blackburn，2012）。

【术后影像】

见图 131-7 和图 131-8。

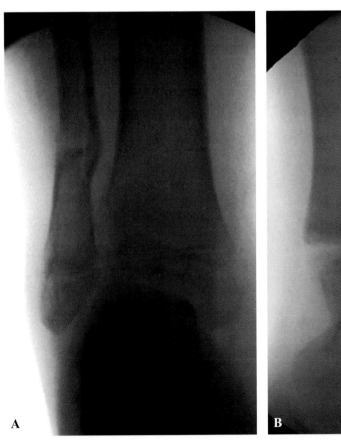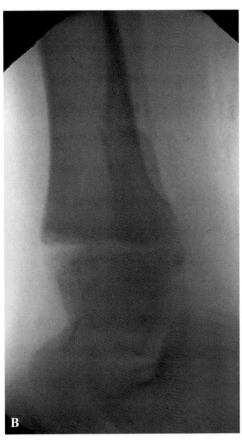

▲ 图 131-3　急诊清醒镇静下尝试闭合复位中的右踝关节正位（A）和侧位（B）的透视影像

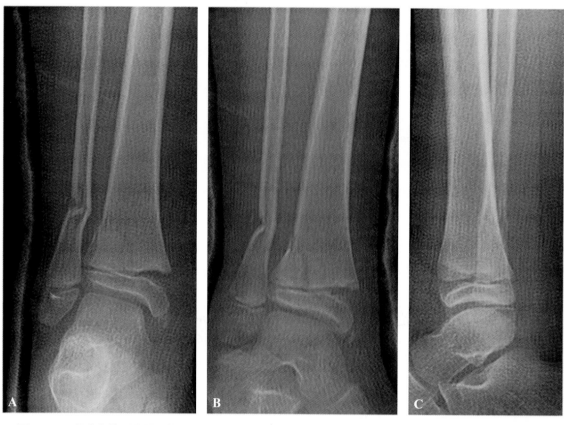

▲ 图 131-4　闭合复位后右踝关节正位（A）、内斜位（B）、侧位（C）片。正位与斜位片提示骨折未能解剖复位，仍伴有外翻成角和胫骨远端骨骺间隙增宽。另外，胫骨远端的干骺端三角形骨折块（Thurston-Holland 三角形骨片）没有获得复位

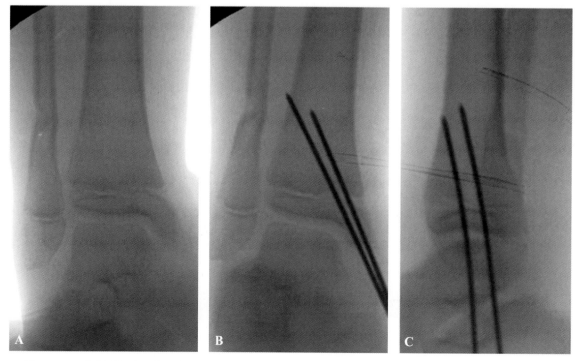

▲ 图 131-5　术中透视显示在正位（A）解剖复位，胫骨远端不增宽。打入 2 枚克氏针后正位（B）片显示两枚克氏针位置良好，侧位（C）见 2 枚克氏针呈平行状态

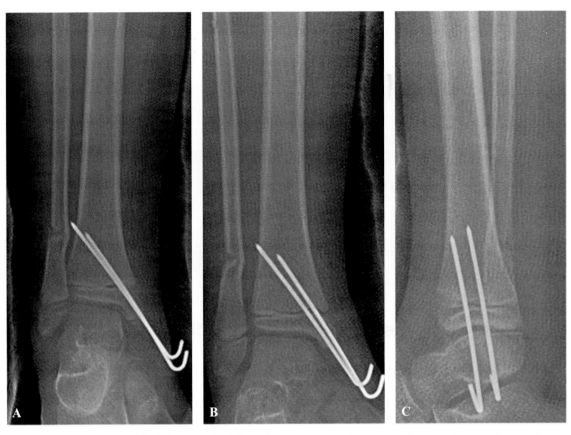

▲ 图 131-6 右踝关节正位（A）、踝穴位（B）和侧位（C）片显示胫骨远端和腓骨骨折的解剖复位

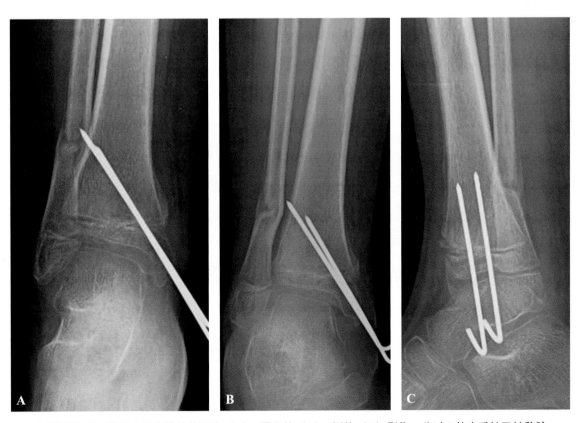

▲ 图 131-7 术后 6 周右踝关节正位（A）、踝穴位（B）、侧位（C）影像，此时 2 枚克氏针已被移除

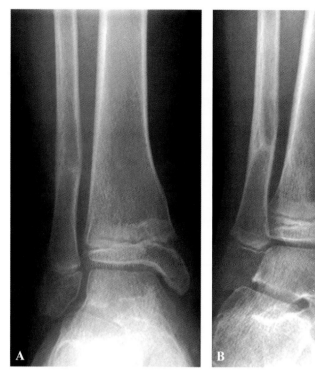
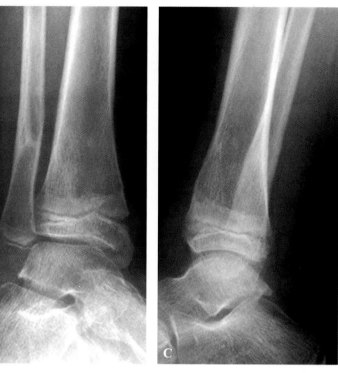

▲ 图 131-8　右脚踝关节正位（A）、踝穴位（B）和负重侧位（C）片提示胫骨和腓骨远端骨折愈合良好，无骨骺早闭或踝关节成角畸形的迹象。生长减速线显示已恢复正常的骨骺生长

【风险规避】

1. 对于伴有移位的胫骨远端 Salter-Harris Ⅱ型骨折的可接受复位的程度，目前仍存在争议（Blackburn，2012）。

2. 文献显示，胫骨远端 Salter-Harris Ⅰ型和Ⅱ型骨折的骨骺间隙宽度大于 3mm 有 60% 的可能存在骨骺早闭，而在骨折复位后骨骺间隙小于 3mm 病例中 17% 可能出现骨骺早闭，因此建议对存在骨骺间隙增宽的病例进行手术以减少生长障碍的发生（Barmada，2003）。但该研究团队在后来的研究中又发现去除嵌于骨骺间隙的骨膜并不能降低骨骺早闭的发生率（Russo，2013）。

3. 尝试闭合复位后的骨骺间隙增宽可能意味着骨折端嵌入了软组织。通这手术移除嵌入的骨膜可以减少骨骺间隙，恢复力线，但似乎不降低骨骺早闭的发生率（Russo，2013）。

【病例参考】

病例 132　Salter-Harris Ⅲ型胫骨远端骨折。

Salter-Harris Ⅲ型胫骨远端骨折

Salter-Harris Ⅲ Distal Tibia Fracture

Lucio Ricieri Perotti　　L. Reid Nichols　著

张志强　宁波　译

病例 132

概　要

一名 13 岁男孩在踢足球时左踝损伤，送入急诊室被确诊为左胫骨远端 Salter-Harris Ⅲ 型内踝骨折，踝关节肿胀明显，予以夹板固定。4 天后返回医院复查，并行 CT 检查。CT 提示骨折端在关节面移位 5mm。这个病例展示了临床及影像学检查对 Salter-Harris Ⅲ 型骨折的重要性。CT 扫描能够明确关节面的移位，从而减少创伤性关节炎和（或）低年龄儿童由于生长阻滞导致的成角畸形及双下肢不等长的风险。

【病史简述】

一名 13 岁男孩自述在踢足球时扭伤脚踝，进而感到剧痛。根据他的描述，受伤机制为旋后 - 内翻型损伤。对他的左踝关节进行前后位、斜 20° 位及侧位摄片后，诊断为左侧胫骨远端 Salter-Harris Ⅲ 型骨折。血管神经检查正常。该患者被动活动足趾时有中度疼痛。急诊予以夹板外固定后嘱其 4 天后复查，进行 X 线及 CT 检查。4 天后，患者依旧有左踝关节持续的、中度疼痛，但是神经血管检查无异常。CT 横断面上提示胫骨远端关节面有 5mm 的移位，冠状面提示 3.5mm 移位，同时可见距骨穹窿前外侧有微弱的透亮影，因此距骨无移位骨折不能除外。关节面骨折，且移位大于 2mm，因此推荐手术治疗。切开复位内固定后，予以非负重短腿石膏固定 6 周，之后开始功能锻炼，被动活动左踝关节。在伤后 6 周开始允许使用拐杖保护性负重。

【术前影像】

见图 132-1 至图 132-3。

【术前评估】

1. 急性的左胫骨远端关节内移位性骨骺骨折，包括 Salter-Harris Ⅲ 型骨折。

2. 左踝关节肿胀明显可能导致筋膜间隔综合征。

3. 左胫骨远端生长潜能犹在。此类患者骨折后可能导致骺板早闭，进而产生踝关节的成角畸形或者双下肢不等长。

【治疗方法】

对于关节内骨折，且移位大于 2mm 的累及

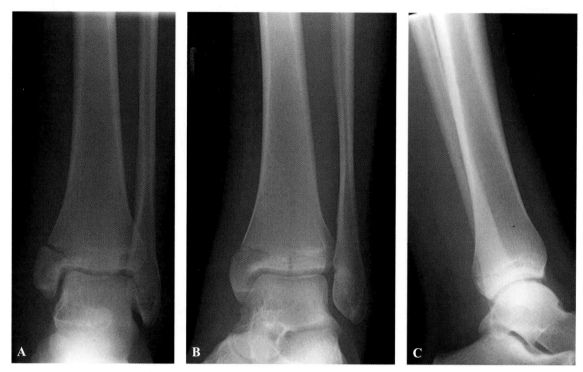

▲ 图 132-1　一名 13 岁男孩左踝关节 X 线前后位（A）、踝穴位（B）、侧位（C）提示无移位的 Salter-Harris Ⅲ型骨折

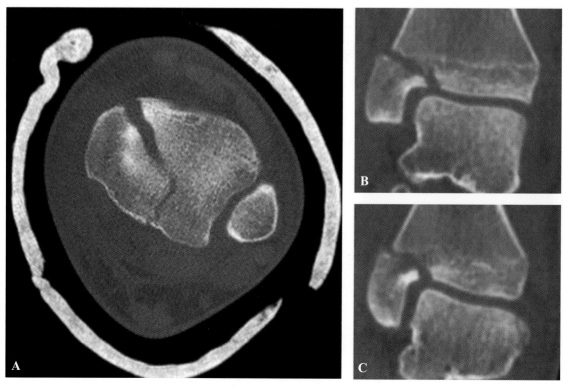

▲ 图 132-2　伤后 4 天，横断面 CT 示左胫骨远端关节面骨折移位 5mm（A）；横断面 CT 显示骨折端移位 3.5mm（B）；横断面 CT 另一个层面提示距骨穹窿前外侧存在无移位骨折（C）

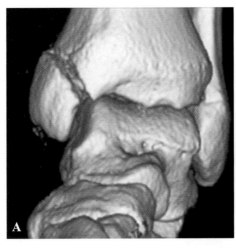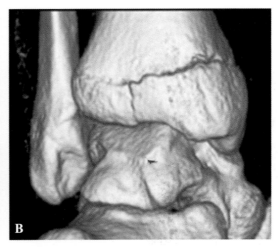

▲ 图 132-3　三维重建提示左胫骨远端骨骺骨折前方（A）和后方（B）视角

骨骺的骨折，我们建议手术治疗。左下肢常规消毒、铺巾，由于重力原因，已不需要再次驱血，止血带调至 250mmHg。3cm 纵向切口定位在内踝骨性突起前方，钝性分离软组织直至骨膜，保护大隐静脉和神经。直视骨折端，复位钳夹住骨折块及踝关节前方以方便复位。直视下看到胫骨远端关节面完整，以明确复位成功。接着两根导针平行关节面和骺板打入骨骺内，垂直跨过骨折线，这种方式可以加压并稳定骨折端。最终的位置需要术中摄片以明确，同时对外侧皮质进行钻孔。2 枚空心加压螺钉跨骨折线固定以稳定骨折。骨折解剖复位，同时需要查看螺钉的位置是否进入关节内。缝合伤口后，踝关节处于中立位予以良好塑形的短腿管形石膏固定。

【基本原则】

胫骨远端 Salter-Harris Ⅲ型和Ⅳ型关节内骨折，且移位大于 2mm，应该进行切开复位内固定已达成共识。Salter 和 Harris 推荐对于Ⅲ型和Ⅳ型的骨折应该"准确""完美"复位以防止骺板早闭。对 Salter-Harris Ⅲ型和Ⅳ型骨折，且移位大于 2mm 的患者来说，进行切开后解剖复位内固定比闭合复位发生骺板早闭的风险要低（Kling 等，1984）。虽然 2mm 原则普遍被接收，但是对

于儿童胫骨远端关节内骨折可接受的复位程度尚缺乏科学证据（Blackburn 等，2012）。非移位的骨折（<2mm）可以通过非负重长腿管形石膏固定 4 周，之后更换支具或短腿石膏 4 周治疗。更换支具或短腿石膏后前 2 周应该继续免负重（Podeszwa 和 Mubarak，2012）。对于大年龄患者来说，此类骨折无生长停滞担忧，此时行手术治疗时为了解剖复位关节面骨折，以减少创伤性关节炎的风险。

【术中影像】

见图 132-4。

【技术要点】

1. CT 横断面可以有效地评估关节内骨折移位情况并且有助于明确螺钉方向。三维 CT 重建可以更好地明确螺钉轨道。

2. 术中透视从正位、踝穴位和侧位评估螺钉位置和方向是非常有必要的。

3. 大于 2mm 的 Salter-Harris Ⅲ型骨折复位后需要直视下明确关节面的完整。骨折块可能在关节内。而且，直视下复位可以明确术中透视无法确定的解剖复位。骨折复位后，复位钳可以帮助稳定复位。两根半螺纹螺钉必须跨骨折线固定，同时一定要避免损伤骺板和关节面，尤其在未成熟儿童。

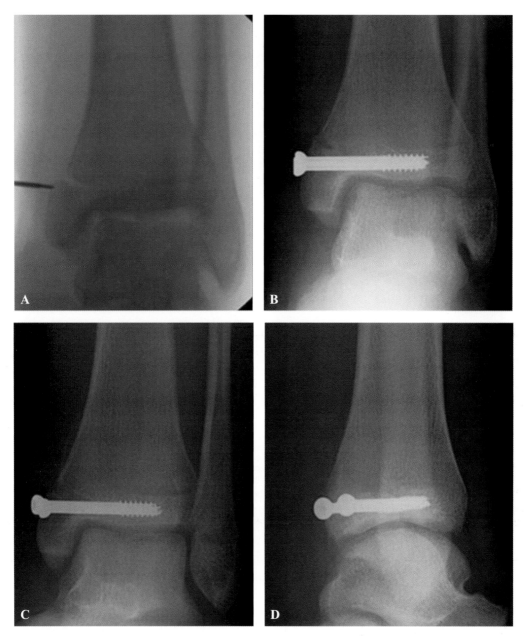

▲ 图 132-4　A. 术中透视提示导针平行关节面和胫骨远端骺板；B 至 D. 前后位（B）、踝穴位（C）和侧位（D）均提示螺钉未穿破骺板或进入关节

4. 影像学评估必须包括踝关节的前后位、踝穴位和侧位。

5. CT 检查对理解骨折的解剖及螺钉的置入是非常有用的，其提供的信息亦有可能改变手术策略（Thawrani 等，2011）。

【术后影像】

见图 132-5 和图 132-6。

【风险规避】

1. 关节内移位骨折经闭合复位后，非解剖复位骨折端可能导致生长阻滞，进而产生成角畸形或双下肢不等长（Spiegel 等，1978）。

2. 任何大于 2mm 的移位骨折都应该解剖复位以减少骺板早闭、关节面不平整和后续早期退化性关节炎的风险（Podeszwa 和 Mubarak，

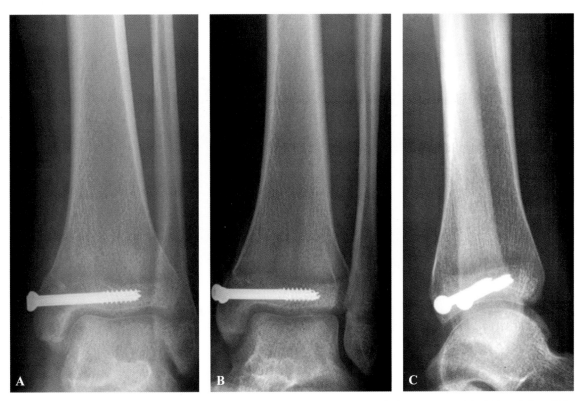

▲ 图 132-5 术后 6 周 X 线提示骨折愈合，前后位（A）、踝穴位（B）、侧位（C），距骨穹隆的硬化提示其很好的骨折愈合和再血管化

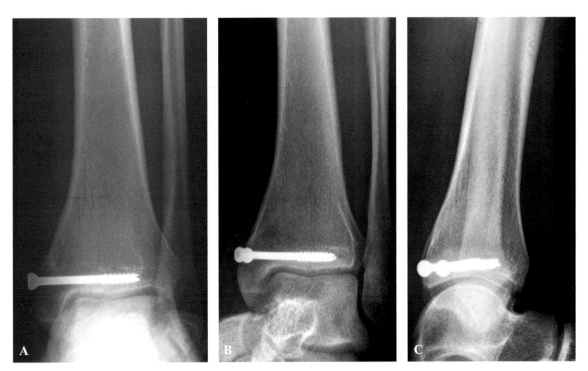

▲ 图 132-6 术后 8 周，左踝关节 X 线提示骺板闭合，在前后位（A）、踝穴位（B）和侧位（C）均无成角畸形，临床检查无双下肢不等

2012）。

3.踝关节多方位影像应该每6个月随访一次，至少随访2年，以追踪胫骨远端有无生长阻滞。

4.由于内固定的存在，接触压力远高于基线，因此建议骨折愈合后取出内固定装置

（Charlton等，2005）。

【病例参考】

病例131　Salter–Harris Ⅱ型胫腓骨远端骨折。

单纯外踝骨折

Isolated Lateral Malleolus Fracture

Scott J. Schoenleber 著

张志强　宁　波　译

病
例
133

概　要

骨骼未成熟儿童中，单纯外踝骨折较常见。虽然大部分此类骨折多合并胫骨远端骨折，但是腓骨远端骨折也可单发。大部分此类骨折多为无移位骨折，诊断多依赖于腓骨远端骨骺处软组织肿胀及高张力情况，多见于 10—12 岁儿童。此外，无移位的 Salter-Harris Ⅰ 和 Ⅱ 型骨折可见。骨折的机制多为足旋后 - 内翻型损伤。无移位的骨折的治疗取决于医生的偏好，可应用短腿行走支具或者石膏固定。移位的骨折需要进行复位，并且予以非负重石膏固定 4~6 周。生长阻滞和肢体短缩等并发症在 Salter-Harris Ⅰ 型中可见，但是 Ⅱ 型骨折并发症较少。

【病史简述】

一名 7 岁儿童玩滑板时扭伤脚踝，接着出现中等程度的肿胀、青紫及外踝畸形伴软组织张力高，拒绝触碰。胫骨远端未见明显异常。该患者血管神经检查正常，皮肤无破损。该名患者在外院进行了镇静下手法复位，复位失败后转入我院进一步诊治。

【术前影像】

踝关节的前后位（图 133-1）、踝穴位（图 133-2）和侧位（图 133-3）提示向后方移位的 Salter-Harris Ⅱ 型外踝骨折。侧位片上可见移位的干骺端骨折。

【术前评估】

1. 向后方移位的 Salter-Harris Ⅱ 型外踝骨折。
2. 骨骼未成熟患者。
3. 之前闭合复位失败。

【治疗方法】

鉴于该患者之前闭合复位失败，我们决定在手术室全身麻醉下进行肌肉松弛同时清除阻挡复位的因素。手术计划为试行闭合复位，恢复解剖力线，如果失败则予以外踝纵向切开复位，以清除阻挡复位的软组织及恢复外踝完整性。不管哪一种方案，如果骨折端不稳定，则予以 1 枚 1.6mm 克氏针固定。

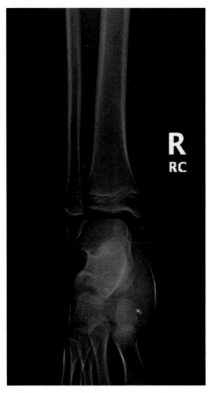

▲ 图 133-1 踝关节前后位提示骨折无明显移位

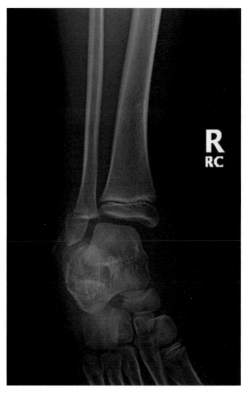

▲ 图 133-2 踝关节踝穴位

【基本原则】

在所有骨折中，尤其是骺板骨折，可试行单纯闭合复位，此时足够的软组织松弛是必要的，因为这可以使骨折轻柔的复位，以减少对骺板额外的损伤。该名患者之前闭合复位失败，但是在全身麻醉后，骨折很容易进行复位。大部分病例可以用长腿或短腿石膏固定 4~6 周治疗（Podeszwa 和 Mubarak，2012）。内固定并非必需品。隐匿性骨折可用石膏或支具固定 3~4 周（Sankar 等，2008）。

【术中影像】

术中踝关节的前后位（图 133-4）、踝穴位（图 133-5）和侧位（图 133-6）提示解剖复位，骺板对称。

【技术要点】

充分的软组织松弛是成功复位的重要前提，

适用于绝大多数患者。多次、暴力闭合复位是不可取的。少数患者闭合复位失败应该予以切开复位。通常腓骨远端的小切口足够移除骨折内嵌顿的骨膜及恢复力线。如果骨折依旧不稳定，可以用 1.6mm 克氏针纵行穿过骨折端固定。

【术后影像】

术后 4 周复查踝关节的前后位（图 133-7）、踝穴位（图 133-8）和侧位（图 133-9）提示复位维持良好，可见骨痂形成。此时，该患者更换短腿石膏继续固定 3 周。

术后 2 个月拆除石膏后，复查踝关节的前后位（图 133-10）、踝穴位（图 133-11）和侧位（图 133-12）提示骨折愈合并且无畸形出现。

【风险规避】

单独腓骨远端骨折的治疗应该以无其他相关损伤为前提，因为此类骨折多合并胫骨远端骨折（Spiegel 等，1978；Podeszwa 和 Mubarak，

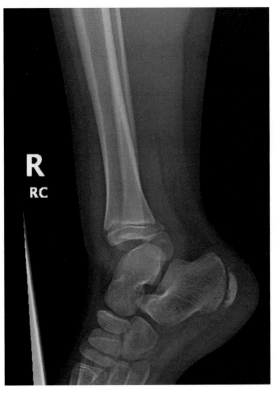

▲ 图 133-3 踝关节侧位显示骨折向后方移位

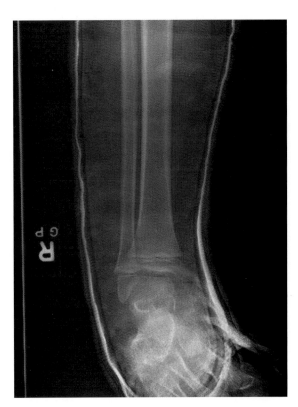

▲ 图 133-4 踝关节前后位提示骨折复位满意

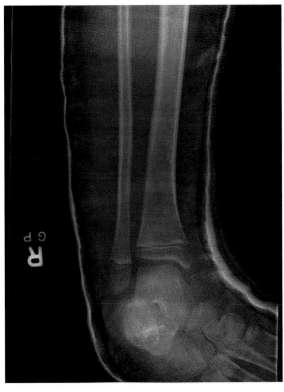

▲ 图 133-5 闭合复位后踝关节踝穴位

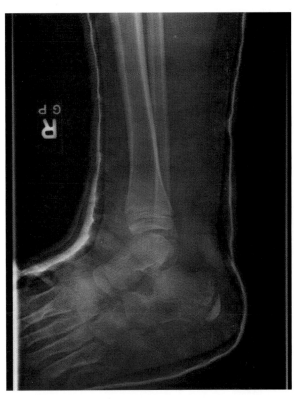

▲ 图 133-6 踝关节侧位显示外踝解剖力线正

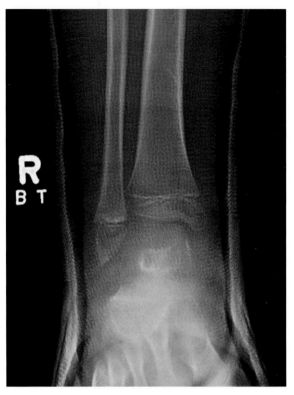

▲ 图 133-7 术后 4 周踝关节前后位提示骨折力线维持满意，早期恢复良好

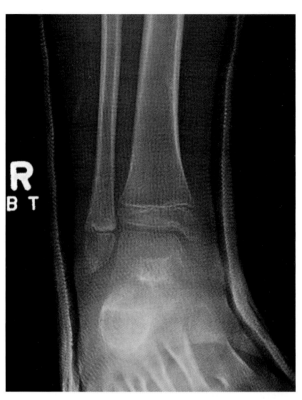

▲ 图 133-8 术后 4 周踝关节踝穴位提示骨折力线维持满意，早期恢复良好

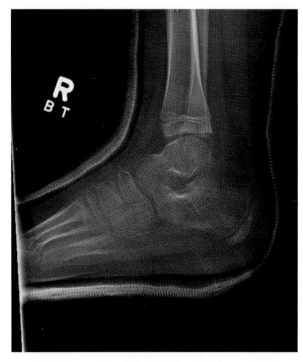

▲ 图 133-9 术后 4 周踝关节侧位提示骨折力线维持满意，早期恢复良好

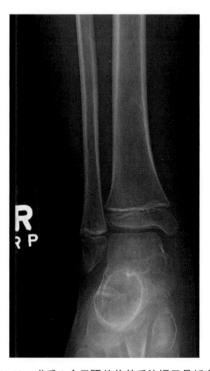

▲ 图 133-10 术后 2 个月踝关节前后位提示骨折完全愈合

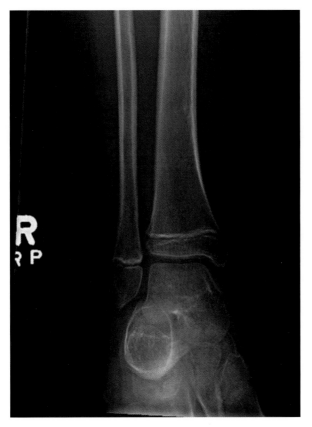

▲ 图 133-11　术后 2 个月踝关节踝穴位提示骨折完全愈合

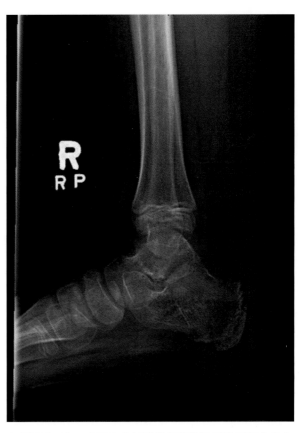

▲ 图 133-12　术后 2 个月踝关节侧位提示骨折完全愈合

2012）。隐匿性骨折产生并发症概率较低。明确的骨折，预后多与骨折分型相关。在一项大型病例报道中，16 名 Salter-Harris Ⅰ 型骨折中有 3 人（18.8%）出现骨骺早闭和腓骨短缩等并发症（Spiegel 等，1978）。5 名 Ⅱ 型骨折无并发症产生

（Spiegel 等，1978）。基于此，我们常规随访此类骨折患儿 1～2 年。

【病例参考】

病 例 131　Salter-Harris Ⅱ 型 胫 腓 骨 远 端骨折。

病例 134

胫骨远端三平面骨折
Triplane Distal Tibia Fractures

Daniel Komlos　Mara Karamitopoulos　著
宋　君　宁　波　译

概　要

儿童典型的胫骨远端三平面骨折主要发生在青少年早期，发病高峰在 13—14 岁，占儿童踝关节骨折中的 4%～15%。由于胫骨远端骨骺为非对称性闭合，这种骨折为跨骺板骨折，并出现 2 个、3 个或 4 个部分的三维的骨折模式，这种骨折几乎都是 Salter-Harris Ⅳ 型。由于骨折的复杂性普通平片很难真实反映骨折块的移位，可以使用 CT 进一步评估。骺板移位＞2mm 通常需要手术治疗以重建关节软骨面，将退行性改变的风险和骨骺早闭的风险降到最低。经典的方式是通过切开或者经皮螺钉固定以复位骨折块。患者术后需石膏固定 4～6 周后开始主动活动负重。

【病史简述】

一名 13 岁男孩，左足自行车辐条伤后局部肿痛。X 线平片示在胫骨远端正位表现为 Salter-Harris Ⅲ 型骨折，侧位表现为 Salter-Harris Ⅳ 型骨折。CT 扫描提示骨折移位明显伴骨骺旋转。

【术前影像】

见图 134-1 至图 134-5。

【术前评估】

胫骨远端骨骺移位。

【治疗策略】

最初可以尝试在镇静下进行闭合复位和长腿石膏固定。放射线检查通常低估骨折的真实移位情况。由于骨折多平面的特点复位后通常需要 CT 扫描。如果骨折可以闭合复位并将移位减少到 2mm 以下，使用长腿石膏管形可以获得良好的治疗效果（Cooperman 等，1978）。当骨折移位＞2mm, 则建议进行切开复位和内固定。手术固定包括经皮螺钉固定和经典的前外侧入路切开复位。

【基本原则】

由于胫骨远端骨骺闭合的模式决定三平面骨折常发生在青少年早期。胫骨远端骨骺闭合开始于近中央部分，继而前内侧和后内侧，最后闭合于外侧份。为了全面了解骨折位置需要进行踝关节正侧位 X 线检查。三维的 Salter-Harris Ⅳ 型骨折（Kling，1990），包括在冠状面、矢状面和水

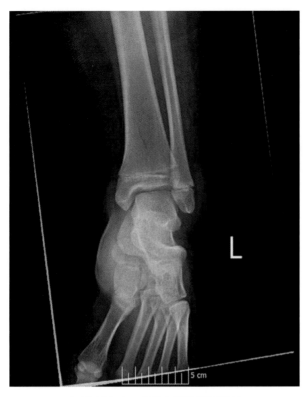

▲ 图 134-1　术前左踝关节正位片

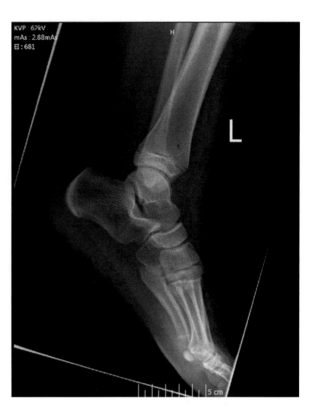

▲ 图 134-2　术前左踝关节侧位片

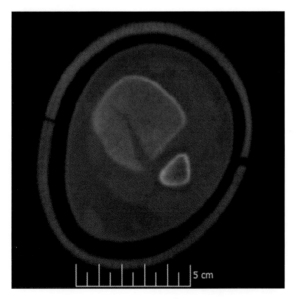

▲ 图 134-3　术前左踝关节平扫

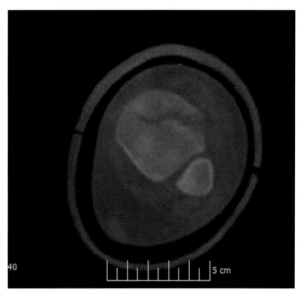

▲ 图 134-4　冠状位 CT 图像表现为骨骺碎片的旋转和增宽

平面三个平面的骨折。三平面骨折可能有 2 个、3 个或者 4 个骨折，均包括干骺端和骨骺。不能获得和保持骨骺的良好复位将导致早期的骨关节炎和骨骺早闭。

【术中影像】

见图 134-6 和图 134-7。

【技术要点】

手术前进行 CT 扫描对术前计划十分重要，并

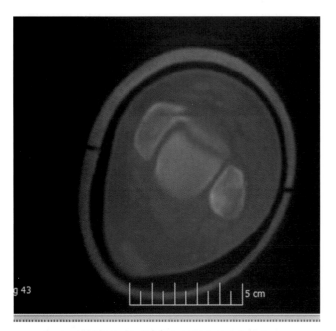

▲ 图 134-5　矢状位 CT 图像表现为关节面的增宽的 Salter-Harris Ⅳ 型骨折

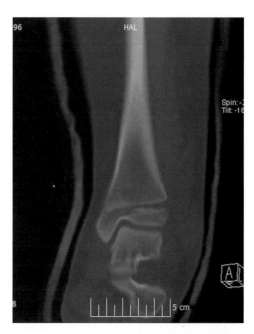

▲ 图 134-6　术中透视正位确定空心针的位置

最大限度理解骨折的模式。尝试骨折闭合复位应该在手术室进行，对于有明显移位的三平面骨折通常需要切开复位。骨膜的嵌插会影响良好的复位。骨折的特点决定外科手术入路。通常 1～2 枚拉力螺钉需要从前向后固定干骺端部分，另外 1 枚螺钉尽量平行于胫骨骺板以复位骨骺部位的骨折。通常需要两个切口到达骨折的理想复位。注意在放置骨骺内螺钉时不要穿透入关节，在术中进行透视是避免骨骺内螺钉进入关节的有效方式。

【术后影像】

见图 134-8 和图 134-9。

【风险规避】

外科治疗的最重要的部分是良好的复位，尤其是关节面的复位。在一些研究中，关节面负重区残留超过 2mm 的移位可能和外伤后 36 个月内预后欠佳有相关性（Ertl 等，1988）。同时还涉及骨骺闭合，典型的三平面骨折发生骨骼接近成熟的年龄，并有每年 4～6mm 的生长潜力（Crawford，1995）。因此儿童通常需要随访到骨

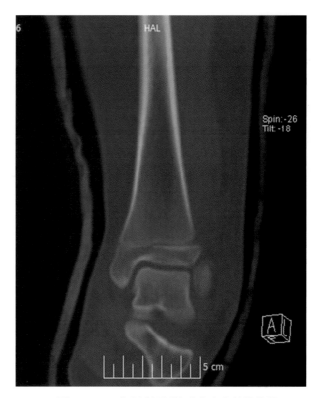

▲ 图 134-7　术中透视侧位确定空心针的位置

骼发育完全成熟；同时需要进行双侧站立位 X 线片检查，以评估成角畸形和骨骺早闭的情况（图 134-10 和图 134-11）。

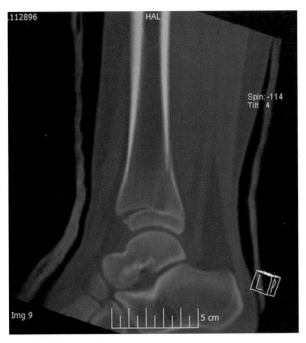

▲ 图 134-8 切开复位内固定手术后 6 周的正位片

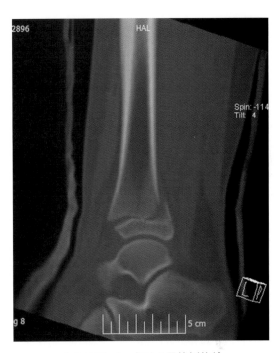

▲ 图 134-9 术后 6 周的侧位片

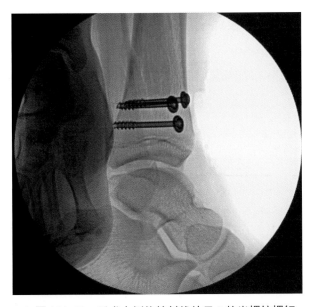

▲ 图 134-10 手术中侧位放射线片示 3 枚半螺纹螺钉

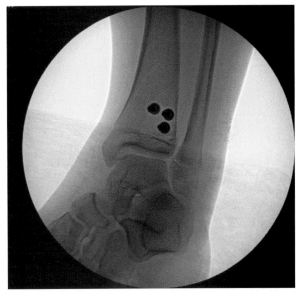

▲ 图 134-11 手术中正位放射线片示 3 枚半螺纹螺钉

病例 135

Tillaux 骨折

Management of Tillaux Fractures

Sheriff Akinleye　Mara Karamitopoulos　著

宋君　宁波　译

概 要

Tillaux 骨折是胫骨远端相对少见的 Salter–Harris Ⅲ 型骨折，青春期的孩子更容易发生。其原因在于胫骨远端骨骺闭合发生于 12—15 岁，且整个闭合过程约需 18 个月。因此在这个特殊时期，当一个外旋应力作用于胫骨远端时则易发生 Tillaux 骨折。进行闭合复位并长腿石膏固定后，需要进行 CT 扫描以充分评估关节复位的情况。关节表面 2mm 或更大的间隙会导致踝关节发生早发性的退行性关节炎。因此，这种关节周围骨折通常需要空心螺钉来保证固定的精确性。除了治疗的形式，治疗的目的是软骨面的解剖复位。

【病史简述】

一名 13 岁女孩，无既往病史，在路边散步时扭伤了踝关节于急诊就诊。放射学检查证实为胫骨远端骨骺骨折，患者进行了长腿石膏固定后进行左踝关节 CT 检查，显示关节移位大于 2mm。

【术前影像】

见图 135-1 至图 135-6。

【术前评估】

胫骨远端骨骺不佳的复位。

【治疗策略】

有移位的 Tillaux 骨折最初的治疗是胫骨远端牵引下向内旋转闭合复位。患者进行长腿石膏固定以保持最佳的旋转稳定性。复位后进行放射线检查和 CT 检查以评估关节面的情况。当间隙大于 2mm 需要考虑进行手术治疗。手术治疗包括骨折的闭合或者切开复位，以及空心螺钉的内固定。前外侧入路可直视下复位并在骨骺内进行松质骨螺钉固定。

【基本原则】

Tillaux 骨折是典型的 Salter–Harris Ⅲ 型骨折，位于胫骨远端骨骺内、呈垂直方向并向生长板方向延伸的关节内骨折（Canale，1992）。在 12—15 岁的青少年胫骨远端生长板以可预见的方式闭合，外侧的生长板闭合最晚，所以此年龄段的孩子易伴有此类骨折（Simon 等，1989）。事实上周

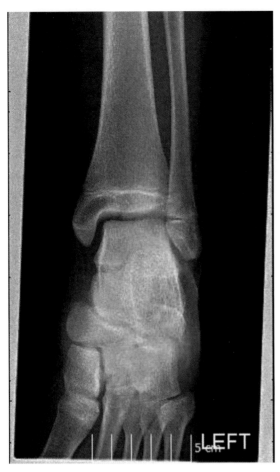

▲ 图 135-1 左踝关节正位片

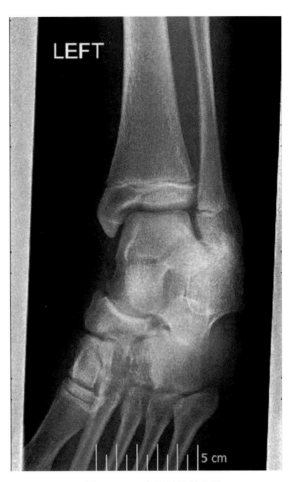

▲ 图 135-2 左踝关节斜位片

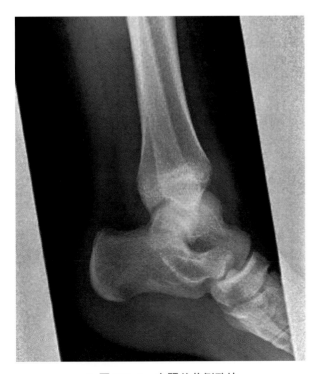

▲ 图 135-3 左踝关节侧卧片

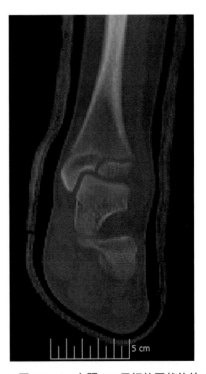

▲ 图 135-4 左踝 CT 平扫的冠状位片

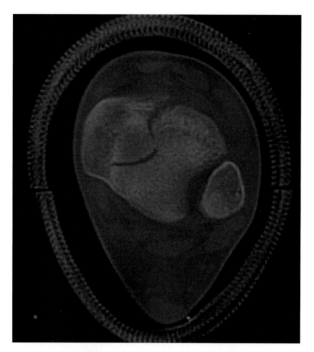

▲ 图 135-5　左踝 CT 平扫的轴位片

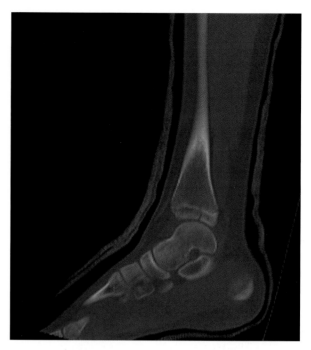

▲ 图 135-6　左踝 CT 平扫的矢状位片

围的韧带和关节囊较开放的生长板更为坚强，对前外侧腓骨韧带的外旋应力会导致胫骨远端前外侧骨骺的撕脱（Canal，1992）。关节面大于 2mm 的不良复位会发展为退行性关节炎，这一点是进行 Tillaux 骨折治疗时最需要关注的问题。由于胫骨远端是主要的负重软骨面，这种骨折十分重要。残余的畸形将导致严重的功能障碍。（Leitch 等，1989）。

【术中影像】

见图 135-7 至图 135-9。

【技术要点】

与其受伤的机制相反，闭合复位时需对踝关节轴向牵引下向内侧旋转。在手术室内进行闭合复位成功后可进行经皮螺钉固定。前外侧入路切开复位通常可以使移位的胫骨远端骨骺骨块复位（Kling，1990）。在骨骺内垂直骨折面、平行于胫骨关节面插入导针，以保证精确的螺钉位置。当导针的轨道和轴线都满意时使用一枚空心加压螺钉可在骨骺内获得骨块间的加压。这项技术减少对生长板的影响，理论上可避免骨骺早闭（Duchesneau 和 Fallat，1996）。

【术后影像】

见图 135-10 至图 135-13。

【风险规避】

由于 Tillaux 骨折发生时生长板早已开始了闭合，因此很少考虑生长停滞的问题（Barmada 等，2003）。由于负重关节软骨面的残余畸形引起的创伤后骨关节炎是主要关注的问题（Leitch 等，1989），有必要对踝关节进行 CT 扫描以保证达到移位小于 2mm 良好的复位。如果不能达到良好的复位，就需要考虑进行手术干预。

【病例参考】

病例 134　胫骨远端三平面骨折。

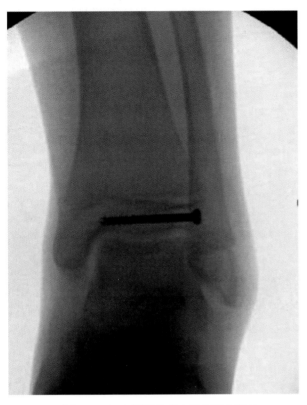

▲ 图 135-7 左踝关节术中透视的正位片

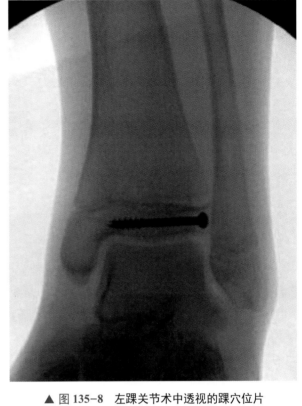

▲ 图 135-8 左踝关节术中透视的踝穴位片

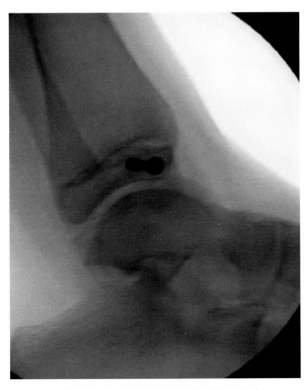

▲ 图 135-9 左踝关节术中透视的侧位片

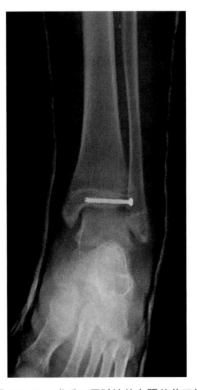

▲ 图 135-10 术后 6 周随访的左踝关节正位片

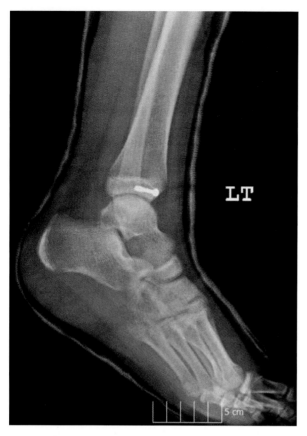

▲ 图 135-11　术后 6 周随访的左踝关节侧位片

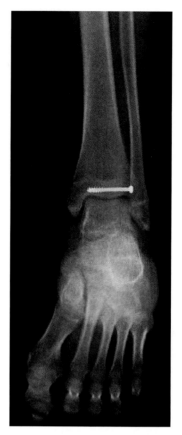

▲ 图 135-12　术后 6 个月随访的左踝关节正位片

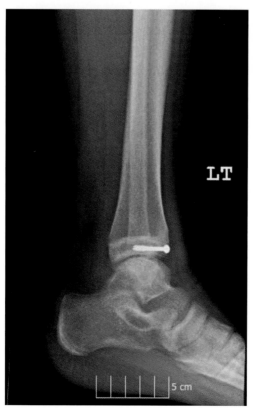

◀ 图 135-13　术后 6 个月随访的左踝关节侧位片

单纯内踝骨折

Isolated Medial Malleolus Fracture

Scott J. Schoenleber 著

吴春星 宁波 译

概 要

内踝骨折属于 Salter–Harris Ⅲ型骨骺骨折，大多是 11—12 岁患者受伤时旋后翻转造成。其中大约 75% 为单纯内踝骨折，25% 并发腓骨远端骨折。治疗方法由骨折移位距离决定，小于 2mm 可闭合复位，大于 2mm 则需要切开复位内固定。在没有移位或者很小移位的情况下，治疗包括先长腿石膏管形固定免负重 4 周，再短腿石膏管形固定免负重 4 周。对于移位的骨折，切开复位往往可以重建良好的关节面。但这类骨折本身出现并发症的风险就高，患者需要长期随访以评估是否出现骨骺早闭、成角畸形、下肢不等长，患者中有 11%～15% 会出现这些并发症。这些并发症既可能发生在手术也可能发生在非手术治疗的骨折，可能与初始骨折移位距离和复位质量有关。

【病史简述】

一名 10 岁的孩子在蹦床上玩的时候扭伤了脚踝。几天后首次到我们医院就诊时，患者已不能负重，脚踝疼痛、肿胀、出现瘀斑。患处无擦伤或开放伤口，近端触诊无压痛，神经血管检查正常。X 线片显示 Salter–Harris Ⅲ型的粉碎性内踝骨折，伴有 3mm 移位，同时伴有腓骨骨骺远端的撕脱骨折。这名儿童曾有多次踝关节扭伤史。

【术前影像】

术前的正位片（图 136-1）、踝穴位（图 136-2）、侧位片（图 136-3）显示患儿骨骺还没

有闭合，胫骨远端内踝骨折有轻度移位，伴有腓骨远端骨骺撕脱骨折，一些硬化和囊性边缘提示曾经有过骨折病史。

【术前评估】

1. 内踝粉碎性骨折，Salter–Harris 分型Ⅲ型。

2. 内踝侧位粉碎性骨折，硬化边缘和软组织肿胀提示在慢性损伤基础上又出现了急性损伤。

3. 骨骺发育不完全，还存在生长潜力。

【治疗策略】

这种骨折的处理方法取决于移位（3mm）和粉碎程度。骨折适合在手术室内闭合复位经皮内固定，带螺纹螺钉允许穿过骨折部位复位骨折，

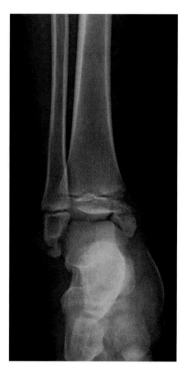

▲ 图 136-1　正位片显示内踝 Salter-Harris Ⅲ 型粉碎性骨折

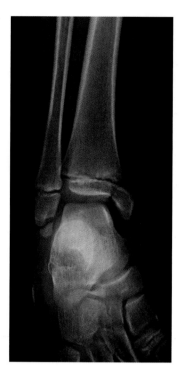

▲ 图 136-2　踝关穴位

垫圈增强了压缩复位能力。腓骨远端撕脱骨折由于处于远端，术中对线对位良好而没有采用进一步手术治疗。术后患者先采用短腿无负重石膏固定 4 周，随后 4 周石膏固定保护下逐渐开始负重。

【基本原则】

这种骨折治疗原则为复位骨折，保护骺板，恢复关节面平整。可能的话，这种骨折尽量采用坚强内固定，以利于实现一期愈合，降低石膏固定要求和时间。为了获得理想复位，关节面平整，CT 检查轴向成像有利于术前评估和手术计划。任何手术操作，都需要力求最小创伤条件下实现骨折复位，最好在肌肉放松下进行，将对骺板的破坏降到最低。最终获得理想的解剖复位。

【术中影像】

术中透视正位片（图 136-4）、踝穴位（图 136-5）、侧位片（图 136-6）显示骨块已经复位，关节面得到重建。

【技术要点】

轻度移位骨折可以通过经皮内固定治疗。对于移位骨折，当需要切开复位时，内侧弧形切口可提供良好显露。如果需要显露关节面、检查关节面有无嵌顿，则可以再前方行小切口显露关节面。当放置导针时，可以使用大的关节钳夹住骨块帮助复位。如果碰到关节面嵌顿，可以切开关节直视下复位。在罕见的高能量撞击损伤中，软骨下导针可平行于关节放置以恢复关节面。根据骨折类型和骨骼成熟程度确定最终复位内固定方式。对于骺板没有闭合的患儿，可以使用两个直径 4.0mm 的空心螺钉，如果无法使用螺钉则可以选择多个直径 0.062 英寸（约 1.5mm）的光滑克氏针内固定。对于骺板已经闭合的患者，根据骨折类型决定内固定，可包括直径 4.0mm 的空心螺钉、钢板或张力带钢丝。在粉碎型骨折的情况下，采用垫片也是一个选择，可能会有帮助。

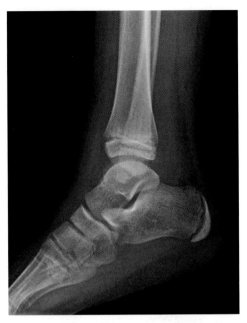

▲ 图 136-3　侧位片显示矢状面存在微小的骨折分离

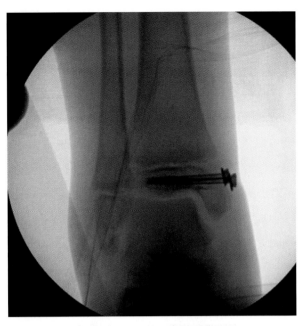

▲ 图 136-4　术中正位片显示带螺纹螺钉和垫片帮助复位骨折

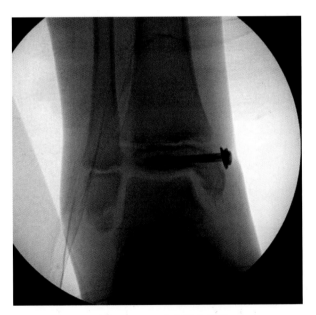

▲ 图 136-5　术中踝穴位片

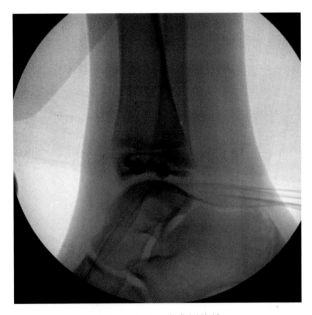

▲ 图 136-6　术中侧位片

【术后影像】

6 个月后 X 线片的正位片（图 136-7），踝穴位（图 136-8），侧位片（图 136-9）显示骨折愈合，关节面平整，内固定稳定。数月后，内固定被取出（没有显示图像）。

【风险规避】

如果保守治疗的话，受伤后 2 周内需要密切复查影像图片，注意骨折有无移位。如果骨折间隙夹有软组织，无法闭合复位，则需要切开复位去除间隙中嵌顿的软组织。解剖复位有利于降低日后退行性关节炎的发生、有助于将骨骺早闭的风险降到最低（Spiegel 等，1978；Kling 等，1984）。患者需要长期随访以评估是否发生上述两项和其他的并发症。譬如胫骨远端内翻畸形、下肢不等长，这些发生率可能 11%～15%（Leary 等，2009；Nenopoulos 等，2005）。这些并发症既可以发生在手术患者，也可以发生在非手术、保守治疗的患者，可能与受伤时骨折移位距离有关（Leary 等，2009）或者与复位质量有关（Spiegel 等，1978；Kling 等，1984）。如果担心发生骨骺早闭，可以采用 MRI 或 CT 监测骨骺累及的程度，指导后续治疗。内固定相关并发症在所有类型踝关节骨折中都可能发生，对于有症状的患者、还存在骨生长潜力的患者、内固定物平行于或者穿过骺板的患者，建议骨折愈合后都取出内固定物（Jacobsen 等，1994；Gugala 和 Lindsey，2015）。

【病例参考】

病例 136 单纯内踝骨折。

病例 131 Salter–Harris Ⅱ型胫腓骨远端骨折。

病例 132 Salter–Harris Ⅲ型胫骨远端骨折。

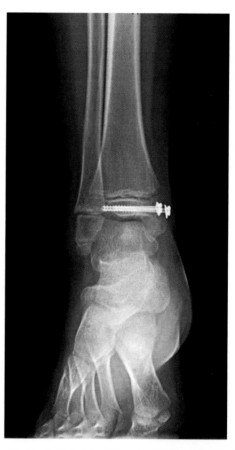

▲ 图 136-7 术后 6 个月后正位片显示骨折关节面平整、内固定坚强，骨折已经愈合，数个月后取出内固定（图中没有显示）

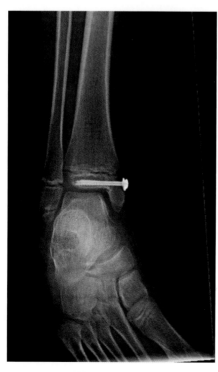

▲ 图 136-8 踝穴位

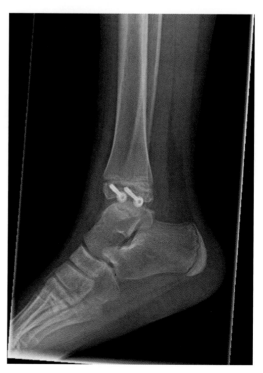

▲ 图 136-9 随访侧位片

距骨骨折
Talar Fracture

Monica Payares-Lizano 著

吴春星 宁波 译

概　要

小儿距骨骨折非常罕见，在文献报道的所有距骨骨折中不到10%。因为对于儿童距骨骨折的研究很少，所以我们对儿童骨折的了解大多来自于成人文献。距骨颈骨折较距骨体骨折和距骨头骨折更为常见。损伤的机理是背屈和轴向应力。如果是旋后位受力，可能会导致踝部骨折。在儿童中，很多早期影像学显示大多数骨折很微小。大多数儿童距骨骨折通过非手术治疗，单纯石膏固定往往就可以获得理想的治疗结果。青少年患者的治疗与成人患者比较接近，在移位的距骨骨折中，发生缺血性坏死（AVN）和创伤后关节炎的风险和成人类似。近年来，随着青少年参加激烈运动和开车等越来越多，距骨骨折也逐渐增多。由于距骨骨折往往会导致严重残疾，所以了解儿童距骨骨折的结局和并发症非常重要。

【病史简述】

一名16岁的男性篮球运动员，他在一次跳跃落地后左脚受伤因为左足踝严重畸形不能行走被立即送往急诊室。临床表现和X线摄片均显示存在距下关节脱位（图137-1）。他在急诊室清醒镇静下接受了闭合复位。复位后的影像显示距下关节得到了复位，但是距骨头周围不规则（图137-2）。CT显示距骨头骨折，并且关节内可能存在骨折形成的骨块。CT显示移位、内旋的距骨头骨折破坏了距舟关节（图137-3）。因为是关节内移位骨折，这个患者接受了距骨头骨折切开复位内固定术。

【术前影像】

见图137-1至图137-3。

【术前评估】

1. 距下关节脱位。
2. 距骨头骨折。
3. 关节内骨折。
4. 距下关节关节内骨折。

【治疗步骤】

因为距骨头骨折是移位骨折、伴有关节内骨块，建议切开复位内固定，标准前内侧入路。切口处分离皮肤和软组织可以直接显露骨折。胫骨

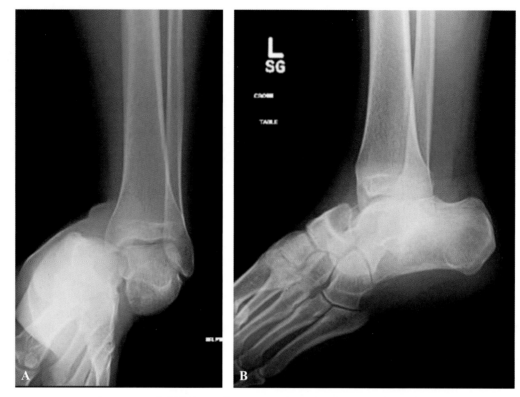

▲ 图 137-1　术中摄片，正位（A）和侧位（B）片显示内侧距骨下脱位

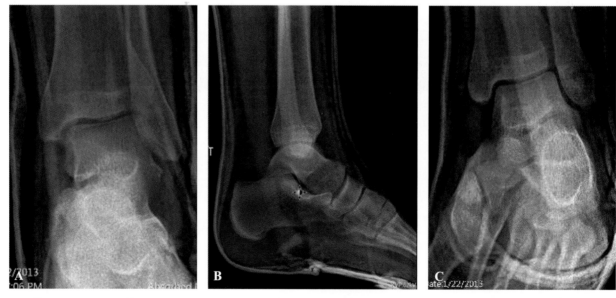

▲ 图 137-2　距下关节脱位复位后，正位（A）、侧位（B）和斜位（C）片显示距下关节已经复位，但是距骨头骨折

前肌被识别和分离后，可以显露距舟关节。根据严重度和正确的解剖显露可以提供良好的视野。在这个病例中发现骨折处有一些嵌顿的软组织，关节打开后找到了骨折块，发现骨折块在轴向位上翻转了 90°，在骨折块近端有一软组织蒂附着。

注意保护附着的软组织，这很重要，因为它们可能是骨块唯一残余的血供。清除骨折碎片和骨折处的软组织，冲洗后复位骨折。首先用导针引导固定，再采用直径 3.0mm 无头空心螺钉固定。如果骨折空间允许一个以上螺钉固定，则可以先采

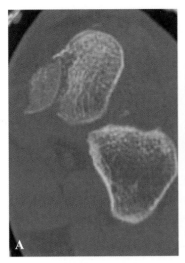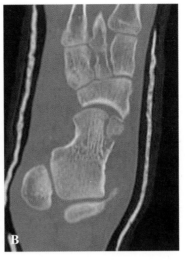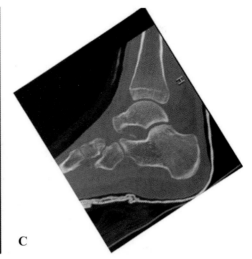

▲ 图 137-3　轴位（A）、冠状位（B）和矢状位（C）CT 图像显示距骨头移位骨折和距下关节可能的骨片

用 2 枚导针控制固定骨块旋转。在直视下复位后再术中透视确认后，置入 2 枚直径 3.0mm 无头螺钉穿过骨折线固定骨折块。直视下评估舟骨关节面是否平整，并检查距下关节是否松动（图 137-4）。再逐层缝合伤口。患者免负重石膏固定 6～8 周，再转为穿戴负重支具靴同时练习关节活动 4 周。随后 3 个月开始逐渐引入活动和物理康复治疗以防关节僵硬，前 3 个月（图 137-5）每月复查，再以后每 2～3 个月复查，总共随访 1 年（图 137-6）。

【基本原则】

基本原则之一就是要注意血供。伴随着距骨头和距骨体的移位骨折，往往会伴有距骨缺血性坏死。距骨头和距骨体主要由 4 条动脉供血，都来源于胫后动脉、胫前动脉、腓动脉的分支。Letts 和 Gibeault 提出了一种儿童距骨骨折的分型，对于预测距骨缺血性坏死很有帮助。

Ⅰ 型，距骨颈微小移位骨折（缺血坏死风险很低）。

Ⅱ 型，距骨颈近端和距骨体微小移位骨折（缺血性坏死的风险也很低）。

Ⅲ 型，距骨颈或者距骨体移位骨折（缺血性坏死风险变大）。

Ⅳ 型，距骨颈骨折伴随距骨体移位骨折（缺血性坏死风险极有可能发生）。

距骨骨折根据儿童年龄分类，6 岁以下儿童预后明显好于 6 岁以上儿童。年幼儿童的距骨骨折治理常常选择保守治疗，总体愈合良好。相比之下，年龄较大的儿童的这些骨折最好按照成人距骨骨折处理。

【术中图像】

见图 137-4 和图 137-5。

【技术要点】

小于 2mm 移位或正位片成角小于 5° 的骨折，可以采用闭合复位后足跖屈位、非负重石膏固定，一般持续 6～8 周拍片显示骨折线消失为止。在改为负重行走石膏固定。对于移位骨折，可采用切开复位内固定，前内侧入路利于显露距骨和骨折复位。根据骨折类型决定采用克氏针或者空心螺钉自前向后或者反向内固定以维持骨折复位。空心螺钉比光滑克氏针更稳定，不容易出现移位。内固定后需要非负重石膏固定直至骨折愈合。

无论成人还是儿童，穿过距骨体的骨折都比距骨颈骨折更少见，也更容易出现愈合不良，骨

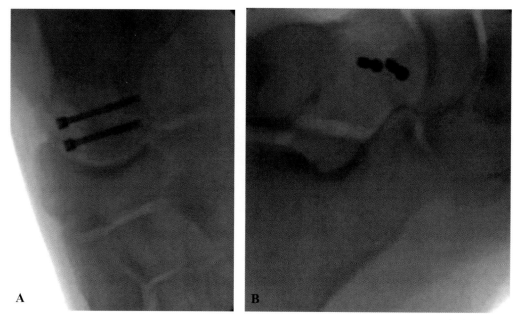

▲ 图 137-4　术中摄片，正位（A）和侧位（B）片显示 2 枚无头螺钉让距下关节骨折复位

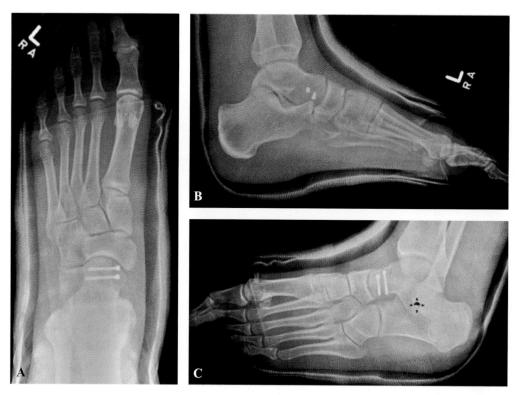

▲ 图 137-5　术后 1 个月随访，正位（A）、侧位（B）、斜位（C）显示骨折得到骨皮质连续，螺钉很好地穿过骨折线复位骨折

折移位的话更容易出现。

如果摄片不能明确距骨骨折或者距下关节移位骨折，复位后可以采用 CT 扫描以明确。对于年幼的患者，部分骨化的距骨发生骨折的可能性更小。对于这些患者，可以采用骨扫描来帮助明确诊断。

因为这些骨折并发症，随访显得很重要。在受伤后 6～8 周应当摄片检查有无霍金斯征出现。

所谓霍金斯征就是软骨下区域放射线可以穿过，意味着距骨体没有出现缺血性坏死。如果霍金斯征存在，意味着距骨体血供良好。在这个病例中，患者随后就可以开始负重。如果受伤后 3 个月摄片都没有显示霍金斯征，建议行 MRI 检查。对于需要手术固定的骨折，请记住这一点，并使用钛植入物，以便更清晰地显示霍金斯征。

【术后影像】

见图 137-6。

【风险规避】

在大年龄儿童中，更容易出现距骨骨折。成年人中，50% 距骨骨折发生在距骨颈。儿童中，

高能量损伤距骨骨折往往伴随其他创伤。儿童距骨骨折术后并发症更多的发生在高能量损伤或移位骨折中。对于年轻患者，为了正确诊断可以选择不同的影像检查方法。对于年龄较大的患者或伴随距骨下移位的骨折，CT 扫描往往更有帮助。移位骨折需要切开复位内固定，光滑克氏针或者空心螺钉都可使用，钛合金内固定会更好。在随访中，注意霍金斯征，可以考虑使用 MRI。对于非移位的骨折，在初诊时也需要向患者告知创伤后并发症的可能性。

【病例参考】

病例 136　单纯内踝骨折。

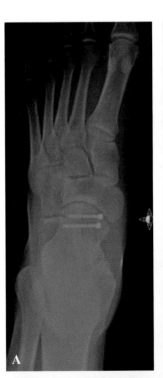
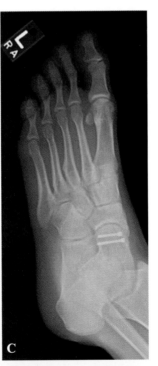
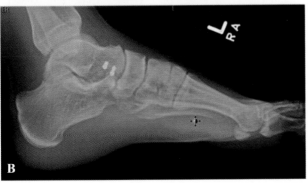

◀ 图 137-6　术后 1 年随访拍摄正位（A）、侧位（B）、斜位（C）片显示骨折愈合，没有出现缺血性坏死和创伤后关节炎

儿童跟骨骨折

Calcaneus Fracture in Children

M. Pierce Ebaugh　Christopher A. Iobst　著

吴春星　宁波　译

概　要

儿童跟骨骨折罕见，发病率约 1/100 000（Beaty JH, Kasser JR, Rockwood and Wilkins' fractures in children.Lippincott Williams & Wilkins, Philadelphia, 2010）。14 岁以下儿童跟骨骨折绝大多数是关节外骨折。青少年跟骨骨折像成人一样多数为高能量损伤（Beaty JH, Kasser JR, Rockwood and Wilkins' fractures in children.Lippincott Williams & Wilkins, Philadelphia, 2010）。从二楼窗子摔下后，一名 15 岁少年跟骨为压缩性骨折。患肢后方夹板固定后，被送到了急诊室。14 天后肿胀消退后足外侧延长切口下跟骨骨折切开复位内固定。骨折愈合没有出现并发症，术后 8 周开始完全负重。

【病史简述】

一名 15 岁少年弹吉他时从二楼窗户坠落，双足着地导致左足闭合性骨折，所幸没有发生血管神经损伤。因为坠落的高度，他的 T_{12}、L_1、L_2、L_4 椎体都有压缩性骨折。患肢后方夹板固定后，被送至急诊室，CT 扫描后，予以门诊随访。

患者 9 天后复查，经过阅读 CT 扫描的结果，跟骨骨折被确认为 Sanders Ⅱa 型跟骨骨折。经过家人讨论后，要求手术治疗，仔细评估患者软组织和瘀斑后，于伤后 2 周时行手术内固定治疗。

【术前影像】

需要拍标准足正位片和侧位片。在侧位上

（图 138-1），外科医生应当评估后侧面的连续性，Bohler 角（20°～40°）和 Gissane 角（120°～145°）。也需要拍摄跟骨轴位片，以看到跟骨体、跟骨结节、跟骨载距突（图 138-7）。Broden 位可以获得良好的后面观，这个图像需要小腿内旋 40°，球管向患者头部旋转 15°～40°（Beaty and Kasser, 2010）。CT 现在已经成为标准，用于关节内骨折分型和计划手术（表 138-1）（Sanders 等，1993）。

【术前评估】

1. 跟骨骨折往往伴有高能量椎体压缩骨折。即使骨折稳定，在手术室中患者体位也需要特别关注。

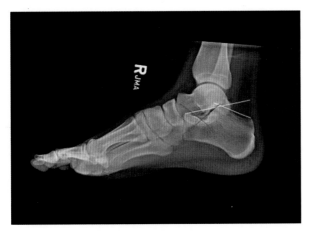

▲ 图 138-1　Bohler 角用白色标出，Gissane 角用红色标出

表 138-1　Sanders 分型

Ⅰ型	后关节面非移位骨折（没有骨折线）
Ⅱ型	后关节面有一条骨折线（两部分骨折）
Ⅲ型	后关节面有两条骨折线（三部分骨折）
Ⅳ型	后关节面有三条骨折线（四部分或更多的骨折）

A. 关节面的外侧部分；B. 关节面的中央部分；C. 关节面的内侧部分（译者注：基于冠状面 CT 扫描，在冠状面上选择跟骨后距关节面最宽处，从外向内将其三分为 A、B、C，分别代表骨折线位置。）

2. 成人跟骨骨折有很多高风险因素会引起愈合不佳，但是在儿童中少见（肥胖，吸烟，酗酒，工作相关损伤）。

3. 患者移位关节压缩骨折类型，可以得到很好的复位，通过后侧侧面角度评估长度和角度的恢复。

【治疗策略】

跟骨骨折往往是由于坠落伤，但也可发生在高能量损伤中例如车祸（Beaty 和 Kasser，2010）。传统上儿童跟骨骨折往往选择保守治疗，因为大多数儿童跟骨骨折是关节外骨折、低能量损伤、骨未成熟，往往获得满意的愈合效果

（Mora 等，2001；Brunet，2000）。这往往是因为未发育成熟的距骨存在距下关节重建塑形的能力（Mora 等，2001；Brunet，2000）。但是，粉碎性、移位的关节内骨折如果发生在接近成熟的跟骨中，则需要像成人一样进行手术干预（Summers等，2009）。小心评估患儿和骨折类型是儿童跟骨骨折治疗中最重要的一步。

分析骨折类型首先需要通过 X 线摄片和 CT扫描，儿童跟骨骨折分型现在最常用的是 Schmidt分型，此分型吸收了之前的 Essex Lopresti 分型（表 138-2）（Beaty 和 Kasser，2010）。Sanders 分型是立足于 CT 扫描的发现，应当适用于青少年跟骨骨折（表 138-1）（Beaty 和 Kasser，2010；Sanders 等，1993）。根据这些分型，也就决定了治疗方案。

正确的跟骨骨折诊断开始于急诊室。坠落伤出现跟骨骨折时往往伴有脊柱椎体压缩骨折，成人大概 10%，儿童大概 5%（Beaty 和 Kasser，2010）。T 脊柱仔细评估包括仔细查体。Tongue分型特别需要用于高能量损伤中的评估，特别是跟骨后方跟骨结节的皮肤条件评估。在 5 年内对127 例跟骨骨折的评估，见 21% 患者皮肤张力高（Gardner 等，2008），需要紧急手术以保护皮肤、防止筋膜坏死。

做出跟骨骨折手术干预的决定是具有挑战性的。因为这类骨折在儿童中罕见，具体如何治疗目前还没有达成共识。对于儿童多选择保守而非手术治疗，而青少年则参照成人处理。目前对于青少年移位的关节内跟骨骨折（Sanders 分型Ⅱ型、Ⅲ型和Ⅳ型），大家都认为需要手术治疗（Buckley 等，2002；Howard 等，2003），部分原因是青少年不像儿童那样，缺乏跟骨塑形重建能力（Mora 等，2001；Brunet，2000）。当然，大多数青少年跟骨骨折预后良好，可能是因为青少年不吸烟，没有工作压力。对于没有皮肤筋膜张

表 138-2　Schmidt 分型

分型	描述
Ⅰ型	（A）跟骨结节突起的骨折 （B）载距突骨折 （C）跟骨前突骨折 （D）远端下外侧面 （E）跟骨体撕脱性骨折
Ⅱ型	（A）跟骨喙骨折 （B）跟腱止点撕脱骨折
Ⅲ型	线性骨折，没有累及距下关节
Ⅳ型	线性骨折，累及距下关节
Ⅴ型	（A）跟骨喙骨折 （B）跟腱止点撕脱骨折
Ⅵ型	明显的后侧骨丢失，伴随跟腱止点丢失

力的关节外骨折或者无移位的关节内骨折，可以选择保守非手术治疗（Beaty 和 Kasser，2010）。舌型骨折如果符合以下条件，即关节内骨折没有移位的或跟骨结节移位小于 1cm 的、跟腱没有明显短缩的、没有皮肤筋膜张力的，也可以选择保守非手术治疗。

非手术治疗包括将足用后夹板固定或者石膏固定后严格要求要将患肢抬高。关节外骨折需要 6 周内非负重，再改为行走负重石膏。大多数跟骨骨折需要将患足维持在背伸位，但是舌型骨折应当维持在轻度马蹄位以防止腓肠肌萎缩造成的后期移位。Sanders 分型 Ⅰ 型的骨折应当非手术治疗，非负重大概 3 个月，但伤后 6 周可以改换成可以用于练习关节活动的专用支具靴。

手术治疗要在受伤后 3 周内完成，以防骨折开始愈合（Sanders，2000）。手术计划第一步就是要控制肿胀。跟骨应当采用良好的后托固定等维持在非负重、自然背屈位。另一种方法就是把患者转到手术室进行复位内固定。这可以帮助那些不适合经皮内固定 Bohler 角＜5° 的患者（高度

显著丢失），或者骨折移位的患者。还发明了一种工具可以在最终复位前用于复位工具，使得当没有凹陷性水肿且足背屈外翻引起褶皱时，软组织可行手术切口（Sanders，2000）。这些可以在伤后第 10～14 天内完成。

我们的一个患者在急诊室得到评估，发现存在多发椎体压缩骨折。跟骨骨折是闭合性骨折，没有出现皮肤张力过高。影像片显示属于成人骨折分型中的关节内压缩性跟骨骨折（图 138-2）。他的患足被后托固定，同时周围大量填充物保护。在离院前，进行了 CT 扫描，为手术计划做准备。

9 天以后，患者回院随访。基于 CT 检查结果的骨折分型为 Sanders 分型 ⅡA 型（图 138-3 至图 138-5）。患者和家属决定手术治疗。后托夹板拆除后检查皮肤，发现患者需要再等待数日皮肤软组织肿胀好转后才可行切开手术。

【基本原则】

1. 根据术前查体和影响学检查，患肢予以后托夹板固定后送至手术室进行外固定。

2. 石膏固定后，一旦摄片显示为关节内骨折，则需要再行 CT 进一步检查。

3. CT 评估决定了是需要手术治疗还是非手术治疗。一旦决定需要手术，CT 扫描结果还有助于手术计划。

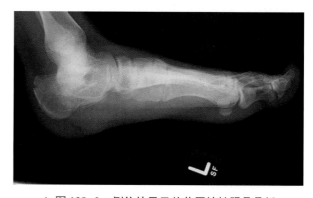

▲ 图 138-2　侧位片显示关节压缩性跟骨骨折

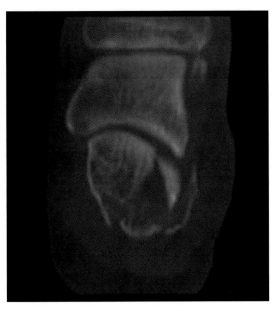

▲ 图 138-3　CT 冠状面检查

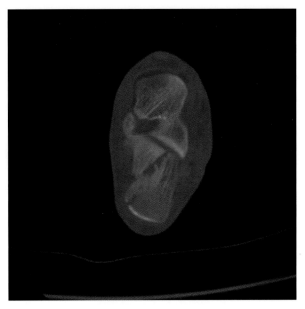

▲ 图 138-4　CT 轴位检查

4.最终手术前要保证皮肤条件良好。之前患者可以抬高患足、非负重以控制肿胀。一旦皮肤条件恢复就可行手术治疗。

【技术要点】

将患者置于侧卧位，手术侧髋关节可以自由活动，因此可旋转患侧肢体进行透视。在患侧大腿上一个止血带。非手术侧髋部屈曲和膝关节微屈曲，手术侧髋部微伸展，同时膝关节屈曲至90°，将患肢放置在一个巨大的升高的可透光垫上。需要一个专门手术台，其他肢体在术中可以置于透视机透视视野之外。

方法：外侧可延长切口。平腓骨远端到足底光滑面、跟腱止点前方行 1cm 垂直切口，再转为沿着第 5 跖骨底部的水平切口。外侧皮瓣全层切开，从骨膜下分离。跟腓韧带提掀起，使得腓骨肌腱、腓肠神经、外侧跟骨动脉都包裹保护在掀起的外侧皮瓣内。直径 0.062 英寸的克氏针穿过腓骨、距骨和第 5 跖骨后再弯曲以实现非接触下皮瓣收缩复位（Gardner 和 Henley，2010）。轻柔操作、保护软组织、无张力缝合是保护伤口内组织的关键。跗骨窦联合内侧：对于跗骨窦，在腓骨远端前方行平行于足底的 4～6cm 切口，小心操作保护腓骨肌腱，特别是要避免损伤腓神经的跟骨内侧分支。外侧的话可以行关节镜手术复位后侧面。

复位：内侧外固定。半针可以置入胫骨远端、跟骨结节，内侧楔状软骨。遵循以下步骤：高度、长度、内翻、复位。采用牵引器牵引可以有利于加速复位过程。

舌型骨折和跟骨结节撕脱骨折：斯氏针自后向前穿过跟骨结节用于复位。跗骨窦入路用于评估距下关节。接着克氏针自后下向前上复位。3.5mm 螺钉沿着克氏针置入。

关节压缩性骨折：切口后，侧壁移除。一枚斯氏针自外向内插入跟骨结节，作为后续复位用的助手：自后向前，内侧平移，外翻旋转。骨块复位遵循以下步骤：自前向内上方固定骨块，固定骨块向跟骨结节，后关节面向固定骨块，替换侧壁（Gardner 和 Henley，2010；Carr，2005）。骨块最初是由克氏针翘起，接着通过解剖板和小的骨块螺钉固定好骨块。

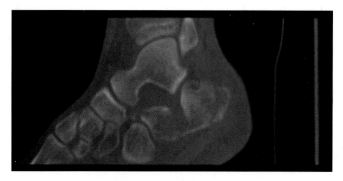

▲ 图 138-5　矢状面 CT

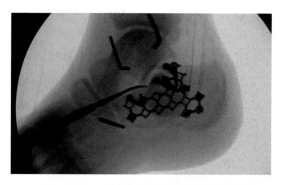

▲ 图 138-6　术中透视显示后侧面复位过程

术后管理：夹板或者石膏固定是必要的。缝合线可被延长放置长达 3 周，以减少伤口愈合的问题。伤口愈合后，可以开始一系列的非负重运动练习。术后 9 周内都不可以负重。

在使用沙袋辅助患者置于侧卧位后，患肢被放置在一个透光的垫子上用于创建一个坚固的手术平台。采用外侧可延长切口，将全层皮瓣掀起。主要在骨膜下操作，我们选择使用非接触技术，将克氏针插入腓骨、距骨和骰骨。分离侧壁，先用抬高和拉力螺钉固定后关节面。使用上述的操纵杆技术将内翻的跟骨结节撑起，支撑面抬高后再固定住。复位满意后，压碎的跟骨结节处采用自体骨移植，并用磷酸钙填充满。侧壁替换，放置一个网状大板来重建和巩固侧壁（图138-6）。使用 Allgower-Donati 缝合法缝合伤口，并将患者置入一个后板夹板与 sugar tong stirrup。患者需要住院过夜观察后再出院。患者一周后再回到门诊检查伤口，在此期间缝线一直维持着张力。

【术后影像】

曾经，非手术治疗是儿童跟骨骨折的一种主流方法。Brunet 长期随访了 19 例非手术治疗的跟骨骨折患者（15 例关节内骨折，4 例关节外骨折）达 16.8 年，平均 AOFAS 得分是 96 分（满分 100 分），只有两例出现了创伤性关节炎（Brunet，2000）。但是，这 19 例中 17 例患者都是 10 岁以下。Inokuchi 报道了 20 例跟骨骨折，18 例采用了非手术治疗，其中 17 例都获得了良好的治疗结果。但是这些患者治疗年龄也都是儿童，平均只有 8.4 岁（Inokuchi 等，1998）。

以下是一些手术治疗儿童跟骨骨折的回顾研究，大多数是青少年，开放性胫骨远端骨骺骨折，通常存在严重的撕脱骨折，关节内骨折。Pickle 等对于 6 例 11 岁青少年移位关节内跟骨骨折进行了手术治疗，没有任何术后并发症发生。所有患者都没有疼痛，术后 10 个月就可以重新运动了，但是其中 5 个患者的距下关节活动范围有所减少（Pickle 等，2004）。Petit 等人手术治疗了 14 例移位关节内骨折，其中只有 1 例患者年龄小于 10 岁。AOFAS 后组平均得分是 64 分（满分 68 分），仅仅 3 例患者出现了微小的并发症（Petit 等，2007）。

最终的 X 线片显示患者恢复了 Bohler 角和 Gissane 角，跟骨结节也恢复了满意的长度和角度（图 138-7 和图 138-8）。

【风险规避】

切口愈合问题是跟骨骨折手术治疗的主要问题。这些问题经常出现在控制不良的糖尿病、吸烟者和病态肥胖患者身上。逐层关闭和外固定直到切口完全愈合是预防问题的关键（Beaty 和 Kasser，2010）。

复杂区域疼痛综合征，也称为反射性交感神

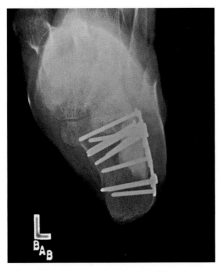

▲ 图 138-7　术后跟骨轴位图

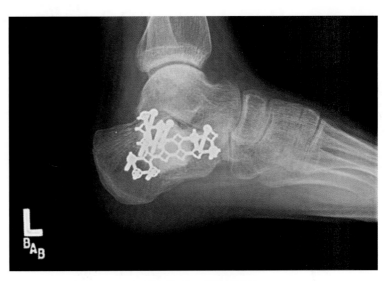

▲ 图 138-8　术后侧位片

经营养不良，可能更多发生在儿童下肢中。它在青春期的女孩中更常见。在三级儿童医院采用多学科综合管理是最理想的治疗方法（Beaty 和 Kasser，2010）。

腓骨肌腱炎和移位既可以发生在非手术患者也可发生在手术患者。在非手术患者中，侧壁移位和（或）继发腓骨撞击可以刺激跟腱。在手术治疗组中，常常是由于内固定物的刺激。在所有病例中，作为最后的手段，可以去除所有的诱发刺激物，再采用皮质类固醇注射和固定。

儿童 Lisfranc 损伤

Pediatric Lisfranc

Kerry L. Loveland　Kimberly Grannis　**著**

倪晓燕　宁　波　**译**

概　要

从历史上看，Lisfranc 损伤大多见于成人，很少见于儿童。随着更为精细的成像技术，如磁共振成像（MRI），以及更高的损伤机制怀疑，这类骨折在儿童中越来越常见，尤其是运动员中。一般情况下，患者经过非手术治疗及免负重和石膏固定一段时间即可获得良好的结果。对于严重移位的骨折，应尝试闭合复位或者切开复位，如果骨折不稳定，应采用经皮钢针固定。解剖修复是获得良好结果的关键。

【病史简述】

一名 13 岁男性患者在为帮助一只小狗挪动一堆托盘时，不慎被托盘压伤左足，致使左足受伤。

跗跖关节（TMT）由第 1～5 的跖骨基底部及其与内侧、中间、外侧楔骨及骰骨的关节组成。它将足分为前足和中足。这个关节是以法国外科医生和妇科医生 Jacques Lisfranc 命名的，他描述了 1815 年在拿破仑军队工作时通过这个关节截肢的情况（Casebaum，1963）。TMT 关节的横向稳定性基于跖骨基底部的楔形结构以及它们所对应的楔骨、骰骨关节。TMT 关节的稳定性由韧带支撑提供，其中最为重要的来自于 Lisfranc 韧带。Lisfranc 韧带从内侧楔骨延伸至第 2 跖骨。它由背侧、足底和骨间段组成，足底段是最强

的，而足背段则最先撕裂。

"Lisfranc 损伤"是指导致跖骨相对跗骨移位的任意损伤，可以是单纯的韧带损伤，也可以涉及骨和关节结构。更常见的是指涉及第二跗跖关节的损伤（Desmond 和 Chou，2006）。

【流行病学】

在成年人群中，Lisfranc 损伤罕见，仅占所有骨折的 0.2%（Mantas 和 Burks，1994），在儿童中甚至更为罕见。损伤的机制被描述为"双层床"骨折复合体（GF，1981），是一种当从高处坠落时，足在外力下被动跖屈，使足受到轴向的压缩力所致的损伤，或者受到直接挤压损伤所致。这些伤害中约 60% 是从高处坠落的，男性多于女性（JJ，1981；GF，1981）。这些损伤中近 20% 在最初的 X 线影像学和临床评估中易被漏

诊或误诊；然而，随着使用CT和MRI的先进成像技术，现今做出该诊断的比例增高（Trevino，1995）。

【解剖学】

跖骨关节解剖复杂，涉及9根骨头及其相应韧带的组合。复杂的骨间关系提供了足横弓的内在稳定性。第3～5跖骨基底部的梯形形状形成罗马拱门（Goossens和DeStoop，1983）。与所有罗马拱门一样，"拱心石" - 基石对维持结构是必要的。而第二跖趾关节是足部的基石。中间楔骨的凹槽允许第2跖骨基底部与五个结构自发形成关节（第1、第3跖骨及所有的楔骨），从而维持拱形结构。Peicha等人证明了这种凹陷在解剖学上的重要性：在反复遭受Lisfranc损伤的人群中，他们的中间楔骨凹陷结构比正常人群更浅（Peicha等，2002）。

虽然通常将跗趾关节的整个韧带复合体描述为"Lisfranc关节"，但这不是对Lisfranc韧带位置的准确描述。在第2～5跖骨的基底部有横向且强有力的韧带相连接，但在第1和第2跖骨基底部之间没有发现这种韧带。相反，强有力的韧带从内侧楔骨延伸到第2跖骨的基底部。这种韧带由3个部分组成，即背侧、骨间和足底韧带。足底韧带最强，这是真正的"Lisfranc韧带"，是支撑跗跖关节的最强结构（Solan等，2001）。

由足背动脉和腓深神经组成的神经血管束行经于楔骨背侧，继而在第1和第2跖骨间分开，动脉向足底延伸，成为足底动脉分支；神经继续向远端第一趾蹼延伸并传递感觉。必须牢记该神经血管束和内侧楔骨的紧密关系，因其在创伤及手术操作中易于损伤。腱附着也有助于提供中足和足弓的稳定性。胫前肌腱附着于第1跖骨基底部以及内侧楔骨的背侧，而腓骨长肌却附着于它们的足底对侧面。这两个肌腱的附着关系增加了

内侧足弓的动态稳定性。

【术前影像】

见图139-1。

【术前评估】

1. 第1和第2跖骨基底部间隙增宽。

2. 第2跖骨基底部相对中间楔骨抬高（侧位片可见）。

3. 第5跖骨基底部骨折。

【治疗策略】

1. 需要通过闭合或开放复位，将第2跖骨的基底部恢复到其作为足弓"基石"的位置。

2. 稳定第2跖骨基底部在位置上，使跗跖韧带（包括Lisfranc韧带）可使瘢痕恢复到功能位置。

3. 稳定其他跖骨的基底部，以稳定足弓。

4. 可使用内固定，注意避开生长板。

5. 可选项：稳定第5跖骨基底部骨折。

【诊断】

如患者经常出现Lisfranc关节的疼痛、肿胀和压痛、足底瘀斑以及高处坠落时足轴向压缩的受伤机制，则高度提示Lisfranc损伤的可能（Ross，1996）。

在儿童中，由于骨化的不完全，通过放射学影像来评估第2跗跖关节的关系往往很困难。在初始评估中，应拍摄足的前后位、侧位和斜位X线片。当患者俯卧位时进行后前位足的正位摄片对于显示跗跖关节更为清楚。对于更多的细微的损伤，负重位摄片对诊断有帮助。可能因为疼痛而无法进行摄片，因此，在外展位的应力位摄片可能更能显示隐匿的不稳定性，尤其是第1跗跖关节（Coss，1998）。在前后位片上，第2跖骨的内侧缘应与中间楔骨的内侧缘对齐。斜位片上第4跖骨的内侧缘应与骰骨的内侧缘对齐（外侧柱）。侧位片上跖骨的背侧和足底侧皮质应与楔

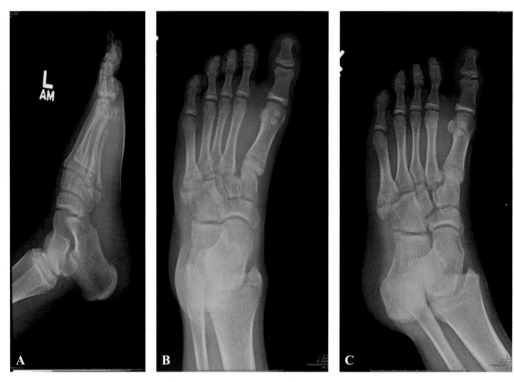

▲ 图 139-1　一名 13 岁男性患者左足受伤

A. 足侧位 X 线片显示第 2 跖骨相对中间楔骨抬高；B. 足正位 X 线片显示第一二跖骨基底部间隙增宽；C. 足斜位 X 线片显示第 5 跖骨基底部骨折，并保持第 4 跖骨与骰骨的对位对线

骨和骰骨相一致。

侧位片上可显示第 2 跗跖关节向背侧半脱位，并伴有 Lisfranc 韧带断裂，侧位片上显示最为清楚（Coss，1998）。虽然在儿科人群中不太常见，但第 2 跖骨基底部或内侧楔骨的孤立性骨折应高度怀疑 Lisfranc 韧带撕脱的可能，也称为"斑点征"（Myerson，1986）。第 1 和第 2 跖骨间隙不应超过 2~3mm（Tadros，2008；Potter，1998）。未受伤足部的对照 X 线片可能有助于未被识别的韧带损伤，因为轻微的背侧半脱位在儿科人群中更难识别（GF，1981）。

【分型】

目前使用最广泛的是由 Hardcastle 等描述的基于 Quenu 和 Kuss（Quenu，1909）制订的分型方法（JBJS，1982）。进一步细分 Hardcastle 分型的 B 型和 C 型（Myerson，1986）或根据临床表现和症状（Nunley 和 Vertullo，2002）的分型系统也同样存在。

A 型：这个类别描述了整个 TMT 关节的不一致性。脱位可以发生于冠状面或矢状面，也可同时发生于两个面上。但关键特征是整个 TMT 关节完全移位。最初对"同侧"移位的描述属于这一类。

B 型：部分不一致是这类分型的主要特征。它可以是仅仅第 1 跖骨的内侧脱位或者是经过第 1 跖骨基底部骨折导致的脱位，或者是整个第 1 跗跖关节向内侧脱位，抑或是第 2~5 跖骨向外侧移位。

C 型：这个类别描述了一个分散的模式。它是由第 1 跖骨的内侧移位与第 2~5 跖骨的外侧移位的一些组合。

幸运的是，大多数儿童的损伤是 B 型损伤，移位程度小。一般情况下，A 型和 C 型损伤是罕见的，在儿童中更不常见（Wiley，1981）。Nunley对运动损伤的描述是有帮助的，因为他们的治疗在93%的患者中取得了很好的效果（Nunley和Vertullo，2002）。

【基本原则】

处理

首要任务是确定伤害的严重程度。其次是确保TMT关节的解剖对位。免负重下X线片显示解剖对位或者没有移位的骨折，可以通过膝下石膏固定4～6周来治疗。伤后4～6周可逐渐负重。伤后3～4个月间避免完全的体育活动。

Wiley报道将近40%的患者需要闭合复位，且需要内固定来维持稳定性。幸运的是，在儿童/青少年群体中很少需要开放复位。然而开放复位有时对于清除间置物，恢复解剖对位是必要的。对于儿童来说，克氏针是最常用的内固定物。但是对于骨骼成熟的成人来说，第1～3跖跗关节的固定首选空心螺钉。螺钉允许放置更长的时间，且克氏针容易松动或者断裂，导致需提前取出。螺钉需要从第1跖骨基底部向内侧楔骨进行固定，并且从内侧楔骨向第2跖骨基底部进行固定。第4～5跖跗关节的固定通常采用克氏

针进行固定，它允许愈合后有更多的活动性。通常3～4周后取出克氏针。内侧关节的螺钉可以在负重行走无疼痛后即行取出。留置螺钉时间超过3月可能会有远期关节损伤及断钉的风险。

高能量损伤合并Lisfranc损伤的患者应留观过夜，密切观察有无因严重软组织损伤导致的筋膜间隔综合征。低能量运动损伤的患者通常无须留观。如果患者幼小，可能无法表达疼痛和症状，医生可能对于筋膜间隔综合征的判断阈值降低，且进行相应的手术干预（Wallin，2016）。如果临床高度怀疑筋膜间隔综合征或者间室压力大于30mmHg，应对足部所有九个间室进行筋膜切开术（Kay，2001；Manoli，1990）。

【术中影像】

见图139-2。

【技术要点】

当无法通过闭合复位达到复位要求时，可采用双切口技术。一个切口位于第1、第2跖骨间背侧，另一切口位于第3、第4跖骨间隙背侧。手术先复位第1跖骨基底部与内侧楔骨，再复位内侧楔骨和中间楔骨。这为复位第2跖骨基底部

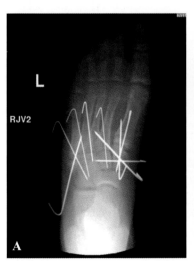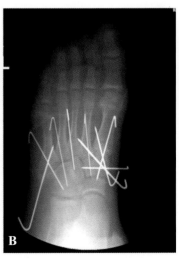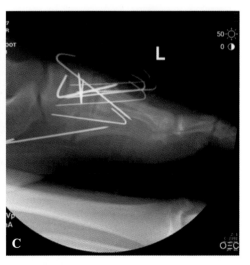

▲ **图139-2 跖骨基底部骨折切开复位的术中摄片**

A.前后位片；B.斜位片；C.侧位片。注意，所有跖骨基底部的近解剖排列以及考虑到生长板使用光滑的钢针来进行固定

提供一个稳定的基础。一旦第 2 跖骨解剖复位以后，即可被固定在内侧和中间楔骨上。余下 TMT 关节向足外侧进行固定，直至整个 TMT 关节都固定牢固。对于骨骼未成熟的患者，可以使用 0.062 英寸的光滑克氏针以尽量减少对生长板的损害。克氏针可留置 6 周后再行取出。患者继续石膏固定和免负重，总共 12 周。

【术后影像】

见图 139-3。

【风险规避】

Lisfranc 损伤最为常见的并发症是慢性疼痛。慢性疼痛继发于创伤后的关节炎，也可由复杂的区域疼痛综合征发展而来。Hardcastle 和 Myerson 等证实 B 型损伤预后更差。但经过更仔细地检查，发现部分不一致性的延迟诊断并且症状超过 6 周可能和预后不良有关（Hardcastle，1982；Myerson，1986）。Wiley 表明 18 名儿科患者中，

78% 预后优良，且无 1 例需要开放复位。其中 4 名患者 1 年内仍有疼痛，其中 3 名未解剖复位，1 名因延迟诊断因此从未治疗过。这再一次证明恢复解剖复位是治疗的关键（Wiley，1981）。复杂区域疼痛综合征可以通过物理治疗等保守治疗来缓解，也可以转诊至疼痛专家来进行相关治疗。创伤后关节炎所致的疼痛的治疗更为复杂，包括支具及运动疗法等的保守治疗。如果以上措施无效，则可以通过受累关节的融合来进行治疗。

早期并发症的规避主要包括针道感染和皮肤激惹的治疗。术后不要急于进行石膏固定。在术后 7～10 天后可以进行石膏固定。且在术后 6 周进行钢针去除，更换石膏。针道感染通常可以通过口服抗生素来处理，且留置克氏针固定术后 6 周。

【病例参考】

病例 140　第五跖骨基底部骨折。

病例 143　足筋膜间隔综合征。

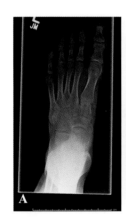
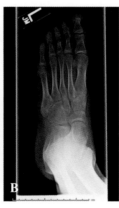
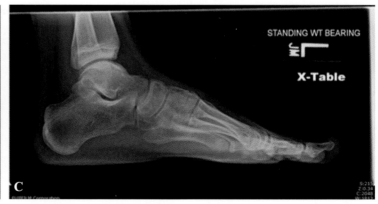

▲ 图 139-3　克氏针取出后的随访 X 线片
A. 前后位负重片；B. 斜位负重片；C. 侧位负重片。注意，所有的 Lisfranc 关节对位对线良好

第五跖骨基底部骨折

Base of Fifth Metatarsal Fracture

Monica Payares-Lizano 著

倪晓燕 宁波 译

概 要

◆ 跖骨骨折占所有小儿足部骨折的 50% 以上，占足部损伤的 15%。幸运的是，这些骨折绝大多数都可以通过制动进行保守治疗。跖骨骨折通常是由直接创伤造成的，如重物砸压在脚上或在机动车事故中的挤压损伤，或扭伤所致的间接创伤。跖骨颈骨折更多地是由施加在脚上的扭转力引起的，而直接压缩则导致骨干的骨折。开放复位内固定适用于开放性骨折、不可复位的骨折，以及那些单纯石膏无法维持复位的骨折类型。

◆ 第 5 跖骨基底部骨折最好分类，因在解剖位置上跖骨近端分为 3 个区域。Ⅰ区组成松质骨结节，包括腓短肌腱的附着点和足底筋膜的跟跖韧带。Ⅱ区是结节的远端部分，由背侧和足底韧带与第 4 跖骨相连。Ⅲ区开始于韧带附着的远端，并延伸到骨干中段。识别Ⅱ区的骨折很重要，Jones 骨折易于骨不连，因该处是血供的分水岭。因其易于骨不连或者骨延迟愈合，因此运动员对于急性 Jones 骨折更提倡手术治疗。

【病史简述】

一名 12 岁女孩，2 周前从楼梯上摔下扭伤左足。外院予以短腿石膏固定。初始 X 线片提示第 5 跖骨基底部的撕脱性骨折（图 140-1）。斜位片上骨折对位对线良好；然而，正位片骨折有移位。CT 显示第 5 跖骨基底部骨折，伴有关节面扭转（图 140-2）。建议手术开放复位内固定。

【术前影像】

见图 140-1 和图 140-2。

【术前评估】

1. 移位大于 2mm。

2. 骨折片翻转伴有关节面移位。

3. 陈旧性骨折（>2 周）。

4. 根据骨折块的大小选用内固定。

【治疗策略】

在这个病例当中，骨折片不仅移位超过 2mm，同时也有翻转 180°，使第 5 跖骨基底部不再与骰骨相关节，因此需要开放复位。骨折块的

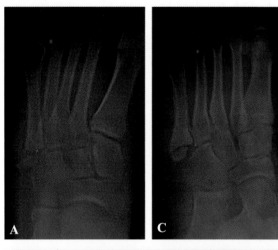

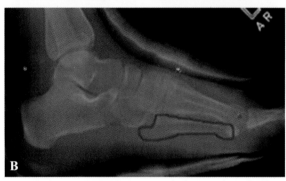

▲ 图 140-1　术前前后位（A）、侧位（B）及斜位（C）X 线片，第 5 跖骨基底部撕脱性骨折，斜位片上骨折似乎解剖对位，然而前后位片上骨折移位，侧位片上很难评估骨折的对位情况

尺寸也很重要，因为它甚至不能容纳 1 枚小直径的螺钉。在那个病例当中，1 枚光滑的克氏针或者铆钉可供使用。在急性骨折当中，骨折端会有小血肿及软组织的间质物。在这个病例当中，已有骨痂形成，阻挡解剖复位，因此需要刮除骨痂、清除血肿及间质物。足底筋膜的外侧部分以及腓骨短肌的附着是阻挡复位的重要因素。一旦复位后，3mm 空心螺钉的导针于骨折端进行固定维持解剖复位。点状复位钳可用于维持复位防止旋转。合适长度的螺钉很重要，需要螺纹跨过骨折线给骨折端提供加压力。术后使用短腿石膏，免负重 6 周。继而使用硬鞋垫并逐渐开始负重。

【基本原则】

基本原则包括恢复解剖复位和关节一致性、绝对的固定稳定性及保护血供和软组织。

尸体研究表明，足底腱膜外侧束系住第 5 跖骨，导致粗隆撕脱骨折，腓骨短肌腱作为主要变形力导致进一步移位。移位超过 2mm，尤其累及关节面的骨折需要使用内固定，如张力带或者拉力螺钉来进行固定，可给骨折端提供绝对的稳定性和加压力。

对于所有骨折来说，保护血供是很重要的，注意在复位过程中对骨折块不要剥离过多从而造成血供障碍。软组织的处理同样需要异常小心。

【术中影像】

见图 140-3 和图 140-4。

【技术要点】

轻微移位的骨折可在闭合复位时使用经皮螺钉固定，对骨折端进行加压。对于骨折移位明显及骨折片有翻转的病例中，或者陈旧性骨折的病例中，更适用开放复位。即便有些软组织影响复位，也不要过多剥离软组织，因为这会影响血供导致骨不连或者骨延迟愈合。

复位过程中可能会用到点状复位钳，但注意不要压碎骨折块。如果骨折块过小，可以使用骨钩及牙刮匙来帮助固定及钻孔中防止骨块的旋转。

如果骨块过小或者螺钉固定失败，可以使用铆钉来固定。注意，不要让螺帽留置过长，以防出现激惹现象。

【术后影像】

见图 140-5 和图 140-6。

【风险规避】

仔细阅读所有的 X 线片，如存有疑问，可行 CT 检查。若采用保守治疗，临床随访 X 线片。骨折完全愈合需 6～8 周。如果需要手术治疗，解剖复位是减少长期并发症的关键点。若需要开

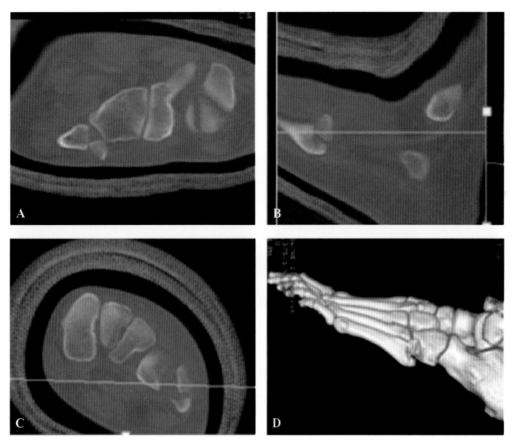

▲ 图 140-2　CT 影像冠状位（**A**）、矢状位（**B**）、轴位（**C**）及矢状面（**D**）的三维重建，第 5 跖骨基底部骨折移位伴有关节面翻转 **180°**

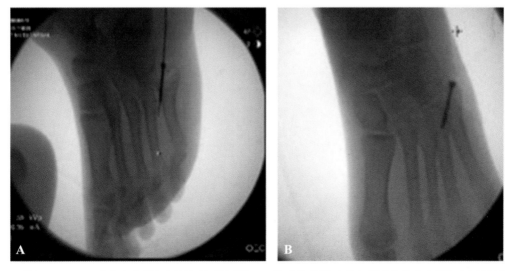

▲ 图 140-3　**A.** 术中空心螺钉导针固定骨折端；**B.** 前后位片显示双皮质固定的空心螺钉穿过解剖复位的骨折端

放复位，注意保护软组织。如果骨折块过小，小心处理骨折块，可考虑使用铆钉。需注意非手术治疗骨折的 X 线愈合常滞后于临床愈合。

【病例参考】

病例 142　踇趾趾骨关节内骨折。

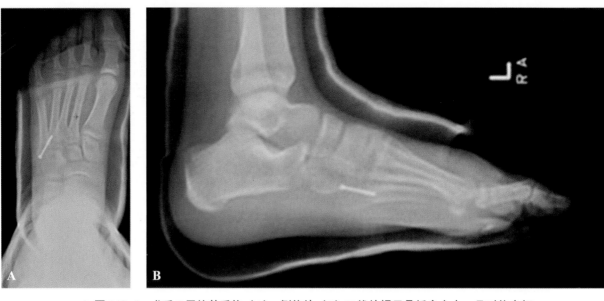

▲ 图 140-4　术后 2 周的前后位（A）、侧位片（B）X 线片提示骨折愈合中，且对位良好

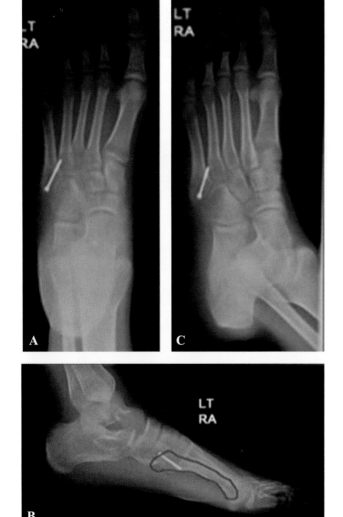

◀ 图 140-5　术后 3 个月的前后位（A）、侧位片（B）及斜位（C）X 线片，显示骨折端愈合，螺纹钉跨过第 5 跖骨基底部的骨折端。无骨折移位，无螺钉松动及滑脱发生

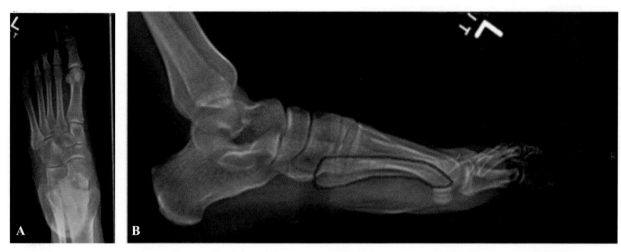

▲ 图 140-6　术后 7 个月拆除内固定后的前后位（A）及侧位（B）X 线片，显示骨折愈合，恢复解剖对位

儿童跖骨骨折
Pediatric Metatarsal Fractures

Ross Smith　Daniel Grant　著

倪晓燕　宁　波　译

概　要

儿童足与成人足不同，因为骨骼开始时主要为软骨，随着骨化时间的变化而变化。这需要一种不同的方法来治疗儿童的足部骨折。儿童足部的重塑潜力允许骨折有一定程度的移位和成角，而这些移位在成人中往往是不能接受的。由于骨化中心和生长板的存在，有时识别骨折很困难。在儿童足部骨折中，跖骨骨折最为常见。绝大多数跖骨骨折可以通过非手术治疗来处理，且能获得良好的预后。仅仅在严重移位的骨折或者开放性骨折当中才需要手术治疗。

【病史简述】

一名 15 岁男性患者在跳进泳池时不慎撞伤右足。在外院予以绷带固定并建议骨科医生处随访。4 天后来我院门诊，体检示右足明显肿胀，且没有皮肤皱褶。主诉整个足趾麻木，所有足趾毛细血管充盈存在。胫后动脉和足背动脉搏动可及。

【术前影像】

见图 141-1 至图 141-3。

【术前评估】

右足第 1 跖骨粉碎性闭合性骨折，移位明显，向跗跖关节延伸。第 2 跖骨颈闭合性骨折伴移位。第 3 跖骨颈粉碎性闭合性骨折伴移位。第

4 跖骨颈闭合性骨折伴轻微移位（图 141-1 至图141-3）。

【治疗策略】

治疗方法包括石膏固定、外固定支架、开放复位内固定、闭合复位钢针固定。开放复位内固定用于第 1、第 2、第 3 跖骨的粉碎性和移位性骨折。手术延迟 1 周进行，允许肿胀逐渐消退。由于骨折轴向的不稳定性，因此无法使用钢针来维持长度以及对位。开放复位内固定为第 1 跖骨关节内骨折和轴向不稳定的跖骨骨折的稳定性提供了机会。

【基本原则】

治疗原则包括仔细处理软组织，解剖复位骨折，并保持复位与内固定的稳固。足背内侧第 1

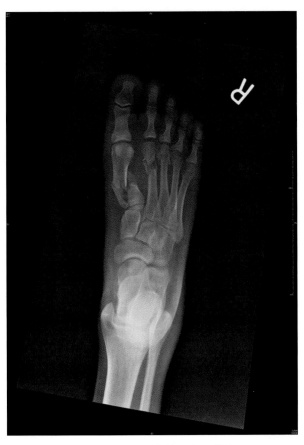

▲ 图 141-1 术前前后位 X 线片

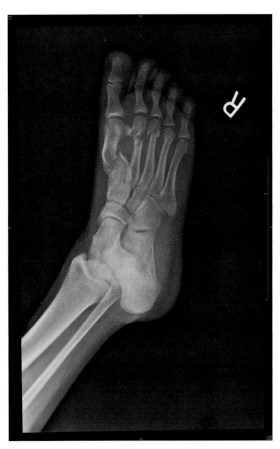

▲ 图 141-2 术前斜位 X 线片

跖骨表面切口，允许同时处理第 1 跖骨骨折和关节内骨折。直视下评估第 1 跖骨和内侧楔骨及中间楔骨的关节稳定性，且证明稳定性良好。首先第 1 跖骨复位后用钢针固定来维持长度（图 141-5）。然后复位关节内骨折，并用拉力螺钉进行固定。由于大量的骨折碎片，为了达到间接骨愈合，采用桥接接骨板来维持对位。第 2 和第 3 跖骨骨折同样呈粉碎性，且相比对侧足存在短缩（图 141-4 和图 141-5）。考虑到轴向的不稳定性，决定采用接骨板来对第 2 和第 3 跖骨骨折进行固定，而非闭合复位钢针固定。第 2 和第 3 跖骨间切口，允许同时处理两处骨折。由于骨折呈粉碎性，同样采取桥接接骨板固定（图 141-6 至图 141-8）。关闭切口。术后抬高患肢数天防止伤口因为肿胀而裂开。一旦 6 周后骨痂形成就可以逐渐下地负重。术后 4 个月，恢复全面的体育

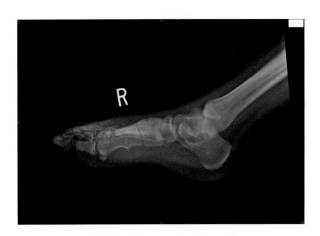

▲ 图 141-3 术前侧位 X 线片

活动。术后 1 年，骨折愈合良好（图 141-9 至图 141-13）。患足活动可，无疼痛不适。除非内固定激惹，否则将被一致留置体内。

【术中影像】

见图 141-4 至图 141-8。

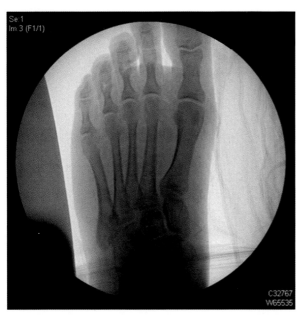

▲ 图 141-4　术中用作对比的对侧足的透视 X 线片

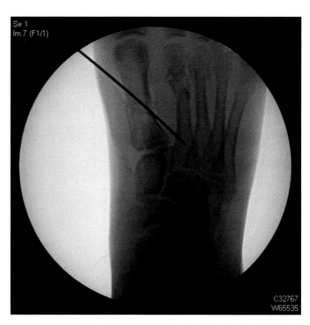

▲ 图 141-5　第 1 跖骨骨折使用克氏针作复位后的临时固定

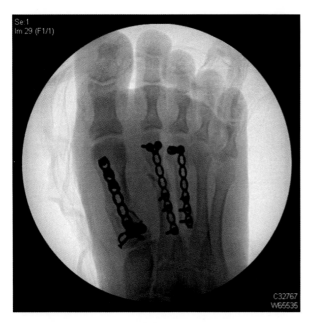

▲ 图 141-6　术中前后位的透视 X 线片

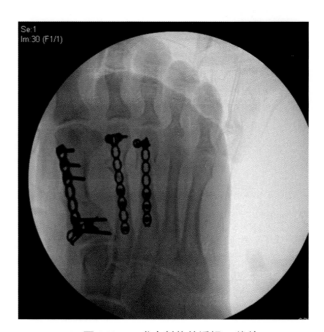

▲ 图 141-7　术中斜位的透视 X 线片

【技术要点】

- 避免在肿胀严重的时候做切口。待皮肤皱褶出现后再行手术治疗。

- 拍摄对侧足的对照 X 线片。在粉碎性骨折中，这能帮助指导跖骨的长度的恢复。

- 使用克氏针作为骨折复位后的临时固定。根据需要固定其他跖骨。

- 跖骨骨折使用闭合复位钢针固定可能具有挑战性。必要情况下，可作切口进行复位，即便是使用钢针来固定跖骨骨折。

- 确保切口间间隔尽量远一些以防皮肤坏死

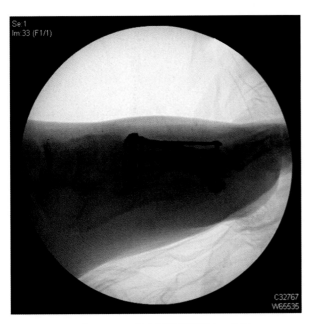

▲ 图 141-8 术中侧位的透视 X 线片

（通常 6cm 的理想间隔是无法获得的）

- 对于多发轴向的不稳定骨折，考虑使用接骨板而不是钢针。
- 干骺端或者骨干骨折处理后再复位和固定关节内固定。

【术后影像】

见图 141-9 至图 141-13。

【风险规避】

足踝部术后常见问题包括感染、切口并发症及内固定激惹或者植入失败。儿童人群的特殊的担忧是由于生长板创伤所导致的生长紊乱及儿童的依从性差。围术期常规使用抗生素用以减少手术部位的感染。减少伤口并发症的方法包括等待皮肤皱褶出现及术中小心仔细处理软组织。钢板所导致的内固定的激惹是一个常见的问题，往往需要取出。所有累及生长板或者邻近生长板的骨折都需要考虑到生长紊乱的可能。术中尽可能小心仔细放置内固定是降低风险的好方法。儿童中很少发生骨不连，然而软组织的过多剥离和感染会导致骨不连的发生。仔细的术前计划，使用适

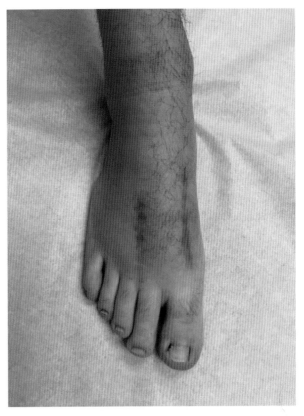

▲ 图 141-9 术后 1 年的外观照

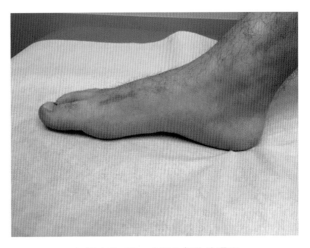

▲ 图 141-10 术后 1 年的外观照

当的内固定，并应用骨折愈合的生物力学知识是必要的，以获得可接受的结果。

【病例参考】

病例 140 第五跖骨基底部骨折。
病例 143 足筋膜间隔综合征。

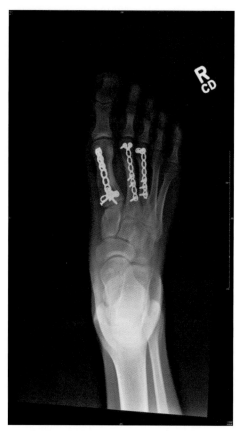

▲ 图 141-11 术后 1 年的前后位 X 线片

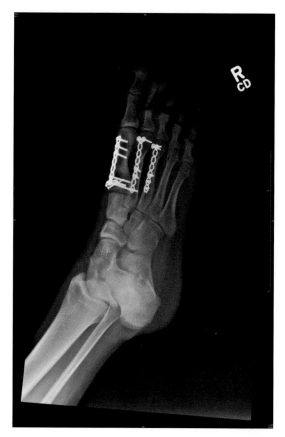

▲ 图 141-12 术后 1 年的斜位 X 线片

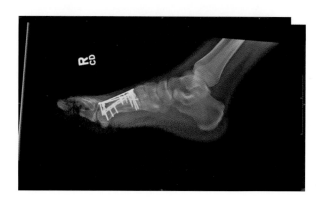

◀ 图 141-13 术后 1 年的侧位 X 线

跚趾趾骨关节内骨折

Intra-articular Phalanx Fracture of Great Toe

Maegen Wallace　L. Reid Nichols　著

郑一鸣　宁　波　译

概　要

趾骨骨折在儿童中相当罕见。针对这类损伤，大多数治疗都是非手术治疗和对症治疗。常见的治疗方案是穿着硬鞋承受重量进行耐受训练，直到患者可以穿着普通鞋子舒适地行走。一项跚趾骨折的系列病例研究发现，踢足球时受伤是最常见的受伤机制，86%的病例通过非手术治疗治愈（Petnehazy et al. Foot Ankle Int 36:60-63, 2015）。大龄儿童有移位的关节内骨折通常可以通过闭合复位或必要时切开复位经皮钢针或螺钉固定4~6周进行治疗。如果跚趾近节趾骨关节面移位大于2~3mm或累及的关节面超过25%，则建议进行复位。这类骨折大多数是 Salter-Harris Ⅲ型或Ⅳ型骨折。一项系列病例研究报道，4名罹患 Salter-Harris Ⅲ型或Ⅳ型骨折的体操运动员接受切开复位和钢针内固定，最终预后良好 [Perugia et al. Injury 45(Suppl 6):S39-S42, 2014]。另一项发表于2014年的包含10名患者的研究（Kramer et al. J Pediatr Orthop 34:144-149, 2014）报道发现大部分患者需要从背侧切开显露跖趾关节以复位骨折，术中常可发现骨膜翻折于骨折端从而阻碍闭合复位。作者同时发现无论术前还是术后均有出现关节内进行性的移位加重可能，因此建议对此类骨折进行密切的影像随访。

【病史简述】

一名13岁女性高水平运动员，因跚趾损伤就诊于急诊。急诊予以支具固定、定期骨科门诊随访。随访过程中发现跚趾近节趾骨关节内骨折伴移位。该患者2年前局部有外伤史，当时局部肿胀明显。影像显示跚趾近节趾骨关节内骨折伴移位，局部少量硬化，考虑硬化可能与前次损伤相关。跚趾肿胀明显。该患者被安排2日后手术治疗，术前提高患肢。

【术前影像】

见图 142-1。

【术前评估】

1. 高水平运动员，左跚趾近节趾骨关节内骨折伴明显移位，累及大于25%的关节面。

2. 跚趾肿胀。手术被安排在伤后2日以期通

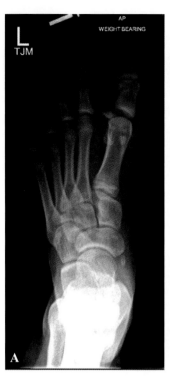
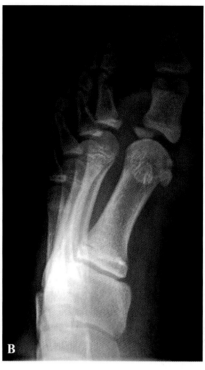
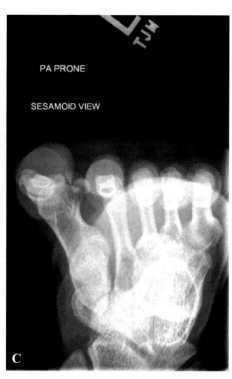

▲ 图 142-1　**A.** 术前正位左足 **X** 线片显示姆趾近节趾骨近端关节内骨折伴移位；**B.** 术前侧位左足 **X** 线片显示姆趾近节趾骨近端关节内骨折伴移位；**C.** 术前籽骨位显示骨折片移位方向

过支具固定和抬高患肢到时肿胀有所消退。

3. 设计手术入路，背侧或外侧。

4. 固定方法。切开复位，克氏针或螺钉固定。

【治疗策略】

术前应与患者及家属讨论保守和手术治疗各自的利弊。报道的术后并发症高达 60%，最常见的包括再移位、骨不连、缺血性坏死和创伤性关节炎（Kramer 等，2014）。有研究表明累及外侧髁的姆趾近节趾骨骨折更易发生有症状的骨不连，对此类骨折应更积极地进行手术干预（Park 等，2013）。对于无移位的骨折，保守治疗的并发症包括轻度疼痛（14%）和关节活动度减少（5%）（Petnehazy 等，2015）。

【基本原则】

关节内骨折的治疗目标是恢复和维持关节面平整以减少创伤性关节炎和骨不连的发生。当前

的治疗建议为对于累及的关节面超过 25% 或关节面移位大于 2～3mm 的姆趾近节趾骨关节内骨折进行手术治疗（Petnehazy 等，2015）。尽管常常不能成功达到闭合复位，手术时通常先尝试闭合复位再进行切开复位。

【术中影像】

见图 142-2。

【技术要点】

推荐的手术入路为背侧或背外侧纵行入路（Perugia 等，2014）。为了减少缺血性坏死的发生，应小心设计切口以避免在第一趾蹼对跖侧结构进行解剖。可选的内固定物包括克氏针（如果需要穿越骨骺固定）、小螺钉或者缝合锚钉。无论是埋藏于皮内或露出于皮外，克氏针固定后都可能发生再移位。小螺钉固定的困难在于高度依赖骨折线的走行，且可能因为需要额外的软组织解剖从而导致小骨折片的血供问题。

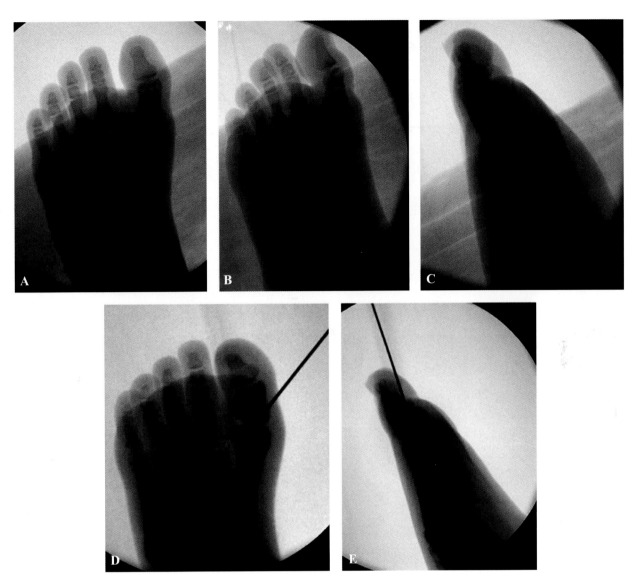

▲ 图 142-2　**A.** 术中跨趾近节趾骨正位影像；**B.** 术中跨趾近节趾骨斜位影像；**C.** 术中跨趾近节趾骨侧位影像；**D.** 术中跨趾近节趾骨正位影像，固定第一跖趾关节；**E.** 术中跨趾近节趾骨侧位影像，固定第一跖趾关节

【术后影像】

见图 142-3 和图 142-4。

【风险规避】

通过选择合适的患者的骨折可以避免大部分的问题。手术后需要密切随访以观察有无发生再移位、感染和小骨折处的缺血坏死。保守治疗和手术治疗均可能导致关节和跨趾的退行性变，如

有发生，按不同程度可以采用最简易的更换鞋具到最终的受累关节融合的治疗（Kramer 等，2014）。骨不连也是可能面临的问题，通常通过切开复位和内固定治愈（Bariteau 等，2015）。

骨折块通常很小且位于解剖困难部位。下图是 1 例近节趾骨近端外侧骨折的患儿，复位固定后在随访过程中出现再移位，该患者移除内固定时没有疼痛症状（图 142-5）。

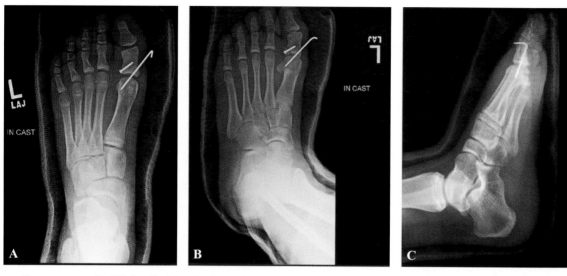

▲ 图 142-3　**A.** 术后踇趾近节趾骨正位片，固定第一跖趾关节；**B.** 术后踇趾近节趾骨斜位片，固定第一跖趾关节；**C.** 术后踇趾近节趾骨正位片，固定第一跖趾关节

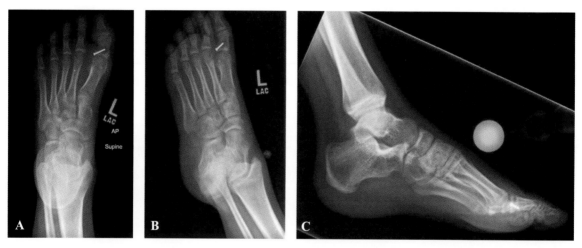

▲ 图 142-4　**A.** 愈合期踇趾正位 X 线片；**B.** 愈合期踇趾斜位 X 线片；**C.** 愈合期踇趾侧位 X 线片

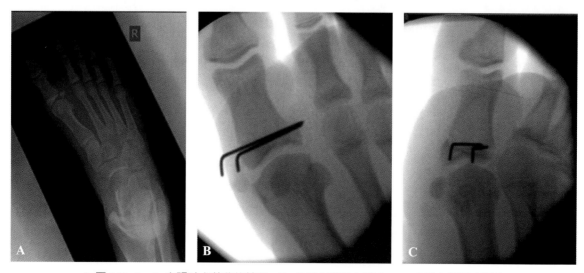

▲ 图 142-5　**A.** 右踇趾术前移位情况；**B.** 术后右踇趾内固定；**C.** 术后右踇趾内固定

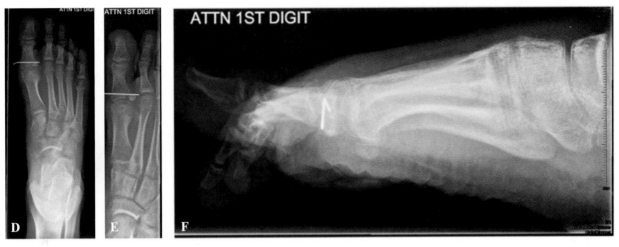

▲ 图142-5（续）　D. 愈合期正位 X 线片显示骨折片再移位；E. 愈合期斜位 X 线片显示骨折片再移位；F. 愈合期侧位 X 线片显示骨折片再移位

病例 143

足筋膜间室综合征
Foot Compartment Syndrome

Maegen Wallace　　L. Reid Nichols　**著**

郑一鸣　宁　波　**译**

概　要

足的筋膜间室综合征发生于严重的足部软组织损伤，伴或不伴足部骨折。处理严重的创伤时，尤其是合并骨折的足碾压伤（Bibbo et al. Pediatr Emerg Care 16:244–248, 2000），需要高度怀疑有无筋膜间室综合征的发生。考虑发生筋膜间室综合征时，部分作者建议在手术室或镇静下测量筋膜间室压力，部分作者则对测量结果的信度持怀疑态度。后者建议直接手术减压。测量时压力改变最敏感的间室是跟骨间室。一旦决定进行手术减压，所有的 9 个间室均应减压。部分作者认为进行减压的预后差于保守治疗，因此不建议进行足筋膜间室减压。

【病史简述】

一名 12 岁男孩，骑自行车过街时被小汽车撞击。患者当时未使用头盔，被撞飞进中间隔离带。他诊断为左股骨干骨折、右足严重碾压伤、眼眶骨折、颅骨凹陷性骨折、脑实质出血及严重的脑震荡。

【术前影像】

见图 143-1 至图 143-3。

【术前评估】

1.临床检查：多发骨折合并重度颅脑创伤。神经外科不允许过长时间的手术干预。在复查 CT 明确颅脑外伤较入院无加重时神经外科医生方才允许患者进行手术。根据神经外科医生的建

议，股骨骨折和对侧足损伤需要在麻醉 1h 内完成固定。足部因大范围的软组织损伤和骨折而被格外关注。在病房，足和股骨使用支具临时固定后反复对患者的神经血管功能进行检查，间室压力未进行测量。患者的腓深、浅神经感觉功能良好，因疼痛运功功能受限。

2.股骨骨折的处理。因为广泛创伤和时间限制，要严格进行损伤控制。先临时使用外固定架固定骨折，计划等患者病情平稳后改用接骨板固定。

3.足骨折的处理。由于神经损伤的原因，损伤控制同样很重要。

(1) 右胫骨远端内侧骨骺斜行骨折，轻度移位，可以被定义为 Salter-Harris Ⅲ型骨折。

(2) 跟骨粉碎性骨折，尤其是累及到中、前

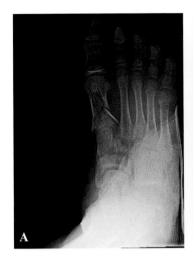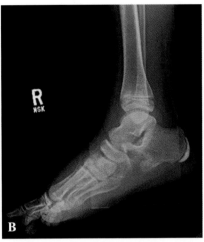

◀ 图 143-1　A. 右足正位 X 线片显示
第 1 跖骨粉碎性骨折和短缩，内侧和中
间楔骨粉碎性骨折；B. 右踝侧位 X 线片
显示跟骨粉碎性骨折

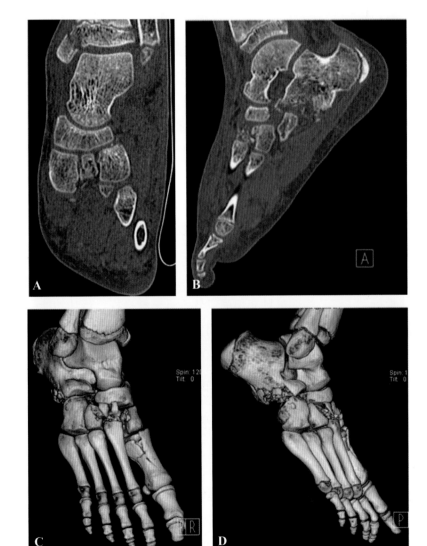

◀ 图 143-2　A. 右足 CT 扫描显示内
踝骨折，内、中、外楔骨骨折；B. 右足
CT 扫描表明跟骨前方广泛的骨缺失和
粉碎性骨折；C. CT 扫描，右足三维重
建。D. CT 扫描，右足三维重建

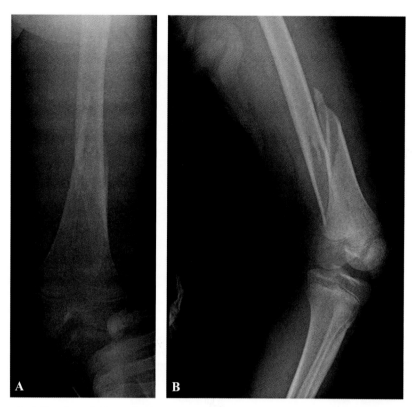

▲ 图 143-3　**A.** 左股骨正位 X 线片，长螺旋形股骨干骨折；**B.** 左股骨侧位片显示股骨干骨折移位伴轻度短缩

跟距关节面。

(3) 内侧楔骨内上方的轻微移位骨折。

(4) 第 1 跖骨的粉碎性骨折，累及跖骨近端骨骺。

(5) 内侧楔骨与第 1 跖骨关节间多发碎骨块。中间楔骨广泛性粉碎性骨折，第 2 跖骨向近端移位。

(6) 外侧楔骨的内侧和近端的粉碎性骨折。

(7) 跟骨前方的破坏，跟骰关节破坏，关节内大量碎骨块。

4. 监测筋膜间室综合征。骨折应被临时固定并尽快内固定以减少进一步的损害。

5. 颅骨凹陷性骨折合并脑实质出血，眼眶骨折，脑震荡。

6. 次级和三级评估，仍在进行中。

【治疗策略】

由于该名患者的广泛损伤，在手术室中效率是第一位的。骨科手术的首要目标是损害控制。神经外科允许患者从重症监护室转出以进行简短的麻醉。因此，与手术室保持沟通以严格保证患者的优先级。设备和手术方案分步进行讨论。第二位骨科医生候场待命，辅助手术进行。股骨骨折使用外固定架固定。右足骨折的固定策略为稳定足的内、外侧序列，并固定内踝骨折。足软组织明显肿胀但尚柔软，且感觉良好，运功功能受限。内、外侧序列复位后使用克氏针稳定。固定后间室仍柔软故术中没有进行减压。术后使用支具固定下肢。在病房进行密切的神经血管检查以监测筋膜间室综合征。神经外科医生参与术后复苏与监护。患者稳定后规划进一步手术。

【基本原则】

足的筋膜间室综合征在儿童中相当罕见，文献报道中仅有少量病例，没有大宗病例的报道。一项系 Meta 分析提示在已报道的儿童筋膜间室综合征中，仅有 10 例（4%）发生于足（Lin 和 Samora，2019）。治疗足筋膜间室综合征的关键是熟悉足的解剖和所有的间室。足部有 9 个筋膜间室，即内侧间室、外侧间室、中央浅室、4 个骨间室、收肌间室和跟室。医生必须同时考虑筋膜间室综合征相伴的其他损伤，以及如何在依骨折程度不同选择保守治疗或手术治疗的同时治疗这些伴随损伤。

筋膜间室综合征由于在相对被限制的纤维间隔内持续升高的压力造成，这个压力的升高通常是继发于因损伤造成的软组织肿胀。压力升高超过临界点，毛细血管灌注被阻断，从而造成间室内的组织、肌肉、神经局部缺血，随后即发生纤维化和挛缩。在所有的 9 个足部筋膜间室中，跟室是唯一一个位于后足的间室，它与小腿的后深间室相交通，因此胫骨骨折可能导致足部的筋膜间室综合征（Dodd 和 Le，2013）。内侧间室、中央浅室和收肌间室覆盖足的全长。治疗急性筋膜间室综合征的基本原则是松解限制间室的无延展性组织以保持软组织的灌注。手术最好在筋膜间室综合征发生后 8h 内开始。

面临迫在眉睫的筋膜间室综合征的患者通常有导致严重软组织损伤或骨折的足部创伤。有研究（Brink 等，2014）回顾导致急性筋膜间室综合征的受伤机制，作者发现最常见的机制为机动车事故和坠落伤。大部分患者（22/31）有跗骨骨折，4/31 有前足骨折，7/31 有踝部骨折。

【术中影像】

约 2 周后，患者接受二次手术。期间没有发生感觉异常。患者术后逐渐可以活动足趾。跟骨进行复位并使用重建接骨板固定。中间楔骨和 Lisfranc 关节使用桥接接骨板和螺钉固定。股骨外固定架移除，使用接骨板固定骨折（图 143-4）。

【技术要点】

筋膜间室压力测量可能会很困难。跟室压力升高早于其他间室，因此通常有较高的测量值。如果间室压力测量出为最小值，应该测量跟室的压力。跟室压力测量从距内踝 60mm 的足内侧处进行（Dodd 和 Le，2013）。一旦决定进行筋膜切开术，患者应急诊转运入手术室。当前通常建议进行三切口的筋膜切开术。足内侧切口起于约距足跟后缘 4cm 和足底 3cm，平行于足底，通过该切口可对内侧间室、中间前深、浅室和外侧间室减压。随后做背侧的 2 个切口，一个位于第 2 跖骨内侧，另一个位于第 4 跖骨外侧，骨间间室和收肌间室可从此解压。术后 5～7 天一项关闭切口。如果皮肤切口一期不能关闭刚需要植皮覆盖。

在这个病例中，对左股骨骨折和右足的最终治疗计划于首次手术 2 周后以消除肿胀和监护脑损伤。股骨骨折应用肌下接骨板以维持长度和稳定性。Lisfranc 关节和中间楔骨的粉碎性骨折进行复位后使用桥接接骨板撑开并使用 Lisfranc 螺钉固定。跟骨前方的粉碎性骨折使用临时外固定以恢复长度，随后使用三磷酸人工骨填充缺损，最后使用网状接骨板维持复位，随后移除外固定。内踝骨折初次手术时已经复位。在病房里患者使用前后瓣的石膏固定并提高患肢。仍需进行密切的神经血管功能检查。

【术后影像】

见图 143-5。

【风险规避】

正确地认识和处理足的筋膜间室综合征可以避免如慢性疼痛、足僵硬、爪形趾、锤状趾和高弓足等后遗症。爪形趾的发生是由于足内在肌坏死失能而外在肌仍保持功能从而出现肌力失衡。

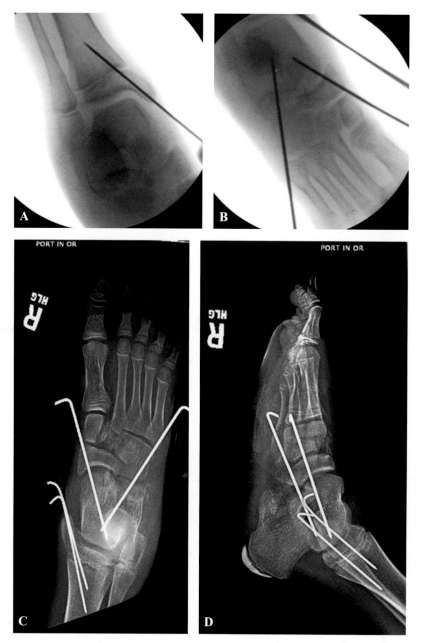

▲ 图 143-4　**A.** 内踝骨折固定后的右踝关节正位片；**B.** 右足内、外侧序列紧急固定后正位片；**C.** 术后右足正位片；**D.** 急诊手术术后右足侧位片，注意跟骨骨质的缺失和软组织肿胀

高弓足畸形的发生是由于足跖侧结构的瘢痕化和挛缩。

　　该名患者脑震荡恢复缓慢。足痊愈后恢复功能但僵硬。足内侧的内固定物由于疼痛而移除。无高弓足、爪形趾、锤状趾畸形发生。患者可以骑车，但由于僵硬跑步时有不适。

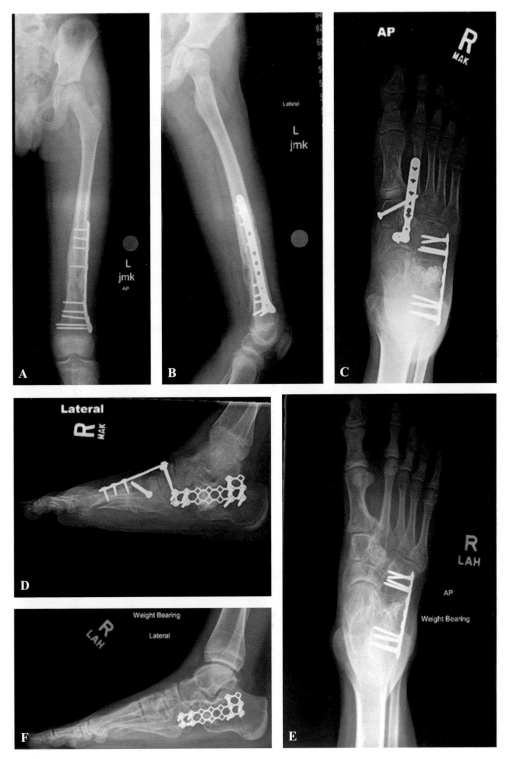

▲ 图 143-5　A. 术后 1 年左股骨正位片；B. 术后 1 年左股骨侧位片；C. 右足愈合后正位片；D. 右足愈合后侧位片；E. 右足部分内固定物移除后正位片；F. 右足部分内固定物移除后侧位片

中国科学技术出版社·荣誉出品

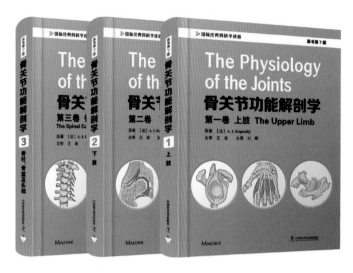

书　名：骨关节功能解剖学

引进地：MALOINE

主　审：王　岩

主　译：刘　晖

开　本：大 16 开（精装）

定　价：236.00 元（各册统一定价）

本书引进自法国 Éditions Maloine 出版社，是一套全面系统、提纲挈领又深入浅出的骨关节功能解剖经典著作。全套共 3 卷，内容覆盖上肢、下肢、脊柱、骨盆及头部的所有骨关节系统。书中各章节均从基本解剖结构、结构发育特点、生理解剖功能、临床查体解剖要点和功能解剖等多角度进行了通俗易懂的阐述，同时配有丰富精美的大体图示和三维图示，书末附录还有简单的模型剪纸图解，便于读者直观操作和试验操作，更有利于功能解剖的理解。本书内容系统、阐述简洁，让人一读就懂，可作为内科医师、外科医师，尤其是骨科医师、康复理疗师和初入临床的医学生不可多得的骨关节功能解剖案头参考书。

专家推荐

法国骨科学教授 Adalbert Kapandji 编著的这部《骨关节功能解剖学》是一部关于骨关节基础、功能解剖和临床生物力学的经典著作。全新第 7 版涉及上肢、下肢、脊柱、骨盆、头部等所有人体骨关节结构，力求从基本解剖结构、结构发育特点、生理解剖功能、临床查体解剖要点和生物力学等多角度为临床医师阐述骨关节疾病的发生和病理状态解剖来源，同时还与时俱进地介绍了骨科最为关注的热点，如腰椎、骨盆功能相关性、步态等内容。书中内容通俗易懂、图片精美细致，且紧密结合行为功能和病理生理状态，贴近临床实际，非常适合国内从事内科、外科，尤其是骨科、康复理疗相关专业人员和医学生阅读参考，特此推荐。

中国骨科继续教育（专委员）主任委员

中国医师协会骨科医师分会 前任会长

解放军总医院第一医学中心骨科 主任医师 技术一级专家

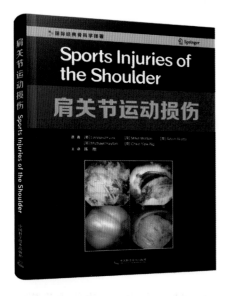

主 译: 陈　刚
开　本: 大 16 开（精装）
定　价: 168.00 元

　　本书引进自世界知名的 Springer 出版社，是一部新颖、独特、全面的肩关节运动损伤参考书。全书共 13 章，先对肩关节的临床解剖与生物力学进行了概述性介绍，然后从基本解剖结构、病理生理学特点、临床表现、治疗方法、并发症处理及预后等方面对各种类型的肩关节运动损伤进行了阐述，最后简明总结了运动康复的基本原则。书中各章章首均列有学习要点，章末设有问答题，有助于读者了解及掌握书中内容。本书内容翔实，图表丰富，可供骨科医师、运动员康复理疗师日常工作中阅读参考，也可作为初入临床的骨科医学生的学习指导用书。

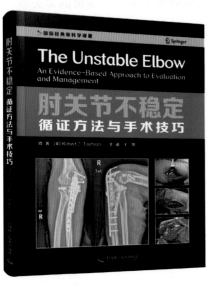

主 译: 王　刚
开　本: 大 16 开（精装）
定　价: 198.00 元

　　本书引进自 Springer 国际出版公司，是一部介绍各种肘关节不稳定疾病治疗策略的指导用书。作者对急、慢性肘关节疾病有着独到的见解，提出的一些手术处理技巧非常实用。全书共四篇 17 章，分别从疾病背景、评估、治疗原则、手术技巧及术后处理等方面详细阐述了各种急、慢性肘关节不稳定疾病的特点及治疗方法，将肘关节不稳定相关方面的知识有机地整合在一起。书中配有大量高清 X 线片及真实病例图片，生动描述了肘关节手术的处理技巧及注意事项，使得手术步骤更加浅显易懂。本书结构清晰，内容实用，图文并茂，可为广大临床骨科医师治疗肘关节损伤提供有益参考。

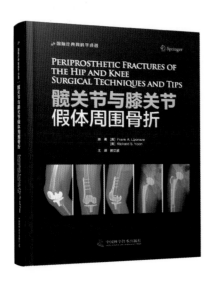

主 译: 郝立波
开　本: 大 16 开（精装）
定　价: 128.00 元

　　本书是引进自德国 Springer 出版社的一部关节外科学著作，共分三部分。第一部分为概论，详细介绍了假体周围骨折的发生率、危险因素、分型、检查和查体、诊断，以及假体周围骨折合并感染的诊断。第二、第三部分则分别对髋关节假体周围骨折（包括髋臼假体周围骨折及股骨假体周围骨折）、假体间骨折和膝关节假体周围骨折进行了深入阐释，展示了相应的诊断、分型和手术治疗方法。本书内容全面、深入、贴近临床，图片丰富、清晰、一目了然，是一部颇具实用性的临床参考书，可供广大关节外科医师、骨科医师阅读参考。

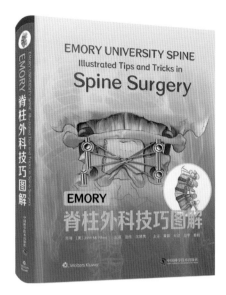

主 译：黄霖　何达　赵宇　秦毅

开 本：大 16 开（精装）

定 价：398.00 元

　　本书引进自世界知名的 Wolters Kluwer 出版社，由国际著名骨外科、脊柱外科专家 John M. Rhee 教授团队倾力编著，国内 60 家医院 100 余位骨科专家联袂翻译而成。全书共五篇 40 章，全方位系统地介绍了各种脊柱外科手术的方法及技巧。本书编写思路清晰、注重实用，每章均以典型病例带出本章所述技术方法的应用示范，并详细列出各种手术方法的适应证、技巧、术后管理关键、并发症处理等，同时配有大量高清图片帮助读者理解手术细节。纵览全书，编写独具匠心，内容丰富、实用，非常适合广大脊柱外科、骨外科、脊柱脊髓神经外科医师阅读参考，是一部不可多得的临床案头必备工具书。

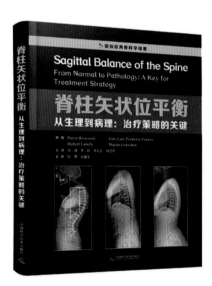

主 译：海涌　李利　李危石　郑召民

开 本：大 16 开（精装）

定 价：198.00 元

　　本书引进自世界知名的 Thieme 出版社，是一部系统介绍脊柱矢状位平衡相关理论和临床诊疗应用的专业参考书。书中所述包括脊柱矢状位平衡的概述、脊柱生物力学、个体差异的标准值、脊柱病理生理学、非脊柱侧凸的脊柱失平衡、青少年脊柱侧凸和成人脊柱侧凸等内容，涵盖了近年来有关脊柱矢状位平衡的最新研究进展，根据"从生理到病理"的概念，采用逆向思维方式，切实解决了"从病理到生理"的临床问题。本书内容系统，深入浅出，图表明晰，旨在为脊柱外科及相关专业的临床医生和研究人员了解脊柱矢状位平衡领域的历史发展、最新进展、临床诊治等提供重要参考。

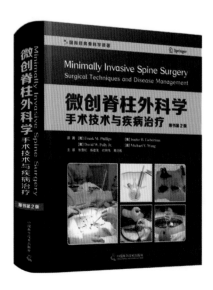

主 译：张雪松　陈雄生　祁同伟　周许辉

开 本：大 16 开（精装）

定 价：428.00 元

　　本书引进自世界知名的 Springer 出版社，是一部凝聚百余名经验丰富专家的智慧，涵盖微创脊柱外科（minimally invasive spine surgery, MISS）各领域历史沿革及最新进展的著作。著者基于丰富的临床经验，以循证医学证据为导向，引用大量文献，由易到难、由简到繁、由表及里、由具象到抽象、由主干到分支，系统描绘了 MISS 的应用图谱，详尽介绍了 MISS 相关的手术理念、手术工具、减压与融合手术技巧、围术期与并发症处理等内容。本书图片丰富，要点突出，章首列有学习目标，章末对本章进行了概要性总结并配有相关测验及答案，可帮助读者轻松掌握书中内容。

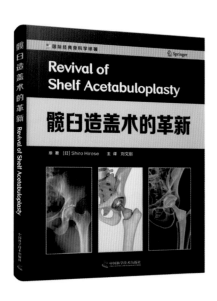

主　译：刘文刚
开　本：大 16 开（精装）
定　价：80.00 元

　　本书引进自世界知名的 Springer 出版社，是一部有关髋臼造盖术治疗髋关节发育不良的实用性骨科著作。全书分 8 章，介绍了髋臼造盖术适应证、优缺点及技术革新方面的最新研究进展及临床应用经验，引用了大量临床病例，详细阐释了各项革新技术的原理、手术细节及术后康复等关键内容，可帮助使用该技术的临床医师迅速掌握髋臼造盖术治疗髋关节发育不良的相关知识及技能。本书内容系统、图文并茂，对临床实践有很强的指导作用，适合广大骨外科及相关专业的医师阅读参考。

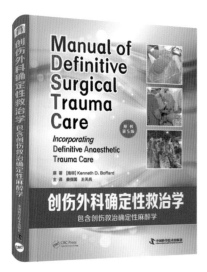

主　译：姜保国　王天兵
开　本：大 16 开（精装）
定　价：298.00 元

　　本书引进自世界知名的 CRC 出版社，由国际创伤外科专家 Kenneth D. Boffard 教授领衔编写，是一本实用性很强的创伤外科著作。全书共五篇 22 章，全方位涵盖了创伤救治的各方面内容，既包括创伤救治体系和沟通原则，又介绍了创伤复苏的生理知识，更重要的是从解剖部位角度，详尽阐述了机体各部分损伤的外科治疗原则和方法，同时还描述了现代技术如胸腔镜、腹腔镜、血管介入技术等在创伤外科中的应用，最后还介绍了创伤救治中麻醉、心理、康复、特殊环境等特殊环节。全书内容系统翔实，更兼具极强的实用性，既可作为广大创伤外科医师的案头工具书，又可作为创伤救治中进行外科手术治疗的经典培训教材。

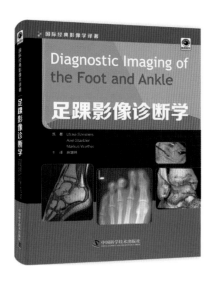

主　译：麻增林
开　本：大 16 开（精装）
定　价：178.00 元

　　本书由德国影像学专家 Ulrike Szeimies 博士、Axel Staebler 教授与足踝外科专家 Markus Walther 教授共同编写，精选汇总了大量的经典病例，密切联系临床实际，图文并茂，可读性强。全书共 11 章，首先较为扼要地介绍了足踝部疾病的影像学检查方法及其新技术进展以及足踝部的临床评价程序及其评价方法，然后较为系统地讲解了踝部疾病、前中后足部疾病、足底软组织疾病、足踝部神经系疾病、非局限于特殊部位疾病、累及足踝部的系统性疾病以及足踝部肿瘤的发病机制、临床表现、影像学表现、治疗方法以及预后情况，本书适合于影像科、足踝外科、骨伤科、普通外科以及其他相关学科医生的学习和工作参考。

中国科学技术出版社·荣誉出品

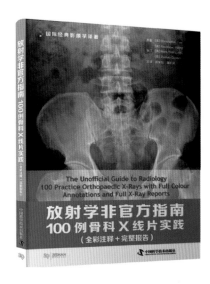

主 译: 胡荣剑　潘纪戍
开 本: 大 16 开（平装）
定 价: 98.00 元

　　本书引进自英国 Zeshan Qureshi 出版社，由两位英国放射学家联合编写，并得到英国放射学会、英国皇家放射医生学会等机构的认可，是一部新颖、独特的骨科 X 线诊断参考书。为了便于读者学习，著者按照骨与关节部位对病例进行分类，每个病例都从临床病史、常规检查介绍开始，并配以大幅高清骨科 X 线片图像，然后在次页展示该图像的全彩注释，帮助读者快速、清晰地了解各种骨科相关创伤与疾病的 X 线片影像表现、诊断及临床处理意见，让读者轻松融入真实临床情境，提高 X 线片解读技能，摆脱以往其他放射诊断教科书的局限性。本书编写特点鲜明，图像质量优良，全彩注释清晰，译文准确流畅，非常适合广大骨科及影像科临床医生阅读参考。

致 读 者

亲爱的读者：

　　感谢您对我社图书的喜爱和支持。中国科学技术出版社为中央级出版社，创建于 1956 年，直属于中国科学技术协会，是我国出版科技科普图书历史最长、品种最多、规模最大的出版社。主要出版和发行医药卫生、基础科学、工程技术、人文科学、文化生活等多领域的学术专著和科普出版物。中国科学技术出版社·医学分社，拥有专业的医学编辑出版团队，其下的"焦点医学"是中国科学技术出版社重点打造的医学品牌。我们以"高质量、多层次、广覆盖"为宗旨，出版的医学相关图书数量众多，得到广大读者的喜爱和好评。

　　想要了解更多信息，敬请关注我社官方医学微信"焦点医学"。如果您对本书或其他图书有何意见和建议，可随时来信、来电（010-63581952）联系！欢迎投稿，来信必复。